MANUAL DE INTERNAÇÃO PSIQUIÁTRICA

MANUAL DE INTERNAÇÃO PSIQUIÁTRICA

Organizadores

Lucas Spanemberg

Marco Antonio Pacheco

Alícia Souza de Andrade

Kyuana Azeredo de Lima

MANOLE

Capa: Ricardo Yoshiaki Nitta Rodrigues
Produção editorial: Juliana Waku
Projeto gráfico: Departamento Editorial da Editora Manole
Editoração eletrônica e ilustrações: Formato Editoração

CIP-BRASIL. CATALOGAÇÃO NA PUBLICAÇÃO
SINDICATO NACIONAL DOS EDITORES DE LIVROS, RJ

M251

Manual de internação psiquiátrica / organização Lucas Spanemberg ... [et al.]. - 1. ed. - Santana de Parnaíba [SP] : Manole, 2021.
; 23 cm.

ISBN 978-65-5576-430-7

1. Doentes mentais - Cuidado e tratamento. 2. Serviços de saúde mental - Brasil.
3. Pacientes de hospitais psiquiátricos - Brasil. I. Spanemberg, Lucas.

21-69718 CDD: 362.210981
CDU: 364.622(81)

Meri Gleice Rodrigues de Souza - Bibliotecária - CRB-7/6439

Editora Manole Ltda.
Alameda América, 876
Tamboré – Santana de Parnaíba – SP – Brasil
CEP: 06543-315
Fone: (11) 4196-6000
www.manole.com.br | https://atendimento.manole.com.br/

Impresso no Brasil | *Printed in Brazil*

Organizadores

Lucas Spanemberg
Médico pela Universidade Federal de Ciências da Saúde de Porto Alegre (UFCSPA). Psiquiatra pelo Hospital São Lucas da Pontifícia Universidade Católica do Rio Grande do Sul – PUCRS. Especialista em Psicoterapia de Orientação Analítica pelo CEPOA da Universidade Federal do Rio Grande do Sul (UFRGS). Doutor em Psiquiatria pela UFRGS. Pós-Doutorando em Psiquiatria e Pesquisador (HCPA-UFRGS). Professor Adjunto do Núcleo de Neurociências da Escola de Medicina da PUCRS. Preceptor de Residência em Psiquiatria no Hospital São Lucas (HSL) da PUCRS. Professor do Curso de Especialização em Psiquiatria da PUCRS.

Marco Antonio Pacheco
Médico Psiquiatra. Mestre em Clínica Médica: concentração em Neurociências pela Pontifícia Universidade Católica do Rio Grande do Sul (PUCRS). Membro Egresso da Sociedade Psicanalítica de Porto Alegre (SPPA). Professor da Escola de Medicina e Coordenador Adjunto do Núcleo de Formação Específica em Neurociências. Chefe do Serviço de Psiquiatria e Coordenador do Programa de Residência Médica em Psiquiatria do Hospital São Lucas da PUCRS. Presidente do Centro de Estudos de Psiquiatria Integrada, federado da Associação de Psiquiatria Brasileira (ABP).

Alícia Souza de Andrade
Médica e Cursista de Psiquiatria do Programa de Especialização da Pontifícia Universidade Católica do Rio Grande do Sul (PUCRS) – Hospital São Lucas da PUCRS. Bolsista de apoio técnico no programa de Telepsiquiatria da Universidade do Vale do Taquari (UNIVATES).

Kyuana Azeredo de Lima
Médica e Cursista de Psiquiatria do Programa de Especialização da Pontifícia Universidade Católica do Rio Grande do Sul (PUCRS) – Hospital São Lucas da PUCRS.

Autores

Alícia Souza de Andrade
Médica e Cursista de Psiquiatria do Programa de Especialização da Pontifícia Universidade Católica do Rio Grande do Sul (PUCRS) – Hospital São Lucas da PUCRS. Bolsista de apoio técnico no programa de Telepsiquiatria da Universidade do Vale do Taquari (UNIVATES).

Ana Luiza da Silva Ache
Médica Psiquiatra, com Especialização em Psiquiatria da Infância e da Adolescência do Hospital São Lucas da Pontifícia Universidade Católica do Rio Grande do Sul (PUCRS). Participa do Departamento de Psiquiatria da Infância e da Adolescência da Associação de Psiquiatria do Rio Grande do Sul, realizando Especialização em Psicoterapia da Infância e da Adolescência pelo CEAPIA.

Ana Sfoggia
Médica Pediatra e Psiquiatra. Mestre em Pediatria pela Pontifícia Universidade Católica do Rio Grande do Sul (PUCRS). Atua a nível institucional na área de Interconsulta Psiquiátrica em Hospital Geral. Médica do Corpo Clínico do Hospital São Lucas (HSL) da PUCRS e Preceptora de Residência Médica do Serviço de Interconsulta Psiquiátrica do HSL-PUCRS.

André Luis Fernandes Palmini
Médico pela Universidade Federal do Rio Grande do Sul. Residência Médica em Neurologia no Serviço de Neurologia do Hospital de Clínicas de Porto Alegre. *Clinical and Research Fellowship* em Epileptologia e Neurofisiologia Clínica pelo Montreal Neurological Institute, McGill University. Doutorado em Neurologia pelo Programa de Pós-graduação em Ciências Médicas da Universidade Estadual de Campinas. Pós-Doutorado em Neuroimagem Funcional das Epilepsias pela Katholieke Universiteit Leuven, em Leuven na Bélgica e em Epileptologia Clínica pelo National Hospital for Neurology and Neurosurgery at Queen Square,

University College London. Professor Titular de Neurologia do Núcleo de Neurociências, da Escola de Medicina e do Programa de Pós-graduação em Medicina e Ciências da Saúde da Pontifícia Universidade Católica do Rio Grande do Sul (PUCRS). Membro da Comissão Organizadora do congresso World Congress on Brain, Behavior and Emotions desde 2005 e do corpo editorial de quatro periódicos internacionais na área da Neurologia. Chefe do Serviço de Neurologia do Hospital São Lucas da PUCRS. Diretor Clínico do Programa de Cirurgia da Epilepsia do Hospital São Lucas da PUCRS.

Augusto Martins Lucas Bittencourt
Médico Psiquiatra pela Pontifícia Universidade Católica do Rio Grande do Sul (PUCRS) com período de formação em Psiquiatria Geral no Centro Hospitalar Psiquiátrico de Lisboa (Portugal). Mestrando em Neurociências na Pontifícia Universidade Católica do Rio Grande do Sul (PUCRS). Supervisor do Ambulatório de Dependência Química da Residência Médica em Psiquiatria do Hospital São Lucas da PUCRS (HSL-PUCRS). Psiquiatra consultor da Unidade de Internação Psiquiátrica do Hospital Vila Nova – Porto Alegre/RS e pesquisador do Development Neuroscience Cognitive Lab (DCNL). Atuou como Coordenador e Diretor Científico do Núcleo de Psiquiatras em Formação da Associação de Psiquiatria do Rio Grande do Sul (NPF/APRS). Membro do Early Career Psychiatrists Section da World Psychiatry Association (ECP-WPA).

Beatriz Freitas de Carvalho
Médica e Residente de Psiquiatria da Pontifícia Universidade Católica do Rio Grande do Sul (PUCRS) – Hospital São Lucas da PUCRS.

Bruna Camargo Safraider
Médica e Cursista de Psiquiatria do Programa de Especialização da Pontifícia Universidade Católica do Rio Grande do Sul (PUCRS) – Hospital São Lucas da PUCRS.

Bruno Lodi
Médico com Especialização em Psiquiatria pela Pontifícia Universidade Católica do Rio Grande do Sul (PUCRS). Integrante do Grupo de Pesquisa Envelhecimento e Saúde Mental.

Bruno Mombach Piffero
Médico Psiquiatra com graduação na Pontifícia Universidade Católica do Rio Grande do Sul (PUCRS) e residência médica no Hospital São Lucas da PUCRS.

César Luís de Souza Brito
Médico pela Fundação Faculdade Católica de Medicina Porto Alegre (atual Universidade Federal de Ciências da Saúde de Porto Alegre). Especialista em Psiquiatria

pela Pontifícia Universidade Católica do Rio Grande do Sul (PUCRS)e Associação Brasileira de Psiquiatria/Associação Médica Brasileira. Mestre em Psicologia pela PUCRS. Doutor em Psicologia pela PUCRS. Professor Titular do Núcleo de Formação Específica em Neurociências da Escola de Medicina da PUCRS. Coordenador do Curso de Especialização em Psiquiatria da Escola de Medicina da PUCRS. *Fellow* do *Research Training Program* da International Psychoanalytical Association (IPA). Membro do Working Party on Specificity of Psychoanalitic Treatment Today (IPA). Trabalha com psiquiatria, psicanálise e psicoterapia de orientação psicanalítica. Investiga temas de obesidade mórbida, corpo e subjetividade, pesquisa em psicanálise e psicoterapia de orientação psicanalítica (psicodinâmica), identidade psicanalítica, formação psicanalítica, estudos de personalidade e níveis de organização da personalidade.

Clara de Oliveira Lapa

Médica Psiquiatra. Aluna de Mestrado no Programa de Pós-graduação em Ciências Médicas – Psiquiatria e Ciências do Comportamento da Universidade Federal do Rio Grande do Sul (UFRGS).

Cristiane Camponogara Baratto

Psicóloga pela Universidade Federal de Santa Maria (UFSM). Especialista em Saúde Mental pelo Programa de Residência Integrada em Saúde do Grupo Hospitalar Conceição (GHC). Mestre em Psicologia Social e Institucional pela Universidade Federal do Rio Grande do Sul (UFRGS). Atualmente atua na área de saúde mental do município de Guaíba/RS.

Cristiano Schaffer Aguzzoli

Médico Neurologista pelo Hospital São Lucas (HSL) da Pontifícia Universidade Católica do Rio Grande do Sul (PUCRS). Colaborador do Ambulatório de Neurologia Cognitiva e Comportamental do HSL. *Fellow* em Neurologia Cognitiva e Comportamental no Hospital das Clínicas da Faculdade de Medicina da Universidade de São Paulo (HCFMUSP).

Daniel Luccas Arenas

Médico Psiquiatra pelo Hospital Psiquiátrico São Pedro (HPSP) e residente em Psiquiatria da Infância e Adolescência pela Universidade Federal de Ciências da Saúde de Porto Alegre (UFCSPA). Mestrando pelo Programa de Pós-graduação em Psiquiatria e Ciências do Comportamento pela Universidade Federal do Rio Grande do Sul (UFRGS). Diretor Científico da diretoria provisória da Associação Brasileira de Residentes de Psiquiatria (ABRP).

Eduardo Bacelar Almeida

Médico Psiquiatra pela Pontifícia Universidade Católica do Rio Grande do Sul (PUCRS). Possui especialização em Dependência Química pela Universidade

Federal de São Paulo (UNIFESP). Especialização em Terapapia Cognitivo-Comportamental - Cognitivo WP. Mestre pela Universidade Federal do Ceará (UFC). Doutorando pela Universidade Federal do Ceará (UFC). Diretor Clínico do Centro Terapêutico Villa Vita.

Eduardo Tedeschi
Médico Psiquiatra. Mestre e Doutorando em Psiquiatria pelo Programa de Psiquiatria e Ciências do Comportamento da Universidade Federal do Rio Grande do Sul (UFRGS). Pesquisador do Serviço de Psiquiatria e Ciências do Comportamento da UFRGS/HCPA-Poa.

Eloisa Elena Silveira Ferreira
Terapeuta Ocupacional pela Faculdade de Ciências da Saúde do Instituto Porto Alegre da Igreja Metodista. Mestre e Doutora do Curso de Pós-graduação em Medicina e Ciências da Saúde na área de Neurociências da Pontifícia Universidade Católica do Rio Grande do Sul.

Gabriel Mazina Smaniotto
Médico e Residente de Psiquiatria da Pontifícia Universidade Católica do Rio Grande do Sul (PUCRS) – Hospital São Lucas da PUCRS.

Gibsi Maria Rocha
Médica Psiquiatra. Mestrado em Clínica Médica, área Nefrologia, pela Pontifícia Universidade Católica do Rio Grande do Sul (PUCRS). Fez Residência em Psiquiatria Geral pela State University of New York. *Fellowship* em Psiquiatria da Infância e Adolescência pelo Mount Sinai School of Medicine – New York. Foi Professora Assistente da Escola de Medicina no Mount Sinai School of Medicine. Médica Psiquiatra do Hospital São Lucas da PUCRS e Professora Assistente da PUCRS.

Gledis Lisiane Correa Luz Motta
Médica Psiquiatria pela Universidade Federal de Ciências da Saúde de Porto Alegre (UCSPA) e Residência em Psiquiatria da Infância e Adolescência pelo Hospital de Clínicas de Porto Alegre (HCPA). Mestre em Ciências Médicas: Psiquiatria pela Universidade Federal do Rio Grande do Sul, estudando transtorno do humor bipolar em crianças e adolescentes. Especialista em diagnóstico e intervenção precoce em transtorno do espectro autista, baseada no Modelo Denver. Médica Psiquiatra da Prefeitura Municipal de Porto Alegre, Preceptora da Residência em Psiquiatria e Coordenadora do Programa de Residência Médica em Psiquiatria da Infância e Adolescência, ambas no Hospital Materno Infantil Presidente Vargas (HMIPV). Coordenadora do Ambulatório de Psiquiatria Infantil do HMIPV, com vasta experiência clínica no atendimento de crianças e adolescentes.

Ivan Carlos Ferreira Antonello
Médico especializado em Medicina Interna e Nefrologia pelo Hospital São Lucas da Pontifícia Universidade Católica do Rio Grande do Sul (PUCRS). Mestrado em Medicina (Nefrologia) pela Universidade Federal do Rio Grande do Sul. Doutorado em Medicina pela PUCRS. Avaliador e Conselheiro do Sistema de Acreditação de Escolas Médicas (SAEME). Coordenador Médico do Projeto de extensão Integrado entre Medicina e Letras (PRIMEL) da PUCRS. Professor Titular do Departamento de Medicina Interna.

Jesus Rafael Galindo Villalobos
Médico com Especialização em Psiquiatria pelo Hospital São Lucas da Pontifícia Universidade Católica do Rio Grande do Sul (PUCRS).

João Guilherme de Almeida Jordani
Médico Psiquiatra pelo Hospital São Lucas da Pontifícia Universidade Católica do Rio Grande do Sul (PUCRS). Residente de Psiquiatria da Infância e Adolescência no Hospital Psiquiátrico São Pedro – Escola de Saúde Pública.

João Pedro Zanon
Médico e Residente de Psiquiatria do Programa de Especialização da Pontifícia Universidade Católica do Rio Grande do Sul (PUCRS) – Hospital São Lucas da PUCRS.

Juliana Tainski de Azevedo
Médica Psiquiatria pela Pontifícia Universidade Católica do Rio Grande do Sul (PUCRS). Especialização em Psicoterapia de Orientação Analítica pelo CELG-UFRGS. Mestre em Medicina pela PUCRS. Preceptora da Residência e do Curso de Psiquiatria do Hospital São Lucas da PUCRS.

Karin Daniele Mombach
Médica Psiquiatra pela Pontifícia Universidade Católica do Rio Grande do Sul (PUCRS). Mestre em Medicina e Ciências da Saúde pela PUCRS. Especialista em Psicoterapia de Orientação Analítica pelo Centro de Estudos Luís Guedes (Extensão Universidade Federal do Rio Grande do Sul). Professora e Preceptora do Curso de Especialização e Residência em Psiquiatria da PUCRS. Membro Aspirante da Sociedade Psicanalítica de Porto Alegre (filiada à International Psychoanalytical Association – IPA).

Kyuana Azeredo de Lima
Médica e Cursista de Psiquiatria do Programa de Especialização da Pontifícia Universidade Católica do Rio Grande do Sul (PUCRS) – Hospital São Lucas da PUCRS.

Laura Krüger Pelissari
Médica e Cursista de Psiquiatria do Programa de Especialização da Pontifícia Universidade Católica do Rio Grande do Sul (PUCRS) – Hospital São Lucas da PUCRS.

Laura Vargas Fleith
Médica e Residente de Psiquiatria da Pontifícia Universidade Católica do Rio Grande do Sul (PUCRS) – Hospital São Lucas da PUCRS.

Letícia Martinez Smaniotto
Médica Psiquiatra pelo Hospital Psiquiátrico São Pedro (HPSP). Residente em Psicoterapia no Hospital de Clínicas de Porto Alegre (HCPA). Em formação em Psicoterapia de Orientação Analítica pelo CEPOA da Universidade Federal do Rio Grande do Sul (UFRGS).

Lívia Nora Brandalise
Médica Psiquiatra pelo Serviço de Psiquiatria do Hospital São Lucas da Pontifícia Universidade Católica do Rio Grande do Sul (PUCRS). Psicoterapeuta de Orientação Analítica pelo Centro de Estudos Luis Guedes da Universidade Federal do Rio Grande do Sul. Mestra em Medicina pelo Programa de Pós- graduação em Medicina e Ciências da Saúde da PUCRS.

Lucas Immich Gonçalves
Médico e Residente de Neurologia da Pontifícia Universidade Católica do Rio Grande do Sul (PUCRS) – Hospital São Lucas da PUCRS.

Lucas Porcello Schilling
Médico e Neurologista pelo Hospital São Lucas da Pontifícia Universidade Católica do Rio Grande do Sul (PUCRS). *Fellowship* em Distúrbios do Movimento no Hospital São Lucas da PUCRS. *Fellowship* em Neurologia Cognitiva no McGill Centre for Studies in Aging em Montreal/Canadá, Doutorado em Neurociências no Programa de Pós-graduação em Medicina e Ciências da Saúde da PUCRS com período sanduíche na McGill University. Pós-Doutorado em Neurociências no Instituto de Cérebro da PUCRS. Membro do Serviço de Neurologia do Hospital São Lucas da PUCRS e Coordenador do Ambulatório de Neurologia Cognitiva e Preceptor da Residência Médica no mesmo hospital. Pesquisador no Instituto do Cérebro do Rio Grande do Sul e membro afiliado do McGill Centre for Studies in Aging. Professor da Escola de Medicina e do Programa de Pós-graduação em Ciências Médicas da PUCRS.

Lucas Primo
Médico Psiquiatra pelo Hospital de Clínicas de Porto Alegre. Doutor em Psiquiatria pela Universidade Federal do Rio Grande do Sul (UFRGS) e pelo programa triparti-

te da UFRGS, Universidade de São Paulo e Universidade Federal de São Paulo. Pós-Doutorado em Psiquiatria pela UFRGS. Sócio-fundador da EBM Academy. Professor de Saúde Coletiva (Epidemiologia e Bioestatística) pela Afya Educacional/MEDCEL. Professor de Psiquiatria do curso de Medicina da Universidade do Vale do Rio dos Sinos. Preceptor da Residência em Psiquiatria do HMIPV/UFCSPA.

Lucas Spanemberg
Médico pela Universidade Federal de Ciências da Saúde de Porto Alegre (UFCSPA). Psiquiatra pelo Hospital São Lucas da Pontifícia Universidade Católica do Rio Grande do Sul – PUCRS. Especialista em Psicoterapia de Orientação Analítica pelo CEPOA da Universidade Federal do Rio Grande do Sul (UFRGS). Doutor em Psiquiatria pela UFRGS. Pós-Doutorando em Psiquiatria e Pesquisador (HCPA-UFRGS). Professor Adjunto do Núcleo de Neurociências da Escola de Medicina da PUCRS. Preceptor de Residência em Psiquiatria no Hospital São Lucas (HSL) da PUCRS. Professor do Curso de Especialização em Psiquiatria da PUCRS.

Luciano Billodre Luiz
Psiquiatra. Especialista em Psicoterapia de Orientação Analítica. Mestre em Medicina e Ciências da Saúde pela Pontifícia Universidade Católica do Rio Grande do Sul (PUCRS). Professor do Curso de Especialização em Psiquiatria da PUCRS.

Luis Souza Motta
Médico Psiquiatra pelo Hospital São Lucas da Pontifícia Universidade Católica do Rio Grande do Sul (PUCRS). Mestrando em Psiquiatria pela Universidade Federal do Rio Grande do Sul (UFRGS) na Seção de Afeto Negativo e Processos Sociais do PPG de Psiquiatria do Hospital de Clínicas de Porto Alegre (HCPA-UFRGS). Membro do Serviço de Psiquiatria e preceptor do Hospital São Lucas da PUCRS.

Luiz Gustavo Guilhermano
Médico Psiquiatria pela Pontifícia Universidade Católica do Rio Grande do Sul (PUCRS). Mestrado em Farmacologia pela Fundação Universidade Federal de Ciências da Saúde de Porto Alegre. Colaborador do Centro de Estudos de Psiquiatria Integrada e Professor Assistente da Escola de Medicina da PUCRS. Ex-Presidente do Centro de Estudos de Psiquiatria Integrada (CENESPI). Ex-Presidente da Associação Gaúcha de História da Medicina. Pesquisador Colaborador do Grupo de Pesquisa Envelhecimento e Saúde Mental (GPESM) do Instituto de Geriatria e Gerontologia (IGG-PUCRS). Integrante do Projeto Integrado de Medicina e Letras (PRIMEL-PUCRS).

Luiza Schmidt Heberle
Médica Psiquiatra do Hospital São Lucas da Pontifícia Universidade Católica do Rio Grande do Sul (PUCRS). Preceptora da Residência Médica no Serviço de Psi-

quiatria do Hospital São Lucas da PUCRS. Mestra em Medicina e Ciências da Saúde pela PUCRS. Especialista em Psicoterapia de Orientação Analítica pelo CELG.

Luiza Silveira Lucas
Médica Psiquiatra com Residência Médica pelo Hospital de Clínicas de Porto Alegre. Preceptora da Residência de Psiquiatria da Rede de Saúde Divina Providência. Especialista em Psicoterapia pelo Curso de Especialização em Psicoterapia de Orientação Analítica do Centro de Estudos Luís Guedes. Mestranda na Pós-graduação em Ciências Médicas da UNIVATES.

Madeleine Scop Medeiros
Médica Psiquiatra. Mestrado em Medicina e Ciências da Saúde pela Pontifícia Universidade Católica do Rio Grande do Sul. Atuando como Preceptora na Residência de Psiquiatria da UFCSPA/HMIPV.

Marcella Frazzon Fruet
Médica e Cursista de Psiquiatria do Programa de Especialização da Pontifícia Universidade Católica do Rio Grande do Sul (PUCRS) – Hospital São Lucas da PUCRS.

Marcelo Fleck
Médico Psiquiatra. Professor Titular de Psiquiatria do Departamento de Psiquiatria e Medicina Legal da Universidade Federal do Rio Grande do Sul (UFRGS). Chefe do Departamento de Psiquiatria e Medicina Legal da UFRGS. Mestrado em Medicina: Ciências Médicas pela UFRGS. Doutorado em Medicina: Ciências Médicas pela UFRGS. Pós-Doutorado na Universidade McGill (Montreal - Canadá). Coordenador do Programa de Transtornos de Humor do Hospital de Clínicas de Porto Alegre. Coordenador do Grupo WHOQOL (World Health Organization Quality of Life Group) no Brasil.

Marcia Kauer-Sant'Anna
Médica Psiquiatra. Doutorado em Ciências Biológicas: Bioquímica pela Universidade Federal do Rio Grande do Sul (UFRGS). Realizou parte de seu Doutorado e o Pós-Doutorado na Mood Disorders Clinic da University of British Columbia, Canadá. Professora Associada e Chefe do Departamento de Psiquiatria e Medicina Legal da UFRGS. Faz parte do corpo docente permanente da Pós-graduação em Psiquiatria e Ciências do Comportamento e da Pós-graduação em Ciências Biológicas: Bioquímica da UFRGS. Supervisora do Programa de Residência Médica em Psiquiatria e do Ambulatório de Atendimento ao Transtorno Bipolar do Hospital de Clínicas de Porto Alegre.

Marco Antonio Caldieraro
Médico Psiquiatra. Mestrado em Ciências Médicas: Psiquiatria pela Universidade Federal do Rio Grande do Sul (UFRGS). Doutorado em Ciências Médicas: Psi-

quiatria pela UFRGS. Pós-Doutorado no Massachusetts General Hospital/Harvard Medical School. Professor do Programa de Pós-graduação em Psiquiatria e Ciências do Comportamento da UFRGS.

Marco Antonio Pacheco

Médico Psiquiatra. Mestre em Clínica Médica (concentração em Neurociências) pela Pontifícia Universidade Católica do Rio Grande do Sul (PUCRS). Membro Egresso da Sociedade Psicanalítica de Porto Alegre (SPPA). Professor da Escola de Medicina e Coordenador Adjunto do Núcleo de Formação Específica em Neurociências. Chefe do Serviço de Psiquiatria e Coordenador do Programa de Residência Médica em Psiquiatria do Hospital São Lucas da PUCRS. Presidente do Centro de Estudos de Psiquiatria Integrada, federado da Associação Brasileira de Psiquiatria (ABP).

Maria Angélica Nunes

Médica com Mestrado em Epidemiologia pela Universidade Federal de Pelotas. Doutorado em Psiquiatria e Psicologia Médica pela Universidade Federal de São Paulo. Pós-Doutoramento em Epidemiologia pela Universidade Federal do Rio Grande do Sul (UFRGS). Docente do Programa de Pós-graduação em Epidemiologia da UFRGS. Bolsista do CNPq. Pesquisadora do Estudo Longitudinal Elsa Brasil (ELSA Brasil) e do Lifestyle INtervention for Diabetes prevention After pregnancy (LINDA – Brasil). Membro fundadora do Grupo de Estudos e Assistência em Transtornos Alimentares (GEATA). Membro da Comissão de Transtornos Alimentares da Associação Brasileira de Psiquiatria (ABP).

Mariana Paim Santos

Médica pela Pontifícia Universidade Católica de Porto Alegre (PUCRS). Psiquiatra pela Fundação Universitária Mário Martins. Mestranda pelo Hospital de Clínicas de Porto Alegre em Saúde Mental e Transtornos Aditivos. Diretora de Inovação e Tecnologia da Associação de Psiquiatria do Rio Grande do Sul (APRS). Vice-Coordenadora do Departamento de Psiquiatria Clínica da APRS. Secretária do Early Career Psychiatrists Section da World Psychiatric Association. Coordenadora do grupo de Dependência Química do InTCC.

Marta Knijnik Lucion

Médica Psiquiatra pela Pontifícia Universidade Católica do Rio Grande do Sul com especialização em Psiquiatria da Infância e Adolescência pela Universidade Federal do Rio Grande do Sul. Doutorado em Psiquiatria e Ciências do Comportamento pela Universidade Federal do Rio Grande do Sul.

Melina Adriana Friedrich

Enfermeira pela Universidade Federal do Rio Grande do Sul (UFRGS). Especialista em Saúde Mental pelo Programa de Residência Integrada em Saúde do Grupo Hospitalar Conceição (GHC). Especialista em Saúde Pública pela UNINTER. Atualmente atua como enfermeira assistencial na Unidade de Internação Psiquiátrica do Hospital São Lucas da Pontifícia Universidade Católica do Rio Grande do Sul (PUCRS).

Mirella Cesa Bertoluci

Médica Psiquiatra pelo Programa de Residência Médica da Universidade Federal de Ciências da Saúde de Porto Alegre (UFCSPA) – Hospital Materno Infantil Presidente Vargas (HMIPV) e Santa Casa de Porto Alegre. Mestrado em andamento na área de Ciências da Saúde – UFCSPA. Em formação no Curso de Especialização em Psicoterapia de Orientação Analítica do Centro de Estudos Luís Guedes da Universidade Federal do Rio Grande do Sul (CELG-UFRGS).

Nathália Janovik da Silva

Médica Psiquiatra formada pelo Programa de Residência Médica do Hospital de Clínicas de Porto Alegre (HCPA). Especialista em Dependência Química pelo Hospital de Clínicas de Porto Alegre (HCPA) e em Psicoterapia de Orientação Analítica pelo Centro de Estudos Luis Guedes (CELG/HCPA). Formação em Terapia Comportamental Dialética pelo Behavioral Tech Institute. Doutora em Psiquiatria e Ciências do Comportamento pela Universidade Federal do Rio Grande do Sul (UFRGS).

Neury Botega

Médico Psiquiatra com Doutorado em Saúde Mental pela Universidade Estadual de Campinas (UNICAMP). Pós-doutorado na Universidade de Londres. Livre-Docência e Professor Titular na UNICAMP.

Neusa Aita Agne

Médica Psiquiatra pela Universidade Federal de Ciências da Saúde de Porto Alegre (UFCSPA). Psiquiatra da Infância e Adolescência pela UFCSPA. Mestre em Ciências da Saúde pela UFCSPA. Membro do Serviço de Psiquiatria e Psiquiatria Infantil do Hospital Materno Infantil Presidente Vargas (HMIPV/UFCSPA). Preceptora dos Programas de Residência Médica em Psiquiatria e Psiquiatria da Infância e Adolescência desse hospital.

Patricia Fuhro Vilas Boas

Médica Psiquiatra, com Residência realizada na Pontifícia Universidade Católica do Rio Grande do Sul (PUCRS). Mestre em Filosofia, Pós-graduada pela Universidade Federal do Rio Grande do Sul. Preceptora e Coordenadora do Serviço de Interconsulta Psiquiátrica do Hospital São Lucas da PUCRS. Professora do Curso de Especialização em Psiquiatria do Hospital São Lucas da PUCRS.

Paulo Roberto Zimmermann

Médico Psiquiatra pela Pontifícia Universidade Católica do Rio Grande do Sul (PUCRS). Mestrado em Medicina e Ciências da Saúde (área de concentração em Nefrologia) pela PUCRS. Doutorado em Ciências no Curso de Pós-graduação em Psiquiatria pela Universidade Federal de São Paulo. Ex-Professor Titular do Núcleo de Formação Específica em Neurociências da PUCRS. Presidente da Comissão de Ética do Hospital São Lucas da PUCRS.

Pedro Eugênio Mazzucchi Santana Ferreira

Médico Psiquiatra. Mestrado em Medicina e Ciências da Saúde (área de concentração em Neurociências) pela Pontifícia Universidade Católica do Rio Grande do Sul (PUCRS). Doutorado em Clínica Médica (área de concentração em Neurociências) pela PUCRS. Professor Adjunto da Escola de Medicina da PUCRS. Professor do Programa de Residência em Psiquiatria do Hospital São Lucas da PUCRS. Coordenador do Ambulatório de Dependência Química do Hospital São Lucas da PUCRS. Membro da Comissão de Dependência Química da Associação Brasileira de Psiquiatria (ABP).

Pedro Marques da Rosa

Médico e Cursista de Psiquiatria do Programa de Especialização da Pontifícia Universidade Católica do Rio Grande do Sul (PUCRS) – Hospital São Lucas da PUCRS.

Rafael Saidelles

Médico Neurologista pela Pontifícia Universidade Católica do Rio Grande do Sul (PUCRS) – Hospital São Lucas da PUCRS.

Rafaela Bernal Bonito

Médica com Especialização em Psiquiatria pela Pontifícia Universidade Católica do Rio Grande do Sul (PUCRS) – Hospital São Lucas da PUCRS.

Raffael Massuda

Médico Psiquiatra. Doutor em Psiquiatria pela Universidade Federal do Rio Grande do Sul (UFRGS). Professor do Departamento de Psiquiatria da Universidade Federal do Paraná (UFPR) e da Pontifícia Universidade Católica do Paraná (PUC-PR).

Robert Andrés Velásquez Loperena

Médico e Cursista de Psiquiatria do Programa de Especialização da Pontifícia Universidade Católica do Rio Grande do Sul (PUCRS) – Hospital São Lucas da PUCRS.

Roberta Magalhães Bellora

Médica com especialização em Psiquiatria pela Pontifícia Universidade Católica do Rio Grande do Sul (PUCRS) – Hospital São Lucas da PUCRS. Residência em Medicina do Trabalho pelo Hospital de Clínicas de Porto Alegre (HCPA).

Ronald de Borba Heinen Rodrigues
Médico Psiquiatra pelo Hospital Psiquiátrico São Pedro. Mestrando em Psiquiatria e Ciências do Comportamento na Universidade Federal do Rio Grande do Sul.

Sayra Catalina Coral Castro
Médica formada pela Faculdade de Ciências da Saúde da Universidade de Manizales (Colômbia) com dupla titulação em Medicina pela Universidade Federal do Rio Grande do Sul (UFRGS). Especialização Médica em Psiquiatria pela Pontifícia Universidade Católica do Rio Grande do Sul (HSL-PUCRS). Especialização em Terapia Cognitiva Comportamental pela UFRGS. Mestranda na área de Neurociências na PUCRS, com atuação clínica na Equipe de Emergência Psiquiátrica do HSL da PUCRS. Preceptora dos alunos de residência/especialização em Psiquiatria na Unidade de Internação Psiquiátrica do HSL da PUCRS.

Tamara Marrega
Médica especializanda do Programa de Formação em Psiquiatria do Centro de Estudos Cyro Martins.

Tomás da Cunha Recuero
Médico com Especialização em Medicina de Família e Comunidade pela Universidade Federal de Ciência da Saúde de Porto Alegre (UFCSPA). Residência Médica em Psiquiatria pela UFCSPA. Em formação em Psicoterapia de Orientação Analítica pelo Centro de Estudos Luis Guedes (CELG). Coordenador do Serviço de Saúde Mental da Associação Hospitalar Vila Nova. Colaborador do Serviço de Residência Médica da UFCSPA/HMIPV.

Vanessa Santos Vieira
Formada em Serviço Social pela Pontifícia Universidade Católica do Rio Grande do Sul (PUCRS). Especialização em Saúde Pública pela Escola de Saúde Pública (ESP/RS) e Universidade Estadual do Rio Grande do Sul (UERGS). Atualmente trabalha como assistente social no Hospital São Lucas da PUCRS.

Vera Wannmacher Pereira
Bolsista de Produtividade DT do CNPq. Mestrado e Doutorado em Letras (concentração em Linguística Aplicada). Pós-Doutorado em Psicolinguística.

Sumário

Introdução

Este livro nasceu de uma necessidade. A psiquiatria brasileira tem alguns dos melhores pesquisadores da área, grandes clínicos, excelentes unidades de internação e serviços ambulatoriais de alta complexidade, qualificados e eficazes. Ela também conta com uma inserção fundamental na rede de atenção psicossocial (RAPS), num esforço multidisciplinar para minimizar o sofrimento de milhares de pacientes do Sistema Único de Saúde. Colegas clínicos, professores e pesquisadores produzem excelentes obras literárias sobre avaliação, epidemiologia, terapêutica e psicopatologia psiquiátrica. Temos alguns dos mais bem citados pesquisadores em nível mundial na psiquiatria e colegas brasileiros integram grupos de excelência em alguns dos centros de pesquisa e assistência mais prestigiados do mundo. Contudo e a despeito disso, ainda não tínhamos uma obra nacional exclusivamente voltada para o cenário de internação psiquiátrica.

Neste contexto, colegas experientes e iniciantes do Serviço de Psiquiatria do Hospital São Lucas (HSL) da Pontifícia Universidade Católica do Rio Grande do Sul (PUCRS) mobilizaram seu *staff* e colegas de referência de outras instituições para desenvolver um material dedicado a esse cenário tão desafiador. A internação psiquiátrica é o local onde frequentemente situações dramáticas e graves encontram uma oportunidade de mudança de trajetória e correção de rumos. É também um ambiente único, diferente dos cenários de atenção primária e ambulatórios especializados, onde o próprio ambiente é uma variável fundamental. Assim, este livro intenciona cobrir uma lacuna e oferecer a colegas especialistas em saúde mental, professores, alunos de graduação da área da saúde, residentes em saúde mental e psiquiatria e profissionais de saúde mental em geral um compilado de conteúdos voltado a capacitar e esclarecer sobre patologias, situações e circunstâncias relacionadas à internação psiquiátrica. Nós utilizamos nesta obra uma história de 40 anos de experiência do serviço em atendimentos na unidade de internação psiquiátrica do HSL, somada a experiência de colegas de outras unidades de internação de referência em diversos hospitais. Este livro se propõe a ser um guia prático, mas também uma referência literária sobre o estado de arte da internação psiquiátrica, atualizando a literatura pertinente nas suas diversas seções.

Não pretendemos, de maneira nenhuma, esgotar o tema. Aliás, num cenário tão rico como uma unidade de internação psiquiátrica, certamente esta obra pode servir de motivação para outras, ou mesmo merecer futuras edições que atualizem e agreguem conteúdos. Temos certeza, contudo, de que ela traz uma contribuição inédita e necessária e que foi realizada com entusiasmo e determinação, num esforço que juntou gerações de médicos mais e menos experientes, colegas de outras disciplinas e alunos e professores, que se dedicam e acreditam que a internação psiquiátrica é um espaço rico e potencialmente carregado de esperança. A experiência adquirida numa internação psiquiátrica frequentemente modifica a vida de pacientes e familiares, mas também enriquece a vida e revela a natureza humana em todas as suas faces para profissionais que nela trabalham.

Os organizadores.

1
Admissão e acolhimento

Kyuana Azeredo de Lima
Melina Adriana Friedrich
Marco Antonio Pacheco
Lucas Spanemberg

DESTAQUES

- As principais indicações de internação psiquiátrica são riscos como suicídio, auto/heteroagressão, exposição moral ou financeira, incapacidade de autogestão, exaustão familiar, refratariedade ao tratamento ou patologia de difícil controle.
- Os fluxos de atendimento/encaminhamento para internação compreendem a definição da porta de entrada do serviço, avaliação do paciente pela equipe médica e, conforme indicação, admissão em unidade psiquiátrica.
- Cada instituição possui uma abordagem administrativa particular para efetuar a admissão do paciente, que inclui a verificação de documentos necessários para internação, cobertura e credenciamento do plano de saúde e o estabelecimento de um responsável pela internação, no caso de internação involuntária.
- A internação psiquiátrica pode ser voluntária, involuntária ou compulsória, ao passo que as involuntárias devem ser notificadas ao Ministério Público em até 72 horas da admissão.
- Na admissão, além da coleta de dados gerais do paciente, anamnese e exame de estado mental, a equipe médica e a de enfermagem devem estar disponíveis para sanar questionamentos e incertezas por parte do paciente e do familiar com uma postura acolhedora, respeitosa e empática.
- Todos os procedimentos, rotinas e regras institucionais pertinentes ao cuidado do paciente devem ser abordadas na admissão, principalmente as orientações acerca do espaço físico, rotina de refeições, medicações, telefonemas e visitas, realização de revista de pertences e orientação sobre objetos autorizados no ambiente de internação.

PONTOS IMPORTANTES

- A internação psiquiátrica é vista como o último recurso a ser utilizado quando os serviços de atenção primária e secundária foram insuficientes para promover o cuidado do paciente. Nesse sentido, a hospitalização serve como um ambiente controlado, capaz de suportar e conter atitudes impulsivas, decorrentes da patologia psíquica, que possam expor moral e fisicamente o indivíduo ou trazer riscos a terceiros.
- Cada instituição possui uma forma particular de efetuar a admissão do paciente. Nos serviços de saúde de nível terciário, o que ocorre geralmente é o encaminhamento do paciente por profissional assistente ou busca de atendimento emergencial por demanda espontânea por pacientes e famílias. Em situações específicas, podem-se realizar transferências entre áreas do mesmo serviço ou entre hospitais. Conforme as necessidades individuais do paciente e o perfil da unidade de internação, define-se o serviço que atende às demandas do caso (hospital psiquiátrico, unidade psiquiátrica em hospital geral ou clínicas ou unidades especializadas).
- Para efetivar a admissão administrativa, uma série de informações é essencial (documentação, cobertura e credenciamento do plano de saúde com a instituição, entre outros). Nesse momento, é importante orientar paciente e familiar ou responsável sobre as normas do serviço e direitos e deveres do paciente[4]. Conforme o caráter da internação, determina-se a necessidade de notificação do Ministério Público (caráter involuntário)[5]. Após resolução administrativa, a equipe médica irá realizar anamnese detalhada com paciente e familiar, seguida de coleta de informações por parte da equipe de enfermagem.

PANORAMA BRASILEIRO DOS LEITOS PSIQUIÁTRICOS

Em 1950, surgiram as primeiras enfermarias com leitos psiquiátricos em hospital geral no Brasil[3]. As décadas de 1980 e 1990 foram marcadas por uma maior expansão das unidades psiquiátricas, principalmente no Sul e no Sudeste do país, representando, respectivamente, 32% e 43% do total de leitos[3].

Com o processo de desinstitucionalização, o panorama global das enfermarias psiquiátricas foi reformulado, tendo havido um decréscimo nos leitos em hospitais psiquiátricos e uma expansão nas unidades psiquiátricas em hospital geral (UPHG)[3]. No Brasil, a mudança no modelo assistencial foi consolidada por meio da Lei n. 10.216[6], que assegura os direitos e a proteção aos indivíduos acometidos por transtorno mental[7].

Entre 2011 e 2015, aproximadamente 7.500 leitos em hospitais psiquiátricos foram desativados no país[8]. Em contrapartida, o acréscimo de leitos em

UPHG não foi proporcional. Esse processo proporcionou uma importante redução no tempo de permanência nas unidades psiquiátricas, porém o número de re-hospitalizações aumentou, já que até 50% dos hospitalizados necessitam de uma nova internação dentro de 1 ano da alta[9].

Atualmente, a Nova Política Nacional de Saúde Mental[1] assegura que o processo de desinstitucionalização não irá mais se basear no fechamento dos leitos em hospitais psiquiátricos, visto que se evidenciou o aumento considerável de pacientes com transtorno mental grave em situação prisional e em condições de moradia de rua. Além disso, essa medida resultou no aumento dos índices de suicídio, mortalidade e dependência química[1]. Assim, antes subfinanciados e preteridos, agora os hospitais psiquiátricos foram integrados à Rede de Atenção Psicossocial (RAPS), uma importante iniciativa para o aumento e a qualificação da cobertura aos pacientes que necessitam de internação.

Conforme dados do Cadastro Nacional dos Estabelecimentos de Saúde do Brasil (CNES)[10], em maio de 2020 havia 5.427 leitos psiquiátricos em hospitais gerais e 22.854 leitos em hospitais psiquiátricos, o que totaliza cerca de 0,1 leito para cada 1.000 habitantes[1], valor muito aquém do recomendado pelo Ministério da Saúde (0,45 a cada 1.000 habitantes)[1].

Quadro 1 Quantidade de leitos psiquiátricos em hospitais gerais e psiquiátricos no Brasil referentes a 2020

Leitos psiquiátricos	SUS	Particulares/convênios	Total
Hospital geral	4.266	1.161	5.427
Hospital psiquiátrico	14.355	8.499	22.854
Total	18.621	9.660	28.281

Fonte: Brasil, 2020[10].

Um estudo recente realizado na cidade de Porto Alegre demonstrou que a prevalência global das admissões em internações psiquiátricas pelo Sistema Único de Saúde (SUS) nos últimos 5 anos foi de 2,27% dos adultos (1,62% na população total)[11]. Os principais diagnósticos estavam relacionados ao uso de substâncias – drogas e álcool –, transtornos de humor e transtornos psicóticos.

ABORDAGEM INICIAL

Abordagem da equipe médica

A avaliação inicial do paciente pode ser realizada em ambiente ambulatorial ou na emergência psiquiátrica[2]. A indicação de internação dependerá do grau de severidade dos sintomas e da presença de riscos individuais ou a terceiros[12] (Quadro 2). O primeiro olhar sobre o paciente não deve se ater apenas à patologia psiquiátrica em questão, mas também às comorbidades clínicas e alterações orgânicas que podem, ou não, ter relação com os sintomas. Cabe lembrar que o paciente com transtorno mental muitas vezes apresenta hábitos de vida não saudáveis – alimentação inadequada, tabagismo, sedentarismo, uso de substâncias – e costuma fazer uso prolongado de fármacos com efeitos metabólicos, o que pode acarretar maior predisposição para o desenvolvimento de desordens sistêmicas[13]. Quando houver necessidade de uma abordagem multidisciplinar para a investigação de diagnósticos diferenciais e realização de exames complementares, a internação em UPHG é a opção de escolha. Casos com patologias menos complexas e que possuem um diagnóstico mais consolidado podem se beneficiar da estrutura de hospitais psiquiátricos ou clínicas especializadas privadas[3].

Quadro 2 Situações que indicam internação psiquiátrica

Risco de suicídio.
Risco de auto ou heteroagressão.
Incapacidade de autogestão.
Exposição moral ou financeira.
Refratariedade ao tratamento.
Patologia de difícil controle.
Exaustão familiar.

Fonte: adaptado de Pacheco et al., 2003[2]; Quevedo; Carvalho, 2017[12].

Os principais fatores relacionados à admissão de pacientes com transtorno mental durante avaliação em serviço de emergência incluem risco de suicídio grave, descontrole de impulsos com tentativas de suicídio, abuso de substâncias, comportamento autolesivo ou possibilidade de heteroagressão, incapacidade de autocuidado, surtos psicóticos, transtornos de humor e esquizofrenia[14,15]. Nos casos de tentativa de suicídio ou suspeição de condições orgânicas mimetizando sintomas psiquiátricos, o primeiro atendimento deve ser estabelecido, preferencialmente, pela equipe clínica[2]. Após o manejo agudo e a estabilização do paciente, a equipe de Psiquiatria irá avaliar e definir a necessidade de internação (Quadro 3). Em condições que cursam com descompensação clínica, a abordagem multidisciplinar para a definição de conduta é impreterível. As equipes envolvidas analisarão diferentes cenários que se adaptem às necessidades do indivíduo conforme o suporte da instituição. Caso o paciente se encontre em hospital geral com capacidade de manejo clínico e psiquiátrico, a internação poderá ser feita em unidade psiquiátrica desde que: 1) o paciente tenha condições para ser internado em leito de andar; 2) a unidade seja capaz de atender às necessidades dele (ex.: oxigenoterapia); 3) haja concordância pela instituição; 4) seja uma decisão multidisciplinar; 5) o paciente receba acompanhamento clínico diário. Em algumas situações, as condições orgânicas impedem essa abordagem, sendo necessária a hospitalização em leito de terapia intensiva com acompanhamento diário da equipe de Psiquiatria. Quando o local não dispõe de estrutura clínica, orienta-se que o paciente seja encaminhado a outra instituição capaz de fornecer os cuidados.

Frequentemente os indivíduos que necessitam de internação apresentam alto risco de auto/heteroagressão e evasão hospitalar (internações involuntárias ou compulsórias). Assim, é fundamental que a avaliação inicial abranja esses aspectos e que a instituição possua uma equipe capacitada para manejar possíveis situações que coloquem o paciente, a equipe ou os demais em risco. Quando necessário, o médico pode ser acionado pela equipe administrativa, a fim de averiguar contextos que inviabilizem ou dificultem o processo de admissão hospitalar (Quadro 3).

Após a admissão administrativa e a transferência do paciente para a unidade de internação, será o momento de aprofundar as informações coletadas durante a avaliação inicial. Nessa etapa, é fundamental que a anamnese seja detalhada e discorra acerca das diferentes fases de vida do indivíduo[16]. As informações podem ser enriquecidas pelo relato do acompanhante ou, em certos casos, são obtidas através dele (por exemplo, nos quadros psicóticos)[2]. Caso se detectem situações de vulnerabilidade social, o Serviço Social deve ser acionado para o acompanhamento do paciente e rede familiar durante a internação. Para facilitar a entrevista, sugerem-se questionamentos abertos e o encorajamento do paciente no decorrer do relato de sua história[17]. Durante a avaliação, alguns aspectos do Exame do Estado Mental (EEM) são avaliados de forma natural, sem necessidade de questionamentos específicos[21]. Caso o paciente apresente alterações de consciência (por exemplo, obnubilação, sonolência), o EEM completo deve ser realizado em um momento oportuno. Aspectos como aparência, comportamento, atividade psicomotora e linguagem não verbal também devem ser observados, na medida em que, muitas vezes, "transbordam" o caos interno do indivíduo[17]. O Quadro 4 apresenta uma sugestão de como conduzir a admissão do paciente.

Abordagem administrativa

A equipe administrativa realiza a coleta de dados sociodemográficos do paciente e do responsável maior de 18 anos. Nesse momento, é aconselhável informá-lo sobre os Direitos dos Usuários da Saúde, conforme a Portaria n. 1.820[4], e, quando disponível pelo serviço, fornecer acesso aos Direitos e Deve-

Quadro 3 Manejo de situações adversas durante a admissão hospitalar

Situação	Manejo
Paciente agitado	Avaliar o paciente em ambiente seguro e tranquilo[12]. Estar acompanhado de equipe capacitada para a contenção química e mecânica[12,16]. Informar o paciente sobre o procedimento de contenção[12]. Em situações que possam ser ameaçadoras, acionar profissionais de segurança[17].
Transferência de paciente sem contato prévio	Contato com a equipe médica que realizou o encaminhamento do paciente. Avaliar o paciente e a indicação de internação. Conferir disponibilidade de vagas na instituição. Confirmar a liberação do convênio para internação em unidade psiquiátrica.
Paciente/familiar não colaborativo com conduta	Realizar a escuta ativa do paciente e familiar, demonstrando interesse e respeito por suas opiniões[16]. Explicar de maneira clara e objetiva o motivo da conduta. Discorrer sobre riscos observados durante a avaliação (risco de suicídio, auto/heteroagressão, exposição moral, entre outros). Sempre evoluir em prontuário a conduta e concordância ou não do paciente/familiares. **Se indicação de internação, com paciente e familiares não concordantes:** evoluir em prontuário a indicação médica e não concordância por parte do paciente e responsável. Solicitar que o acompanhante e o paciente assinem um termo de responsabilidade, o qual deve abordar o motivo da indicação de internação e riscos associados. Após, anexar o documento ao prontuário[18].
Transferência devido à indisponibilidade de leito ou incompatibilidade entre convênio e Instituição	Contatar outras instituições para averiguar a disponibilidade de leitos e o atendimento do convênio em questão[19]. Averiguar com o médico plantonista se o paciente atende a critérios para admissão na instituição (idade, sexo, patologia atual, comorbidades, entre outros). Caso o atendimento tenha sido em rede privada, a responsabilidade da transferência compete à instituição ou operadora de plano de saúde[20].
Paciente com condição clínica importante	Realizar avaliação clínica na emergência antes de prosseguir com a internação psiquiátrica. **Se descompensação do quadro clínico:** a estrutura de assistência de cada instituição deve ser considerada para a conduta. Pode ser discutida a possibilidade de internação em leito clínico até a estabilização do quadro, sendo esse paciente avaliado pela Psiquiatria diariamente até estar em condições de ser transferido à unidade psiquiátrica*. **Situações que dificultam a internação em leito clínico:** risco de suicídio, risco de fuga, paciente psicótico ou em agitação psicomotora. Nesses casos, sugere-se internação em UPHG com acompanhamento multidisciplinar*.

* Esses casos devem ser avaliados de forma individualizada, e as decisões devem ser acertadas por uma equipe multidisciplinar.

Quadro 4 Admissão do paciente em unidade psiquiátrica

Admissão	Observações
Identificação do paciente	Nome, idade, etnia, situação conjugal, filhos, ocupação, religião, naturalidade e procedência, telefone e endereço[16].
Tipo de cobertura	SUS, plano ou seguro de saúde ou particular.
Circunstância da admissão e caráter da internação	• Busca atendimento por meios próprios, encaminhado por profissional da saúde ou psiquiatra assistente, transferido de outro serviço. • Internação voluntária, involuntária ou compulsória[17].
Motivo da internação	• Risco de suicídio, risco de auto/heteroagressão, incapacidade de autogestão, exposição moral ou financeira, refratariedade ao tratamento[12] • **Principais patologias em ambientes de internação:** distúrbios relacionados ao uso de substâncias (álcool, drogas), transtornos do humor e transtornos psicóticos[11].
Primeira impressão transmitida	Aspecto (por exemplo, cansado, doente, saudável), vestimenta (por exemplo, se veste adequadamente para o clima e o ambiente), atitude e comportamento (por exemplo, agitado, ansioso, calmo), sentimento contratransferencial despertado no profissional (por exemplo, sentimento de pena, vontade de ajudar, rechaço).
História da doença atual	• Detalhar de maneira cronológica o desenvolvimento da patologia atual, abordando sintomas, fatores precipitantes e o impacto da doença. • Questionar tratamentos prévios e resposta.
Internações prévias	Motivo da internação, local, data, duração.
Avaliação do risco de suicídio	• Estratificação do risco de suicídio (por exemplo, Módulo do Mini 5.0[22]). • Questionar sobre tentativas de suicídio prévias (definir: ano, meio utilizado, busca por atendimento, conduta orientada no atendimento).
História patológica pregressa/revisão de sistemas	• Pré-natal, nascimento, desenvolvimento neurocognitivo, primeira infância, adolescência, desempenho acadêmico, traumas, vida adulta, sexualidade, história conjugal. • Doenças clínicas, tratamentos realizados, cirurgias prévias, alergia medicamentosa ou alimentar. • Uso de substâncias lícitas e ilícitas.
História familiar	• Doenças clínicas e psiquiátricas em parentes de primeiro grau. • Sempre questionar se houve suicídio consumado na família.
EEM	Consciência, atenção, sensopercepção, orientação, memória, inteligência, humor, afeto, pensamento, juízo crítico, linguagem e conduta.
Hipótese diagnóstica	Hipótese diagnóstica inicial (pode ser modificada conforme maior compreensão do paciente e da patologia em questão).

(continua)

Quadro 4 Admissão do paciente em unidade psiquiátrica (*continuação*)

Admissão	Observações
Plano terapêutico	• Psicoeducação do paciente e familiares. • Psicoterapia diária. • Ambientoterapia. • Elucidação diagnóstica. • Tratamento farmacológico. • Abordagem multidisciplinar. • Exames laboratoriais. • Exames de imagem conforme a indicação.
Contatos	Contatos de familiares ou demais responsáveis pelo paciente.

Fonte: Stern et al., 2010[17].

res do Paciente e Familiares, durante a hospitalização, através de cartilha impressa ou espaço virtual (*site* da instituição).

Nas internações voluntárias, o paciente deve assinar um documento comprovando seu consentimento com a internação psiquiátrica, após ter sido devidamente informado a respeito do funcionamento do serviço[6]. Já nas internações involuntárias, o familiar ou responsável legal deve assinar o termo de internação[23]. São solicitados documentos específicos para dados cadastrais, como:

- Identificação (RG, CPF ou carteira de motorista) do paciente e acompanhante.
- Carteira nacional do SUS ou referente ao convênio utilizado pelo paciente. Nos casos de internação particular, outras abordagens burocráticas são empregadas pelas instituições de maneira individualizada.
- Guia para internação hospitalar: convênio, particular e SUS (AIH – autorização de internação hospitalar). O preenchimento é realizado pelo médico e deve conter dados referente à patologia que motivou a internação, a Classificação Internacional de Doenças (CID), a especialidade responsável pelo paciente e o caráter da internação.

Cerca de 66% das internações psiquiátricas em hospitais gerais e hospitais especializados no país ocorrem através do SUS[10]. Ao contrário de outras especialidades, algumas unidades psiquiátricas não possuem distinção, no que diz respeito a hotelaria, entre os leitos do SUS ou privados. Frequentemente os pacientes são dispostos em quartos compartilhados, para facilitar a monitorização pela equipe de saúde, situação que deve ser informada ao paciente durante o processo de admissão.

Certas questões administrativas podem impedir ou dificultar a admissão do paciente. Nesses casos, o médico responsável e o enfermeiro da ala psiquiátrica devem ser contatados. O Quadro 5 aborda os principais empecilhos à internação e ao manejo nessas situações.

Quadro 5 Questões administrativas que impedem ou dificultam a internação

Situação	Manejo
Paciente desacompanhado	Acionar o Serviço Social da instituição para localização de familiar/responsável[18]. Contato telefônico com familiares/responsáveis para solicitar presença de acompanhante.
Paciente sem documentos – SUS	Solicitar ao familiar/responsável que traga a documentação. **Caso o problema não seja solucionado:** entrar em contato com gestores responsáveis pelos leitos do SUS, a fim de definir uma solução em conjunto. A admissão, em alguns casos, será impedida pela instituição.
Paciente sem documentos – convênio	Solicitar ao familiar que traga a documentação. A instituição pode negar a admissão hospitalar sem a documentação devida.
Paciente privado – em carência ou não conformidade com o plano de saúde	É de responsabilidade do paciente e dos familiares o esclarecimento de sua cobertura. Caso o plano de saúde não autorize a internação, a instituição pode cobrar um valor em caução antes da admissão hospitalar.

Abordagem da equipe de enfermagem

A entrevista inicial tem como objetivo coletar dados referentes à história biopsicossocial do paciente, identificar riscos potenciais (por exemplo, risco de suicídio, autolesão, quedas, comprometimento da integridade da pele – feridas por pressão). Esse momento também pode trazer um parâmetro para avaliações futuras, acompanhando mudanças clínicas e funcionais[24]. O paciente e o acompanhante devem informar à equipe, em geral, os seguintes itens:

- Motivo da internação.
- Internações clínicas/psiquiátricas prévias: local, período e duração.
- Tentativas de suicídio prévias ou ideação suicida/histórico de autolesão ou heteroagressão.
- Uso de substâncias psicoativas.
- Comorbidades clínicas.
- Cirurgias prévias.

- Medicações em uso (ou uso prévio), regularidade da terapia medicamentosa (certificar-se com familiar, se necessário, a adesão do paciente ao tratamento).
- Alergias medicamentosas/alimentares.
- Ocorrência de quedas (nos últimos 3 meses).
- Histórico familiar.

Assim que o paciente chega à enfermaria, após a entrevista de enfermagem, é necessário realizar a verificação de sinais vitais e da integridade física[25]. Lesões prévias (autoprovocadas ou não) devem estar presentes nos registros da admissão, assim como medidas antropométricas (peso e altura).

A postura da equipe deve ser respeitosa, empática e acolhedora, de forma a proteger os direitos do paciente e combater a discriminação ao portador de transtorno mental[6]. Após a realização da anamnese e da escuta ativa, os pacientes e familiares devem ser instruídos, de forma clara e objetiva, acerca do funcionamento da unidade. As regras instituídas no ambiente de internação devem ser exploradas desde o primeiro contato com a equipe. Deve-se certificar sobre o entendimento e realizar um contrato (que pode ser verbal ou escrito) que busque o apoio mútuo para evitar muitos desencontros ocasionados pela incompreensão ou informações não abordadas[2]. É aconselhável que a instituição disponha de material informativo, preferencialmente escrito, sobre as rotinas da unidade e meios de comunicação com a equipe (Quadro 6).

A equipe de enfermagem costuma ter um bom vínculo com os internos e, muitas vezes, atua como uma via de acesso aos familiares e à equipe médica[13]. Comumente os pacientes se sentem mais à vontade para dividir informações pessoais com os profissionais da enfermagem. Dessa forma, todos os membros da equipe devem ser treinados para fornecer apoio, aconselhamento, identificar problemas que podem prejudicar a terapêutica, e para auxiliar na aquisição de habilidades essenciais para alta e na resolução de conflitos[24,26]. Durante a internação, o desenvolvimento do senso de autocuidado, autocrítica e disciplina é consolidado por meio de medidas de ambientoterapia baseadas na organização da rotina e do espaço, assim como no auxílio aos cuidados de higiene, na determinação dos horários de refeições e de dormir e acordar e no estímulo à interação com os demais (jogos coletivos, oficinas terapêuticas)[24].

EXAMES COMPLEMENTARES

Após a admissão, exames complementares são solicitados conforme o protocolo institucional e a suspeição clínica. Os exames laboratoriais em pacientes

Quadro 6 Orientações essenciais na admissão hospitalar

Quem recebe a informação	Conteúdo da informação
Familiar	Perfil do serviço: internação mista/feminina; tipos de patologias – ex.: unidade de dependentes químicos; apenas adultos/crianças e adolescentes; quartos individuais/compartilhados. Características do cuidado prestado: equipe de enfermagem e médica 24 horas, número de funcionários. Explicar como ocorre o contato entre equipe e familiar: fornecer o número da unidade e horários para contato. Rotina de telefonemas e visitas: orientar horários das ligações e visitas. Restrições para visitantes menores de 12 anos (ou conforme rotina institucional específica). Pertences permitidos na unidade*. Equipe/médico responsável pelo paciente: fornecer dados referentes a equipe e médico.
Paciente	Rotinas de telefonemas/visita. Horários de refeições. Pertences permitidos na unidade*. Rotina de revista de pertences (o ideal é que seja realizada uma vez por turno ou sempre após as visitas). Outras rotinas da unidade referente aos espaços compartilhados. Comunicar que não é permitida a troca de alimentos ou pertences entre os pacientes. Comunicar quais objetos ficam no posto sob responsabilidade da enfermagem e horários permitidos para uso. Equipe/médico responsável pelo paciente.

* Cada serviço define quais materiais são permitidos, segundo seus critérios institucionais.

internados contribuem para averiguar o quadro clínico atual, afastar distúrbios orgânicos e investigar efeitos colaterais ocasionados por terapêutica farmacológica já instituída[23]. Apesar de não existir consenso entre os especialistas sobre quais exames devem ser realizados como triagem na apresentação de sintomas psiquiátricos, os mais realizados incluem hemograma completo, glicemia, eletrólitos, cálcio, magnésio, fosfato, função de tireoide, renal e hepática, vitamina B12 e folato[17]. Outro exame de rotina é o eletrocardiograma, essencial na detecção de distúrbios elétricos cardíacos e na monitorização de possíveis alterações ocasionadas por fármacos, como antipsicóticos, que podem ocasionar prolongamento de QTc[17,27]. Conforme a suspeição, os exames adicionais podem ser solicitados na busca por diagnósticos diferenciais.

Quadro 7 Exames solicitados na admissão de internações psiquiátricas

Laboratoriais
Hemograma com plaquetas.
Glicemia de jejum.
Íons: sódio, potássio, cálcio.
Perfil lipídico: colesterol total, HDL, LDL, triglicerídeos.
Função renal: creatinina, ureia.
Função tireoidiana: hormônio estimulante da tireoide (TSH), T4 livre.
Função hepática: transaminases (TGO, TGP), gamaglutamiltransferase (GGT), fosfatase alcalina, bilirrubinas totais e frações.
Vitamina B12.
Vitamina D.
Ácido fólico.
Sorologia: HBsAG, anti-HIV, anti-HCV, VDRL.
Beta-HCG (mulheres em idade fértil).
Avaliação da atividade elétrica cardíaca
Eletrocardiograma.

Fonte: Botega, 2017[3]; Forlenza et al., 2014[23].

Em certas populações, sugere-se a solicitação de exames específicos na admissão, a fim de verificar danos associados com a patologia em questão, como pacientes em abuso de álcool, frequentemente, que apresentam anemia macrocítica, coagulopatias e baixos níveis de albumina[17] (para mais informações, veja o Capítulo 2 – "Prescrição"). A dosagem sérica de certos fármacos auxilia na monitorização da eficácia terapêutica, adesão e risco de toxicidade[23]. Antes de iniciar a medicação, é importante avaliar potenciais efeitos adversos induzidos pelo fármaco e realizar exames séricos basais que sirvam de parâmetro durante a monitorização laboratorial do tratamento (Quadro 8).

Em casos específicos, como primeiro episódio psicótico, se sugere a avaliação de doenças cerebrais primárias por meio de tomografia ou ressonância de encéfalo[17]. Condições que cursem com rebaixamento do sensório na admissão ou durante o decorrer da internação podem levantar a possibilidade de intoxicação, abstinência ou quadros orgânicos. É importante lembrar que muitas vezes certas doenças coexistem com o distúrbio psiquiátrico e não justificam por si só os sintomas. A abordagem multidisciplinar e a solicitação de avaliação por especialistas auxilia na elucidação diagnóstica e no manejo desses pacientes.

Quadro 8 Fármacos que necessitam de monitorização rigorosa

Fármaco	Efeitos adversos	Monitorização
Risperidona	Risco de síndrome metabólica. Aumento de peso. Hiperglicemia. Dislipidemia. Hiperprolactinemia.	Pressão arterial, circunferência abdominal, índice de massa corpórea. Glicemia, perfil lipídico. Dosagem sérica de prolactina conforme indicação clínica (se galactorreia, disfunção sexual ou irregularidade menstrual)[17].
Lítio	Intoxicação aguda por lítio. Hipotireoidismo. Insuficiência renal. *Diabetes insipidus* nefrogênico. Aumento de peso.	Litemia (nível sérico se relaciona com eficácia terapêutica). Função tireoidiana. Função renal. Glicemia.
Ácido valproico	Risco de hepatotoxicidade. Risco de trombocitopenia. Risco de teratogenicidade. Hiperamonemia.	Dosagem sérica de ácido valproico. Função hepática. Hemograma com plaquetas. Beta HCG (mulheres em idade fértil). Amônia sérica (se indicação clínica).
Carbamazepina	Anemia aplásica (rara). Agranulocitose. Trombocitopenia. Leucopenia benigna transitória. Albuminúria. Alteração de função hepática e perfil lipídico. Hipotireoidismo Síndrome de Stevens-Johnson (rara). Síndrome da secreção inapropriada de hormônio antidiurético com hiponatremia.	Hemograma com plaquetas. Eventualmente: albumina, tempo de protrombina, KTTP, transaminases, bilirrubinas, sódio, perfil lipídico. Pode causar aumento de T3 e T4 sem aumento de TSH. Pode causar falso-positivo em teste de gravidez.
Clozapina	Risco de leucopenia e agranulocitose (1-2% dos pacientes)[17]. Hepatotoxicidade. Hiperglicemia. Aumento de peso. Síndrome metabólica. Miocardite.	Hemograma. Função hepática. Perfil lipídico. Glicemia. Troponina I, proteína C reativa (PCR), eletrocardiograma.

Fonte: Forlenza et al., 2014;[23] Stahl; Schestatsky, 2019.[28]

Quadro 9 Exames adicionais conforme a suspeição clínica

Quadro psiquiátrico	Sinais/sintomas	Exames adicionais iniciais
Suspeita de distúrbio por uso de substância	Rebaixamento do sensório, intoxicação ou sintomas de abstinência	Toxicológico sérico e de urina
Primeiro episódio psicótico	Delírios, alucinações, fala desorganizada, comportamento desorganizado ou catatônico	Tomografia de crânio ou ressonância magnética de crânio
Suspeita de quadro demencial	Perda de memória, apatia, disfunção da linguagem, prejuízo no funcionamento executivo	Tomografia ou ressonância magnética de crânio
Suspeita de quadro neuropsiquiátrico (encefalite, hemorragia, tumor do sistema nervoso central)	Quadros maníacos, psicóticos, depressivos, *delirium*, estupor	Tomografia de crânio ou ressonância magnética de crânio, punção lombar

Fonte: adaptado de Singh et al., 2016[24].

A INTERNAÇÃO

A internação psiquiátrica não apenas engloba apenas o indivíduo, sua patologia e tratamento, como também reflete um conjunto de interações com equipe, entre pacientes, familiares e o ambiente. O processo de hospitalização traz à tona dificuldades individuais, medos, anseios, estigmas e resistências frente a esse recurso, conhecido ou desconhecido, pelo paciente.

O acolhimento inicial possui um impacto importante na percepção do paciente e familiares diante do ambiente de internação. A equipe deve assumir uma postura cordial, respeitosa e sem preconceitos[29]. É comum que esse momento seja repleto de dúvidas e inseguranças; assim, sanar questionamentos e incertezas através da escuta ativa e do encorajamento desperta confiança e minimiza estigmas ainda existentes acerca dos transtornos psiquiátricos[17]. Durante a internação, a equipe serve como "ego auxiliar", que ajuda e incentiva o paciente a expressar seus sentimentos sem que ele necessite atuá-los[2].

Estudos demonstram que a estrutura física do ambiente de internação possui impacto relevante na autoestima e confiança dos pacientes[30]. Ambientes com instalações deterioradas ocasionam percepções negativas e fortalecem a estigmatização da saúde mental. Locais que dispõem de estrutura atraente, confortável e que fornecem condições para o desenvolvimento de atividades (áreas de lazer, equipamentos para a prática de exercícios, salas de oficinas terapêuticas) costumam suscitar sentimentos de proteção, segurança e valorização do indivíduo[30].

No decorrer da internação, o paciente deve ser visto por meio de uma perspectiva biopsicosocial, sendo avaliadas na esfera biológica desordens adquiridas ou desequilíbrios químicos que justifiquem o quadro; avaliar questões sociais desencadeantes (relacionamentos abusivos, conflitos, estresse no trabalho, doenças); sofrimentos psicológicos (vivências do passado com reflexo no momento atual) e questões espirituais (fé e crenças individuais)[17]. Outro aspecto a ser abordado é a reinserção social desse paciente após a alta, visto que o sentimento de não pertencimento à sociedade está associado a altas taxas de reinternações[9]. Nesse sentido, promover atividades em grupo auxilia na interação social e desperta um senso de capacidade e interesse por novas atividades (para mais informações, veja o Capítulo 17 – "Arteterapia e oficinas em ambiente hospitalar").

Frequentemente a percepção de melhora do médico não é condizente com a do paciente. Um estudo realizado na Unidade de Internação Psiquiátrica do Hospital São Lucas da PUC-RS (Porto Alegre) revelou discrepâncias entre a percepção de melhora de 191 internados (medida pela Escala de Mudança Percebida – Versão do Paciente ou EMP-P) e a impressão clínica de melhora do médico (avaliada pela Escala de Impressão Clínica Global de Melhora)[31]. Assim, avaliar as expectativas quanto às mudanças pretendidas, compreendendo que pacientes e médicos podem ter pretensões diferentes, pode minimizar a ocorrência de desencontros de percepção e mudanças desnecessárias no tratamento. Pacientes podem considerar a diminuição de seu sofrimento já um resultado razoável e isso não estar de acordo com a percepção de melhora de alguns sintomas. De forma inversa, psiquiatras podem considerar que a melhora sintomática seja um êxito, mesmo sem a percepção de melhora de sofrimento pelo paciente. A construção compartilhada de objetivos e metas é o melhor caminho para que esses desencontros não atrapalhem o tratamento e a relação terapêutica.

Diversos estudos que investigam variáveis relacionadas à longa permanência em internações psiquiátricas têm encontrado associações a aspectos demográficos (idade avançada[32], sexo feminino[32,33], desemprego[32]); transtornos mentais[32-34] (transtornos de humor e quadros psicóticos); tratamento instituído[32] (eletroconvulsoterapia, necessidade de contenção durante a internação, admissão involuntária); reinternações nos últimos 2 anos; pontuação elevada na escala de impressão clínica global[34]. Dentre os fatores associados ao menor tempo de hospitalização se destacam ser jovem[33], casado[32,33] e possuir filhos em casa[32]. Há grande variação do tempo de permanência entre os países, possivelmente decorrente das opções de tratamento disponíveis em cada local e das particularidades do atendimento psiquiátrico em diferentes culturas[34].

Hospitalizações recorrentes refletem, muitas vezes, um sistema deficiente de atendimento à saúde mental[9]. A fim de evitar tais desfechos, é importante realizar um planejamento em longo prazo baseado nas necessidades individuais do paciente. Tornar o paciente um participante ativo do tratamento aumenta o senso de coesão e responsabilidade e fortalece a aliança terapêutica. Mais informações sobre transição de cuidados e alta hospitalar serão abordados no Capítulo 19 – "O processo de alta hospitalar e transição de cuidados na internação psiquiátrica".

QUESTÕES LEGAIS

A internação em unidade psiquiátrica, conforme a Lei Federal n. 10.216/2101[6], pode ser de caráter voluntário (paciente consente com a internação – artigo 6º e 7º), involuntário (não há consentimento do paciente, a internação é realizada a pedido de um terceiro – artigo 6º) ou compulsório (determinado pelo Poder Judiciário – artigo 9º)[6,18]. Nos casos de internação involuntária, o responsável técnico da instituição deve notificar o Ministério Público Estadual, em até 72 horas da admissão, através do Termo de Comunicação de Internação Psiquiátrica Involuntária, o qual deve ser enviado ao órgão público junto ao laudo do médico responsável[5]. O mesmo procedimento deve ser realizado no momento da alta, a fim de comunicar a cessação da internação involuntária. Nesse termo, a justificativa da internação deve ser descrita, assim como informações de contato do profissional e a avaliação de perda de capacidade decisória do paciente.

Se ao longo da internação o paciente manifestar voluntariedade, deve-se enviar documentação solicitando a interrupção do caráter involuntário da internação. Em alguns casos, o paciente interna de forma voluntária, porém se opõe a permanecer internado, apesar da manutenção dos riscos que motivaram a hospitalização[5]. Se o paciente não estiver em condições de decidir (nos casos de psicose grave ou riscos importantes), a internação voluntária poderá ser convertida em involuntária. Nessas situações, o Ministério Público também deve ser notificado em até 72 horas sobre a manifestação de involuntariedade do paciente[35]. O término da internação será definido pelo psiquiatra assistente ou por solicitação escrita do responsável legal ou familiar[6].

A internação psiquiátrica compulsória (IPC) é decorrente de determinação judicial e pode ter natureza criminal ou civil[18]. Quando de natureza criminal (delitos), o paciente é encaminhado a um hospital de custódia e tratamento psiquiátrico; já nas internações civis o paciente é encaminhado a um serviço psiquiátrico geral. Frequentemente, o juíz responsável envia sua decisão diretamente a um hospital, em vez de encaminhá-la para um gestor de saúde pública. Caso o paciente tenha indicação de internação e a instituição disponha de vaga, o médico plantonista e o hospital são obrigados por lei a internar o paciente[12]. Algumas situações devem ser abordadas de forma distinta e serão elucidadas no Quadro 10.

Quadro 10 Situações a serem consideradas em internações compulsórias

Paciente não preenche critérios para internação psiquiátrica	Antes de realizar a internação, o médico deve avaliar se o paciente preenche critérios para ser admitido em uma internação psiquiátrica. Caso não preencha, o médico responsável deve evoluir em prontuário a indicação terapêutica que acredite ser mais pertinente e justificar por que não considera a internação necessária.
Paciente preenche critérios para internação, porém não há vagas disponíveis	Atender o paciente na instituição e, após verificação da inexistência de vaga, entrar em contato com o gestor de saúde do SUS em busca de leito em outro serviço. Caso não se encontre solução, é recomendável comunicar ao responsável técnico e solicitar o auxílio jurídico da instituição, pois o médico pode inclusive ser preso por desacato à lei ao recusar o paciente.
Paciente preenche critérios para internação, porém as vagas disponíveis são privadas	A internação psiquiátrica deve ser realizada. Os custos da internação devem ser reivindicados com o gestor do SUS ou Poder Judiciário.

Fonte: adaptado de Quevedo e Carvalho, 2017[12].

CONSIDERAÇÕES FINAIS

A admissão hospitalar envolve, além da avaliação e do acolhimento inicial do paciente e familiares, uma série de processos burocráticos que costumam não ser abordados durante a formação universitária. Questões legais que envolvem direitos e deveres por parte dos profissionais, pacientes e familiares são fundamentais para manter a coesão dessa rede de cuidados. Os pacientes psiquiátricos necessitam de um atendimento individualizado fornecido por uma equipe capacitada para o manejo dos seus descompassos emocionais. Acolher as demandas familiares é um processo corriqueiro dentro do ambiente de internação, pois, atrás de um paciente psiquiátrico, há uma família por vezes desesperançosa e cansada. Nesse sentido, promover decisões compartilhadas envolvendo todas as esferas de cuidados, incluindo pacientes e familiares, fortalece vínculos esmaecidos, reforça o senso de responsabilidade coletiva e desperta confiança no tratamento.

REFERÊNCIAS BIBLIOGRÁFICAS

1. Brasil. Ministério da Saúde. Secretaria de Atenção à Saúde. Nota técnica n. 11/2019-CGMAD/DAPES/SAS/MS: esclarecimentos sobre as mudanças na Política Nacional de Saúde Mental e nas Diretrizes da Política Nacional sobre Drogas. 2019.
2. Pacheco MA, Cataldo Neto A, Menezes F, Krieger CA, Bersano L, Gil A. Aspectos do funcionamento de uma unidade de internação psiquiátrica de um hospital geral. Rev Psiquiatr Rio Gd Sul. 2003;25:106-14.
3. Botega NJ. Prática Psiquiátrica no Hospital Geral: Interconsulta e Emergência. Porto Alegre: Artmed; 2017.
4. Brasil. Ministério da Saúde. Portaria n. 1.820, de 13 de agosto de 2009. Dispõe sobre os direitos e deveres dos usuários da saúde. Brasília: Diário Oficial da União; 2009.
5. Brasil. Ministério da Saúde. Portaria n. 2391/GM/MS, de 26 de dezembro de 2002. Brasília: Diário Oficial da União; 2002.
6. Brasil. Lei n. 10.216, de 6 de abril de 2001. Dispõe sobre a proteção e os direitos das pessoas portadoras de transtornos mentais e redireciona o modelo assistencial em saúde mental. Brasília: Diário Oficial da União; 2001.
7. Silva EKB, Rosa LCS. Desinstitucionalização Psiquiátrica no Brasil: riscos de desresponsabilização do Estado? Rev Katálysis. 2014;17:252-60.
8. Brasil. Ministério da Saúde. Saúde Mental no SUS: cuidado em liberdade, defesa de direitos e rede de atenção psicossocial. Relatório de gestão 2011-2015. Brasília: Ministério da Saúde; 2016.
9. Brännström E, Strand J, Sand P. A patient perspective on recurrent or prolonged contact with psychiatric inpatient care for affective disorder. Int J Ment Health Syst. 2018;12:29.
10. Brasil. Ministério da Saúde. Cadastro Nacional dos Estabelecimentos de Saúde. [acesso em 15 de dezembro de 2020]. Disponível em: http://tabnet.datasus.gov.br/cgi/tabcgi.exe?cnes/cnv/leiintbr.def
11. Salum GA, Leite LS, Santos SJ, Mazzini G, Baeza FLC, Spanemberg L, et al. Prevalence and trends of mental disorders requiring inpatient care in the city of Porto Alegre: a citywide study including all inpatient admissions due to mental disorders in the public system from 2013-2017. Trends Psychiatry Psychother. 2020;42:86-91.
12. Quevedo J, Carvalho AF, organizadores. Emergências psiquiátricas. Porto Alegre: Artmed; 2014.
13. Prado MF, Sá MC, Miranda L. O paciente com transtorno mental grave no hospital geral: uma revisão bibliográfica. Saúde Debate. 2015;39:320-37.
14. Moss J, Nauranga D, Kim D, Rosen M, Wang K, Lanctot K. Variation in admission rates between psychiatrists on call in a university teaching hospital. Ann Gen Psychiatry. 2018;17:30.
15. George L, Durbin J, Sheldon T, Goering P. Patient and contextual factors related to the decision to hospitalize patients from emergency psychiatric services. Psychiatr Serv. 2002;53(12):1586-91.
16. Casher MI, Bess JD. Manual of inpatient psychiatry. Cambridge University Press; 2010.
17. Stern TA, Fricchione GL, Rosenbaum JF. Massachusetts General Hospital handbook of general hospital psychiatry. Philadelphia: Elsevier; 2010.
18. Taborda JGV, Baron ALD, Neto LP. Aspectos ético-legais nas emergências psiquiátricas. MedicinaNET. [acesso em 15 de dezembro de 2020]. Disponível em: http://www.medicinanet.com.br/conteudos/revisoes/5707/aspectos_etico_legais_nas_emergencias_psiquiatricas.htm
19. CREMESP. Manual de ética em ginecologia e obstetrícia. [internet]. [acesso em 15 de dezembro de 2020]. Disponível em: https://www.cremesp.org.br/?siteAcao=Publicacoes&acao=detalhes_capitulos&cod_capitulo=60

20. Conselho Federal de Medicina. Resolução CFM n. 2.110/2014. [internet]. [acesso em 15 de dezembro 2020]. Disponível em: https://sistemas.cfm.org.br/normas/visualizar/resolucoes/BR/2014/2110
21. Gabbard GO. Psiquiatria psicodinâmica na prática clínica. Porto Alegre: Artmed; 2016.
22. Sheehan DV, Lecrubier Y, Sheehan KH, Amorim P, Janavs J, Weiller E, et al. The Mini-International Neuropsychiatric Interview (M.I.N.I.): the development and validation of a structured diagnostic psychiatric interview for DSM-IV and ICD-10. J Clin Psychiatry. 1998;59 Suppl 20:22-33;quiz 34-57.
23. Forlenza OV, Miguel EC. Clínica psiquiátrica de bolso. Barueri: Manole; 2014.
24. Singh NN, Barber JW, Sant SV. Handbook of recovery in inpatient psychiatry. Springer; 2016.
25. Teixeira MB, Mello IM, Grando LH, Fraiman DP. Manual de enfermagem psiquiátrica. São Paulo: Atheneu; 1997.
26. American Nurses Association, American Psychiatric Nurses Association. Psychiatric-mental health nursing: scope and standards of practice. 2. ed. American Nurses Association; 2015.
27. Cordioli AV, Gallois CB, Isolan L. Psicofármacos: consulta rápida. Porto Alegre: Artmed; 2015.
28. Stahl SM, Schestatsky G. Fundamentos de psicofarmacologia de Stahl: guia de prescrição. Porto Alegre: Artmed; 2019.
29. Clarke A, Glick ID. The crisis in psychiatric hospital care: changing the model to continuous, integrative behavioral health care. Psychiatr Serv. 2020;71(2):165-9.
30. Lindgren B-M, Molin J, Lundström M, Strömbäck M, Renberg ES, Ringnér A. Does a new spatial design in psychiatric inpatient care influence patients' and staff's perception of their care/working environment? A study protocol of a pilot study using a single-system experimental design. Pilot Feasibility Stud. 2018;4.
31. Pavan G, Godoy JA, Monteiro RT, Moreschi HK, Nogueira EL, Spanemberg L. Is there a correlation between physicians' clinical impressions and patients' perceptions of change? Use of the perceived change scale with inpatients with mental disorders. Trends Psychiatry Psychother. 2016;38:234-41.
32. Gopalakrishna G, Ithman M, Malwitz K. Predictors of length of stay in a psychiatric hospital. Int J Psychiatry Clin Pract. 2015;19(4):238-44.
33. Tulloch AD, Fearon P, David AS. Length of stay of general psychiatric inpatients in the United States: Systematic Review. Adm Policy Ment Health. 2011;38(3):155-68.
34. Baeza FL, Rocha NS, Fleck MP. Predictors of length of stay in an acute psychiatric inpatient facility in a general hospital: a prospective study. Braz J Psychiatry. 2018;40:89-96.
35. Barros DM, Serafim AP. Parâmetros legais para a internação involuntária no Brasil. Rev Psiq Clín. 2009;36(4):175-7.

2
Prescrição

Kyuana Azeredo de Lima
Lucas Spanemberg

DESTAQUES

- A prescrição hospitalar envolve uma equipe multidisciplinar composta por médicos, profissionais da enfermagem, nutrição e farmácia.
- Aproximadamente 2-15% das prescrições hospitalares apresentam erros que envolvem dosagem, frequência e quantidade incorreta de medicações, assim como desatenção a interações ou contraindicações.
- A utilização de prescrições digitais tende a reduzir os erros nas etapas de fornecimento das medicações.
- A reconciliação medicamentosa tem como objetivo evitar erros de dosagem, omissão ou duplicação e interações entre os fármacos.

PONTOS IMPORTANTES

- A prescrição é uma forma padronizada de organizar o plano terapêutico e documentar a sua aplicação. Durante a formação médica, muitas vezes, há pouco enfoque no ensino voltado para elaboração da prescrição, fato que se reflete em erros, principalmente nas fases iniciais da vida profissional[1]. Compreender questões como segurança, efetividade, perfil de efeitos colaterais, interação e uso racional dos fármacos são medidas que tendem a minimizar as falhas no processo de prescrição[2]. Atualmente, a maioria das prescrições é elaborada por meios eletrônicos, fato que auxilia na qualidade do atendimento e reduz as taxas de morbimortalidade[2]. Em decorrência da vastidão do conteúdo proposto, este capítulo abordará algumas considerações essenciais da prescrição hospitalar geral e outras especificações para serviços de saúde mental.

PRESCRIÇÃO

A prescrição em ambiente hospitalar envolve uma equipe multidisciplinar composta por médicos, equipe de enfermeiros, nutricionistas e farmacêuticos[3]. Cada instituição possui um sistema próprio para efetuar o registro, processamento e fluxo das informações. Atualmente a maioria dos hospitais faz uso de meios digitais, o que tende a reduzir os erros nas etapas de fornecimento das medicações[3,4] e uniformiza a comunicação entre os profissionais envolvidos no cuidado do paciente[2].

O procedimento utilizado nos hospitais costuma ser dividido em quatro etapas: prescrição, transcrição, dispensação e administração. A primeira etapa (prescrição) é de responsabilidade do profissional solicitante. A seguir, inicia-se a transcrição das orientações da prescrição para formulários próprios da instituição, a fim de solicitar a dispensação dos materiais na farmácia. Essa etapa pode ser suprimida quando se utiliza de meios eletrônicos. A dispensação envolve a separação das medicações e materiais pela farmácia e envio à unidade que estabelece cuidados ao paciente. A última etapa (administração das medicações) contempla a aplicação da medicação no paciente e a observação de possíveis efeitos adversos[3-5].

Erros em prescrição são frequentes no ambiente hospitalar[1,3,4] e, muitas vezes, estão associados à falta de comunicação entre as equipes multidisciplinares[3]. As principais falhas envolvem dosagens, frequência e quantidade incorreta de medicações, assim como desatenção a interações ou contraindicações ao uso de determinados fármacos[1]. Estudos demonstram que a prevalência de erros em prescrição em hospitais é de cerca de 2-15%, maior entre médicos recém-formados[6]. As prescrições realizadas na admissão estão entre as que mais apresentam falhas, visto que de aproximadamente 29,8% destas não constam as medicações em uso prévio dos pacientes, seja por falha na coleta de informação, seja por desconhecimento do paciente e de seus familiares[3].

A implementação de estratégias para a padronização do processo de prescrição por meio do treinamento dos profissionais, integração multidisciplinar, uso de plataformas digitais e realização de *feedback* educacional minimiza os possíveis equívocos que ocorrem nesse processo, desde a prescrição até a administração do fármaco[3,4,6].

A fim de prover segurança e qualidade na prescrição dos pacientes, agências acreditadoras, como a Joint Commission on Accreditation of Healthcare Organizations (JCAHO)[7], orientam a reconciliação medicamentosa nos diferentes setores hospitalares efetuada por uma equipe multidisciplinar (médicos, farmacêuticos e enfermeiros)[8,9]. A reconciliação consiste no planejamento do plano terapêutico baseado na análise dos medicamentos de uso contínuo prévio à internação, em comparação com as sucessivas prescrições hospitalares realizadas em diferentes ambientes (como admissão, emergência, internação e alta). O objetivo da reconciliação é reduzir potenciais erros na transição de cuidados e possíveis falhas de omissão de fármacos, duplicidade e interações medicamentosas[8].

O Quadro 1 aborda as principais informações para a elaboração da prescrição intra-hospitalar.

Quadro 1 Modelo de prescrição intra-hospitalar

Identificação	Nome da instituição hospitalar. Nome completo do paciente, número do registro do prontuário, leito e unidade em que esse paciente se encontra. Data e hora.
Prescrição	Alergias medicamentosas e alimentares Dieta • Via de administração, apresentação, composição e fracionamento. Medicações por via intravenosa • Nome, concentração, apresentação, dose, diluição, via de administração, velocidade de infusão, posologia. Medicações por via oral • Nome, concentração, apresentação, via de administração, dose, posologia. Outras vias de administração de medicação • Intramuscular, subcutânea, transdérmica, tópica, nasal, retal, vaginal, ocular, pleural, intratecal, intra-articular. Solicitação de exames (conforme necessidade) Cuidados específicos • Fisioterapia respiratória e/ou motora (frequência). • Oxigenoterapia (determinação do fluxo de oxigênio por minuto, forma de administração). • Sondagem (vesical, nasoenteral, nasogástrica) e verificação de funcionamento. Cuidados adicionais • Sinais vitais e intervalos de aferição. • Hemoglicoteste (se necessário, antes do café, almoço, jantar e às 22 horas). • Mudança de decúbito e intervalos (paciente acamado). • Aspiração de vias aéreas superiores e intervalos (se necessário). • Cabeceira elevada (45°). • Monitoração da diurese (se necessário). • Balanço hídrico (se necessário). • Troca diária de curativos. • Cuidados rotineiros da enfermagem.
Identificação do profissional	Identificação do responsável pela prescrição com número do registro de conselho de classe e assinatura. Não há obrigatoriedade no uso do carimbo na prescrição, contudo a maioria das instituições hospitalares faz essa recomendação a seus colaboradores.

Fonte: adaptado de Pazin-Filho et al., 2013[3]; Brasil, 2013[4].

Dieta

A prescrição da dieta é um procedimento que muitas vezes não recebe o devido cuidado. Frequentemente o paciente psiquiátrico apresenta padrões alimentares deletérios e inadequados, decorrentes do seu estilo de vida e que, por vezes, estão associados à própria patologia[10]. Pacientes internados costumam apresentar quadros mais graves e têm maior propensão ao desenvolvimento de comorbidades clínicas como hipertensão arterial sistêmica, obesidade, diabetes e dislipidemia, condições que estão relacionadas ao aumento do risco cardiovascular[10-14]. A internação psiquiátrica oferece a oportunidade de reeducar os padrões alimentares e promover incentivo ao desenvolvimento de hábitos mais saudáveis (como a prática de exercícios físicos).

Na admissão do paciente e no decorrer da internação, a equipe de nutrição realiza investigação da história dietética, aferição de medidas antropométricas, análise bioquímica sérica e avaliação clínica. É importante destacar que muitos pacientes psiquiátricos apresentam deficiência ou níveis insuficientes de micronutrientes, como ácido fólico, vitaminas D, B1 e B12, devido ao consumo de dietas pobres em nutrientes, condições metabólicas, desordens clínicas, uso de determinadas medicações e transtornos mentais, como dependência alcoólica e desnutrição provocada por desordens alimentares[10,15]. Inúmeras pesquisas demonstram a associação entre desordens neuropsiquiátricas e deficiências vitamínicas[16]. Um estudo retrospectivo de 1 ano realizado no Centro Médico da Universidade de Siena (Itália) demonstrou que, dos 290 pacientes psiquiátricos internados e em tratamento em hospital-dia, 94% apresentavam insuficiência ou deficiência de vitamina D em exame laboratorial[16].

Realizar avaliações antropométricas antes de iniciar um psicofármaco e após, periodicamente, contribui com o planejamento nutricional, definição do tratamento, monitorização e rápida intervenção no caso de efeitos colaterais (como ganho de peso)[11,13,17]. A dieta é elaborada de maneira individualizada, considerando a capacidade de aceitação e adequando às necessidades de macro e micronutrientes diários do paciente. Inicialmente a dieta-padrão é por via oral, de consistência branda e com administração de acordo com a aceitação do paciente. De acordo com algumas patologias, pode haver alteração tanto na via de administração quanto na consistência (Quadro 2).

A prescrição da dieta hospitalar deve considerar as patologias clínicas do paciente e a possibilidade de interação dos gêneros alimentares com determinados fármacos[18]. É importante alertar a equipe de nutrição sempre que houver pacientes em uso de inibidores da monoaminoxidase (IMAO), devido ao risco de crise hipertensiva decorrente da ingestão de alimentos ricos em tiramina[19,20]. O Quadro 3 aborda particularidades nas dietas conforme as principais patologias e quando em uso de IMAO.

Quadro 2 Particularidades na prescrição da dieta hospitalar

Via de administração	Enteral: com ou sem uso de próteses: sonda nasoentérica ou nasogástrica. Parenteral (endovenosa)
Apresentação	Geral, líquida, pastosa, branda.
Composição	Conforme patologias ou orientações específicas: hipertensão arterial sistêmica, *diabetes mellitus*, insuficiência renal, hepatopatias, dieta laxativa, hiperproteica/hipercalórica, nenhum alimento por via oral, dieta específica para pacientes em uso de inibidores da monoaminoxidase (IMAO), entre outros.
Fracionamento	Número de refeições ao longo do dia. Exemplos: maior fracionamento para diabéticos, pacientes submetidos a cirurgia bariátrica, dieta via sonda.

Fonte: adaptado de Silva et al., 2016.[18]

Quadro 3 Prescrição de dieta conforme patologia ou quando em uso de determinados fármacos

Patologia	Dieta
Intolerância à lactose	Não ofertar leite ou derivados[17,18]. Pode ser utilizado leite sem lactose ou leite de soja[17].
Diabetes *mellitus*	Restrição de alimentos ricos em sacarose e frutose, frituras e gorduras[17].
Hipertensão arterial e insuficiência cardíaca	Hipossódica (menos de 4 g de sal diário)[17].
Insuficiência renal* e Insuficiência hepática*	Hipoproteica (40 g de proteína)[18]. Hipossódica[18].
Estados catabólicos ou hipermetabólicos	Hipercalórica e hiperproteica[18]. Desnutrição grave: dosagem sérica de fósforo, cálcio, potássio, magnésio e pré-albumina antes de iniciar a dieta, devido ao risco de síndrome de realimentação, principalmente quando em uso de dieta enteral[10].
Uso de IMAO	Evitar consumo: carne, frango ou peixe defumado, seco, envelhecido, estragado ou armazenado de maneira inadequada. Queijos maturados ou envelhecidos, casca de banana, vagens largas, molho de soja (*shoyu*) ou condimentos à base de soja, *chopp*, cervejas não pasteurizadas, vinho tinto, fígado, frios embutidos ou defumados[19,20].

* Conforme o grau de evolução da patologia.

Cuidados da equipe de enfermagem

A equipe de enfermagem possui papel essencial no cuidado do paciente internado, e este precisa estar registrado na prescrição. Além de fornecer apoio emocional e atuar na contenção de impulsos dos pacientes, esses profissionais são responsáveis pela verificação de medidas antropométricas; monitoramento de sinais vitais; administração de medicações e avaliação de possíveis paraefeitos; cuidados gerais (higiene, troca de fraldas, cuidado de lesões, deambulação); colocação e manutenção de dispositivos (sondas, punção venosa periférica, controle de balanço hídrico)[8,21]. Durante a internação, o paciente psiquiátrico requer manejo de alguns riscos, como suicídio, auto e heteroagressão e agitação psicomotora. A rotina preestabelecida em uma prescrição auxilia a minimizar os eventuais acidentes relacionados a esses riscos[22] (para mais informações, ver Capítulo 18 – "Abordagem multidisciplinar na internação psiquiátrica").

Cabe ao enfermeiro da unidade supervisionar o preparo, a administração e a monitorização das medicações administradas por técnicos e auxiliares de enfermagem[4]. O registro em prontuário e o aprazamento das medicações devem ser claros, a fim de evitar possíveis erros de execução. Nos casos em que a prescrição estiver fora do prazo de validade, é vedado aos profissionais o cumprimento dela (art. 3 da Resolução COFEN n. 487, de 28/08/2015)[23]. Situações de emergência são a exceção em que é permitida a administração de medicamentos por ordem verbal. Em caso de incidentes relacionados à medicação, deve-se registrar em prontuário e notificar o Núcleo de Segurança do Paciente[8].

Prescrição médica geral

Frequentemente as instituições estabelecem prescrições-padrão para o uso de medicações sintomáticas, como antitérmicos, antieméticos, analgésicos e anti-hipertensivos. Essas informações, por serem, muitas vezes, automatizadas, devem receber atenção para possíveis alergias medicamentosas e interações com outros fármacos utilizados no tratamento. Todas as medicações prescritas como "se necessário" devem especificar posologia, dose habitual, dose máxima diária e orientações em que o uso se torna prudente[4]. O Quadro 4 aborda medicações sintomáticas sugeridas em ambiente hospitalar para manejo clínico.

É importante salientar que o uso de medicações sintomáticas não substitui a necessidade de investigação da manifestação clínica. Devem-se sempre descartar causas infecciosas ou efeitos induzidos pelas medicações, como quadros febris após início de determinados fármacos (por exemplo, carbamazepina, metildopa, antibióticos betalactâmicos, sulfonamidas, antineoplásicos e antiarrítmicos), que correspondem a aproximadamente 3-7% dos episódios febris[26].

Quadro 4 Medicações sintomáticas sugeridas para o manejo de possíveis manifestações clínicas em ambiente hospitalar

Medicamentos	Indicação	Prescrição	Contraindicações
Paracetamol[24-27]	Analgésico: dor referida de intensidade 1-3 em escala numérica conforme a OMS*. Antitérmico: temperatura axilar > 37,4°C.	Apresentação: comprimidos de 500 e 750 mg. Posologia adultos: 500 a 1.000 mg/dose, a cada 4 ou 6 horas, conforme necessidade. Dose máxima diária: 4.000 mg/dia (8 comprimidos de 500 mg/dia ou 5 de 750 mg/dia).	Hipersensibilidade; hepatopatia grave.
Dipirona[24-27]	Analgésico: dor referida de intensidade 1-3 em escala numérica conforme a OMS*. Antitérmico: temperatura axilar > 37,4°C.	Apresentação: comprimidos de 500 e 1.000 mg. Posologia adultos: 500 a 1.000 mg/dose, a intervalos de no máximo 6/6 horas, conforme necessidade.	Hipersensibilidade, broncoespasmo e reações anaflactoides com analgésicos ou anti-inflamatórios; discrasias sanguíneas; supressão da medula óssea; menores de 3 meses ou 5 kg; portadores de porfiria hepática aguda intermitente; deficiência congênita de glicose-6-fosfato-desidrogenase (G6PD); gravidez e lactação (evitar o uso).
Metoclopramida[28,29]	Antiemético: tratamento de náusea ou vômitos.	Apresentação: comprimidos de 10 mg. Posologia adultos: 10 mg/dose a cada 8 horas, conforme necessidade.	Hipersensibilidade; doenças em que a estimulação da motilidade intestinal pode ser danosa (hemorragia gastrintestinal, obstrução mecânica ou perfuração gastrointestinal); feocromocitoma; associação a levodopa ou agonistas dopaminérgicos; doença de Parkinson; histórico de discinesia tardia induzido por metoclopramida ou neurolépticos; histórico de metemoglobinemia com metoclopramida ou deficiência de NADH citocromo b5 redutase; menores de 1 ano.

(continua)

Quadro 4 Medicações sintomáticas sugeridas para o manejo de possíveis manifestações clínicas em ambiente hospitalar (*continuação*)

Medicamentos	Indicação	Prescrição	Contraindicações
Dimenidrinato[30,31]	Antiemético: tratamento de náusea ou vômitos.	Apresentação: comprimidos de 100 mg e cápsula gelatinosa de 25 e 50 mg. Posologia adultos: 25 a 100 mg/dose a cada 4 ou 6 horas, conforme necessidade. Dose máxima diária: 400 mg/dia.	Hipersensibilidade; portadores de porfiria; comprimido: menores de 12 anos; cápsula: menores de 6 anos; solução oral: menores de 2 anos.
Ondansetrona[29,32]	Antiemético: tratamento de náusea ou vômitos.	Apresentação: comprimido de 4 mg e 8 mg. Posologia adultos: 4 mg/dose a cada 6 horas, conforme necessidade; 8 mg/dose a cada 12 horas, conforme necessidade.	Hipersensibilidade; uso concomitante com cloridrato de apomorfina.
Captopril[27,33]	Anti-hipertensivo: tratamento contínuo em pacientes com hipertensão arterial ou quando crise hipertensiva (TA ≥ 160/100).	Apresentação: comprimido de 12,5 mg, 25 mg e 50 mg. Posologia adultos: 25 a 50 mg/dose até 8/8 horas.	Hipersensibilidade; histórico de insuficiência renal anúrica após exposição aos inibidores da enzima conversora de angiotensina; angioedema idiopático; gravidez.
Clonidina[27,34]	Anti-hipertensivo: tratamento contínuo em pacientes com hipertensão arterial ou quando crise hipertensiva (TA ≥ 160/100).	Apresentação: comprimido de 0,1 mg, 0,15 mg e 0,2 mg. Posologia adultos: 0,1 a 0,2 mg até 8/8 horas.	Hipersensibilidade; presença de bloqueio atrioventricular II e III, síndrome de Sinusknoten, doença do nó sinusal, frequência cardíaca < 50 bpm, amamentação, depressão.
Insulina regular[35]	Tratamento de hiperglicemia (hemoglicoteste > 140 pré-prandial)	Apresentação: suspensão injetável 100 UI/mL. Posologia adultos: uso subcutâneo conforme a glicemia capilar pré-prandial: - 141-200: 2 UI. - 201-250: 4 UI. - 251-300: 6 UI. - 301-350: 8 UI. - 351- 400: 10 UI. > 400: avisar médico plantonista.	Hipersensibilidade; hipoglicemia.

(*continua*)

Quadro 4 Medicações sintomáticas sugeridas para o manejo de possíveis manifestações clínicas em ambiente hospitalar (*continuação*)

Medicamentos	Indicação	Prescrição	Contraindicações
Glicose 50%[27,35]	Tratamento de hipoglicemia (hemoglicoteste < 70) em pacientes com redução da consciência ou paciente em jejum.	Apresentação: glicose 50% – ampola com 10 mL. Posologia adultos: aplicar 3 ampolas (30 mL) por via intravenosa, se hemoglicoteste < 70 em pacientes com redução da consciência ou em jejum.	Coma diabético; insuficiência renal; pacientes com anúria; hemorragia intracranial ou intraespinhal; *delirium tremens*; desidratação aguda não compensada.
Heparina não fracionada[36]	Profilaxia de trombose venosa profunda, quando indicação.	Apresentação: heparina 5.000 UI/mL – ampola com 5 mL. Posologia adultos: 1 ampola por via subcutânea a cada 12 ou 8 horas.	Hipersensibilidade; trombocitopenia grave; endocardite bacteriana subaguda; suspeita de hemorragia intracraniana; hemorragia ativa incontrolável (exceto quando associada à coagulação intravascular disseminada); hemofilia; retinopatia. úlcera de estômago ou duodenal; pressão arterial elevada; diáteses hemorrágicas; cirurgia de medula espinhal, cérebro ou oculares; aborto iminente; coagulopatias graves; insuficiências hepática e renal grave; tumores malignos com permeabilidade capilar elevada do aparelho digestivo; algumas púrpuras vasculares.
Enoxaparina[36]	Profilaxia de trombose venosa profunda, quando indicação.	Apresentação: ampolas de 20 mg/0,2 mL; 40 mg/0,4 mL; 60 mg/0,6 mL; 80 mg/ 0,8 mL e 100 mg/ 1 mL. Posologia adultos: 40 mg SC 1 x/dia.	Hipersensibilidade; hemorragias ativas de grande porte; úlcera gastrointestinal; lesões orgânicas suscetíveis a sangramento (por exemplo, acidente vascular cerebral hemorrágico recente).

* A escala numérica de avaliação da dor auxilia na quantificação da intensidade da dor referida pelo indivíduo, na qual 0 = ausência de dor e 10 = a pior dor possível. Quando dores classificadas com intensidade 1-3, a escala analgésica da Organização Mundial da Saúde administrar analgésicos simples.

Em caso de crise hipertensiva, antes de administrar medicação anti-hipertensiva, deve-se investigar se há lesão em órgão-alvo (como intoxicação aguda adrenérgica por cocaína/crack/anfetaminas; encefalopatia hipertensiva; edema pulmonar agudo cardiogênico com hipertensão; síndrome coronariana aguda com hipertensão; entre outros)[27]. Os quadros de hipertensão são classificados em:

- Hipertensão grave: PA > 180 × 120 ≤ 220 × 130 mmHg, sem lesão em órgão-alvo. Tratamento com anti-hipertensivos orais[27].
- Urgência hipertensiva: PA ≥ 220 × 130 mHg, sem lesão em órgão-alvo. Tratamento com anti-hipertensivos orais[27].
- Emergência hipertensiva: pressão arterial elevada, porém pode não ser tão significativa em algumas patologias, como eclâmpsia ou glomerulonefrite aguda. Possui lesão em órgão-alvo. Tratamento com anti-hipertensivos parenterais e redução imediata da pressão arterial[27,37].

Certos psicofármacos com características anticolinérgicas costumam ocasionar constipação intestinal[38,39], principalmente os antidepressivos tricíclicos (mais comum a amitriptilina), outras classes de antidepressivos (paroxetina, venlafaxina, duloxetina, mirtazapina e bupropiona), antipsicóticos[40] (clozapina e, principalmente, os típicos de baixa potência – por exemplo, clorpromazina), buspirona e pimozida[38]. O manejo inicial da constipação inclui aumento da ingesta hídrica e dieta rica em fibras e uso de laxativos (ex. Metamucil®)[38]. Quando a constipação é prolongada, recomendam-se agentes osmóticos (lactulose, sorbitol)[40], agentes amaciantes (óleo mineral)[38,40], laxantes estimulantes (bisacodil, senna)[38] e lavagem intestinal ou enema quando as demais medidas não ocasionam os resultados esperados[38].

Os pacientes hospitalizados podem apresentar maior risco para o desenvolvimento de trombose venosa profunda (TVP), tanto por condições comórbidas (história prévia de TVP, trombofilia familiar, insuficiência cardíaca, uso de terapia hormonal, entre outros), como por circunstâncias associadas à internação e patologia psiquiátrica, como quadros de catatonia, uso de fármacos facilitadores de agregação plaquetária (antipsicóticos), estase venosa provocada por contenção mecânica ou sedação[41]. Devido à alta incidência de TVP distal assintomática e dificuldade de detecção dos sintomas por alguns pacientes mais debilitados psicologicamente, a incidência dessa patologia acaba sendo subestimada. Um estudo realizado no Japão investigou a presença de TVP por meio de ultrassom Doppler em pacientes catatônicos e não catatônicos em contenção física; os resultados demonstraram incidência de TVP em 25,3% e 10,6% respectivamente[42], o que torna a prescrição de profilaxia uma opção a ser considerada para os catatônicos. Mais estudos são necessários para auxiliar na determinação de estratégias de prevenção em pacientes psiquiátricos que possam apresentar alto risco de desenvolvimento de tromboembolismo[42]. As decisões acerca da profilaxia devem ser discutidas em conjunto com a equipe clínica.

Prescrição médica na internação psiquiátrica

Cuidados na prescrição medicamentosa em pacientes com comorbidades clínicas

Pacientes com transtornos mentais internados apresentam maiores taxas de mortalidade quando comparados àqueles submetidos a tratamentos ambulatoriais e à população em geral[43]. Isso se deve ao fato de que essa amostra de paciente apresenta transtornos mentais graves e, frequentemente, comorbidades clínicas avançadas. A mortalidade precoce se associar diretamente a condições socioeconômicas, dificuldade de acesso aos serviços de saúde, uso de determinados psicofármacos, estilo de vida e condições clínicas[10,44,45]. Dentre as desordens mentais consideradas graves com mortalidade precoce, destacam-se os quadros psicóticos, desordens de humor e ansiedade[10].

Frequentemente as políticas de saúde pública dão enfoque na prevenção de mortes por causas não naturais (suicídio); no entanto, são as causas naturais as principais responsáveis pela mortalidade nessa população[10]. Pacientes com transtornos mentais costumam receber pouca atenção dos serviços preventivos de saúde - motivado, muitas vezes, pelo preconceito e estigma associados à doença mental e pela compartimentalização do cuidado que impede a identificação de alterações clínicas naqueles que, supostamente, são pacientes “apenas” psiquiátricos[45]. Dessa forma, a internação psiquiátrica, por vezes, atua como via de acesso para a investigação e o manejo de comorbidades clínicas, principalmente nos usuários do Serviço Único de Saúde (SUS).

Dentre as condições clínicas mais frequentes nesses casos, destacam-se doenças cardiovasculares, hipertensão arterial sistêmica, dislipidemia, diabetes, AIDS/HIV, obesidade e câncer[10]. A prescrição medicamentosa utilizada para o tratamento das desordens mentais deve sempre considerar efeitos colaterais que possam favorecer o aparecimento e desencadear ou agravar certas patologias clínicas[10].

Prescrição para ansiedade e insônia no paciente internado

O paciente internado costuma apresentar quadros de desregulação do padrão do sono e piora da ansiedade, que podem estar associados a reações de adaptação ao ambiente hospitalar, manifestação da sua própria doença ou

Quadro 5 Medicamentos associados ao aparecimento ou agravamento de certas patologias

Patologia	Medicamentos a serem usados com cuidado ou evitados
Diabetes tipo II	Antipsicóticos, principalmente os atípicos: • Sobretudo: clozapina, risperidona e olanzapina. Antidepressivos: • Tricíclicos: podem causar hiperglicemia. Estabilizadores de humor/anticonvulsivantes: • Lítio e ácido valproico: podem causar hiperglicemia.
Dislipidemia	Antipsicóticos, principalmente os atípicos. Antipsicóticos típicos: • Haloperidol: não causa dislipidemia. • Fenotiazinas (ex.: clorpromazina): aumentam os triglicerídeos e reduzem as lipoproteínas de alta densidade (HDL).
Obesidade	Antipsicóticos atípicos: • Clozapina, olanzapina, risperidona, quetiapina. • Aumento de peso rápido (3 a 6 meses). Antipsicóticos típicos: • Clorpromazina, levomepromazina, tioridazina, trifluoperazina. Obs.: a diferença de ganho de peso em longo prazo entre os antipsicóticos é menos evidente. Antidepressivos mais associados a aumento de peso: • Tricíclicos (principalmente, amitriptilina, imipramina e clomipramina), mirtazapina, paroxetina e IMAO. Estabilizadores de humor/anticonvulsivantes: • Lítio. • Ácido valproico, carbamazepina (menor intensidade), oxcarbazepina, pregabalina, gabapentina.
Doenças cardiovasculares (HAS, IAM, AVC)	Antidepressivos: • Tricíclicos: podem precipitar arritmias cardíacas, risco de hipotensão ortostática, redução do limiar convulsivo. • Bupropiona, venlafaxina, duloxetina e desvenlafaxina: podem causar aumento da pressão arterial. • Citalopram, escitalopram: podem causar aumento de QT em pessoas predispostas, idosos e altas doses. Estabilizadores de humor: • Cuidar o uso de lítio em pacientes hipertensos: monitorar rigorosamente a litemia. Antipsicóticos: • Clozapina e aripiprazol estão associados ao desenvolvimento de HAS. • Antipsicóticos de baixa potência podem causar hipotensão.
Epilepsia	Antidepressivos: • Tricíclicos, bupropiona e maprotilina: reduzem o limiar convulsivante. Psicoestimulantes: • Metilfenidato: usar com cautela em pacientes com doença descompensada.

(continua)

Quadro 5 Medicamentos associados ao aparecimento ou agravamento de certas patologias (*continuação*)

Patologia	Medicamentos a serem usados com cuidado ou evitados
Epilepsia	Antipsicóticos: • Clorpromazina, tioridazina e clozapina: risco de redução do limiar convulsivo.
Parkinson	Antidepressivos: • ISRS e IRSN podem desencadear ou piorar sintomas parkinsonianos. Antipsicóticos: • Risperidona, olanzapina, aripiprazol: podem ocasionar piora do parkinsonismo. • Haloperidol e clorpromazina: podem piorar sintomas motores.

AVC: acidente vascular cerebral; HAS: hipertensão arterial sistêmica; IAM: infarto agudo do miocárdio; IRSN: inibidores de recaptação de serotonina e noradrenalina; ISRS: inibidores seletivos de recaptação de serotonina. Fonte: adaptado de Botega, 2017[10]; Cordioli et al., 2015[38].

decorrente de condições orgânicas[10]. Inicialmente, é necessário afastar causas clínicas, efeitos colaterais de fármacos e quadros de abstinência ou intoxicação[10,38]. Após a definição da etiologia da ansiedade ou insônia, é fundamental psicoeducar o paciente sobre o funcionamento dessas condições e inserir medidas comportamentais de higiene do sono e técnicas cognitivas para o alívio dos sintomas. Quando mesmo assim as manifestações forem significativas, será necessário o emprego de psicofármacos com ação rápida para, posteriormente, elaborar um plano terapêutico em longo prazo conforme a patologia em questão[38,46].

A escolha da medicação deve estar baseada nas comorbidades do paciente, tempo para início de ação, interações medicamentosas, tolerabilidade e vias de metabolização[10]. Os fármacos mais utilizados para alívio da ansiedade são os benzodiazepínicos em baixas doses, em virtude do rápido alívio dos sintomas[47]. Contudo, quando se optar pelo uso dessa medicação, deve-se atentar ao potencial de dependência e efeitos colaterais (sedação, sonolência diurna, risco de queda, descoordenação psicomotora). Outras classes frequentemente utilizadas são os antidepressivos, antipsicóticos e betabloqueadores, que diferem entre si no tempo de início de ação[10].

O Quadro 6 apresenta as principais medicações por via oral utilizadas para o controle da ansiedade em situações agudas que exigem resposta medicamentosa rápida. O manejo farmacológico de situações com agitação psicomotora será abordado no Capítulo 16 – "Emergências psiquiátricas no hospital geral".

Quadro 6 Fármacos para o controle da ansiedade em situações agudas

Fármaco	Dose por via oral	Meia-vida (horas)
Diazepam (BZD)	5-10 mg	20-80
Clonazepam (BZD)	0,5-2 mg	20-40
Lorazepam (BZD)	1-4 mg	8-16
Alprazolam (BZD)	0,5-1 mg	6-20
Bromazepam (BZD)	1,5-6 mg	8-18
Haloperidol (AP)	0,5-2,5 mg	15-37
Risperidona (AP)	0,5-2 mg	3-5
Quetiapina (AP)	25-100 mg	5-7
Olanzapina (AP)	2,5-10 mg	24-36

AP: antipsicótico; BZD: benzodiazepínico. Fonte: adaptado de Botega, 2017[10]; Cordioli et al., 2015[38].

A avaliação dos distúrbios do sono deve abordar os diferentes tipos de insônia: insônia inicial, terminal ou diversos despertares[38]. Na internação, a insônia transitória relacionada a mudança de ambiente pode ser manejada com psicofármacos de meia-vida curta[10]. Nos pacientes com demência, é preferível evitar benzodiazepínicos pela possibilidade de quedas, confusão mental, agitação e sonolência diurna. Nesses casos, é preferível trazodona 25 a 50 mg[10]. As principais classes medicamentosas para tratar a insônia são os benzodiazepínicos, hipnóticos agonistas seletivos GABA-A, agonistas da melatonina, antidepressivos e antipsicóticos (uso *off label* para insônia em pacientes com sintomas psicóticos)[38]. Anti-histamínicos com efeito sedativo têm pouca evidência de eficácia no tratamento de insônia e ocasionam efeitos adversos como sedação diurna, tolerância e declínios na função cognitiva que desencorajam seu uso[38,48]. Os psicofármacos abordados no Quadro 6 (benzodiazepínicos e antipsicóticos) também são usados no tratamento da insônia nas mesmas doses; assim, o Quadro 7 é complementar, para abordagem das duas patologias.

Quadro 7 Fármacos para o controle da insônia aguda (quadro complementar ao Quadro 6)

Fármaco	Dose por via oral	Meia-vida (horas)
Zolpidem (agonista seletivo do receptor GABA A)	5-10 mg	2,4
Trazodona (AD)	25-150 mg	5-9
Amitriptilina (AD)	10-50 mg	16-26
Mirtazapina (AD)	7,5-15 mg*	20-40
Clorpromazina (AP)	25-50 mg	24

AD: antidepressivo; AP: antipsicótico. *A ação sedativa decorrente do antagonismo de receptores H1 é maior quanto menor for a dose da mirtazapina.Fonte: adaptado de Schatzberg et al., 2017[19]; Cordioli et al., 2015[38].

É importante fazer uso da menor dose efetiva do fármaco e evitar automatizações de prescrição que possam ocasionar danos a pacientes com contraindicação a determinado psicofármaco em decorrência de alguma patologia ou efeito colateral indesejável.

Prescrição de reposição de nicotina

Pacientes com transtornos mentais costumam ter maior prevalência de dependência ao tabagismo que o restante da população geral[49]. A terapia de reposição de nicotina (TRN) costuma ser amplamente utilizada em unidades de internação, uma vez que é uma opção segura e eficaz para reduzir os sintomas de abstinência[38]. Além disso, auxilia no combate ao tabagismo intra-hospitalar e, associado à terapia motivacional, favorece o engajamento da cessação do consumo após a alta[49].

O uso de TRN pode ser definido por meio do teste de Fagerström[50], que estima o grau de dependência à nicotina – pontuações acima de 5 sugerem reposição. Na internação, costuma-se utilizar adesivos de nicotina no período diurno, retirando-o à noite para evitar a insônia[10]. Pacientes que fazem uso de mais de 20 cigarros/dia devem utilizar adesivos de 21 mg[38]. Os principais efeitos colaterais são reação cutânea local e insônia[10]. Conforme o engajamento, a motivação e a ausência de contraindicações, pode-se utilizar a TRN associada a psicofármacos, terapia que demonstra maior eficácia na cessação do tabagismo[38].

Quadro 8 Terapia de reposição de nicotina – adesivo transdérmico

Terapia	Adesivo
Dosagem	21 mg, 14 mg e 7 mg
Posologia	Consumo ≥ 20 cigarros/dia: 1º – adesivo de 21 mg por 4 semanas. 2º – adesivo de 14 mg por mais 4 semanas. 3º – adesivo de 7 mg por 2 semanas. Consumo de 10 a 19 cigarros/dia: 1º – adesivo de 14 mg por 4 semanas. 2º – adesivo de 7 mg por 2 semanas. Consumo de menos de 10 cigarros/dia: 1º – Adesivo de 7 mg por 8 semanas. Colocar pela manhã, em local da pele seca, limpa e com poucos pelos. Trocar a cada 24 horas ou retirar à noite, se insônia.
Particularidades	Liberação lenta de nicotina.
Efeitos colaterais	Náusea, vômitos, insônia, reação cutânea.
Contraindicações	Arritmias graves, IAM recente, AVC recente, angina instável ou progressiva.

AVC: acidente vascular cerebral; IAM: infarto agudo do miocárdio. Fonte: adaptado de Botega, 2017[10]; Cordioli et al., 2015[38].

Prescrição de exames complementares

A solicitação de exames complementares deve ser feita de maneira individualizada, conforme a necessidade de investigação clínica, monitorização de possíveis alterações decorrentes de psicofármacos e acompanhamento de níveis séricos medicamentosos[51]. Alguns hospitais possuem protocolos institucionais para a solicitação de exames na admissão do paciente e conforme a patologia apresentada, apesar de não existir um consenso acerca dos exames necessários quando manifestações de sintomas psiquiátricos. Os exames abordados no Quadro 9 estão entre os mais solicitados.

Quadro 9 Exames complementares

Exames	Achados	Exemplos de alterações induzidas por psicofármacos
Hemograma com plaquetas	Anemia, eosinofilia, trombocitopenia, leucopenia, leucocitose, agranulocitose, entre outros.	Clozapina: agranulocitose (1%), leucopenia (3%)[38]. Ácido valproico: trombocitopenia. Clorpromazina, tioridazina, quetiapina, risperidona: trombocitopenia. Lítio: trombocitopenia, leucocitose. Carbamazepina: leucopenia.
Glicemia em jejum	Hiperglicemia, hipoglicemia.	Lítio: *diabetes insipidus* nefrogênico. APA: hiperglicemia – principalmente, olanzapina, clozapina. ISRS: hipoglicemia – medicamento de escolha para diabéticos; reduz em até 30% a glicemia sérica. IMAO: hipoglicemia – reduzem em até 35% a glicemia sérica.
Função tireoidiana: TSH, T4 livre	Hipotireoidismo e hipertireoidismo.	Ácido valproico: hipotireoidismo subclínico. Lítio: hipotireoidismo. Fenotiazinas: hipotireoidismo autoimune.
Eletrólitos: sódio, potássio, cálcio	Hipo/hipernatremia, hipo/hipercalemia, hipo/hipercalcemia.	AP, AVP, lítio, lamotrigina, oxcarbazepina, bupropiona, ADT, IMAO, mirtazapina, ISRS, venlafaxina e duloxetina: hiponatremia. Lítio: hipercalcemia. Carbamazepina, benzodiazepínicos: hipocalcemia.
Perfil lipídico: colesterol total, HDL, LDL, triglicerídeos	Hiperlipidemia, hipercolesterolemia, hipertrigliceridemia.	APA: hiperlipidemia – principalmente, risperidona, clozapina, quetiapina, olanzapina. Sertralina, fluoxetina, fluvoxamina: hipercolesterolemia.

(continua)

Quadro 9 Exames complementares (*continuação*)

Exames	Achados	Exemplos de alterações induzidas por psicofármacos
Função hepática: TGO, TGP, GGT, bilirrubinas totais e frações	Aumento de TGO, TGP, GGT: alcoolismo, hepatite alcoólica, intoxicação acetaminofeno etc. Aumento de bilirrubina direta: patologias hepatobiliares, lesão hepatocelular etc. Aumento de bilirrubina indireta: anemia hemolítica, megaloblástica etc.	Ácido valproico, carbamazepina, dissulfiram: hepatotoxicidade. ADT, APA: aumento de transaminases séricas, geralmente, transitório e dose-dependente.
Provas de coagulação: TP, KTTP	Prolongamento do tempo de protrombina (TP): disfunção hepática, uso de varfarina, deficiência de fator V, entre outros. Prolongamento do tempo de tromboplastina parcial ativada (KTTP): deficiência fator VIII, heparina, varfarina, entre outros. Redução do KTTP: trombofilias, transfusão de plasma fresco, entre outros.	ADT, ISRS, AVP, haloperidol, fenotiazinas: interação com anticoagulantes ocasiona aumento no risco de sangramento. Carbamazepina: reduz a ação dos anticoagulantes.
Função renal: creatinina e ureia	Nefropatias e nefrotoxicidade.	Lítio: insuficiência renal ocasionada por intoxicação aguda.
Beta-HCG	Sempre investigar a possibilidade de gravidez em mulheres em idade fértil antes de definir o tratamento farmacológico.	Ácido valproico, carbamazepina, risperidona: risco de teratogenicidade. Prometazina: falso-positivo e falso-negativo. Carbamazepina, levomepromazina, tioridazina: falso-positivo.
Prolactina	Hiperprolactinemia.	ATP e atípicos: hiperprolactinemia – principalmente, risperidona e paliperidona.
ECG	Aumento de QT/QTc; alterações em condução cardíaca, arritmias.	Antipsicóticos: podem ocasionar prolongamento de QT que se associa a risco de arritmias e morte súbita. ADT: podem causar diminuição na condução cardíaca. Carbamazepina: em doses altas, pode ocasionar bradicardia sinusal e bloqueio atrioventricular.

ADT: antidepressivos tricíclicos; AP: antipsicóticos; AVP: ácido valproico; ECG: eletrocardiograma; GGT: gamaglutamiltransferase; IMAO: inibidores da monoaminoxidase; ISRS: inibidores seletivos de recaptação de serotonina; TGO: transaminase glutâmico-oxalacética; TGP: transaminase glutâmico-pirúvica.
Fonte: adaptado de Botega, 2017[10]; Cordioli et al., 2015[38].

Além dos exames propostos anteriormente, sugerem-se sorologias: HBsAg, anti-HIV, anti-HCV, VDRL e dosagem de vitamina B12, vitamina D e ácido fólico, a fim de descartar que a sintomatologia neuropsiquiátrica apresentada seja resultante de síndromes carenciais associadas à deficiência de nutrientes ou decorrente de doenças infecciosas[10].

Quando houver suspeição do uso de substâncias, orienta-se complementar a investigação com exames toxicológicos. A análise toxicológica na urina, por ser não invasiva, confiável e de baixo custo, costuma ser o exame de escolha, podendo detectar determinadas substâncias, como álcool, anfetamina, metanfetamina, *ecstasy*, barbitúricos, fenobarbital, benzodiazepínicos, *cannabis*, cocaína, codeína, morfina, heroína, metadona e LSD[15].

Certos psicofármacos necessitam de monitorização rigorosa durante o seu uso, devido à possibilidade de efeitos adversos importantes. Entre estes, destacam-se ácido valproico, clozapina, carbamazepina, lítio e risperidona[51]. Mais informações sobre a vigilância laboratorial desses fármacos podem ser encontradas no Capítulo 1 – "Admissão e acolhimento"

Os pacientes dependentes ou que cometem abuso de álcool possuem maior propensão a desenvolver patologias orgânicas em decorrência do consumo; assim, exames complementares são necessários para avaliar possíveis danos do uso prolongado e, periodicamente, no seguimento clínico do paciente[15]. O Quadro 10 aborda exames para esse perfil de paciente.

Quadro 10 Exames para pacientes com dependência ou abuso de álcool

1 - Exames iniciais:
• Hemograma completo. • Provas de função hepática (TGO, TGP), gamaglutamiltransferase (GGT). • Amilase. • Proteínas totais séricas. • Albumina. • Tempo de protrombina. • Eletrólitos: magnésio, sódio, potássio, cálcio. • Ureia e creatinina. • Ácido úrico. • Glicemia de jejum. • Perfil lipídico. • Eletrocardiograma. • Raio x de tórax. • Sorologia para hepatites B e C, VDRL, anti-HIV. • Exames toxicológicos para detecção de substâncias psicoativas.
2 - Se queixas digestivas: • Endoscopia digestiva alta.

Fonte: adaptado de Botega, 2017[10]; Diehl et al., 2018[15].

Prescrição na dependência ao álcool

Pacientes com dependência alcoólica internados costumam apresentar sintomas de abstinência já nas primeiras 6 horas desde o último consumo. As principais manifestações observadas são tremores de extremidades, taquicardia, sudorese, inquietude, desorientação, picos pressóricos, ansiedade, insônia, náuseas e vômitos[15]. O tratamento farmacológico baseia-se na severidade dos sintomas e em achados laboratoriais. O Quadro 11 aborda pontos fundamentais na prescrição da síndrome de abstinência alcoólica.

Quadro 11 Prescrição na síndrome de abstinência alcoólica

Prescrição	Administração	Observação
Dieta	De acordo com a aceitação, com enfoque na hidratação e na reposição vitamínica.	Orienta-se jejum em pacientes com quadro de confusão mental, pelo risco de aspiração. Avaliar com nutricionista e fonoaudióloga necessidade de nutrição enteral.
Hidratação venosa	Solução glicosada 5% 1.000 mL, acrescida de 20 mL de NaCl 20% e 10 mL de KCl 19,1% a cada 8 horas.	Pacientes em jejum.
Tiamina	300 mg – 1 ampola intramuscular/dia por 7 a 15 dias. Após, 300 mg/dia por via oral.	Prevenção da síndrome de Wernicke.
Benzodiazepínicos	O uso é determinado conforme a sintomatologia. Diazepam 10 mg: 20 mg/dia – retirada gradual após 1 semana. Dose máxima de 60 mg/dia. Lorazepam 2 mg: 4 mg/dia – retirada gradual após 1 semana. Dose máxima de 12 mg/dia.	Em caso de hepatopatia, optar pelo lorazepam. Não aplicar benzodiazepínicos pela via intramuscular, devido à absorção errática. Caso necessário uso intravenoso, a aplicação deve ser feita com o paciente monitorizado em ambiente com suporte para manejo de parada cardiorrespiratória.
Contenção mecânica	Acionar a equipe de contenção mecânica.	Em caso de agitação psicomotora grave com riscos ao paciente, equipe e terceiros.

Fonte: adaptado de Diehl et al., 2018[15].

É importante destacar que quadros de intoxicação alcoólica aguda costumam ser manejados na emergência hospitalar e possuem certas particularidades no que diz respeito à prescrição. Os itens a seguir abordam manejo e cuidados na emergência.

- Manter vias aéreas livres e controle de sinais vitais[47].
- Aplicar tiamina 300 mg por via intramuscular (profilaxia da síndrome de Wernicke-Korsakoff)[15,47].
- Se desidratação ou hipoglicemia: administrar glicose hipertônica intravenosa em um intervalo de 30 minutos após o uso de tiamina[15].
- Evitar benzodiazepínicos e histamínicos[15].
- Se agitação psicomotora: haloperidol 5 mg por via intramuscular, a cada 30 minutos[15].

CONSIDERAÇÕES FINAIS

A prescrição é uma etapa essencial do cuidado de pacientes internados. A implementação de estratégias de padronização nas prescrições hospitalares por meios eletrônicos reduz possíveis equívocos que nas etapas de fornecimento. Em ambientes de internação psiquiátrica, a polifarmácia é frequente tanto para tratamento psiquiátrico como para condições clínicas subjacentes. Assim, a monitorização multidisciplinar das prescrições por meio da reconciliação é fundamental para manter a segurança do paciente e a qualidade do serviço. O médico assistente deve não só conhecer a prescrição de psicofármacos, mas também saber manejar e prescrever cuidados em possíveis efeitos colaterais, manifestações orgânicas e situações de urgência.

REFERÊNCIAS BIBLIOGRÁFICAS

1. Chapagain K, Paranjape BD, Lama G. Prescribing skills of first and second year MBBS students of a teaching hospital. JNMA J Nepal Med Assoc. 2016;55(204):72-75.
2. Rosa MB, Nascimento MMG, Cirilio PB, Santos RA, Batista LF, Perini E, et al. Electronic prescription: frequency and severity of medication errors. Rev Assoc Med Bras (1992). 2019;65(11):1349-55.
3. Pazin-Filho, Frezza G, Matsuno AK, Alcântara ST, Cassiolato S, Bitar JPS, et al. Princípios de prescrição médica hospitalar para estudantes de medicina. Med. Ribeirão Preto Online. 2013;46(1):183-94.
4. Brasil. Ministério da Saúde. Anexo 03: protocolo de segurança na prescrição, uso e administração de medicamentos. Brasília: Diário Oficial da União; 2013.
5. Gimenes FRE, Teixeira TCA, Silva AEBC, Optiz SP, Mota MLS, Cassiani SHB. Influence of the writing of the medical orders on the administration of medications at the wrong schedule time. Acta Paul Enferm. 2009;22:380-4.
6. Lloyd M, Watmough SD, O'Brien SV, Furlong N, Hardy K. Exploring the impact of pharmacist-led feedback on prescribing behaviour: A qualitative study. Res Social Adm Pharm. 2018;14(6):545-54.
7. The Joint Commission. [internet]. [acesso em 19 de dezembro de 2020]. Disponível em: https://www.jointcommission.org/.
8. Governo do Distrito Federal. Secretaria de Estado de Saúde. Protocolo de Atenção à Saúde. Segurança do Paciente: prescrição, uso e administração de medicamentos. 2019.
9. Santos CO, Lazaretto FZ, Lima LH, Azambuja MS, Milão LF. Reconciliação de medicamentos: processo de implantação em um complexo hospitalar com a utilização de sistema eletrônico. Saúde Debate. 2019;43(121):368-77.

10. Botega NJ. Prática psiquiátrica no hospital geral: interconsulta e emergência. Porto Alegre: Artmed; 2017.
11. Saravane D, Feve B, Frances Y, Corruble E, Lancon C, Chanson P, et al. Drawing up guidelines for the attendance of physical health of patients with severe mental illness. Encephale. 2009;35(4):330-9.
12. Ventriglio A, Gentile A, Stella E, Bellomo A. Metabolic issues in patients affected by schizophrenia: clinical characteristics and medical management. Front Neurosci. 2015;9:297.
13. Cohn TA, Sernyak MJ. Metabolic monitoring for patients treated with antipsychotic medications. Can J Psychiatry. 2006;51(8):492-501.
14. Gautam S, Meena PS. Drug-emergent metabolic syndrome in patients with schizophrenia receiving atypical (second-generation) antipsychotics. Indian J Psychiatry. 2011;53(2):128-33.
15. Diehl A, Cordeiro DC, Laranjeira R. Dependência química: prevenção, tratamento e políticas públicas. Porto Alegre: Artmed; 2018.
16. Cuomo A, Maina G, Bolognesi S, Rosso G, Crescenzi BB, Zanobini F, et al. Prevalence and correlates of vitamin d deficiency in a sample of 290 inpatients with mental illness. Front Psychiatry. 2019;10:167.
17. Alencar MLA, organizador. Manual de dietas: módulo 1 - padronização de dietas para produção e distribuição de refeições. Florianópolis: Universidade Federal de Santa Catarina; 2019.
18. Silva, S. P. (Cidade) S. da S. H. M. M. E. D. M. de M. A. Manual de dietas hospitalares. Man Dietas Hosp. 54–54 (2016).
19. Schatzberg AF, DeBattista C. Manual de psicofarmacologia clínica. Porto Alegre: Artmed; 2017.
20. Stahl SM, Schestatsky G. Fundamentos de psicofarmacologia de Stahl: guia de prescrição. Porto Alegre: Artmed; 2019.
21. Faeda MS, Perroca MG, Faeda MS, Perroca MG. Conformity of nurse prescribing to care needs: nurses' understanding. Rev Bras Enferm. 2017;70(2):400-6.
22. Rocha R. Enfermagem em saúde mental. São Paulo: Senac São Paulo; 2019.
23. Brasil. Conselho Federal de Enfermagem. Resolução Cofen n. 487/2015. [internet]. [acesso em 19 de dezembro de 2020]. Disponível em: http://www.cofen.gov.br/resolucao-cofen-no-4872015_33939.html
24. Albert Einstein Hospital Israelita. Diretrizes Assistenciais. Diretriz de Tratamento Farmacológico da Dor. [internet]. [acesso em 19 de dezembro de 2020]. Disponível em: https://www.saudedireta.com.br/docsupload/1344435028Diretriz%20do%20tto%20da%20dor.pdf (2012).
25. Brasil. Ministério da Saúde. Protocolo clínico e diretrizes terapêuticas. Dor crônica. Portaria SAS/MS n. 1083, de 02 de outubro de 2012. [internet]. [acesso em 19 de dezembro de 2020]. Disponível em: https://portalarquivos2.saude.gov.br/images/pdf/2016/fevereiro/04/Dor-Cr--nica---PCDT--Formatado--1.pdf
26. Conselho Federal de Farmácia. Guia de prática clínica. Sinais e sintomas não específicos. Febre. Brasília: Conselho Federal de Farmácia; 2018.
27. Martins HS, Santos RA, Neto RAB, Arnaud F, Velasco IT. Medicina de emergência: revisão rápida. Barueri: Manole; 2016.
28. Metoclopramida. [bula]. Guarulhos: FURP; 2014.
29. Brasil. Ministério da Saúde. Diarréia e/ou vômitos - Adultos. [internet]. [acesso em 19 de dezembro de 2020]. Disponível em: http://www.saude.df.gov.br/wp-conteudo/uploads/2018/04/31.12.-Diarreia_e.ou_Vomitos.pdf
30. Dramin (comprimido). [bula]. Jaguariúna: Takeda; 2020.
31. Dramin – dimenidrinato. [bula]. Jaguariúna: Takeda; 2020.
32. Vonal. [bula]. Taboão da Serra: Biolab; 2019.
33. Captopril. [bula]. Itapira: Cristália; 2019.
34. Atensina – cloridrato de clonidina. [bula]. Itapecerica da Serra: Boehringer Ingelheim do Brasil; 2013.
35. Sociedade Brasileira de Diabetes. Controle da hiperglicemia intra-hospitalar em pacientes críticos e não-críticos. Posicionamento Oficial SBD n. 02/2011. [internet]. [acesso em 19 de dezembro de

2020]. Disponível em: https://www.diabetes.org.br/publico/images/pdf/hiperglicemia-intrahospitalar-versao-final.pdf

36. Fhemig. Prevenção da tromboembolia venosa em pacientes adultos. [internet]. [acesso em 19 de dezembro de 2020]. Disponível em: http://www.fhemig.mg.gov.br/index.php?preview=1&option=-com_dropfiles&format=&task=frontfile.download&catid=1394&id=14375&Itemid=1000000000000
37. Bortolotto LA, Silveira JV, Vilela-Martin JF. Crises hipertensivas: definindo a gravidade e o tratamento. Rev Soc Cardiol Estado de São Paulo. 2018;28(3):254-9.
38. Cordioli AV, Gallois CB, Isolan L. Psicofármacos: consulta rápida. Porto Alegre: Artmed; 2015.
39. Stahl SM, Goldberg MD, Ernst CL. Managing the side effects of psychotropic medications. American Psychiatric Publishing; 2012.
40. Stroup TS, Gray N. Management of common adverse effects of antipsychotic medications. World Psychiatry. 2018;17(3):341-56.
41. Therasse A, Persano HL, Ventura AD, Tecco JM. Incidence and prevention of deep vein thrombosis in restrained psychiatric patients. Psychiatr Danub. 2018;30(Suppl 7):412-4.
42. Ishida T, Sakurai H, Watanabe K, Iwashita S, Mimura M, Uchida H, et al. Incidence of deep vein thrombosis in catatonic patients: a chart review. Psychiatry Res. 2016;241:61-5.
43. Crump C, Ioannidis JPA, Sundquist K, Winkleby MA, Sundquist J. Mortality in persons with mental disorders is substantially overestimated using inpatient psychiatric diagnoses. J Psychiatr Res. 2013;47(10):1298-303.
44. Laursen TM. Causes of premature mortality in schizophrenia: a review of literature published in 2018. Curr Opin Psychiatry. 2019;32(5):388-93.
45. Walker ER, McGee RE, Druss BG. Mortality in mental disorders and global disease burden implications: a systematic review and meta-analysis. JAMA Psychiatry. 2015;72(4):334-41.
46. Leahy RL, Figueira V, Silvares EFM, Pereira RF. Livre de ansiedade. Porto Alegre: Artmed; 2010.
47. Quevedo J, Carvalho AF, organizadores. Emergências psiquiátricas. Porto Alegre: Artmed; 2014.
48. Winkelman JW. Insônia. BMJ Best Practice. 2019.
49. Azevedo RCS, Leme JLR, Miranda FZ, Botega NJ, Higa CMH. Implementation of a smoke-free Psychiatric Unit in a general hospital. Braz J Psychiatry. 2010;32(2):197-8.
50. Halty LS, Hüttner MD, Oliveira Netto ICD, Santos VA, Martins G. Analysis of the use of the Fagerström Tolerance Questionnaire as an instrument to measure nicotine dependence. J Pneumol. 2002;28:180-6.
51. Forlenza OV, Miguel EC. Clínica psiquiátrica de bolso. Barueri: Manole; 2014.

3

Transtornos depressivos

Alícia Souza de Andrade
Kyuana Azeredo de Lima
Lucas Spanemberg
Marcelo Fleck

DESTAQUES

- Avaliar riscos, sinais e sintomas que indiquem internação psiquiátrica na depressão.
- Avaliar rede de suporte antes e depois da internação.
- Escolher o melhor tipo de tratamento: farmacológico, não farmacológico ou combinado (melhor opção), considerando tolerabilidade, adesão e outros fatores.
- Reduzir riscos, sinais e sintomas que levaram à internação.
- Estruturar estratégias de apoio após a alta hospitalar.

PONTOS IMPORTANTES

- A prevalência média de pacientes com transtorno depressivo hospitalizados é de 12%[1].
- Cerca de 25% dos internados em ala psiquiátrica possuem depressão como diagnóstico principal[2].
- Os transtornos depressivos podem estar associados a riscos importantes para o paciente, como risco de suicídio, risco de auto ou heteroagressão, exposição moral e grave incapacidade funcional e de autocuidado.
- Pacientes com ideação e comportamento suicidas, sintomas psicóticos ou catatonia frequentemente requerem internação hospitalar.

(continua)

(continuação)

- A remissão do episódio agudo depende de certos fatores, como redução do risco de suicídio, redução dos prejuízos funcionais, adesão ao tratamento e presença de suporte social e familiar.
- O tratamento mais adequado requer boa tolerabilidade e facilidade de administração do fármaco escolhido, melhora dos sintomas agudos, redução dos riscos associados, adequada adesão ao tratamento, psicoeducação, ambientoterapia, psicoterapias e acompanhamento regular durante e após a alta hospitalar.

EPIDEMIOLOGIA

O transtorno depressivo maior é uma das condições psiquiátricas mais prevalentes em todos os níveis de cuidado ao redor do mundo. Sua prevalência comunitária global é de 6% em 12 meses e entre 15% e 18% ao longo da vida, com pico de prevalência na segunda e terceira décadas de vida[3,4]. Sua prevalência em ambientes terciários é maior, mas heterogênea, presente em cerca de 12% de todos os pacientes internados em enfermarias clínicas e cirúrgicas em hospitais gerais[5]. Em enfermarias especializadas, a prevalência de depressão como diagnóstico principal é bastante variada, dependendo das comorbidades clínicas, do país e das características da instituição (unidades em hospital geral ou especializado), variando de 8,1% a 52%[1,6,7].

No Brasil, a prevalência de depressão em 12 meses na comunidade varia entre 4,1% e 8%[8-10] e, ao longo da vida, é de 17%[9]. A prevalência, duas vezes mais comum em mulheres[11], é inversamente proporcional ao nível de escolaridade e tende a aumentar com a idade, com taxas maiores em indivíduos acima de 70 anos[8,9]. Em pacientes internados em enfermarias clínicas e cirúrgicas de hospitais gerais, Botega e colaboradores encontraram uma prevalência média de 14% de transtornos depressivos[12]. Já em enfermarias psiquiátricas, poucos estudos no país reportam dados de prevalência, com um estudo mostrando que 62% dos pacientes de uma unidade psiquiátrica de hospital geral (UPHG)

Quadro 1 Dados relevantes

Prevalência em 12 meses: 6% (mundial)[4] e 4,1% a 8% (Brasil)[8,10].
Prevalência ao longo da vida: de 15% a 18% (mundial)[4] e 17% (Brasil)[9].
Pico de prevalência: 2ª e 3ª décadas de vida[4].
Taxas duas vezes mais altas no sexo feminino[4].
Sutil diferença de prevalência entre países desenvolvidos e subdesenvolvidos, sendo maior em países subdesenvolvidos (5,9%)[4].

se internaram por episódio depressivo maior (podendo incluir depressão bipolar)[13], e outro reportando em 24,8% das admissões psiquiátricas, tendo o diagnóstico principal de depressão unipolar[2]. Um estudo recente populacional em Porto Alegre (RS) mostrou que 31,4% de todas as internações do município entre 2013 e 2017 ocorreram por transtornos de humor[14].

DIAGNÓSTICO E AVALIAÇÃO

O episódio depressivo maior (EDM) é caracterizado por um conjunto de sinais e sintomas que trazem prejuízo funcional significativo e está presente na maior parte dos dias pelo período mínimo de duas semanas[3]. Para o diagnóstico pelo DSM-5, é obrigatória a presença de pelo menos um dos seguintes sintomas: humor deprimido (tristeza, vazio ou desesperança) ou anedonia (perda do interesse ou prazer em quase todas as atividades), relatadas pelo paciente ou observadas por terceiros. Além disso, o paciente deve apresentar, pelo menos, mais quatro sintomas neurovegetativos (mudanças no apetite, peso ou sono), cognitivos (sentimento de desvalia, desesperança ou culpa inapropriada), psicomotores (perda de energia, interesse, agitação ou lentificação) ou ideativos (pensamentos de morte/ideação suicida)[14]. Os sintomas devem ter gravidade suficiente para causar sofrimento clinicamente significativo ou prejuízo no funcionamento social, profissional ou em outras áreas importantes da vida do indivíduo.

Para o diagnóstico de transtorno depressivo maior (TDM), é necessária a exclusão de episódios hipomaníacos e maníacos prévios[3]. A presença de um EDM associado a episódios maníacos ou hipomaníacos caracteriza um transtorno bipolar (depressão bipolar). Além disso, os sintomas não podem ser mais bem explicados por outro transtorno psicótico (excluir a possibilidade de sintomas negativos) ou por algumas condições médicas ou uso de substâncias.

A maior parte dos episódios depressivos nunca precisará de uma internação psiquiátrica. A internação está reservada para casos graves, com risco de suicídio (para mais informações, veja o Capítulo 11 – "Avaliação e abordagem ao risco de suicídio") persistente, associado a sintomas psicóticos, uso de substâncias, ou casos resistentes ao tratamento e/ou a prejuízos nos autocuidados[15]. Suporte social frágil ou condições comórbidas que necessitem de um ambiente de cuidados terciários também podem ser fatores que contribuem para a indicação de internação.

Pelo menos um interlocutor (familiar ou pessoa íntima) deve ser entrevistado, a fim de fornecer a anamnese objetiva. Muitas vezes o paciente deprimido se apresenta pouco disposto, com dificuldades de concentração e de expressar seus sentimentos, com distorções cognitivas de viés negativo ou com dificuldades de memória, dificultando a avaliação[15]. Assim, um interlocutor íntimo pode fornecer informações sobre o início dos sintomas, os fatores precipitantes, os tratamentos já realizados, o funcionamento prévio e seus déficits atuais, além de informações de valor clínico importante sobre temperamento, mecanismos de defesa e personalidade. A presença da família e rede de apoio também se faz necessária para iniciar os procedimentos iniciais de psicoeducação e preparo para a adequação da rede de cuidados do paciente após a alta (para mais informações, veja o Capítulo 1 – "Admissão e acolhimento").

Uma minuciosa história clínica deve ser realizada, caracterizando o curso da doença, fatores predisponentes (vulnerabilidades prévias, como traumas na infância ou história familiar de psicopatologia), fatores precipitantes (estressores ou gatilhos, como perdas ou conflitos) e perpetuantes (variáveis que seguem perpetuando condições adversas, como problemas financeiros ou interpessoais)[16]. Todas as informações sobre medicações e tratamentos já utilizados, bem como os resultados obtidos (efeitos terapêuticos e adversos), devem ser registradas. A presença de comorbidades médicas, como doenças metabólicas, endócrinas ou infecciosas deve ser investigada, a fim de realizar o diagnóstico diferencial com o TDM.

É muito importante que se realize uma caracterização individualizada do quadro clínico, buscando determinar a gravidade e os subtipos depressivos. Assim, a determinação de especificadores do TDM (como sintomas ansiosos, características mistas, características melancólicas, características atípicas, características psicóticas, catatonia, padrão sazonal e início no periparto) podem ajudar na escolha do plano de tratamento e no manejo na construção do plano terapêutico.

Instrumentos de avaliação

Para a avaliação da gravidade e da qualidade dos sintomas depressivos, são recomendadas escalas de sintomas, que devem ser utilizadas em diferentes momentos, ajudando tanto na avaliação dos sintomas quanto no acompanhamento dos resultados terapêuticos. O Capítulo 15 – "Cuidados baseados em medidas: o uso de escalas e instrumentos" apresenta as principais escalas de avaliação de depressão utilizadas em nosso meio. O Quadro 2 apresenta uma comparação sucinta dos principais instrumentos utilizados.

Uma vez que os pacientes podem estar gravemente deprimidos, com prejuízos no juízo crítico e na cognição, escalas de sintomas aplicadas somente por autorrelato (como a BDI-II[24]) podem não ser adequadas. O ideal é que se utilize mais de um instrumento, complementando a avaliação clínica. São recomendadas, ainda, avaliações para estratificação de risco de suicídio (como o Módulo do MINI 5.0[25]) e escalas de avaliação da funcionalidade (como a FAST[26] ou a WHODAS 2.0[27]).

Quadro 2 Comparação das principais escalas de avaliação utilizadas em ambientes de internação

Escala	Tipo de aplicação	Pontos de corte	Observação
Escala de Avaliação de Depressão de Hamilton (HAM-D) - 17 pontos[17]	Avaliador	Escore total = 52 pontos ≤ 7 = remissão/sem sintomas 8 a 17 pontos = leve 18 a 24 pontos = moderada > 25 pontos = grave	Sensibilidade: 94% Especificidade: 94%
Escala de Avaliação da Depressão de Montgomery-Asberg[18]	Avaliador	Escore total = 60 pontos 0 a 8 pontos = remissão/sem sintomas 9 a 17 = leve 18 a 34 = moderado > 35 = grave[19]	Sensibilidade: 78% Especificidade: 86%
Inventário de Beck da Depressão II (BDI-II)[20]	Autorrelato	Escore total = 63 pontos 0-13 = mínima 14-19 = leve 20-28 = moderada 29-63 = grave	Sensibilidade: 70% Especificidade: 84,4%[21]
Patient Health Questionnaire (PHQ-9)	Autorrelato	Escore total = 27 pontos 0-5 = ausente 5-9 = leve 10-14 = moderada 15-20 = moderadamente severa > 20 = grave	Sensibilidade: 94% Especificidade: 94%[17]
Measure of Melancholic Depression (CORE)[22]	Avaliador	<8 = depressão não melancólica ≥8 = depressão melancólica	Escala específica de avaliação de melancolia
Escala Hospitalar de Depressão[23]	Avaliador	Escore total = 21 0-8 = sem depressão de 0 a 8 ≥ 9 = com depressão	Sensibilidade: 70,8% Especificidade: 90,9%

MANIFESTAÇÕES CLÍNICAS, CURSO E PROGNÓSTICO

O TDM é uma doença multifatorial que engloba aspectos genéticos, comportamentais, ambientais e experiências de vida[3]. Diversos fatores de risco estão associados ao desenvolvimento da doença, como questões temperamentais (altos níveis de neuroticismo), traumas na infância, eventos estressantes ao longo da vida, história familiar, doenças crônicas ou incapacitantes, comorbidades psiquiátricas, uso de substâncias e períodos de mudanças hormonais (periparto e climatério)[4]. Os sintomas depressivos podem ser divididos em três domínios: afetivos, neurovegetativos e cognitivos[28]. Conforme avaliado pelos estudos do STAR*D (*Sequenced Treatment Alternatives to Relieve Depression*), a heterogeneidade sintomática da depressão pode gerar mais de 200 combinações de sintomas. Apesar de muitas tentativas, ainda não foram suficientemente validados subtipos de depressão com base em sintomas ou outros dados[29]. Porém, certas características de sintomas são classicamente utilizadas como especificadores de depressão, podendo auxiliar na escolha farmacológica individualizada[4]. Os Quadros 3 e 4 apresentam alguns desses especificadores.

Muitos pacientes apresentam remissão completa dos sintomas entre os episódios[3,4]. Em ambientes especializados de tratamento, cerca de 25% dos pacientes apresentarão recorrência de um primeiro episódio em 1 ano, 42% em 2 anos, 60% em 5 anos, 67% em 10 anos e 85% em 15 anos[32,33]. Essa taxa cai para 35% em 15 anos para pacientes comunitários[32]. A cada nova manifestação a recorrência aumenta, com taxas em ambientes especializados de 42% em 1 ano, 59% em 2 anos e 74% em 5 anos[33]. Os maiores preditores de recorrência são o número de episódios prévios e a presença de sintomas residuais[32,33]. Com o tratamento, os episódios costumam ter duração de cerca de três a seis meses.

Quadro 3 Domínios de sintomas

Sintomas afetivos	Sintomas neurovegetativos	Sintomas cognitivos
Tristeza.	Anedonia.	Dificuldade de atenção e concentração.
Melancolia.	Fadiga, cansaço.	Alteração de memória.
Sentimento de “vazio”.	Insônia/hipersonia.	Dificuldade em tomar decisões.
Choro fácil.	Aumento ou perda de peso.	
Apatia.	Diminuição do desejo sexual.	
Irritabilidade.		
Desespero.		
Desesperança.		
Angústia.		
Ansiedade.		

Quadro 4 Especificadores de depressão

Especificadores de depressão	Características	Prevalência no episódio depressivo
Depressão melancólica	Diminuição da modulação de afeto e do humor, anedonia, insônia, hipofagia, anorexia, culpa inapropriada, retardo motor, piora dos sintomas pela manhã, podendo haver melhora ao longo do dia[4,28]	15-30%[30]
Depressão atípica	Disforia, anedonia, hiperfagia (avidez por doces e carboidratos), hipersonia, reatividade acentuada a fatores ambientais, letargia, fadiga, "paralisia de chumbo" nos membros[28]	15-50%[30]
Depressão ansiosa	Sensação de inquietude, tensão, dificuldade de se concentrar, preocupação de que algo ruim aconteça, medo de perder o controle. Nos casos graves, há risco de suicídio[28,30]	40-50%[30]
Depressão psicótica	Alucinações ou delírios[28]	0,4-0,5%[31]
Depressão catatônica	Catalepsia, negativismo, mutismo, maneirismos ou estereótipos, ecolalia, ecopraxia[28]	Rara

Mais da metade das pessoas se recupera dentro de seis meses, três quartos irão demorar cerca de 12 meses, e aproximadamente 27% dos indivíduos não irão se recuperar e desenvolverão a forma crônica da doença[4]. Quando ocorre cronificação, há maior risco de internação psiquiátrica e maior probabilidade de associação com transtornos comórbidos, sendo mais comuns os transtornos de personalidade, ansiedade e abuso de substâncias[3].

Em ambientes de internação, o paciente costuma ser admitido no nadir (momento mais grave) da doença. O paciente internado pode apresentar características psicóticas ou catatônicas. Contudo, as características clínicas são bastante heterogêneas, sendo que dois pacientes deprimidos podem apresentar quadros clínicos totalmente diferentes. Assim, a caracterização clínica é fundamental. Uma análise de 22 estudos acerca da depressão em pacientes hospitalizados demonstrou uma prevalência de características psicóticas em 42%[31]. Em contrapartida, a prevalência de catatonia em pacientes psiquiátricos internados é de 10%, sendo mais comum nos quadros de depressão maior unipolar ou transtorno bipolar, quando comparado aos outros transtornos[34]. Tais condições podem implicar sérias consequências nutricionais e físicas. Dentro da internação, esse paciente deve ser abordado por uma equipe multidisciplinar, com enfoque integral e individualizado baseado na patologia (nutrição, fisioterapia, equipe de prática de exercícios e especialistas).

Muitas vezes é difícil diferenciar a depressão unipolar de depressão bipolar, principalmente, nos primeiros episódios. Algumas características clínicas auxiliam na discriminação entre essas apresentações. O transtorno bipolar costuma apresentar depressões com características atípicas, como hipersonia e hiperfagia; melancólicas, como anedonia; características psicóticas e retardo psicomotor. Já na depressão unipolar há maior perda ponderal, insônia inicial, ansiedade e agitação[35]. A fim de auxiliar na exploração dos sintomas depressivos no paciente internado, seguem sugestões de questionamentos no Quadro 5.

Quadro 5 Sugestões de abordagem dos sintomas

Sintomas	Sugestões de abordagem dos sintomas
Humor deprimido	Você se sente mais triste que o normal? Está se sentindo emotivo, chorando com facilidade? As pessoas notam que você está diferente? Você está se sentindo mais irritado que o normal?
Anedonia	O que você gosta de fazer? Ultimamente você tem conseguido realizar essas atividades? Você sente que perdeu interesse nas coisas? Tem se encontrado com amigos? Reparou mudança no seu interesse sexual?
Aumento ou perda de peso	Você mudou seus hábitos alimentares? Está comendo mais ou menos que o normal? Você perdeu peso por estar realizando alguma dieta?
Insônia/hipersonia	Você está dormindo bem? Seu sono dura quantas horas? Se sente mais sonolento que o normal ou não consegue pegar/manter o sono? Acorda exausto ou disposto?
Retardo psicomotor ou agitação	Você se sente lentificado, como se o corpo pesasse? Se sente inquieto? Não consegue ver um filme inteiro, pois precisa se levantar?
Sentimentos de inutilidade ou culpa	Nas suas obrigações diárias, no seu emprego ou nos compromissos familiares, você se sente útil? Você pensa muito sobre erros do passado?
Dificuldades de concentração e tomadas de decisões	Sente dificuldade para manter a atenção quando realiza alguma atividade que exige foco? Está muito disperso na aula ou no trabalho? Está conseguindo decidir coisas importantes?
Pensamentos de morte e ideação suicida	Você acredita que seria melhor estar morto? Já pensou em se matar? Já planejou maneiras e local para fazer isso? Você consegue afastar esses pensamentos?

Fonte: adaptado de Botega et al., 2017[36].

É bastante comum a readmissão de pacientes em unidades psiquiátricas. Um estudo observacional de análise dos registros de internações ocorridas entre 2005 a 2011, em dois hospitais psiquiátricos públicos de Belo Horizonte (n = 19.723), evidenciou que 30% dos pacientes admitidos já haviam sido internados previamente. O diagnóstico mais prevalente entre os readmitidos foi de esquizofrenia e transtornos psicóticos (36,6%). Pacientes com transtorno de humor representaram 16,5% das reinternações (n = 3.251)[37]. Estudo semelhante realizado em Melbourne/Austrália (n = 226) demonstrou que o principal diagnóstico nas readmissões foi de transtorno psicótico (60%), seguido de depressão unipolar (23%)[38]. Acredita-se que isso ocorra devido à não adesão ao tratamento, dificuldades de acesso ao atendimento psiquiátrico, característica de periodicidade natural da doença, cronicidade, falta de resposta ao tratamento e pouco suporte social. A fim de diminuir as reinternações, é necessário que o paciente receba alta com adequada estabilização de seus sintomas, seguida de assertiva transição de cuidados e reinserção social[37] (para mais informações, veja o Capítulo 19 – "O processo de alta hospitalar e transição de cuidados na internação psiquiátrica").

DEPRESSÃO E SUICÍDIO NA INTERNAÇÃO

O TDM está entre as desordens psiquiátricas com maior risco de suicídio. Um estudo longitudinal com 1.713 pessoas diagnosticadas com TDM apontou que 3,4% dos indivíduos acompanhados realizaram tentativa de suicídio no período de seis anos[39].

Em ambientes de internação psiquiátrica, há diversos indivíduos apresentando ideação suicida com alta intencionalidade. Nesse contexto, apesar de serem realizadas medidas de segurança, não é incomum ocorrerem suicídios dentro das unidades psiquiátricas. Estudos internacionais em hospitais gerais reportam uma taxa de 1,8 a 4 suicídios a cada 100 mil admissões[40]. Nos Estados Unidos, ocorrem aproximadamente 30 mil suicídios por ano, 5-6% deles em ambientes hospitalares[41]. Segundo estudo realizado na Finlândia (N = 1.397), 62% dos suicídios em hospitais gerais ocorreram em pacientes com diagnóstico de depressão maior[42].

É fundamental que a equipe esteja atenta a sinais de risco de suicídio iminente e realize reavaliações frequentes, principalmente durante os períodos críticos, como quando ocorrem distensões do regime de restrições físicas: ligações, visitas, passeios (sempre inspecionar se o paciente não está levando objetos para dentro da internação com a intencionalidade de se ferir); ou reunião com familiares e no momento da alta[15]. A estratificação de risco de suicídio deve ser realizada sempre na admissão e refeita em situações de mudanças clínicas e mudanças de regime de cuidados.

Durante a internação, o manejo da ideação suicida pode ser realizada através de técnicas comportamentais que visam explorar as distorções do pensamento. O terapeuta deve ensinar o paciente a reconhecer seus sentimentos suicidas, mas, além disso, mostrar que estes não precisam controlá-lo. Abordar sobre seus fatores protetivos também pode ser útil, refletir sobre o impacto que o suicídio causa na família e, principalmente, nos filhos auxiliam no engajamento à terapia. Buscar soluções de problemas tidos pelo paciente como insolúveis com o auxílio de familiares manifesta sentimento de acolhimento e compreensão frente à doença, assim como a possibilidade de vislumbrar uma "segunda chance". É importante lembrar que os fatores protetores reduzem o risco de suicídio, mas este não deixa de existir[15]. Estratégias baseadas em técnicas de terapia cognitiva, como planos de segurança[43], são importantes para o manejo de casos graves.

Quadro 6 Fatores de risco para suicídio em pacientes deprimidos em unidade de internação

Fatores subagudos	Desesperança. Plano suicida. Abuso de substâncias. Estar afastado daqueles que ama. Raiva.
Fatores agudos	Psicose (delírios, alucinações de comando). Ansiedade e/ou pânico. Insônia. Agitação. *Delirium*. Dor. Intoxicação por substâncias ou abstinência.
Fatores ambientais	Doenças crônicas. Dor crônica. Pouco suporte social. Relacionamentos abusivos ou conflitos relacionais. Dificuldades financeiras. Problemas legais. Término recente de relacionamento ou falecimento.
Fatores demográficos	História prévia de tentativas. História de traumas. História familiar de suicídio. Aniversários de traumas ou perdas. Idade, raça, gênero. Crise financeira.

Fonte: Casher e Bess, 2010[15].

Um estudo de revisão de 76 prontuários de pacientes que cometeram suicídio dentro do hospital ou imediatamente após a alta demonstrou que 39% das admissões se deveram a ideação suicida, porém 78% destes negaram ideação na última vez que haviam sido questionados sobre isso[41]. Dessa forma, deve-se atentar que parcela significativa de pacientes não revela sua ideação, às vezes motivada por sua alta intencionalidade, o que a torna um grupo de alto risco de suicídio.

MEDIDAS INICIAIS

Ao realizar a admissão do paciente com transtorno depressivo, são necessárias a avaliação e a quantificação da gravidade de sintomas, servindo como parâmetro para acompanhamento de resposta ao tratamento. Tanto a estratificação de risco como a avaliação da gravidade devem contar com instrumentos auxiliares de medida. Uma vez estratificado o risco de suicídio, avaliada a autonomia e a capacidade de autocuidados do paciente e a gravidade dos sintomas depressivos, é necessário estabelecer um plano inicial de tratamento. Esse plano é individualizado, mas deve levar em conta os parâmetros de avaliação a fim de estabelecer as medidas iniciais de assistência. São elementos do plano inicial de tratamento:

- Estabelecer medidas de cuidado inicial (baseadas na estratificação do risco de suicídio e avaliação da autonomia e autocuidados).
- Escolha inicial do psicofármaco (baseada na história familiar e pregressa e no perfil sintomatológico).
- Estabelecer o vínculo terapêutico (determinar o profissional responsável e o gerente de caso, quando necessário).
- Estabelecer outras medidas de cuidado (incluindo psicoterapia, ambientoterapia, terapia de grupo, terapia ocupacional, atividade física, entre outros).
- Fortalecer e capacitar a rede de cuidados nuclear e auxiliar (determinar interlocutor principal, organizar rede de apoio, definir plano de participação de cada indivíduo e mediar conflitos interpessoais interferentes).
- Estabelecer metas de desfecho (previsão de dias de internação, metas de melhora, condições de alta).

AVALIAÇÃO LABORATORIAL E EXAMES COMPLEMENTARES

Muitas doenças médicas gerais estão associadas a sintomas ou síndromes depressivas[44]. O início do distúrbio de humor geralmente ocorre durante o primeiro mês do início da outra condição clínica. Em alguns casos, as síndromes depressivas representam um pródromo ou manifestação precoce de outra condição médica[45]. Assim, um exame físico e exames laboratoriais são frequentemente indicados para pacientes que apresentam sintomas depressivos para descartar outra doença médica[30]. Um exame físico mais detalhado deve ser realizado de acordo com a história patológica pregressa do paciente e a revisão dos sistemas. Os testes laboratoriais de triagem comumente realizados incluem hemograma completo, exame de urina, hormônio estimulador da tireoide e gonadotrofina coriônica humana (gravidez). Avaliações laboratoriais adicionais devem ser realizadas conforme a orientação do histórico médico, revisão dos sistemas e exame físico. Testes mais extensos (por exemplo, vitamina B12, folato e eletrocardiograma) são frequentemente indicados a pacientes que têm condições médicas crônicas ou estão em maior risco de outras comorbidades. Além disso, aqueles em abuso de substâncias psicoativas podem ser submetidos a um exame toxicológico. Os estudos de neuroimagem são reservados a pacientes cuja avaliação sugere maior probabilidade de doença cerebral estrutural[44]. Os diagnósticos diferenciais clínicos do transtorno depressivo estão entre as comorbidades psiquiátricas a seguir: *burnout*, transtorno de ajustamento, transtorno de déficit de atenção e hiperatividade, transtorno bipolar, transtorno de personalidade, esquizofrenia e transtornos relacionados, luto complicado e *delirium*. O Quadro 7 cita alguns dos diagnósticos diferenciais psiquiátricos.

Quadro 7 Exames laboratoriais de acordo com os diagnósticos diferenciais

Triagem geral	Hemograma completo, exame de urina, dosagem de hormônio estimulador da tireoide e de gonadotrofina coriônica humana (gravidez), transaminases, ureia, creatinina, glicemia de jejum, perfil lipídico e sorologias (HIV, hepatites e sífilis)
Deficiência de nutrientes*	Dosagem de vitamina B12, ácido fólico, ferro, vitamina D
Abuso de drogas*	Dosagem ou *screenings* para drogas, raio x de tórax, eletrocardiograma e Mantoux
Abuso de álcool*	Solicitar gamaglutamiltransferase se transaminases estiverem alteradas. Sorologias para hepatites B e C; níveis séricos de proteínas totais e de albumina, tempo de protrombina (RNI), dosagem de magnésio sérico
Quadros neuropsiquiátricos*	Tomografia de crânio ou ressonância magnética, líquido cerebrospinal, creatinofosfoquinase (CPK), dosagem de sódio, potássio, exame qualitativo de urina, eletrocardiograma, vitamina B12, perfil lipídico, eletroencefalograma
Doenças reumatológicas*	Fator antinúcleo, fator reumatoide e outros anticorpos de acordo com a doença suspeita

(continua)

Quadro 7 Exames laboratoriais de acordo com os diagnósticos diferenciais (*continuação*)

Distúrbios do sono*	Polissonografia
Medicamentos*	Dosagem da substância, como ácido valproico e lítio
Uso de lítio*	Litemia, controle de função renal e de tireoide, cálcio iônico, controle de leucócitos no hemograma

Fonte: adaptado de Botega et al., 2017[36]; McInnis et al., 2014[44].
* Exames conforme a indicação clínica.

TRATAMENTO NÃO FARMACOLÓGICO DA DEPRESSÃO NA INTERNAÇÃO

O tratamento do paciente depressivo internado exige, além do manejo farmacológico, uma série de medidas adjuvantes que auxiliam no enfrentamento do transtorno. Assim, abordagens psicoeducativas com paciente e familiares, ambientoterapia, abordagens psicoterápicas e outras intervenções multiprofissionais são ferramentas importantes para o processo de recuperação do paciente deprimido. Além disso, em casos graves, refratários e situações específicas, a eletroconvulsoterapia poderá ser utilizada. A seguir, as intervenções mais comumente utilizadas.

Psicoeducação e abordagem familiar

A psicoeducação do paciente e dos familiares tem como objetivo apropriar pacientes e rede de apoio acerca da doença. No caso da depressão, são abordadas questões sobre manifestações clínicas, diagnóstico, carga genética e condições causadoras. A família é orientada a respeito do tratamento farmacológico e não farmacológico e sobre a importância do seu papel na monitorização e no manejo do paciente diante da possibilidade de novos episódios depressivos.

É importante lembrar que, atrás de um paciente deprimido grave, frequentemente existe uma família cansada e, muitas vezes, exausta. A internação psiquiátrica é um momento oportuno para auxiliar na restauração da estrutura e do vínculo familiar por meio da resolução dos conflitos interpessoais, da localização e minimização de fatores estressores. Tal abordagem tem como objetivo instaurar um ambiente mais funcional, acolhedor, participativo e compreensivo capaz de absorver o paciente após a alta.

Ambientoterapia, psicoterapia e prática de exercícios físicos na internação

Uma das abordagens terapêuticas realizadas na internação psiquiátrica é a ambientoterapia, que possui, como princípio básico, a organização do ambiente e suas rotinas, a fim de buscar o desenvolvimento da socialização, autocuidados e autocrítica por meio do convívio com os demais[35]. Nos pacientes deprimidos, a ambientoterapia deve ter enfoque nos sintomas dominantes do paciente, como isolamento social, recusa à ingesta alimentar, insônia/hipersonia, agitação, entre outros. Nesse sentido, a equipe deve estimular o paciente a sair do leito; deambular no espaço físico disponível; interagir com os demais pacientes através de atividades em grupo; realizar refeições em local adequado; seguir as rotinas diárias; realizar higiene do sono; disciplinar horário para dormir e acordar; participar de atividades ocupacionais e de vida diária. Além disso, deve auxiliar o paciente em situações relacionadas ao controle de impulsos, em casos de agitação psicomotora, autoagressão ou heteroagressão, servindo, muitas vezes, como um ego auxiliar.

Diversos tipos de psicoterapias estão disponíveis para o TDM. Em ambiente de internação, podem ser usadas intervenções cognitivas, interpessoais, psicodinâmicas, suportivas e psicoeducacionais[4]. Poucos estudos comparam os diferentes tipos de psicoterapias devido às dificuldades metodológicas, contudo dados mais consistentes na literatura apontam que os tratamentos de primeira linha no episódio agudo de depressão incluem terapia cognitivo-comportamental, terapia interpessoal e ativação comportamental. Já no tratamento de manutenção, a terapia considerada como de primeira linha é a terapia cognitivo-comportamental[46]. A psicoterapia só não é indicada a pacientes com depressão grave apresentando sintomas psicóticos ou catatônicos. Nesses casos, o tratamento se baseia no uso de antidepressivos associados a antipsicóticos; em quadros refratários, deve ser cogitada a eletroconvulsoterapia[47]. Ambientes de internação favorecem a realização de terapia em grupo, visto que reúnem indivíduos que compartilham de patologias em comum. Segundo estudos de metanálise, a psicoterapia em grupo para depressão é mais eficaz que o tratamento individual, porém apresenta maiores taxas de abandono e aparenta ser menos eficaz no final do tratamento em comparação à terapia individual[46].

Outra intervenção adjuvante na depressão é a prática de exercícios físicos. Segundo o *Canadian Network for Mood and Anxiety Treatments* (CANMAT)[48], a atividade física é considerada segunda linha no tratamento adjuvante da depressão moderada a grave. Tanto exercícios cardiovasculares quanto de resistência se mostram efetivos para a redução dos sintomas depressivos na mesma proporção. Os estudos recomendam pelo menos 30 minutos de exercícios supervisionados de moderada intensidade, três vezes na semana por um mínimo de nove semanas, para ser considerado efetivo. Uma metanálise de 13 estudos demonstrou que a prática de exercícios como terapia adjuvante foi eficaz em curto prazo e superior ao grupo controle sem tratamento[48]. Um estudo randomizado em pacientes internados apresentando depressão grave no Hospital de Clínicas, em Porto Alegre, avaliou a eficácia da prática de exercícios físicos como terapia adjuvante. Conclui-se que o grupo que realizou atividades físicas associado ao tratamento convencional apresentou redução dos sintomas depressivos e melhora de qualidade de vida superior aos pacientes apenas com tratamento convencional[49].

Muitas enfermarias situadas em instituições especializadas, como clínicas psiquiátricas ou hospitais psiquiátricos, possuem um ambiente alternativo, onde educadores físicos e outros profissionais podem implementar essas práticas em ambientes locais de lazer, academia, piscina, quadra esportiva, entre outros. Em contrapartida, raramente as UPHG dispõem de tais ambientes, visto que possuem estruturas físicas tradicionais, como a outras especialidades e não planejadas para essa finalidade. A adaptação física e a ambiência dos locais de tratamento, em outro momento não valorizada, é um dos maiores déficits nas internações hospitalares no Brasil e uma intervenção em saúde mental.

Eletroconvulsoterapia no paciente deprimido

As indicações de eletroconvulsoterapia (ECT) como primeira linha para pacientes deprimidos internados incluem: ideação suicida aguda; depressão psicótica; resistência ao tratamento; resposta prévia a ECT; intolerância aos efeitos colaterais das medicações; gravidez em que há necessidade de resposta terapêutica rápida; perda ponderal importante; desnutrição ou desidratação secundária à recusa de alimentos e líquidos; preferência do paciente e catatonia[37]. A ECT apresenta taxas de resposta de 70% a 80% com remissão de 40% a 50%. A recorrência dos episódios é alta com ou sem tratamento de manutenção. Principais efeitos adversos são cefaleia (45%), dor muscular (20%) e náusea (1-5%)[50]. Pacientes submetidos ao procedimento frequentemente apresentam quadros transitórios de desorientação, amnésia retrógrada e anterógrada que costumam melhorar em algumas semanas e meses após a ECT[50]. Uma revisão de sete estudos observacionais, que contemplou mais de 1.100 pacientes tratados com ECT, constatou que 50% a 80% relataram alguma perda de memória, sendo a queixa mantida após 6 meses de ECT em 30% a 55% dos pacientes[50]. A taxa de mortalidade estimada é de menos de 1 morte a cada 73.440 tratamentos[51].

Infelizmente, no Brasil, nem todos os serviços de internação psiquiátrica disponibilizam a ECT. Mais recentemente, o Ministério da Saúde tem reconhecido a prática e facilitado a aquisição do equipamento, embora ainda exista muita resistência relacionada ao método[52].

Quadro 8 Antidepressivos e suas ações em cada receptor, doses-alvo e contraindicações

Antidepressivo		Receptores			Faixa terapêutica (mg/dia)	Contraindicações
		NA	5-HT	DA		
ADT	Amitriptilina	4	3	0	75-200 mg	Hipersensibilidade, distúrbios cardiovasculares, sintomas do trato urinário inferior, íleo paralítico, depressão bipolar em uso de estabilizador do humor, uso concomitante de IMAO
	Clomipramina	2	4	1	75-250 mg	
	Imipramina	2	3	0	75-250 mg	
	Nortriptilina	3	1	0	25-100 mg	
ISRS	Citalopram	0	3	0	20-60 mg	Hipersensibilidade, uso concomitante de IMAO ou de pimozida ou de tioridazina, síndrome do QT longo
	Escitalopram	0	3	0	10-20 mg	
	Fluoxetina	0	3	0	20-60 mg	
	Fluvoxamina	0	3	0	50-200 mg	
	Paroxetina	0	4	0	20-60 mg	
	Sertralina	0	3	0	50-200 mg	
IRNS	Desvenlafaxina	3	3	0	50-100 mg	Hipersensibilidade, uso concomitante de IMAO, insuficiência hepática, renal e/ou cardíaca grave
	Duloxetina	3	3	0	60-120 mg	
	Venlafaxina	3	3	1	75-300 mg	
IMAO	Tranilcipromina	3	3	3	20 a 60 mg	Hipersensibilidade, uso concomitante com simpaticomiméticos, inibidores da recaptação de serotonina e precursores da serotonina, doenças cardiovasculares, cefaleia frequente, doença hepática ou renal grave, feocromocitoma, tireotoxicose e abuso de substâncias
Outros	Bupropiona	1	0	3	150-300 mg	Hipersensibilidade, bulimia, anorexia, epilepsia, traumatismo craniano, em fase de descontinuação abrupta de álcool ou sedativos, uso concomitante de in, síndromes cerebrais orgânicas
	Mirtazapina	2	3	0	15-45 mg	Hipersensibilidade, uso concomitante de IMAO
	Trazodona	0	3	0	50-300 mg	Hipersensibilidade, uso concomitante de IMAO e fase de recuperação pós-infarto agudo do miocárdio

0 a 4: efeito crescente de afinidade ao receptor.
ADT: antidepressivos tricíclicos; IMAO: inibidores da monoaminoxidase; IRNS: inibidores de recaptação de noradrenalina e serotonina; ISRS: inibidores seletivos de recaptação de serotonina.
Fonte: van Loo et al., 2012[29]; Busch et al., 2003[41].

TRATAMENTO FARMACOLÓGICO

O modelo de tratamento proposto para depressão é um modelo bifásico com fase aguda e de manutenção. Os objetivos principais do tratamento agudo é induzir os sinais e sintomas à remissão e restabelecer um funcionamento psicossocial que já existia antes do início da doença[53]. A remissão total dos sintomas é o desfecho desejado, visto que a presença de sintomas residuais é fator de risco de recorrência e de pior prognóstico em longo prazo[47]. A seguir, um quadro ilustrativo aborda opções de antidepressivos disponíveis na prática clínica, com atuação nos principais receptores, faixa terapêutica e principais contraindicações.

Quadro 9 Efeitos colaterais dos antidepressivos

Antidepressivo	Cardíaco	Trato gastrintestinal	Sedação	Hipotensão	Ganho de peso	Anticolinérgico
ADT						
Amitriptilina	+++	++	+++	+++	+++	+++
Clomipramina	++	++	++	++	++	+++
Imipramina	++	++	+	++	+	++
Nortriptilina	+	++	+	+	+	++
ISRS						
Citalopram	0	+++	0	0	+	0
Escitalopram	0	++	0	0	+	0
Fluoxetina	0	++	0	++	0	0
Fluvoxamina	0	+++	+	0	+	+
Paroxetina	0	++	0	0	++	+
Sertralina	0	++	0	0	0	0
IRNS						
Desvenlafaxina	++	++	+	0	0	0
Duloxetina	0	+	0	0	0	0
Venlafaxina	++	++	+	0	+	0
IMAO						
Tranilcipromina	+	++	+	++	+	+
Outros						
Bupropiona	0	+	0	0	0	+
Mirtazapina	0	0	++	+	+++	0
Trazodona	+	+++	++	++	+	+

0: sem efeito; + a +++: efeito crescente. ADT: antidepressivos tricíclicos; IMAO: inibidores da monoaminoxidase; IRNS: inibidores de recaptação de noradrenalina e serotonina; ISRS: inibidores seletivos de recaptação de serotonina. Fonte: adaptado de Botega et al., 2017[36].

A escolha do tratamento deve ser individualizada e baseada nos principais sintomas apresentados (ansiedade, insônia e melancolia). Além disso, deve-se atentar às comorbidades clínicas preexistentes que, muitas vezes, estão associadas ao uso de múltiplos fármacos e aumentam a chance de interações medicamentosas. Fatores como tolerabilidade de efeitos colaterais, disponibilidade e custo do tratamento também são limitantes na escolha do fármaco. A seguir, o Quadro 10 visa auxiliar na escolha do fármaco através dos sintomas predominantes enquadrados em especificadores da depressão.

Quadro 10 Opções terapêuticas conforme especificadores de depressão

Especificadores de depressão	Opções terapêuticas
Depressão atípica	Primeira linha: ISRS, bupropiona. Depressão resistente: aceitável considerar o uso de IMAO. Melhor resposta com IMAO do que com ADT.
Depressão melancólica	Boa resposta com ADT. Preferível iniciar com venlafaxina, Mirtazapina (ações duais).
Depressão psicótica	Antidepressivo + antipsicótico (primeira linha: fluoxetina + olanzapina). ECT.
Depressão ansiosa	ISRS. IRSN. ISRS/IRSN + hipnóticos ou benzodiazepínicos.
Depressão catatônica	Benzodiazepínicos. ECT.
Depressão com insônia	Mirtazapina. ADT (amitriptilina) ISRS/IRSN + hipnótico ou benzodiazepínico.
Depressão com hipersonia e fadiga	Antidepressivo estimulante (bupropiona)
Depressão com déficit cognitivo ou problemas de funcionamento executivo	Agente noradrenérgico (bupropiona, duloxetina)

ADT: antidepressivos tricíclicos; ECT: eletroconvulsoterapia; IMAO: inibidores da monoaminoxidase; IRNS: inibidores de recaptação de noradrenalina e serotonina; ISRS: inibidores seletivos de recaptação de serotonina. Fonte: adaptado de Schatzberg e DeBattista, 2017[54].

A intolerância aos efeitos colaterais dos fármacos é a principal causa de abandono do tratamento. Os efeitos adversos estão relacionados ao mecanismo de ação do fármaco e sua afinidade a alguns neurotransmissores. O Quadro 11 traz os principais efeitos adversos conforme o mecanismo de ação do fármaco.

Quadro 11 Efeitos adversos relacionados aos neurotransmissores

Efeitos anti-histamínicos	Sonolência, hipotensão, aumento de peso, tontura e fadiga.
Efeitos serotonérgicos	Irritabilidade, agitação, insônia, cefaleia, fadiga, tontura, náusea, diarreia, insônia e disfunção sexual.
Efeitos antiadrenérgicos	Hipotensão arterial, taquicardia reflexa, vertigem, tremores, congestão nasal, disfunção erétil e ejaculatória.
Efeitos anticolinérgicos	Boca seca, visão turva, aumento da pressão ocular, constipação, retenção urinária, taquicardia, ganho de peso, disfunção sexual, confusão mental e alucinações.

Fonte: adaptado de Botega et al., 2017.[36]

Em pacientes depressivos internados que nunca fizeram uso de antidepressivos, apresentando quadro não complicado e depressão não melancólica, os ISRS são a primeira escolha na monoterapia, em virtude do maior perfil de segurança, melhor tolerabilidade de efeitos colaterais e poucas interações medicamentosas[15].

Outras medicações que podem ser usadas como primeira escolha são: venlafaxina, desvenlafaxina, mirtazapina, bupropiona, entre outros[47]. Em alguns casos, os efeitos colaterais das medicações podem ser desejáveis. Por exemplo, paciente com inapetência e insônia pode se beneficiar dos efeitos sedativos e de aumento de apetite da mirtazapina, que causa sonolência. Cabe lembrar que pessoas tratadas via Sistema Único de Saúde (SUS) podem não dispor de muitas medicações. Assim, no tratamento inicial, os ADT diversas vezes são considerados primeira linha. Após a remissão dos sintomas em doses adequadas do fármaco, este deve ser mantido pelo período de seis a nove meses (fase de continuação). Posteriormente se inicia a fase de manutenção do tratamento, que, em pacientes graves e naqueles com depressões recorrentes, pode exigir a continuidade do medicamento por anos ou até por tempo indeterminado[47].

A maioria dos pacientes internados já fez uso de diversas medicações, o que muitas vezes foi admitido devido à refratariedade ao tratamento. Nesses casos, é fundamental avaliar a adesão terapêutica e ajustar medidas não farmacológicas que possam atuar de maneira adjuvante. Não existem evidências que demonstrem superioridade entre os diferentes antidepressivos em casos de depressão grave[47].

Nas depressões graves e/ou melancólicas em pacientes internados, pode-se fazer uso de ADT, sendo preferíveis aqueles com menor incidência de efeitos colaterais anticolinérgicos, como a nortriptilina[47]. Os IMAO são pouco usados na prática clínica em virtude de seus efeitos colaterais, interações medicamentosas e necessidade de cuidados dietéticos rígidos, mas são excelente opção a alguns casos refratários. Quando todos os demais esquemas de tratamento não obtiverem resposta, pode-se considerar o uso de IMAO, especialmente na depressão atípica[47,53].

Estratégias para aumento de resposta ao antidepressivo

Como estratégias para aumento da resposta terapêutica, temos o aumento da dose, a troca do antidepressivo por outra classe medicamentosa e a potencialização do efeito do antidepressivo ou combinações entre eles[47]. Dentre as opções de combinação de medicações, sugere-se o uso de ISRS/IRSN associado à bupropiona. Nesse caso, além de atuar nos sintomas-alvo, a bupropiona pode diminuir os efeitos colaterais sexuais causados pelos ISRS ou IRSN[15]. Outra opção é a associação de um ISRS/IRSN com mirtazapina, devendo-se atentar para os efeitos colaterais. Quando for associado um ISRS a um ADT, é necessário atentar que a inibição do citocromo P450 2D6 pelo ISRS aumenta as doses séricas dos ADT, potencializando os efeitos colaterais e o risco de síndrome serotoninérgica. Se o ISRS for a fluoxetina, orienta-se redução da dose para 1/3 do habitual, devido à forte inibição do citocromo P450[47]. Na associação entre IMAO e ADT, deve-se realizar monitoramento rigoroso, devido ao risco de hipertensão arterial associado ao consumo simultâneo de alimentos ricos em tiramina e síndrome serotoninérgica[15].

Outras medicações não antidepressivas podem ser usadas com a finalidade de potencializar a ação dos antidepressivos. O carbonato de lítio, além de atuar na melhora do perfil do antidepressivo, reduz o risco de recaída e tem efeito protetor sobre o suicídio. Orienta-se que seja mantido por 1 ano após a remissão[47]. Outra medicação que pode ser usada é a triiodotironina (T3), em doses de 25 a 50 µg/dia[15]. O estudo do STAR*D demonstrou taxa de remissão de 16% com o lítio e 23% com o T3[55]. Entre os antipsicóticos, os que mostraram evidências mais consistentes de benefício no tratamento da depressão foram a quetiapina e o aripiprazol[47].

Estimulantes do sistema nervoso, como metilfenidato, estão sendo estudados como potencializadores no tratamento da depressão maior unipolar resistente. Contudo, até então as evidências de benefício ainda são insuficientes. Um estudo de cinco semanas, em 145 pacientes com depressão resistente ao tratamento comparando placebo com metilfenidato de liberação prolongada como terapia adjuvante ao uso de antidepressivos (doses de 18 a 54 mg/dia), mostrou melhora inicial da síndrome depressiva mais significativa com o metilfenidato do que com o placebo, porém a melhora ao final do tratamento foi similar nos dois grupos[56]. Outro estudo de quatro semanas com 60 pacientes apresentando depressão resistente ao tratamento, comparando metilfenidato de liberação prolongada (18-54 mg/dia) com placebo como terapia adjuvante, constatou maior resposta na redução dos sintomas basais com o uso de metilfenidato (40% metilfenidato x 23% placebo). Apesar de essa diferença não ser estatisticamente significativa, na prática pode se mostrar clinicamente considerável[57].

Quando as tentativas farmacológicas não trazem resultado ou o paciente apresenta quadro clínico que preconiza a necessidade de ECT de primeira linha, esse tipo de tratamento deve ser providenciado. Em média, são necessárias de 8 a 12 sessões para atingir a remissão dos sintomas. Estudos demonstram benefício com nortriptilina associada ao lítio para prevenção de recaída após ECT[47].

Quadro 12 Combinação de fármacos e medicações que potencializam os efeitos dos antidepressivos

Combinação de fármacos
ISRS + ADT: fluoxetina + nortriptilina ou amitriptilina. Atentar-se para inibição de P450 que leva ao aumento das doses séricas dos ADT, causando mais efeitos colaterais e risco de síndrome serotoninérgica[47].
ISRS/IRSN + bupropiona: diminui os efeitos colaterais sexuais causados pelas primeiras drogas citadas[15].
ISRS/IRSN + mirtazapina: venlafaxina + mirtazapina (ambos com ação dual). Atentar para a potencialização dos efeitos colaterais[15].
IMAO + ADT: amitriptilina + tranilcipromina. Monitoramento cuidadoso – risco de síndrome serotoninérgica possivelmente fatal[15].
Medicações potencializadoras dos antidepressivos
Carbonato de lítio: em doses séricas > 0,6 mEq/L[47].
T3: doses de 25 a 50 μg/dia[15,47].
Antipsicóticos atípicos: aripiprazol, quetiapina XR (diminuem a ruminação e ansiedade)[15].
Metilfenidato: evidências ainda insuficientes[57].

ADT: antidepressivos tricíclicos; IMAO: inibidores da monoaminoxidase; IRNS: inibidores de recaptação de noradrenalina e serotonina; ISRS: inibidores seletivos de recaptação de serotonina.

Casos especiais

Pacientes depressivos têm altos índices de doenças comórbidas, como doenças cardiovasculares, distúrbios metabólicos, enxaqueca, fibromialgia, entre outros, sendo necessária, muitas vezes, a ingestão de medicações que atuam em cada uma das doenças associadas. Devido aos riscos de interações medicamentosas, a Tabela 1 apresenta sugestões de medicações a serem utilizadas nas principais comorbidades desse paciente.

Tabela 1 Sugestões de medicações

Patologia	Antidepressivos de escolha	Atentar-se para
Doença cardiovascular	ISRS – sertralina[15,47,53] IRSN[36,53] Mirtazapina[47]	IRSN e bupropiona – aumento de pressão arterial dose dependente[47]. Evitar tricíclicos – podem causar *delirium*, arritmias, diminuir o limiar convulsivo e precipitar quedas[36]. Cuidar risco de prolongamento de QT em usuários de citalopram e escitalopram em doses altas, idosos e predispostos[36]. Atentar para interações medicamentosas – inibidores do citocromo 2D6: aumento de níveis de digoxina, betabloqueadores, entre outros. Alteração no efeito da varfarina e antiagregantes[36].
Doença cerebrovascular	ISRS ou venlafaxina[53] Nortriptilina para depressão pós-AVC[47]	Nortriptilina é o tricíclico que causa menos hipotensão postural[36].
Epilepsia	ISRS ou IRSN[36,53]	Evitar: bupropiona, tricíclicos, maprotilina, metilfenidato e amoxapina (reduzem o limiar convulsivante)[47].
Síndrome metabólica	ISRS (exceto a paroxetina)[36], IRSN, Bupropiona (único associado com perda de peso)[47,53], vortioxetina[36]	Evitar: ADT, IMAO, mirtazapina e paroxetina (ganho de peso)[36,47,53]. Tricíclicos podem causar hiperglicemia[36]. Cirurgia bariátrica pode alterar a absorção de antidepressivos[36].
Dor crônica	ADT – amitripilina[36,47,53] IRSN – venlafaxina em doses ≥ 150 mg/dia[36]; duloxetina 60 mg/dia (menos eficaz)[36]	Inibidores do citocromo 2D6 podem diminuir a eficácia da codeína – fluoxetina, paroxetina[36].
Disfunção sexual	Trazodona, mirtazapina, bupropiona e agomelatina[47,53]	Evitar: ISRS, IRSN, IMAO[47,53].

ADT: antidepressivos tricíclicos; AVC: acidente vascular cerebral; IMAO: inibidores da monoaminoxidase; IRNS: inibidores de recaptação de noradrenalina e serotonina; ISRS: inibidores seletivos de recaptação de serotonina.

Para tratamento de idosos, deve-se avaliar considerar o maior risco de toxicidade e possibilidade de interações medicamentosas devido ao uso frequente de polifarmácia. As melhores opções medicamentosas nesse grupo são os ISRS, sendo o citalopram, escitalopram e sertralina os que de melhor tolerabilidade e menor interações medicamentosas. A venlafaxina e a mirtazapina se mostram alternativas consideradas nessa faixa etária. Os ADT e os IMAO são pouco tolerados, assim constituem terapia de segunda a terceira linha[53].

PLANEJAMENTO E CRITÉRIOS DE ALTA

O planejamento da alta é o desenvolvimento de um plano individualizado para o paciente, antes de deixar o hospital, para garantir que ele receba alta no momento apropriado e com a prestação de serviços adequados pós-alta[15]. Para iniciar o planejamento de alta, é necessário que o indivíduo apresente melhora clínica e diminuição significativa dos riscos que indicaram a internação. Além disso, é importante que ele esteja com as medicações ajustadas e tolerando o tratamento farmacológico, com a rede de apoio bem estabelecida e apropriada de fundamentos de psicoeducação e com um plano traçado para continuar o tratamento após a saída da internação.

O plano de tratamento medicamentoso deve estar bem estabelecido, sendo monitoradas a tolerância aos efeitos colaterais e a segurança do uso do medicamento. Durante a internação, o paciente e seus familiares devem receber informações e orientações sobre o transtorno depressivo, com reuniões e materiais explicativos, garantindo que a rede de apoio esteja esclarecida quanto aos sinais e sintomas. Além disso, devem estar cientes de sinais de alarme para retornar ao serviço de emergência, como piora da anedonia e do humor depressivo, presença de sintomas psicóticos novos ou piorados, risco de suicídio, auto ou heteroagressão e exaustão familiar.

Durante a internação, quando a rede de apoio for identificada como frágil, poderá ser necessário estabelecer um plano de transição de cuidados que inclua outros profissionais. Assim, o prestador de cuidados em nível hospitalar poderá transmitir todas as informações e orientações pertinentes aos profissionais que acompanharão o paciente no pós-alta. É preciso que a nota de alta contenha o registro completo da internação, incluindo procedimentos, exames, medicações e resultados. Ela constitui um documento valioso para o paciente e para o médico que vai acompanhá-lo ambulatorialmente.

CONSIDERAÇÕES FINAIS

O transtorno depressivo é uma das condições psiquiátricas mais frequentes e mais importantes em ambientes de internação. As medidas de cuidado dessa condição envolvem uma abordagem complexa que, além do uso de psicofármacos, exige uma avaliação clínica ampla, implementação de abordagens psicoterápicas, avaliação de riscos, inclusão da família e rede de cuidados, estabelecimento de vínculo, abordagens multidisciplinares e um plano de tratamento que possibilite uma transição de cuidados para a vida pós-internação. Apesar de ser a condição psiquiátrica mais conhecida, a depressão é um transtorno complexo, com tendência a cronicidade e altamente disfuncional, fazendo que o ambiente de internação se torne uma oportunidade de resgate e identificação de situações sensíveis, que podem ser mais difíceis de avaliar em um ambiente ambulatorial. Assim, clínicos, profissionais de saúde, pacientes e familiares devem considerar a situação de internação, que geralmente se dá em momentos de muito sofrimento e colapso do tratamento ambulatorial, também como um potencial "divisor de águas", que pode mudar para melhor o curso de um transtorno grave e potencialmente fatal.

REFERÊNCIAS BIBLIOGRÁFICAS

1. Clapp JD, Grubaugh AL, Allen JG, Mahoney J, Oldham JM, Fowler JC, et al. Modeling trajectory of depressive symptoms among psychiatric inpatients: a latent growth curve approach. J Clin Psychiatry. 2013;74(5):492-9.
2. Moreschi HK, Pavan G, Godoy JA, Mondrzak R, Almeida MR, Pacheco MA, et al. Factors related to positive and negative outcomes in psychiatric inpatients in a general hospital psychiatric unit: a proposal for an outcomes index. Arch Clin Psychiatry São Paulo. 2015;42(1):6-12.
3. American Psychiatric Association. Diagnostic and statistical manual of mental disorders (DSM-5®). Arlington: American Psychiatric Association; 2013.
4. Malhi GS, Mann JJ. Depression. Lancet. 2018;392(10161):2299-312.
5. Walker J, Burke K, Wanat M, Fisher R, Fielding J, Mulick A, et al. The prevalence of depression in general hospital inpatients: a systematic review and meta-analysis of interview-based studies. Psychol Med. 2018;48(14):2285-98.
6. Moriwaki K, Neuner T, Hübner-Liebermann B, Hausner H, Wittmann M, Horiuchi T, et al. Acute psychiatric inpatient care: a cross-cultural comparison between two hospitals in Germany and Japan. Int J Soc Psychiatry. 2013;59(8):771-81.
7. Blader JC. Acute inpatient care for psychiatric disorders in the United States, 1996 Through 2007. Arch Gen Psychiatry. 2011;68(12):1276-83.
8. Munhoz TN, Nunes BP, Wehrmeister FC, Santos IS, Matijasevich A. A nationwide population-based study of depression in Brazil. J Affect Disord. 2016;192:226-33.
9. Silva MT, Galvao TF, Martins SS, Pereira MG. Prevalence of depression morbidity among Brazilian adults: a systematic review and meta-analysis. Rev Bras Psiquiatr. 2014;36(3):262-70.
10. Lopes CS, Hellwig N, Silva GA, Menezes PR. Inequities in access to depression treatment: results of the Brazilian National Health Survey – PNS. Int J Equity Health. 2016;15:154.
11. Hawton K, Casañas I Comabella C, Haw C, Saunders K. Risk factors for suicide in individuals with depression: A systematic review. J Affect Disord. 2013;147(1-3):17-28.
12. Botega NJ, Mitsuushi GN, Azevedo RCS, Lima DD, Fanger PC, Mauro MLF, et al. Depression, alcohol use disorders and nicotine dependence among patients at a general hospital. Rev Bras Psiquiatr. 2010;32(3):250-6.
13. Nuernberg GL, Baeza FL, Fleck MP, Rocha NS. Outcomes of inpatients with severe mental illness: a naturalistic descriptive study. Rev Bras Psiquiatr. 2016;38:141-7.
14. Salum GA, Leite LS, Santos SJ, Mazzini G, Baeza FLC, Spanemberg L, et al. Prevalence and trends of mental disorders requiring inpatient care in the city of Porto Alegre: a citywide study including

all inpatient admissions due to mental disorders in the public system from 2013-2017. Trends Psychiatry Psychother. 2020;42:86-91.
15. Casher MI, Bess JD. Manual of inpatient psychiatry. Cambridge University Press; 2010.
16. Singh NN, Barber JW, Sant SV. Handbook of recovery in inpatient psychiatry. Springer; 2016.
17. Strick J, Honig A, Lusberg R. Sensitivity and specificity of observer and self-report questionnaires in major and minor depression following myocardial infarction. Psychosomatics. 2001;42(5):423-8.
18. Yee A, Yassim A, Loh H, Ng CG, Tan K-A. Psychometric evaluation of the Malay version of the Montgomery-Asberg Depression Rating Scale (MADRS-BM). BMC Psychiatry. 2015;15:200.
19. Müller-Thomsen T, Arlt S, Mann U, Mass R, Ganzer S. Detecting depression in Alzheimer's disease: evaluation of four different scales. Arch Clin Neuropsychol. 2005;20(2):271-6.
20. Beck A, Steer R, Ball R, Ranieri W. Comparison of beck depression 1 in psychiatric inventories -1A and - outpatients. J Pers Assess (1996) 67:588-97.
21. Oliveira M, Gorenstein C, Neto F. Validação da versão em português do Beck Depression Inventory - II (Inventário de Depressão de Beck - II) numa amostra da população geral brasileira. Rev Bras Psiquiatr. 2012;34(4):389-94.
22. Parker G, Hadzi-Pavlovic D, Boyce P, Wilhelm K, Brodaty H, Mitchell P, et al. Classifying depression by mental state signs. Br J Psychiatry. 1990;157:55-65.
23. Marcolino J, Filho LP, Mathias LAST, Guaratini AA, Suzuki FM, Alli LAC. Escala hospitalar de ansiedade e depressão: estudo da validade de critério e da confiabilidade com pacientes no pré-operatório. Rev Bras Anestesiol. 2007;57(1):52-62.
24. Salkind MR. Beck depression inventory in general practice. J R Coll Gen Pract. 1969;18(88):267-71.
25. Amorim M. Mini International Neuropsychiatric Interview (MINI): validação de entrevista breve para diagnóstico de transtornos mentais. Rev Bras Psiquiatr. 2000;22(3):106-15.
26. Reisberg B. Functional assessment staging (FAST). Psychopharmacol Bull. 1988;24(4):653-9.
27. Üstün B, Kostanjsek N, Chatterji S, Rehm J. Measuring health and disability: manual for WHO Disability Assessment Schedule WHODAS 2.0. World Health Organization; 2010.
28. Dalgalarrondo P. Psicopatologia e semiologia dos transtornos mentais. Porto Alegre: Artmed; 2008.
29. van Loo HM, de Jonge P, Romeijn J-W, Kessler RC, Schoevers RA. Data-driven subtypes of major depressive disorder: a systematic review. BMC Med. 2012;10:156.
30. Lyness JM. Unipolar depression in adults: Clinical features. Waltham: UpToDate; 2019.
31. Rothschild AJ. Unipolar major depression with psychotic features: Epidemiology, clinical features, assessment, and diagnosis. Waltham: UpToDate; 2019.
32. Hardeveld F, Spijker J, Graaf RD, Nolen WA, Beekman ATF. Prevalence and predictors of recurrence of major depressive disorder in the adult population. Acta Psychiatr Scand. 2010;122(3):184-91.
33. Solomon DA, Keller MB, Leon AC, Mueller TI, Lavori PW, Shea MT, et al. Multiple recurrences of major depressive disorder. Am J Psychiatry. 2000;157(2):229-33.
34. Coffey MJ. Catatonia in adults: epidemiology, clinical features, assessment, and diagnosis. Waltham: UpToDate; 2019.
35. Hebbrecht K, Stuivenga M, Birkenhäger T, van der Mast RC, Sabbe B, Giltay EJ. Symptom profile and clinical course of inpatients with unipolar versus bipolar depression. Neuropsychobiology. 2020;79(4-5):313-23.
36. Botega NJ. Prática psiquiátrica no hospital geral: interconsulta e emergência. Porto Alegre: Artmed; 2017.
37. Volpe FM, Braga IP, da Silva EM. Community health services and risk of readmission in public psychiatric hospitals of Belo Horizonte, Brazil, 2005-2011. Trends Psychiatry Psychother. 2018;40(3):193-201.
38. Zhang J, Harvey C, Andrew C. Factors associated with length of stay and the risk of readmission in an acute psychiatric inpatient facility: a retrospective study. Aust N Z J Psychiatry. 2011;45(7):578-85.
39. Eikelenboom M, Beekman ATF, Penninx BWJH, Smit JH. A 6-year longitudinal study of predictors for suicide attempts in major depressive disorder. Psychol Med. 2019;49(6):911-21.

40. Ang LPA. Reducing inpatient suicide rates: the success of a suicide management programme in a general hospital. Gen Hosp Psychiatry. 2018;54:60-1.
41. Busch KA, Fawcett J, Jacobs DG. Clinical correlates of inpatient suicide. J Clin Psychiatry. 2003;64(1): 14-9.
42. Suominen K, Isometsä E, Heilä H, Lönnqvist J, Henriksson M. General hospital suicides: a psychological autopsy study in Finland. Gen Hosp Psychiatry. 2002;24(6):412-6.
43. Motta L, Blaya C, Costa MA, Passos I, Telles LEB, Sordi A, et al. Telepsiquiatria: estratificação de riscos, transição para cuidado presencial e telessuporte ao profissional de referência. 2020.
44. McInnis M, Riba M, Grede J. Depressive disorders. In: Hales RE, Yudofsky SC, Roberts LW, editores. The American Psychiatric Publishing Textbook of Psychiatry. American Psychiatric Publishing; 2014.
45. Cosci F, Fava G, Sonino N. Mood and anxiety disorders as early manifestations of medical illness: a systematic review. Psychother Psychosom. 2015;84(1):22-9.
46. Parikh SV, Quilty LC, Ravitz P, Rosenbluth M, Pavlova B, Grigoriadis S, et al. Canadian Network for Mood and Anxiety Treatments (CANMAT) 2016 Clinical guidelines for the management of adults with major depressive disorder: section 2. psychological treatments. Can J Psychiatry. 2016;61(9):524-39.
47. Cordioli AV, Gallois CB, Isolan L. Psicofármacos: consulta rápida. Porto Alegre: Artmed; 2015.
48. Ravindran AV, Balneaves LG, Faulkner G, Ortiz A, McIntosh D, Morehouse RL, et al. Canadian Network for Mood and Anxiety Treatments (CANMAT) 2016 Clinical guidelines for the management of adults with major depressive disorder: Section 5. Complementary and alternative medicine treatments. Can J Psychiatry. 2016;61(9):576-87.
49. Schuch FB, Vasconcelos-Moreno MP, Borowsky C, Zimmermann AB, Rocha NS, Fleck MP. Exercise and severe major depression: effect on symptom severity and quality of life at discharge in an inpatient cohort. J Psychiatr Res. 2015;61:25-32.
50. Alper E, O'Malley T, Greenwald J. Hospital discharge and readmission. Waltham: UpToDate; 2019.
51. Kellner C. Overview of electroconvulsive therapy (ECT) for adults. Waltham: UpToDate; 2019.
52. Brasil. Ministério da Saúde. Secretaria de Atenção à Saúde. Nota técnica n. 11/2019-CGMAD/DAPES/SAS/MS: esclarecimentos sobre as mudanças na Política Nacional de Saúde Mental e nas Diretrizes da Política Nacional sobre Drogas. 2019.
53. Lam RW, McIntosh D, Wang JL, Enns MW, Kolivakis T, Michalak EE, et al. Canadian Network for Mood and Anxiety Treatments (CANMAT) 2016 Clinical guidelines for the management of adults with major depressive disorder: Section 1. Disease burden and principles of care. Can J Psychiatry. 2016;61(9):510-23.
54. Schatzberg AF, DeBattista C. Manual de psicofarmacologia clínica. Porto Alegre: Artmed; 2017.
55. Nierenberg AA, Fava M, Trivedi MH, Wisniewski SR, Thase ME, McGrath PJ, et al. A comparison of lithium and T3 augmentation following two failed medication treatments for depression: A STAR*D report. Am J Psychiatry. 2006;163(9):1519-30; quiz 1665.
56. Ravindran AV, Kennedy SH, O'Donovan MC, Fallu A, Camacho F, Binder CE. Osmotic-release oral system methylphenidate augmentation of antidepressant monotherapy in major depressive disorder: results of a double-blind, randomized, placebo-controlled trial. J Clin Psychiatry. 2008;69(1):87-94.
57. Nierenberg A. Unipolar major depression in adults: augmentation of antidepressants with stimulants and stimulant-like drugs. Waltham: UpToDate; 2019.

4

Transtorno bipolar e transtornos relacionados

Letícia Martinez Smaniotto
Ronald de Borba Heinen Rodrigues
Tomás da Cunha Recuero
Alícia Souza de Andrade
Kyuana Azeredo de Lima
Lucas Spanemberg
Marcia Kauer-Sant'Anna

DESTAQUES

- A avaliação precoce de riscos é fundamental para determinar o nível de cuidado.
- Anamnese completa e com boa avaliação da história pregressa do paciente pode necessitar de auxílio de informante.
- Avaliação do exame do estado mental.
- Terapêutica adequada a cada caso, considerando-se as diferenças nos subtipos de transtorno bipolar.
- O estadiamento, baseado em estágio de neuroprogressão, pode ajudar a definir o prognóstico e o melhor nível de cuidados.

PONTOS IMPORTANTES

- O transtorno bipolar é uma condição psiquiátrica grave e crônica, com alta herdabilidade genética, e está associado a uma carga importante de doença e incapacidade.
- Possui altas taxas de morbimortalidade, com um tratamento complexo. Em muitos casos, faz-se necessário utilizar o ambiente hospitalar.
- É uma condição que possui grande taxa de subdiagnóstico[1], pois muitas vezes não é reconhecido ou é confundido com outra comorbidade.

(continua)

(continuação)

- Em um estudo realizado em Porto Alegre (RS), Brasil, 21,9% dos pacientes psiquiátricos hospitalizados tinham diagnóstico de transtorno bipolar[1].
- Os transtornos de humor podem gerar riscos importantes para o paciente, como ideação suicida, pensamentos de morte, psicose aguda e exposição moral[2].
- Os pacientes que apresentam ideação suicida, sintomas psicóticos e exposição moral devem ser orientados à internação hospitalar, para melhor manejo do quadro e prevenção de riscos.
- O episódio agudo pode se manifestar com aceleração de pensamento, psicose (alucinações auditivas ou visuais), delírios de pensamento (grandiosos, de referência, místicos, mágicos, entre outros), taquilalia, perda do fio associativo, diminuição da necessidade do sono e/ou podendo representar um episódio depressivo grave, como ideação suicida, anedonia, tristeza importante, pensamentos de desvalia, alterações do sono, lentificação de pensamento ou pensamentos suicidas[3,4].
- A recuperação do episódio agudo depende de certos fatores, como diagnóstico precoce, introdução de terapêutica adequada e rápida resolução do sintomas importantes, como psicose e alterações do sono[3,4].

EPIDEMIOLOGIA

O transtorno bipolar (TB) costuma ser uma das condições psiquiátricas mais prevalentes, incapacitantes e importantes relacionadas à saúde mental. A associação desse transtorno a desfechos negativos, como comprometimento cognitivo, funcional e aumento do risco suicida, nos mostram a importância de abordarmos esse assunto[5]. A Organização Mundial da Saúde (OMS) estimou que o TB foi a 46ª maior causa de incapacidade e mortalidade no mundo entre 291 doenças e causas de lesões, as quais o colocaram à frente do câncer de mama, bem como da doença de Alzheimer e outras demências[6]. A taxa de suicídio é 20 vezes maior do que na população em geral. Estima-se que um terço dessa população tente suicídio e 15 a 20% cometem suicídio efetivamente[7].

Estudos realizados no mundo revelam que a prevalência desse transtorno tanto ao longo da vida quanto em 12 meses varia entre 1 e 3% da população em geral[8]. Quando observamos a prevalência entre os tipos de TB, temos como o mais prevalente o tipo I (TB-I), com aproximadamente 0,6%; posteriormente o TB tipo II (TB-II), com aproximadamente 0,4%; 1,4% no TB sublimiar e 2,4% no espectro do TB. A proporção por sexo não se altera: é equivalente tanto em homens quanto em mulheres (1:1)[9].

Nos Estados Unidos, a prevalência desse transtorno na população geral é de 1% para TB-I e 1,1% para TB-II[6]. No Brasil, os dados apontam para números semelhantes, e observam-se uma prevalência ao longo da vida de 1% da população e uma prevalência anual de 0,5%. A idade média para início do primeiro episódio varia conforme os subtipos do transtorno: no TB-I, a idade média é de 18 anos para o primeiro surto, e no TB-II é por volta de 25 anos o primeiro surto[6].

Apesar de a maioria dos episódios de humor não necessitar de internação, um estudo francês identificou que 63% dos 265 mil episódios maníacos anuais do país necessitaram de internação psiquiátrica, com uma média de 32 dias de internação[10]. Os custos diretos estimados de um episódio maníaco na Espanha foi estimado em € 4.771, sendo que 77% desse valor (ou € 3.651) se referem a custos da hospitalização psiquiátrica[11]. Apesar de episódios mistos e depressivos necessitarem de internações mais longas, episódios maníacos representam cerca de 53% dos custos anuais de internação do TB em países europeus[12].

DADOS RELEVANTES

- Prevalência em 12 meses: 1% (mundo) e 0,5% (Brasil).
- Prevalência ao longo da vida: 1 a 2% (mundo) e 1% (Brasil).
- Pico de prevalência: aos 18 anos no TB-I e 25 anos no TB-II.
- A proporção entre os sexos é equivalente para homens e mulheres (1:1).
- A taxa de suicídio é 20 vezes maior que a população em geral.

DIAGNÓSTICO E AVALIAÇÃO

O TB apresenta subtipos com características semelhantes, mas algumas diferenças importantes. Enquanto a variante tipo II é considerada um quadro clinicamente atenuado do TB-I, ela apresenta maior taxa de episódios depressivos e maior frequência de tentativas de suicídio[13]. Por outro lado, pacientes com TB-I apresentam maiores taxas de hospitalização, maior índice de massa corpórea (IMC) e mais comorbidades metabólicas e tendem a receber mais tratamentos com estabilizadores de humor, antipsicóticos e eletroconvulsoterapia (ECT). Muitos pacientes vão necessitar de re-hospitalizações, sendo que características psicóticas, alta contra a recomendação médica (alta "a pedido") e alto número de hospitalizações prévias são os maiores preditores de reinternação[14].

O diagnóstico do TB é realizado com base no DSM-5. É um diagnóstico clínico, que compreende a presença de sintomas bem caracterizados pela presença mínima de tempo estipulada por cada critério. O transtorno afetivo bipolar é um transtorno caracterizado por um conjunto de sinais sintomas que trazem prejuízo funcional significativo e se divide em tipo I (TAB-I), tipo II (TB-II), induzido por substâncias psicoativas e induzido por outra condição médica[3].

Transtorno bipolar tipo I

Para o diagnóstico por meio do DSM-5, é necessária a presença de algum episódio maníaco ao longo da vida de forma isolada, ou associado à presença de episódio hipomaníaco ou episódios depressivos prévios[8].

Quadro 1 Critérios para diagnóstico de episódio maníaco – DSM-5

A – Um período distinto de humor anormal e persistentemente elevado, expansivo, irritável, e aumento anormal e persistente da atividade ou da energia com duração mínima de 1 semana e presente na maior parte do dia, quase todos os dias.
B – Durante o período de alteração do humor e do aumento de energia, três ou mais dos seguintes critérios: 1. Aumento da autoestima e de pensamentos de grandiosidade. 2. Redução da necessidade do sono. 3. Taquilalia ou aumento da pressão de fala. 4. Fuga de ideias e pensamentos acelerados. 5. Distratibilidade, que é a perda de atenção por estímulos externos insignificantes. 6. Aumento da atividade dirigida a objetivos (trabalho, relacionamentos) ou agitação psicomotora (sintomas psicóticos). 7. Envolvimento excessivo em atividades com elevado potencial para consequências problemáticas (gastos excessivos, investimentos financeiros impulsivos, indiscrição sexual).
C – Essa perturbação é suficientemente grave, a ponto de causar prejuízo ao funcionamento do paciente (social/profissional) ou necessitando de hospitalização.
D – O episódio não pode ser atribuído a alterações clínicas, ao uso de substâncias psicoativas (SPA) ou a qualquer outra condição médica.

Quadro 2 Critérios para diagnóstico de episódio hipomaníaco – DSM-5

A – Um período distinto de humor anormal e persistentemente elevado, expansivo ou irritável, e aumento anormal e persistente de atividade ou da energia com duração mínima de 4 dias seguidos e presente na maior parte do tempo.
B – Durante o período de alteração do humor e do aumento da energia, a presença de três ou mais dos seguintes sintomas (quatro, caso o humor seja apenas irritável): 1. Aumento da autoestima e de pensamentos de grandiosidade. 2. Redução da necessidade do sono. 3. Taquilalia ou aumento da pressão de fala. 4. Fuga de ideias e pensamentos acelerados. 5. Distratibilidade, que é a perda de atenção por estímulos externos insignificantes. 6. Aumento da atividade dirigida a objetivos (trabalho, relacionamentos). 7. Envolvimento excessivo em atividades com elevado potencial para consequências problemáticas (gastos excessivos, investimentos financeiros impulsivos, indiscrição sexual).
C – O episódio está associado a uma mudança clara no funcionamento do paciente.

(continua)

Quadro 2 Critérios para diagnóstico de episódio hipomaníaco – DSM-5 (*continuação*)

D – A perturbação e a mudança do humor são observadas por outras pessoas.
E – O episódio não é suficientemente grave para provocar importante prejuízo no funcionamento social ou profissional ou que acarrete necessidade de internação. Caso existam sintomas psicóticos, o episódio é dito como maníaco.
F – O episódio não pode ser atribuído a alterações clínicas, ao uso de SPA ou a qualquer outra condição médica.

Quadro 3 Critérios para diagnóstico de episódio depressivo – DSM-5

A – Cinco (ou mais) dos seguintes sintomas estiveram presentes durante o mesmo período de 2 semanas e representam uma mudança em relação ao funcionamento anterior; pelo menos um dos sintomas é (1) humor deprimido ou (2) perda de interesse ou prazer. **Nota:** não incluir sintomas claramente atribuíveis a outra condição médica. 1. Humor deprimido na maior parte do dia, quase todos os dias, conforme indicado por relato subjetivo (p. ex., sente-se triste, vazio ou sem esperança) ou por observação feita por outra pessoa (p. ex., parece choroso). **Nota:** em crianças e adolescentes, pode ser humor irritável. 2. Acentuada diminuição de interesse ou prazer em todas, ou quase todas, as atividades na maior parte do dia, quase todos os dias (conforme indicado por relato subjetivo ou observação feita por outra pessoa). 3. Perda ou ganho significativo de peso sem estar fazendo dieta (p. ex., mudança de mais de 5% do peso corporal em 1 mês) ou redução ou aumento no apetite quase todos os dias. **Nota:** em crianças, considerar o insucesso em obter o ganho de peso esperado. 4. Insônia ou hipersonia quase diária. 5. Agitação ou retardo psicomotor quase todos os dias (observável por outras pessoas; não meramente sensações subjetivas de inquietação ou de estar mais lento). 6. Fadiga ou perda de energia quase todos os dias. 7. Sentimentos de inutilidade ou culpa excessiva ou inapropriada (que podem ser delirantes) quase todos os dias (não meramente autorrecriminação ou culpa por estar doente). 8. Capacidade diminuída para pensar ou se concentrar, ou indecisão quase todos os dias (por relato subjetivo ou observação feita por outra pessoa). 9. Pensamentos recorrentes de morte (não somente medo de morrer), ideação suicida recorrente sem um plano específico, tentativa de suicídio ou plano específico para cometer suicídio.
B – Os sintomas causam sofrimento clinicamente significativo ou prejuízo no funcionamento social, profissional ou em outras áreas importantes da vida do indivíduo.
C – O episódio não é atribuível aos efeitos fisiológicos de uma substância ou a outra condição médica.

Transtorno bipolar tipo II

Para o diagnóstico por meio do DSM-5, é necessária a existência de episódios hipomaníacos, associados a episódios depressivos prévios. É importante que nenhum desses episódios seja explicado pela existência de outros transtornos psiquiátricos. Todos os episódios precisam causar sofrimento significativo e/ou prejuízo funcional, tanto social quanto profissional, em qualquer área da vida do indivíduo. Ainda é fundamental para esse diagnóstico que jamais haja nenhum episódio maníaco prévio[8]. A maior parte dos quadros de TB-II nunca precisará de internação psiquiátrica, sendo esta reservada a casos graves, com risco de suicídio, de exposição moral e principalmente refratariedade de tratamento. Os pacientes ainda podem ter um suporte social frágil ou condições comórbidas que necessitem de um ambiente de cuidados avançados.

Avaliação

Para a avaliação do quadro durante a internação psiquiátrica, é imprescindível a realização de uma anamnese completa, com o paciente e junto ao paciente e familiar ou pessoa próxima a ele, para auxiliar na compreensão do caso. É fundamental que sejam abordados aspectos como história da doença atual, história médica pregressa, história familiar, presença ou não de uso de substâncias psicoativas e história clínica. Esses pontos são essenciais para uma avaliação global do episódio vigente, a fim de excluir fatores precipitantes e possíveis diagnósticos diferenciais do quadro.

Muitas vezes, o paciente em surto maníaco que ingressa em uma unidade hospitalar pode apresentar dificuldades de concentração e de expressar os fatos de maneira cronológica. Para os pacientes em episódio maníaco, a entrevista pode ser dificultada pelo quadro de alteração do exame de estado mental, como presença de sintomas psicóticos, alteração da atenção, do pensamento e da orientação. Nessas situações, é fundamental, em primeiro lugar, a estabilização do quadro para, posteriormente, realizar a entrevista médica. Já em casos de depressão, a grande dificuldade de entrevista com pacientes internados, muitas vezes, é a anedonia intensa, associada em determinados casos à catatonia.

Conforme abordado no Capítulo 15 – "Cuidados baseados em medidas: o uso de escalas e instrumentos, recomendamos o uso de escalas de avaliação de sintomas, tanto para sintomas depressivos (em casos de depressão bipolar ou quadros mistos) quanto para sintomas maníacos (quadros maníacos e mistos) e de sintomas psicóticos. O ideal é que essas avaliações sejam realizadas no *baseline*, constituindo-se numa referência para avaliações periódicas futuras. O uso de escalas otimiza a identificação e a mensuração dimensional dos sintomas, a estratificação da gravidade e a avaliação sequencial da evolução dos sintomas, melhorando a acurácia da avaliação, auxiliando na tomada de decisões e trazendo melhores resultados clínicos.

MANIFESTAÇÕES CLÍNICAS, CURSO E PROGNÓSTICO

A fisiopatologia do TB está associada à combinação de fatores genéticos, neurobiológicos e psicossociais. Os sintomas costumam se apresentar inicialmente em torno dos 20 anos de idade. O início pode acontecer na infância/adolescência ou na vida adulta, sendo possível, porém muito raro, a partir dos 60 anos de idade[8]. O mais comum é que o TB se inicie com um episódio depressivo, particularmente no TB-II. Sintomas subsindrômicos depressivos costumam ser mais difíceis de tratar, apresentando alta prevalência no curso longitudinal do transtorno[6,8]. Estudos indicam que 7% dos pacientes com TB-I não apresentam recorrência dos sintomas, 45% têm mais de um episódio e em torno de 40% apresentam um curso crônico da doença, com mais de 10 episódios[3]. Há evidências de que um subgrupo de pacientes curse com piora progressiva do quadro, com aceleração dos episódios, refratariedade ao tratamento, suicidalidade e deterioração cognitiva e funcional. Dentre os fatores associados a esse pior prognóstico estão episódios maníacos, comorbidades clínicas e trauma precoce[7].

Durante a internação, é importante planejar o tratamento em curto e longo prazos, avaliando a história prévia de episódios, sintomas atuais e especificadores atuais do transtorno (Quadro 4).

Quadro 4 Especificadores do transtorno bipolar

Especificadores	Características	Significado clínico
Com sintomas ansiosos	Sentimento de nervosismo ou tensão; sentimento de inquietude incomum; dificuldade de concentração por preocupação; medo de algo terrível acontecer; sensação de que pode perder o controle de si	Sintomas ansiosos estão associados a maior risco de suicídio, duração maior da doença e pior resposta ao tratamento
Mania ou hipomania com características mistas	Preencher critérios para mania/hipomania e pelo menos três dos seguintes: disforia ou humor deprimido; anedonia; retardo psicomotor; fadiga ou perda de energia; sentimento de inutilidade ou culpa excessiva; pensamentos recorrentes de morte, ideação, plano ou tentativa de suicídio	Maior risco de suicídio e autoagressividade. Características mistas em um paciente deprimido aumentam a chance de se tratar de transtorno bipolar
Depressão com características mistas	Preencher critérios para depressão e pelo menos três dos seguintes: humor elevado ou expansivo; grandiosidade; pressão de fala; fuga de ideias ou pensamento	

(continua)

Quadro 4 Especificadores do transtorno bipolar (*continuação*)

Especificadores	Características	Significado clínico
	acelerado; aumento de energia; aumento do envolvimento em atividades com potencial consequência dolorosa; redução da necessidade de sono	
Ciclagem rápida	Presença de no mínimo quatro episódios de humor (mania, hipomania ou depressão) nos 12 meses anteriores	Pode ser uma apresentação de estágios mais avançados do transtorno e ser associado a maior refratariedade
Com características melancólicas	Apresentar anedonia ou falta de reatividade a estímulos prazerosos e pelo menos três dos seguintes: desânimo profundo, desespero ou humor vazio; depressão pior pela manhã; despertar mais cedo que o habitual (pelo menos 2 horas); agitação ou retardo psicomotor; anorexia ou perda de peso; culpa excessiva	Costuma ser um episódio mais grave, eventualmente necessitando de internação, e está mais associado a sintomas psicóticos
Com características atípicas	Reatividade do humor e pelo menos dois dos seguintes: aumento do peso ou apetite; hipersonia; paralisia de "chumbo" (sensação de peso nos braços ou pernas); padrão de sensibilidade à rejeição interpessoal	Está mais associada a padrão sazonal, idade de início precoce, comorbidade com transtorno de pânico, somatização e abuso de substâncias
Com sintomas psicóticos	O paciente apresenta delírios e/ou alucinações. Pode ser categorizado como congruente ou incongruente com o humor	Sintomas psicóticos estão associados a pior prognóstico. Pode ser necessário o uso de antipsicóticos ou eletroconvulsoterapia durante o tratamento
Com catatonia	Apresentar sintomas catatônicos (ver os critérios no Capítulo 5 – "Esquizofrenia e transtornos relacionados")	O manejo requer tratamento específico para catatonia
Com início no periparto	Início durante a gestação ou em 4 semanas após o parto	Episódios de humor por si só podem ser prejudiciais ao feto ou recém-nascido. As medicações devem ser ajustadas conforme segurança.

(*continua*)

Quadro 4 Especificadores do transtorno bipolar (*continuação*)

Especificadores	Características	Significado clínico
		Sintomas psicóticos devem ser observados atentamente, devido ao maior risco de infanticídio
Com padrão sazonal	Pelo menos um episódio segue um padrão sazonal, durante pelo menos 2 anos	A observação do padrão e desencadeantes pode auxiliar no plano de prevenção dos próximos episódios

Fonte: adaptado de Sadock et al., 2016[6]; American Psychiatric Association, 2014[8].

Muitas vezes é difícil diferenciar os sintomas das fases e especificadores do TB. Os sintomas podem também se confundir com sintomas de ansiedade, transtorno de déficit de atenção e hiperatividade (TDAH) e outras comorbidades médicas gerais e psiquiátricas. O Quadro 5 traz sugestão de abordagem dos principais sintomas de mania e hipomania (veja o Capítulo 3 – "Transtornos depressivos").

Quadro 5 Sugestões de abordagem dos sintomas

Sintomas	Sugestões de abordagem
Euforia	Você se sente mais feliz do que o normal, mais do que se sentir bem? As pessoas falam que você está mais feliz do que o normal? Chegou a ter problemas por isso?
Irritabilidade	Você se sente mais irritado do que o normal? Começa brigas ou discussões por qualquer motivo? As pessoas falaram que você está irritado?
Grandiosidade	Você se sente mais confiante do que o normal? Sente como se tivesse habilidades ou poderes que os outros não têm?
Redução da necessidade de sono	Você está dormindo bem? Seu sono dura quantas horas? Dorme e acorda a que horas? O padrão é diferente do habitual? Nas noites em que dorme pouco, sente-se cansado ou bem disposto no dia seguinte?
Taquilalia e pressão de fala	Você sente que está falando mais ou mais rápido do que o habitual? As pessoas comentam que você está falando muito ou muito rápido? As pessoas têm dificuldade de interromper quando você está falando?
Aceleração do pensamento e fuga de ideias	Sente que seus pensamentos estão mais rápidos do que o normal? Chega a ficar confuso com os pensamentos, como se estivessem embaralhados?
Distraibilidade	Sente dificuldade para se concentrar? Sente que está difícil manter a atenção no trabalho/aulas/tarefas do dia a dia?

(*continua*)

Quadro 5 Sugestões de abordagem dos sintomas (*continuação*)

Sintomas	Sugestões de abordagem
Aumento de atividade dirigida a objetivos	O que você faz no seu dia a dia (trabalho, aulas, com os amigos, com a família)? As pessoas notam que você está mais ativo que o normal?
Envolvimento em atividades com consequências dolorosas	Você tem feito coisas que podem trazer prejuízo a si ou **À** sua família? Tem comprado mais do que poderia? Tem se envolvido romântica/sexualmente com mais pessoas? Dirige muito rápido ou imprudentemente?
Prejuízo	Quando você fica/estava assim, tem/teve algum problema por isso (no trabalho, na escola, na família, com os amigos)?
Tempo	Quanto tempo duram esses sintomas? Horas, dias, semanas?
Não atribuível a medicação ou condição médica	Quando teve esses sintomas, estava com algum problema de saúde, usando alguma medicação ou algum tipo de droga?

TRANSTORNO BIPOLAR NA INTERNAÇÃO

A agudização de quadros e a gravidade dos sintomas levam eventualmente à necessidade de internação do paciente. Isso ocorre em alguns casos de episódios depressivos e na maior parte dos quadros de mania[10]. Os transtornos de humor estão entre as principais causas de internação psiquiátrica no Brasil, apresentando recentemente uma tendência de aumento[6]. Existe também uma tendência de aumento da representatividade do TB em internações psiquiátricas nos Estados Unidos[15].

É comum que o paciente com TB não aceite a internação por prejuízo de *insight*, por lentificação psicomotora ou desesperança e necessite ser admitido involuntariamente[6]. Nesses casos, é importante observar os trâmites legais adequados e registrar em prontuário os riscos a que o paciente estava se submetendo. Pacientes em fase maníaca, durante a internação, costumam testar os limites das regras, transferir a responsabilidade de seus atos e criar conflitos entre a equipe e com outros pacientes[6]. Para melhor manejo, é importante que a equipe tenha uma postura assertiva e comunicação clara para coordenar os cuidados. É necessário também que seja regularmente reavaliado o risco de suicídio, já que 25 a 50% dos pacientes com TB fazem uma tentativa de suicídio durante a vida e tem de 10 a 30 vezes mais chances de morrer suicidando-se do que a população geral[6].

MEDIDAS INICIAIS

Ao realizar a admissão de um paciente em que há suspeita de TB, é essencial traçar um plano de tratamento inicial. Esse plano deve ser individualizado e regularmente reavaliado e adaptado durante a internação. Contudo, de forma geral algumas recomendações podem guiar essa tarefa[3,4]:

- Avaliação do diagnóstico: é essencial a avaliação longitudinal para estabelecer o diagnóstico de TB, assim como é importante avaliar os sintomas atuais para diagnosticar a fase atual do transtorno, preferencialmente com o auxílio de escalas de gravidade de sintomas. Deve-se coletar uma história completa, analisando-se episódios prévios, sintomas entre os episódios, história familiar, tratamentos prévios e suas respostas/efeitos colaterais.
- Estabelecer e manter uma aliança terapêutica: comunicar ao paciente o que se avalia e planeja para o tratamento de forma clara, bem como assegurar tempo suficiente para ouvir com atenção as queixas. Pacientes psicóticos desorganizados podem necessitar de manejo mais assertivo.
- Educar o paciente e o familiar sobre o transtorno: o TB comumente cursa com *insight* prejudicado, o que aumenta o risco de abandono do tratamento e recorrência. A psicoeducação do paciente e da rede de apoio é fundamental para a adesão ao tratamento e o monitoramento dos sintomas.
- Estimular a adesão ao tratamento: além da psicoeducação citada anteriormente, outros meios podem melhorar a adesão, como levar em conta a preferência do paciente, priorizar medicações com melhor perfil de efeitos colaterais e informá-lo sobre a possibilidade destes.
- Investigar e considerar comorbidades médicas gerais: investigar doenças clínicas gerais e seus fatores de risco, principalmente cardiovasculares e metabólicos, por sua alta prevalência nessa população (doença cardiovascular é a principal causa de morte em pacientes com TB[16]), realizar exame físico completo, manejar as necessidades clínicas e considerar tais fatores na escolha do tratamento.
- Investigar e considerar comorbidades psiquiátricas: entre elas, o uso de substâncias (inclusive cafeína), transtornos ansiosos e transtornos de personalidade devem ser incluídos no planejamento do tratamento, já que estes agravam o quadro de humor.
- Avaliar riscos agudos: riscos de suicídio, auto e heteroagressividade e agitação psicomotora devem ser avaliados com atenção, documentados, informados à equipe e manejados conforme a gravidade (ver Capítulo 11 – "Avaliação e abordagem ao risco de suicídio").

- Estabelecer objetivos para a alta do paciente – por meio da avaliação de aspectos individuais e dos riscos e fatores que levaram à necessidade de internação.

AVALIAÇÃO DO TRANSTORNO BIPOLAR E EXAMES COMPLEMENTARES

Diversas condições médicas podem dar origem a sinais e sintomas que se assemelham aos do TB ou desencadear um episódio de humor. O Quadro 6 apresenta as principais condições e medicações que podem levar a um episódio de mania secundária (ver também Capítulo 3 – "Transtornos depressivos"). Para afastar diagnósticos diferenciais, condições comórbidas e ter parâmetros de segurança para o tratamento farmacológico, a *International Society for Bipolar Disorders* (ISBD) sugere a avaliação de rotina de alguns parâmetros (Quadro 7). Pacientes em uso de algumas medicações devem ter alguns cuidados observados e ser submetidos a exames específicos regularmente, conforme o Quadro 7.

Quadro 6 Causas de mania secundária

Condições médicas gerais		
Deficiência de B12/B3	Encefalites	Síndrome do anticorpo antifosfolípide
Demência	Epilepsia	Síndrome carcinoide
Doença de Cushing	Esclerose múltipla	Síndrome Kleine-Levin
Doença de Fahr	Hipertireoidismo	Síndrome de Klinefelter
Doença de Huntington	Hiponatremia	Trauma craniano
Doença de Parkinson	Infecção por HIV	Tumor/lesão cerebral
Doença de Wilson	Neurossífilis	
Medicações e substâncias de abuso		
Alucinógenos	Captopril	Fenilciclidina
Amantadina	Cimetidina	Isoniazida
Anfetaminas	Cimetidina	L-dopa
Anabolizantes	Clonidina**	Metilfenidato
Antidepressivos	Cocaína	Procainamida
Baclofeno*	Corticoesteroides**	Tiroxina
Buspirona	Didanosina	Zidovudina

* Na administração ou na retirada. ** Na retirada. Fonte: adaptado de Levenson, 2018[17].

Quadro 7 Avaliações de rotina para o paciente com transtorno bipolar

Avaliação geral	
História	História médica atual e pregressa. História psiquiátrica e clínica familiar. Uso de álcool, tabagismo e substâncias psicoativas. Gravidez e contracepção (mulheres em idade fértil).
Exame físico	Pressão arterial. Circunferência abdominal e/ou índice de massa corpórea (peso/altura^2).
Laboratoriais	Hemograma completo. Glicemia de jejum. Lipidograma (colesterol total, HDL, LDL e triglicerídeos). Creatinina, ureia e eletrólitos. Testes de função hepática (TGO/AST e TGP/ALT). Teste de gravidez (se mulher em idade fértil).
Avaliação de acordo com o uso de medicações	
Lítio	Investigar patologias renais, cardiológicas e gravidez antes do uso. Nível sérico: dois níveis para estabelecer a dose terapêutica. Após, a cada 3 a 6 meses. Solicitar se aumento de dose, quando clinicamente indicado ou se introdução de medicação que pode alterar litemia. Creatinina, ureia e eletrólitos a cada 3 a 6 meses. Cálcio, TSH e peso após 6 meses; depois, anualmente.
Ácido valproico	Investigar patologia hematológica, hepática e gravidez antes do uso. Nível sérico: dois níveis para estabelecer dose terapêutica; após, conforme indicação clínica. Peso. Hemograma com plaquetas, função hepática após 4 semanas do início do tratamento, com repetição a cada 3 a 6 meses.
Carbamazepina	Investigar patologia hematológica e hepática e histórico de depressão de medula óssea antes do uso. Nível sérico: dois níveis para estabelecer a dose terapêutica com 4 semanas de intervalo, depois, conforme clinicamente indicado. Hemograma com plaquetas, creatinina, ureia, eletrólitos, função hepática mensal por 3 meses; depois, anualmente.
Lamotrigina	Investigar patologia hepática antes do uso. Alertar paciente sobre risco de *rash* cutâneo – cessar uso do fármaco e buscar emergência para avaliação.
Antipsicóticos (exceto clozapina)	Peso mensalmente por 3 meses; depois, a cada 3 meses. Monitorar glicemia de jejum e lipidograma a cada 3 meses por 1 ano; depois, anualmente.

Fonte: adaptado de Ng et al., 2009[18]; Cordioli et al., 2015[19].

Conforme a indicação clínica, outros exames devem ser solicitados[18], como:

- TSH, se suspeita de tireoidopatia.
- Exames toxicológicos, se suspeita de uso de drogas.
- Prolactina para pacientes em uso de antipsicóticos.
- Testes para infecções sexualmente transmissíveis (HIV, sífilis, hepatites virais), conforme história e clínica do paciente.
- Eletrocardiograma (ECG) para pacientes acima de 40 anos ou com plano de iniciar medicações com potencial de alterações cardíacas.
- Exames de neuroimagem (tomografia computadorizada, ressonância magnética), líquido cefalorraquidiano, conforme exame e suspeita de quadro neurológico.
- *Clearance* de creatinina de 24 horas, se história de doença renal.

Além de condições clínicas, outros transtornos psiquiátricos devem fazer parte do diagnóstico diferencial, e algumas características podem ser úteis para esclarecimento do diagnóstico[5,18]:

- Transtorno depressivo maior: deve ser investigada a história de episódios maníacos ou hipomaníacos, o que pode ser difícil, devido a prejuízo do *insight* do paciente nessas fases. A coleta de dados com terceiros pode auxiliar.
- Transtornos de ansiedade: sua presença não exclui o diagnóstico de TB. Para diferenciar, a observação dos desencadeantes e da ciclicidade pode sugerir o diagnóstico.
- TB induzido por substância/medicamento: se o paciente está em uso de substância ou medicação com potencial de causar sintomas semelhantes a mania, é essencial observar se os sintomas se mantêm após a retirada, para confirmação do TB.
- TDAH: alguns sintomas, como irritabilidade, distratibilidade, pensamento acelerado, menor necessidade de sono, podem estar presentes nos dois transtornos. Fatores desencadeantes, ciclicidade e história familiar podem auxiliar no diagnóstico.
- Transtorno de personalidade *borderline*: é essencial observar o funcionamento prévio do paciente. O transtorno de personalidade é pervasivo na história do paciente e geralmente se acompanha de labilidade e reatividade. Não deve ser diagnosticado durante um episódio atual de humor.
- Transtornos psicóticos: durante um episódio agudo de mania, os sintomas podem ser de difícil diferenciação em relação a um episódio psicótico. Para fazer o diagnóstico diferencial desses pacientes, é essencial a avaliação longitudinal. Além disso, no TB os sintomas afetivos costumam ser proeminentes.

TRATAMENTO DO TRANSTORNO BIPOLAR NA INTERNAÇÃO

O tratamento do paciente com TB em ambiente de internação engloba um adequado manejo farmacológico além de uma série de medidas não farmacológicas. Assim, abordagens psicoterápicas, manejo comportamental, controle ambiental e outras intervenções psicossociais são ferramentas importantes para o processo de estabilização de um episódio agudo, seja mania ou depressão. Além disso, em episódios agudos graves, refratários às medicações ou que necessitem de uma resposta mais rápida, a ECT pode ser usada.

Avaliação e abordagem inicial

A entrevista do paciente e dos familiares tem como objetivo a avaliação dos riscos existentes, como suicídio, homicídio, exposição moral, auto e heteroagressividade, os quais serão determinantes na escolha de manutenção dos cuidados em nível hospitalar[19,20]. No caso do TB, são abordadas questões sobre a segurança do paciente, autocuidado, capacidade de julgamento e crítica sobre seu estado e a composição de sua rede de apoio[21]. Frequentemente o paciente apresenta quadro de desorganização, com limitada percepção de seus comportamentos e atitudes. Dessa forma, a coleta de informações por meio de informantes próximos é fundamental. Durante o período da internação, familiares e pacientes recebem instruções sobre psicoeducação do TB, tratamento farmacológico e não farmacológico, reconhecimento de sinais sugestivos de descompensação do quadro psiquiátrico e manejo de eventos agudos.

Ambientoterapia e psicoterapia na internação

Nos pacientes com TB em episódio agudo depressivo ou maníaco, a ambientoterapia tem como enfoque a adequação e a organização do espaço físico, promoção de um ambiente seguro, desenvolvimento de autocuidados, psicoeducação do indivíduo, equipe e demais pacientes, manejo de alterações comportamentais e socialização. Quadros de agitação devem ser manejados em ambientes tranquilos e com redução de estímulos, sempre considerando a segurança do paciente e da equipe[20].

A psicoterapia deve ter enfoque na psicoeducação, e sempre que possível a família deve ser incluída como parte da equipe de atendimento. Há evidências de que intervenções especializadas, baseadas em abordagem de equipe, combinando farmacoterapia e psicoeducação, são mais eficazes.

Não existe evidência, portanto não há recomendações para intervenções psicossociais específicas na mania aguda[2]. Nos estudos sobre quadros agudos de depressão, foi encontrada evidência positiva para psicoeducação, terapia cognitivo-comportamental (TCC), terapia focada na família (FFT), terapia interpessoal e de ritmo social (IPSRT), intervenções que podem ser opções adjuvantes no tratamento[2].

Intervenções de pares, como grupos de psicoterapia, de atividades físicas, ou apoio individual, são uma importante estratégia que se acredita reduzir o estigma e o isolamento no TB, seja no tratamento de manutenção, seja durante um período de internação hospitalar, contribuindo para um melhor envolvimento no tratamento[22]. No entanto, é necessária alguma cautela ao aplicar essa estratégia, pois pode haver riscos se os pares que realizam a intervenção não forem adequadamente treinados.

Eletroconvulsoterapia no paciente com transtorno bipolar

Apesar de a ECT ser recomendada como opção de segunda linha para o tratamento de episódios maníacos e depressivos[2], deve ser considerada em pacientes refratários ao tratamento, com alto risco de suicídio, sintomas psicóticos, portadores de patologias que contraindiquem o uso dos psicofármacos disponíveis, gestantes, quadros catatônicos, história prévia de boa resposta à ECT e conforme opção do paciente[23]. A taxa de resposta em episódios maníacos é semelhante a resposta em episódios depressivos, em torno de 72 a 88%, contudo a resposta na mania costuma ser mais rápida do que na depressão[23].

TRATAMENTO FARMACOLÓGICO

O modelo de tratamento proposto para o TB engloba vários fármacos, como estabilizadores de humor, anticonvulsivantes, antipsicóticos atípicos e outros agentes, como os antidepressivos. O objetivo principal do tratamento agudo da mania e depressão é a remissão dos riscos e estabilização do quadro clínico do paciente, a fim de este tenha condições de gerenciar seus próprios cuidados[19].

A escolha do tratamento deve ser individualizada e baseada nos principais sintomas, potenciais efeitos colaterais do fármaco e contraindicações associadas a comorbidades prévias. A resposta ao psicofármaco na mania aguda ocorre em até 2 semanas; já na depressão bipolar ou episódios mistos, esse período costuma ser maior e a resposta ao tratamento é mais sutil[20]. Para o manejo de episódios maníacos, inicialmente, os antidepressivos, quando em uso, devem ser descontinuados[20]. Os antipsicóticos, particularmente os de segunda geração, aparentam melhor resposta que os demais psicofármacos em episódios de mania aguda; os de melhor perfil de tolerabilidade e eficácia são o haloperidol, a olanzapina, a risperidona e a quetiapina[24].

É importante ressaltar que o uso do haloperidol no tratamento da mania aguda deve ser por curto prazo, uma vez que o uso em longo prazo está associado a maior risco de episódios depressivos[25]. Na mania moderada a grave, o uso da terapia combinada de estabilizador de humor com antipsicóticos atípicos (APA) costuma ser a mais aplicada e considerada eficaz pela maioria dos especialistas[20]. No tratamento de manutenção, o lítio possui evidências consistentes de eficácia em longo prazo[19]. Aqueles com doença grave ou que não respondem a diferentes terapêuticas medicamentosas são candidatos a clozapina[26] ou ECT[27].

O tratamento do episódio depressivo do TB ainda é bastante controverso no que diz respeito a antidepressivos, devido à escassez de estudos controlados que suportem o seu uso na prática, ausência de evidências que demonstrem remissão ou recuperação duradoura e risco de virada maníaca[20,28]. As abordagens diferem de acordo com o subtipo de TB. Segundo as diretrizes de 2018 do Canadian Network for Mood and Anxiety Treatments (CANMAT) e da ISBD, na depressão do TB-I os fármacos de primeira linha são o lítio, a quetiapina, a lurasidona (em associação a lítio ou divalproato) e a lamotrigina, com papel limitado dos antidepressivos (que, na maior parte das vezes, devem ser proscritos)[29]. Para o TB-II, as principais diretrizes de tratamento orientam o uso de quetiapina em monoterapia. O lítio, a sertralina, a venlafaxina, a lamotrigina e a bupropiona (adjuvante) são considerados fármacos de segunda linha. Algumas evidências indicam que pacientes gravemente deprimidos podem ter resposta em sintomas depressivos nucleares com o uso de aripiprazol em monoterapia[30]. A ECT pode ser aventada em quadros de depressão com alto risco de suicídio, sintomas psicóticos ou catatônicos, gestantes, deteriação física ocasionada pela doença, boa resposta prévia ou opção do paciente[2].

Quando há uma mistura dos sintomas agudos tanto maníacos como depressivos, chamados de episódio misto ou com características mistas, estes são indicativos de um curso mais grave e incapacitante, bem como maior taxa de suicídio. Evidências corroboram o uso preferencial de antipsicóticos atípicos e ácido valproico/divalproato nesses casos, sendo frequentemente necessária a terapia combinada[28].

Os fatores que desestabilizam o humor devem ser rigorosamente controlados em pacientes com ciclagem rápida; assim, deve-se evitar o uso de antidepressivos, psicoestimulantes, de álcool ou drogas, tratamentos hormonais sem indicação, medicamentos anorexígenos ou fármacos sem prescrição médica. No tratamento, costuma ser empregada combinação de fármacos devido à frequente resistência à monoterapia[20].

Após a estabilização da fase de mania aguda, recomenda-se a manutenção da mesma medicação com igual dose por pelo menos 2 meses e, para sintomas depressivos, a manutenção do tratamento pelo mínimo de 6 meses[20]. Paciente e familiares devem ser instruídos no monitoramento da adesão e vigilância para o surgimento de alterações neurológicas, metabólicas ou sinais de toxicidade, assim como aconselhados a manter tratamento por tempo indeterminado, em virtude do alto índice de recorrência dos episódios. Na terapia de manutenção, o lítio é a medicação que possui evidência mais robusta na profilaxia de novos episódios de humor[2]. O lítio também está associado a menor incidência de suicídio em transtornos de humor, sendo a medicação preferida quando tolerada. Um estudo de coorte realizado na Finlândia demonstrou menor risco de hospitalização naqueles em tratamento de manutenção com essa substância[32].

A seguir, um quadro ilustrativo, abordando opções de fármacos para o tratamento do TB disponíveis na prática clínica, faixa terapêutica e principais contraindicações.

Quadro 8 Tratamento do transtorno afetivo bipolar: fármacos, doses-alvo e contraindicações

Fármacos	Faixa terapêutica (mg/dia)	Contraindicações
Lítio	900 a 2.100 mg; alvo da litemia na mania aguda: 1 e 1,2 mEq/L (na mania aguda) e 0,6 a 0,9 (ma manutenção)	Insuficiência renal grave, bradicardia sinusal, arritmias ventriculares graves, insuficiência cardíaca congestiva, alergia ao lítio
Quetiapina	400 a 800 mg	Hipersensibilidade ao medicamento
Ácido valproico	500 a 1.800 mg; dose máxima conforme níveis terapêuticos. Não ultrapassar 60 mg/kg/peso	Insuficiência hepática grave, hipersensibilidade ao medicamento, doenças do ciclo da ureia, gravidez (teratogênico)
Asenapina	10 a 20 mg	Hipersensibilidade ao medicamento
Aripiprazol	10 a 30 mg	Hipersensibilidade ao medicamento, gravidez
Paliperidona	6 a 12 mg	Hipersensibilidade ao medicamento ou a risperidona
Carbamazepina	800 a 1.600 mg	Doenças hematopoiéticas, doença hepática, história de depressão de medula óssea, história de agranulocitose por clozapina, história de alergia à carbamazepina, História de alergia a antidepressivos tricíclicos, uso concomitante ou nos últimos 14 dias de inibidores da monoaminoxidase, uso concomitante de nefazodona ou clozapina, gravidez no primeiro trimestre

Fonte: adaptado de Cordioli et al., 2015[19]; Stahl et al., 2018[33]; Schatzberg et al., 2016[34].

A seguir, quadro que visa auxiliar na escolha terapêutica do tratamento agudo para mania e depressão, conforme recomendações do CANMAT.

Quadro 9 Manejo terapêutico de episódio maníaco e depressivo

Situação	Opções terapêuticas
Mania aguda	**1. Primeira linha** Monoterapia: lítio, ácido valproico (AVP), quetiapina, aripiprazol, asenapina, paliperidona, risperidona, cariprazina. Terapia combinada: lítio ou AVP + antipsicótico atípico (risperidona/quetiapina/aripiprazol ou asenapina). **2. Segunda linha** Monoterapia: olanzapina, carbamazepina, ziprasidona, haloperidol. Terapia combinada: olanzapina + lítio/AVP, lítio + AVP. Eletroconvulsoterapia. O tratamento do episódio hipomaníaco segue os passos do tratamento da mania aguda. **3. Terceira linha** Monoterapia: clorpromazina, clonazepam, clozapina (monoterapia ou adjuvante), tamoxifeno. Terapia combinada: carbamazepina ou oxcarbazepina + lítio ou AVP, haloperidol ou tamoxifeno + lítio ou AVP. Estimulação magnética transcraniana repetitiva. As evidências disponíveis para o uso de agentes de terceira linha ainda são muito limitados.
Episódio depressivo (TB-I)	**1. Primeira linha** Monoterapia: quetiapina, lítio, lamotrigina, lurasidona. Terapia combinada: lurasidona + lítio ou AVP. **2. Segunda linha** Monoterapia: AVP, cariprazina Terapia combinada: lítio ou AVP ou olanzapina + ISRS ou bupropiona. Eletroconvulsoterapia. **3. Terceira linha** Monoterapia: carbamazepina, olanzapina. Terapia adjuvante: aripiprazol, armodafinila, asenapina, levotiroxina, modafinila, pramipexol, cetamina (EV), N-acetilcisteína, inibidor de recaptação de serotonina e noradrenalina/inibidores da monoaminoxidase, estimulação magnética transcraniana repetitiva. As evidências disponíveis para o uso de agentes de terceira linha ainda são muito limitados.

Fonte: adaptado de Yatham et al., 2018.[2]

CASOS ESPECIAIS

Apesar da escassez de preditores de resposta no tratamento do transtorno afetivo bipolar, a escolha por determinado psicofármaco pode ser definida por meio das características clínicas individuais e conforme a presença de certos especificadores, como, sintomas ansiosos, psicóticos, características mistas, entre outros[2]. O Quadro 10 elucida as principais situações encontradas na prática clínica e opções de tratamento farmacológico.

Quadro 10 Orientações para o tratamento de situações especiais

Situações especiais		Opções farmacológicas	Comentário
Mania/ Hipomania	Necessidade de resposta rápida	Combinação lítio/ácido valproico + antipsicótico atípico	Principalmente em pacientes com história prévia de resposta parcial à monoterapia ou em episódios graves
	Agitação psicomotora	VO: haloperidol, risperidona, olanzapina, aripiprazol, quetiapina. M: haloperidol ou haloperidol associado a prometazina/midazolam. Obs.: administrar terapia VO, preferencialmente, visto que possui eficácia comparável às medicações de uso IM[19].	Primeiro excluir acatisia. Para o tratamento efetivo da agitação, deve-se focar no tratamento da mania, com a escolha de agentes antimaníacos eficazes e de rápida ação
	Sintomas ansiosos	Ácido valproico, quetiapina, olanzapina e carbamazepina	Preferir medicamentos com maior ação ansiolítica
	Características mistas	Antipsicóticos atípicos ou Ácido valproico	Nesses casos, é comum ser necessária a combinação de fármacos
	Sintomas psicóticos	Lítio/ácido valproico + antipsicótico	Sintomas psicóticos incongruentes com humor podem ser mais refratários ao tratamento
Depressão	Necessidade de resposta rápida	Quetiapina, lurasidona, olanzapina + fluoxetina, eletroconvulsoterapia	A eletroconvulsoterapia é também uma boa opção para sintomas catatônicos e risco de suicídio

(continua)

Quadro 10 Orientações para o tratamento de situações especiais (*continuação*)

Situações especiais		Opções farmacológicas	Comentário
Depressão	Sintomas ansiosos	Quetiapina, lurasidona, olanzapina + fluoxetina	Dar preferência a estas medicações com perfil mais ansiolítico
	Características mistas	Antipsicóticos	Antipsicóticos parecem ter melhores resultados em episódios com características mistas
	Sintomas psicóticos	Lurasidona, antipsicóticos adjuvantes, eletroconvulsoterapia	A eletroconvulsoterapia é uma boa opção quando a psicose traz risco agudo ao paciente
Ciclagem rápida		Lítio, ácido valproico, olanzapina e quetiapina	Dar preferência a medicações com bom perfil na fase de manutenção. Evitar antidepressivos, pelo risco de desestabilizar o quadro
Refratariedade		Medicações injetáveis de longo prazo, clozapina	Inicialmente, avaliar a adesão do paciente e, se nas tentativas anteriores de tratamento, foram utilizadas doses e tempo adequados

Fonte: Yatham et al., 2018[2].

Algumas situações requerem atenção e cuidados específicos no tratamento do TB. Entre elas, estão:

Mulheres em idade fértil: devido ao risco de teratogenicidade na gestação de diversos medicamentos comumente utilizados no TB, alguns cuidados devem ser observados[2,35]:

- Investigar a possibilidade de gestação atual.
- Avaliar com a paciente o plano de gestação e orientar a anticoncepção.
- Informar sobre os riscos de teratogenicidade das medicações e a importância de adequar o tratamento para o caso de plano de gestação.
- Evitar medicamentos teratogênicos se a paciente não estiver utilizando método contraceptivo adequado.
- Estar atento no uso de lamotrigina, topiramato e carbamazepina, já que estes podem interferir na eficácia dos anticoncepcionais.

Gestação: é importante lembrar que o período pós-parto é um momento de alta suscetibilidade para o desenvolvimento de distúrbios de humor, sendo mais frequentes episódios depressivos ou psicóticos[20]. Cada caso deve ser avaliado individualmente, discutido com a paciente e a família. Os riscos e benefícios das medicações devem ser avaliados, levando em conta a gravidade do transtorno e potenciais danos com a interrupção do tratamento. De forma geral, recomenda-se evitar medicamentos, especialmente no primeiro trimestre[36]. Quando necessário, preferir monoterapia, utilizando a menor dose possível (Quadro 11)[2].

Lactação: todos os psicofármacos passam para o leite, então nenhuma medicação é isenta de risco. Os riscos e benefícios devem ser avaliados e, se necessário, usa-se a menor dose possível. Evitar o uso de medicação, especialmente nos casos de criança prematura ou com danos em função renal, hepática, cardíaca ou neurológica. Evitar drogas com meia-vida longa e, se possível, preferir o uso da medicação logo antes do maior período de sono da criança (Quadro 11)[35].

Quadro 11 Risco na gravidez e lactação de medicamentos comumente utilizados no transtorno bipolar

Medicamento	Risco no 1º trimestre	Risco no 2º/3º trimestres	Risco na lactação	FDA
Lítio	B/M	M	M	D
Ácido valproico	A	M	B/M	D/X
Carbamazepina	M/A	M/A	M	D
Lamotrigina	B/M	M	M	C
Aripiprazol	B	M	M	C
Clozapina	B?	M	A	B
Lurasidona	B?	B?	M?	B
Olanzapina	M	M	B	C
Quetiapina	B?	B?	B	C
Risperidona/paliperidona	B?	M?	M?	C
Ziprasidona	M	M	M?	C
Haloperidol	B/M	M?	M	C
Clorpromazina	M	M	M	C
Benzodiazepínicos	B/M	B/M	M	C/D/X

B: baixo risco; M: médio risco/risco conhecido, porém manejável; A: alto risco; ?: alguns dados, por exemplo, estudos com animais, casos ou ausência de efeito negativo sugerem que essa é a classificação adequada.
FDA: Food and Drug Administration; A: não há evidência de risco na gestação; B: estudos animais não demonstraram risco, e não há estudos adequados em mulheres; C: estudos animais demonstraram risco para o feto, porém o benefício pode superar o risco; X: estudos demonstraram anormalidade ou risco para o feto, e os riscos superam os potenciais benefícios. Fonte: adaptado de Bazire, 2018[35].

Crianças e adolescentes: no tratamento da mania, dar preferência ao uso de lítio ou risperidona. Na depressão, recomenda-se o uso preferencial de lurasidona, lítio ou lamotrigina[2].

Idosos: o tratamento segue o mesmo princípio do de adultos, porém alguns cuidados devem ser observados com mais atenção. As doses iniciais devem ser menores, e os aumentos, mais lentos, para evitar efeitos colaterais, que são mais comuns e potencialmente mais graves nessa população. Deve-se ficar atento às interações medicamentosas, já que nesse grupo a polifarmácia é mais frequente[2].

Comorbidades psiquiátricas: para o tratamento de pacientes com TB e outras comorbidades psiquiátricas, a regra geral é estabilizar primeiro o quadro de humor. Essa estratégia já pode ser suficiente para a melhora dos sintomas comórbidos. Quando há necessidade de antidepressivos, pelo risco de virada maníaca, recomenda-se o uso concomitante de um agente com indicação na fase de mania[2].

A seguir, um quadro informativo sobre medicamentos com potencial risco na gravidez e lactação utilizados no tratamento do TB.

PLANEJAMENTO E CRITÉRIOS DE ALTA

O planejamento da alta hospitalar deve ser individualizado, conforme necessidades e patologia do paciente. Como critério fundamental, a doença e os riscos que determinaram a internação devem estar controlados. O seguimento pós-alta deve ser alinhado com profissionais que manterão o acompanhamento ambulatorial, sendo estes equipes de saúde mental (CAPS, psiquiatra assistente, terapeutas, acompanhantes terapêuticos – conforme necessidade) e clínicos que prestaram assistência intra-hospitalar.

Nesse processo de transição de cuidados, é fundamental o envolvimento do paciente e familiares para que sejam instruídos acerca de patologia, opções de tratamento e terapêutica em curso, sinais de alerta para a descompensação da doença e elaboração de um plano de ação em caso de urgência.

O registro da nota de alta deve informar sobre a evolução diária do quadro psiquiátrico, medicações utilizadas e alterações efetuadas no tratamento, com justificativa, resultado de exames e parecer de outras especialidades que realizaram avaliações. Sempre que possível, orientam-se os familiares da importância em guardar o documento de alta e disponibilizar aos profissionais que prestarão cuidados em outros momentos. É importante que todo o suporte necessário seja providenciado no momento da alta, não sendo incomum a necessidade de um acompanhante terapêutico (AT) ou o manejo de internação domiciliar imediatamente após a alta hospitalar. Esses cuidados podem ser revistos a seguir, mas podem mitigar riscos associados à re-exposição do paciente a estímulos que podem representar gatilhos de uma recaída.

NEUROPROGRESSÃO E ESTADIAMENTO DO TRANSTORNO BIPOLAR

A teoria da neuroprogressão é uma das contribuições científicas mais recentes sobre o TB e tem trazido *insights* importantes para o entendimento da refratariedade de casos recorrentes e a necessidade progressiva de polifarmácia em casos crônicos. Refere-se a um conjunto de modificações neuroanatômicas e fisiológicas relacionadas a uma resposta sistemática ao estresse crônico ocasionado por episódios de humor no TB[7]. Dessa forma, a neuroprogressão explicaria o deterioração clínica e cognitiva de um subgrupo de pacientes em estágios avançados do TB, particularmente no TB-I, relacionado clinicamente ao número de episódios maníacos. Pacientes com múltiplos episódios, assim, têm resposta reduzida ao tratamento farmacológico e a intervenções psicoterápicas, necessitando de estratégias farmacológicas complexas e uso frequente de clozapina. No modelo proposto por Kapczinski et al.[37], o estágio latente refere-se a indivíduos com alto risco de desenvolvimento de TB, com história familiar positiva e sintomas sublimiares, mas sem episódios de humor maiores. No estágio I, os episódios de humor, já presentes, são intercalados por períodos assintomáticos, que vão se tornando períodos de interepisódios sintomáticos no estágio II. No estágio III, a apresentação clínica já evidencia marcada disfunção cognitiva, ocupacional e social, requerendo intervenções complexas e com prognóstico reservado, enquanto indivíduos do estágio IV ficam incapazes de viver com autonomia, necessitando de cuidados paliativos e intensivos. Enquanto essa classificação ainda não foi incorporada nos manuais diagnósticos, pode ser clinicamente útil, ajudando a determinar o nível de cuidados e estabelecer prognóstico no caso de pacientes internados. Recomendamos que clínicos considerem uma avaliação de estadiamento para o aumento de precisão nas intervenções.

CONSIDERAÇÕES FINAIS

Pacientes com TB correspondem a uma grande parcela dos internados. O transtorno possui característica crônica, e, quando não tratada adequadamente, acarreta disfuncionalidade significativa. Apesar de ser uma patologia amplamente conhecida, permanece sendo complexa e, em alguns casos, de difícil tratamento devido a negação, desconhecimento, falta de adesão e refratariedade ao tratamento.

O ambiente de internação pode ser uma oportunidade para a otimização do tratamento e a psicoeducação intensiva para pacientes e familiares. Além de reduzir estigmas, uma abordagem psicoeducativa desenvolve engajamento com o tratamento, instrui sobre sinais de alerta e capacita pacientes e rede de apoio sobre como agir frente a situações de risco potencial. Nesse sentido, o papel da equipe prestadora de serviços não se reduz ao uso de psicofármacos ou terapia, mas atua como um elo de suporte para acolher as dificuldades encontradas ao longo do desenvolvimento da doença e fornecer recursos para o enfrentamento de situações de descompasso. Por fim, a avaliação prognóstica pode incorporar o estadiamento do TB, particularmente nos casos de TB-I, ajudando pacientes e familiares a estabelecer os cuidados necessários para mitigar a neuroprogressão da doença.

REFERÊNCIAS BIBLIOGRÁFICAS

1. Zanardo GLP, Silveira LHC, Rocha CMF, Rocha KB. Psychiatric admission and readmission in a general hospital of Porto Alegre: sociodemographic, clinic, and use of Network for Psychosocial Care characteristics. Rev Bras Epidemiol. 2017;20(3):460-74.
2. Yatham LN, Kennedy SH, Parikh SV, Schaffer A, Bond DJ, Frey BN, et al. Canadian Network for Mood and Anxiety Treatments (CANMAT) and International Society for Bipolar Disorders (ISBD) 2018 guidelines for the management of patients with bipolar disorder. Bipolar Disord. 2018;20(2):97-170.
3. National Collaborating Centre for Mental Health (UK). Bipolar disorder: The NICE guideline on the assessment and management of bipolar disorder in adults, children and young people in primary and secondary care. Londres: The British Psychological Society and The Royal College of Psychiatrists; 2014.
4. Goodwin GM, Haddad PM, Ferrier IN, Aronson JK, Barnes T, Cipriani A, et al. Evidence-based guidelines for treating bipolar disorder: revised third edition recommendations from the British Association for Psychopharmacology. J Psychopharmacol. 2016;30(6):495-553.
5. Goodwin FK, Jamison KR. Manic-depressive illness: bipolar disorders and recurrent depression. OUP USA; 2007.
6. Sadock BJ, Sadock VA, Ruiz R. Compêndio de psiquiatria: ciência do comportamento e psiquiatria clínica. Porto Alegre: Artmed; 2017.
7. Kapczinski NS, Mwangi B, Cassidy RM, Librenza-Garcia D, Bermudez MB, Kauer-Sant'anna, et al. Neuroprogression and illness trajectories in bipolar disorder. Expert Rev Neurother. 2017;17(3):277-85.
8. American Psychiatric Association. Manual diagnóstico e estatístico de transtornos mentais, 5. ed. (DSM-5). Porto Alegre: Artmed; 2014.
9. Candiago RH, Abreu PB. Uso do Datasus para avaliação dos padrões das internações psiquiátricas, Rio Grande do Sul. Rev. Saúde Pública. 2007;41:821-9.
10. Zelicourt M, Dardennes R, Verdoux H, Gandhi G, Khoshnood B, Chomette E, et al. Frequency of hospitalisations and inpatient care costs of manic episodes: in patients with bipolar I disorder in France. Pharmacoeconomics. 2003;21(15):1081-90.
11. Hidalgo-Mazzei D, Undurraga J, Reinares M, del Mar Bonnín C, Sáez C, Muret M, et al. The real world cost and health resource utilization associated to manic episodes: The MANACOR study. Rev Psiquiatr Salud Ment. 2015;8(2):55-64.

12. Gonzalez-Pinto AM, Dardennes R, Zélicourt M, López P, Oliveros RG, Vieta E, et al. In-patient care costs of patients with bipolar I disorder: a comparison between two European centers. J Affect Disord. 2010;121(1-2):152-5.
13. Karanti A, Kardell M, Joas E, Runeson B, Pålsson E, Landén M. Characteristics of bipolar I and II disorder: A study of 8766 individuals. Bipolar Disord. 2020;22(4):392-400.
14. Li D-J, Lin C-H, Wu H-C. Factors predicting re-hospitalization for inpatients with bipolar mania--A naturalistic cohort. Psychiatry Res. 2018;270:749-54.
15. Blader JC. Acute inpatient care for psychiatric disorders in the United States, 1996 through 2007. Arch Gen Psychiatry. 2011;68(12):1276-83.
16. Goldstein BI. Bipolar disorder and the vascular system: mechanisms and new prevention opportunities. Can J Cardiol. 2017;33(12):1565-76.
17. Levenson JL, editor. The American Psychiatric Association Publishing textbook of psychosomatic medicine and consultation-liaison psychiatry. American Psychiatric Association Publishing; 2018.
18. Ng F, Mammen OK, Wilting I, Sachs GS, Ferrier IN, Cassidy F, et al. The International Society for Bipolar Disorders (ISBD) consensus guidelines for the safety monitoring of bipolar disorder treatments. Bipolar Disord. 2009;11(6):559-95.
19. Cordioli AV, Gallois CB, Isolan L. Psicofármacos: consulta rápida. Porto Alegre: Artmed; 2015.
20. Selvaraj S. Transtorno Bipolar em Adultos. Bestpractice.bmj.com. 2018.
21. Casher MI, Bess JD. Manual of Inpatient Psychiatry. Cambridge University Press; 2010.
22. Proudfoot JG, Jayawant A, Whitton AE, Parker G, Manicavasagar V, Smith M, et al. Mechanisms underpinning effective peer support: a qualitative analysis of interactions between expert peers and patients newly-diagnosed with bipolar disorder. BMC Psychiatry. 2012;12:196.
23. Kapczinski F, Quevedo J. Transtorno bipolar: teoria e clínica. Porto Alegre: Artmed; 2016.
24. Geddes JR, Miklowitz DJ. Treatment of bipolar disorder. Lancet. 2013;381(9878):1672-82.
25. Cipriani A, Barbui C, Salanti G, Rendell J, Brown R, Stockton S, et al. Comparative efficacy and acceptability of antimanic drugs in acute mania: a multiple-treatments meta-analysis. Lancet. 2011;378(9799):1306-15.
26. Suppes T, Webb A, Paul B, Carmody T, Kraemer H, Rush AJ. Clinical outcome in a randomized 1-year trial of clozapine versus treatment as usual for patients with treatment-resistant illness and a history of mania. Am J Psychiatry. 1999;156(8):1164-9.
27. Mukherjee S, Sackeim HA, Schnur DB. Electroconvulsive therapy of acute manic episodes: a review of 50 years' experience. Am J Psychiatry. 1994;151(2):169-76.
28. Sachs GS, Nierenberg AA, Calabrese JR, Marangell LB, Wisniewski SR, Gyulai L, et al. Effectiveness of Adjunctive Antidepressant Treatment for Bipolar Depression. N Engl J Med. 2007;356(17):1711-22.
29. McElroy SL, Weisler RH, Chang W, Olausson B, Paulsson B, Brecher M et al. A double-blind, placebo-controlled study of quetiapine and paroxetine as monotherapy in adults with bipolar depression (EMBOLDEN II). J Clin Psychiatry. 2010;71(2):163-74.
30. Thase ME, Bowden CL, Nashat M, Eudicone JM, Marcus R, McQuade RD, et al. Aripiprazole in bipolar depression: a pooled, post-hoc analysis by severity of core depressive symptoms. Int J Psychiatry Clin Pract. 2012;16(2):121-31.
31. Malhi GS, Tanious M, Das P, Berk M. The science and practice of lithium therapy. Aust N Z J Psychiatry. 2012;46(3):192-211.
32. Lähteenvuo M, Tanskanen A, Taipale H, Hoti F, Vattulainen P, Vieta E, et al. Real-world effectiveness of pharmacologic treatments for the prevention of rehospitalization in a finnish nationwide cohort of patients with bipolar disorder. JAMA Psychiatry. 2018;75(4):347-55.
33. Stahl SM, Schestatsky G. Fundamentos de psicofarmacologia de Stahl: guia de prescrição. Porto Alegre: Artmed; 2019.
34. Schatzberg A, DeBattista C, Oliveira RR, Inthy C. Manual de psicofarmacologia clínica. Porto Alegre: Artmed; 2016.

35. Bazire S. Psychotropic Drug Directory 2018: the professionals' pocket handbook and aide memoire. Lloyd-Reinhold Publications Limited; 2018.
36. Iqbal MM, Sohhan T, Mahmud SZ. The effects of lithium, valproic acid, and carbamazepine during pregnancy and lactation. J Toxicol Clin Toxicol. 2001;39(4):381-92.
37. Kapczinski F, Dias VV, Kauer-Sant'Anna M, Frey BN, Grassi-Oliveira R, Colom F, et al. Clinical implications of a staging model for bipolar disorders. Expert Rev Neurother. 2009;9(7):957-66.

5
Esquizofrenia e transtornos relacionados

Alícia Souza de Andrade
João Pedro Zanon
Luiza Silveira Lucas
Clara de Oliveira Lapa
Raffael Massuda

DESTAQUES

- A esquizofrenia é um transtorno psiquiátrico caracterizado pela presença de sintomas positivos (alucinações, delírios e alterações do pensamento e comportamento), negativos (por exemplo, alterações no prazer, na volição), afetivos e cognitivos.
- Estima-se que 8 em cada 1.000 pessoas tenham esquizofrenia.
- A internação psiquiátrica está indicada quando há riscos associados, nos casos resistentes, em pacientes que possuem prejuízos nos autocuidados e exaustão familiar ou, até mesmo, suporte social frágil.
- Os riscos que podem indicar internação são: risco agudo de suicídio, auto ou heteroagressão, exposição moral ou agitação psicomotora.
- A internação ocorre principalmente durante a exacerbação dos sintomas, quando o paciente pode apresentar-se agitado, agressivo e com difícil manejo, necessitando de uma abordagem específica.
- A esquizofrenia e seus transtornos relacionados podem gerar riscos para o paciente quando sem tratamento adequado.
- O tratamento da esquizofrenia e dos transtornos relacionados é realizado com medicamentos antipsicóticos, medicações associadas e psicoeducação.

EPIDEMIOLOGIA

A esquizofrenia afeta cerca de 20 milhões de pessoas no mundo[1]. Estima-se que a prevalência mundial esteja entre 0,28%[2] e 0,7%[3]. Existem poucos estudos de prevalência de esquizofrenia no Brasil, mas a prevalência média estimada é de 0,8%[4,5]. Cerca de 30% dos pacientes internados em leitos psiquiátricos possuem esquizofrenia e outros transtornos psicóticos como diagnóstico principal[6].

Duas grandes revisões sistemáticas demonstraram que a prevalência da esquizofrenia não difere entre os sexos[2,3] nem entre áreas urbanas e rurais[3], dado que difere de estudos epidemiológicos anteriores, em que a esquizofrenia se apresentava mais frequentemente em homens e em área urbana[3]. Tanto a prevalência quanto a incidência se mostraram maiores em migrantes comparadas a nativos[7].

Um estudo de coorte realizado durante 11 anos no Brasil que observou 174.310 pacientes com esquizofrenia encontrou que 11% apresentaram uma internação[8]. As taxas de reinternação estão intimamente relacionadas ao custo hospitalar com a saúde. Quanto maior a recidiva de sintomas e de reinternação, maior o custo aplicado para tratamento dos pacientes com transtornos de esquizofrenia ou transtornos associados.

Marshall e Rathbone observaram que os pacientes com esquizofrenia apresentam uma causa importante de despesas com saúde, com 7,8% de despesas em leitos de internação em Londres (1992-1996). Além disso, os resultados investigados pelo mesmo estudo mostraram que os pacientes com esquizofrenia na Inglaterra (1998) possuem uma taxa de recaída anual (de 15 a 35%), com aumento de 80% em cinco anos. Esses dados mostram uma necessidade de prevenção e intervenção precoce e efetiva nessa população para um menor impacto socioeconômico e biopsicossocial, visto que a recaída diminui o alcance da remissão completa[9]. Os dados sobre reinternação ou falhas de tratamento são escassos, apresentando maior necessidade de estudos sobre esses dados.

Segundo estudo de coorte realizado em 2018, cerca de 50 a 60% dos pacientes abandonaram o tratamento, aumentando a chance de recaídas dos sintomas[10]. Um estudo de *follow-up* de 10 anos em 2015 observou que os pacientes possuem uma taxa de 70% de re-hospitalização, mostrando uma alta recidiva. Um quarto dessas reinternações ocorreu em apenas quatro meses, indicando um curso crônico e flutuante da esquizofrenia. Essa análise mostrou que fatores como curso natural da doença, apoio familiar, fatores ambientais, funcionamento social pré-mórbido, percepção do paciente e qualidade do serviço médico podem estar associados a recaídas e, consequentemente, reinternações[11].

Embora a esquizofrenia tenha baixa prevalência, o ônus da doença é substancial: as pessoas com esquizofrenia têm maior probabilidade de ficarem desempregadas, sem moradia, viver na pobreza, ter dificuldades em acompanhar as tarefas domésticas e de autocuidado e de ter de contar com o apoio contínuo de cuidadores, familiares e serviços de saúde mental[2]. Esses prejuízos estão associados principalmente à baixa adesão aos tratamentos. No Brasil se estima que 80% das pessoas com esquizofrenia dependam do Sistema Único de Saúde (SUS) e, à época do estudo, que 71% dos pacientes estavam sem tratamento regular[4].

Quadro 1 Dados relevantes
Prevalência ao longo da vida: 0,7%[3].
Cerca de 30% dos pacientes em internação psiquiátrica possuem esquizofrenia e transtornos relacionados como diagnóstico principal[6].
Estudos recentes demonstraram prevalências equivalentes entre homens e mulheres, e entre pessoas morando em áreas urbanas e rurais.

DIAGNÓSTICO E AVALIAÇÃO

A esquizofrenia constitui uma condição médica primária ou idiopática, isto é, embora se conheçam diversos fatores etiológicos relacionados ao transtorno, o diagnóstico não pode ser formulado ou confirmado por meio de exames laboratoriais. O diagnóstico da esquizofrenia é clínico[12] e realizado com base em anamnese completa, com história da doença atual, história médica pregressa e exame do estado mental. Sugere-se que pelo menos um interlocutor (familiar ou pessoa íntima do paciente) deva ser entrevistado, a fim de colaborar com a anamnese. Os critérios diagnósticos da esquizofrenia estão descritos no *Manual Diagnóstico e Estatístico de Transtornos Mentais* (DSM-5)[13], conforme descritos no Quadro 2.

Quadro 2 Critérios diagnósticos para esquizofrenia conforme o DSM-5
A. Dois (ou mais) dos itens a seguir, cada um presente por uma quantidade significativa de tempo durante um período de um mês (ou menos, se tratados com sucesso). Pelo menos um deles deve ser (1), (2) ou (3): • Delírios. • Alucinações. • Discurso desorganizado. • Comportamento grosseiramente desorganizado ou catatônico. • Sintomas negativos (isto é, expressão emocional diminuída ou avolia).
B. Por período significativo de tempo de tempo desde o início da perturbação, uma ou mais áreas importantes do funcionamento, como trabalho, relações interpessoais ou cuidados pessoais, está acentuadamente abaixo do nível alcançado antes do início (ou quando o início se dá na infância ou adolescência, incapacidade de atingir o nível esperado de realização interpessoal, acadêmico ou profissional).

(continua)

Quadro 2 Critérios diagnósticos para esquizofrenia conforme o DSM-5 (*continuação*)

C. Sinais contínuos da perturbação persistem, no mínimo, por seis meses. Esse período deve incluir pelo menos um mês de sintomas (ou menos, se tratados com sucesso) que satisfazem o critério A (isto é, sintomas da fase ativa) e pode incluir sintomas prodrômicos ou residuais. Durante esses períodos prodrômicos ou residuais, os sinais da perturbação podem ser manifestados apenas por sintomas negativos ou por dois ou mais sintomas relacionados no Critério A presentes de uma forma atenuada (por exemplo, crenças estranhas, experiências perceptivas incomuns).
D. Transtorno esquizoafetivo e transtorno depressivo ou transtorno de humor com características psicóticas são descartados, porque 1) não ocorreram episódios depressivos maiores ou maníacos concomitantemente com os sintomas da fase ativa, ou 2) se os episódios de humor ocorreram durante os sintomas da fase ativa, sua duração total foi breve em relação aos períodos ativo e residual da doença.
E. A perturbação não se deve aos efeitos fisiológicos diretos de uma substância (por exemplo, uma droga de abuso, um medicamento) ou uma condição médica geral.
F. Se há história de transtorno do espectro autista ou de um transtorno da comunicação iniciado na infância, o diagnóstico adicional de esquizofrenia é realizado somente se delírios ou alucinações proeminentes também, além dos demais sintomas exigidos, estão presentes por pelo menos um mês (ou menos, se tratados com sucesso).

Para o diagnóstico de esquizofrenia, é necessária a exclusão de outras causas de psicose, como outros transtornos psiquiátricos (transtorno esquizoafetivo, transtorno depressivo ou transtorno de humor com características psicóticas) ou sintomas psicóticos secundários a efeitos de substâncias (drogas de abuso ou medicamentos) ou condições médicas em geral (sistêmicas ou neurológicas). Exames complementares podem auxiliar nesse diagnóstico diferencial: toxicológicos (para drogas de abuso como THC, cocaína, anfetaminas), exames de imagem cerebral (para afastar tumores, lesões ou demência), liquor (afastar encefalites), eletroencefalograma (para afastar, por exemplo, epilepsia de lobo temporal, que pode cursar com psicose). Leia mais sobre diagnósticos diferenciais na sessão "Outros transtornos relacionados".

Os transtornos compreendidos em "espectro da esquizofrenia e outros transtornos psicóticos" são definidos por anormalidades em um ou mais dos cinco domínios a seguir: delírios, alucinações, pensamento ou discurso desorganizado, comportamento motor grosseiramente desorganizado ou anormal (incluindo catatonia) e sintomas negativos. Conforme o DSM-5[13]:

- Delírios são crenças fixas, não passíveis de mudança à luz de evidências conflitantes, podendo incluir diversos temas, sendo os mais comuns os persecutórios (crenças de perseguição), de referência (crença de que gestos, comentários, estímulos do ambiente se referem à própria pessoa), de grandeza (a pessoa acredita ter habilidades excepcionais, fama, riqueza), erotomaníaco (acredita falsamente que outras pessoas estão apaixonadas por ele), niilista (crê em catástrofes) e somático (crenças sobre problemas de saúde ou disfunções em órgãos). Na esquizofrenia, os delírios são geralmente bizarros, ou seja, claramente implausíveis e não compreensíveis. Pode haver delírios sobre perda de controle de seus próprios pensamentos (ex.: retirada, roubo ou controle de pensamento por pessoa ou força externa).

- Alucinações são experiências semelhantes às da percepção e ocorrem sem um estímulo externo, sendo vívidas e claras, com força e impacto de percepções normais, sem controle voluntário. Qualquer modalidade sensorial pode ser acometida, como alucinações auditivas (em geral vozes, diferentes dos próprios pensamentos do indivíduo, sendo essas as alucinações mais comuns na esquizofrenia e nos transtornos relacionados), visuais, olfativas (estas duas últimas mais comuns em psicoses orgânicas). Quando ocorrem ao adormecer (hipnagógicas) ou ao acordar (hipnopômpicas), são consideradas como experiências normais. Deve-se verificar o contexto, pois, em algumas culturas, alucinações podem ser elementos normais dentro de rituais religiosos.
- A desorganização do pensamento é uma anormalidade percebida geralmente por uma alteração do discurso. Alterações comuns do pensamento são descarrilhamento ou afrouxamento de associações (mudança de tópicos), tangencialidade (respostas com pouca ou nenhuma relação com as perguntas), discurso incompreensível (maior gravidade, com incoerência ou "salada de palavras").
- Comportamento motor grosseiramente desorganizado ou anormal pode ocorrer em várias formas na esquizofrenia, desde comportamento "tolo e pueril" até agitação psicomotora. A catatonia é uma alteração da atividade motora que se apresenta com redução da reatividade ao ambiente (negativismo, que é a resistência a instruções, postura rígida, inapropriada ou bizarra, até mutismo e estupor) ou aumento da atividade motora sem propósito (excitação catatônica). Também podem ocorrer na catatonia: movimentos estereotipados repetidos, olhar fixo, cretas, mutismo e eco de fala. A catatonia era historicamente atribuída *à* esquizofrenia, mas pode ocorrer também em outros transtornos mentais e condições médicas.
- Sintomas negativos são considerados expressão emocional diminuída (pouca expressão facial, contato visual, fala sem entonação), avolia (redução de atividades), alogia (diminuição do discurso), anedonia (redução do prazer) e falta de sociabilidade (poucas interações sociais). Veja mais sobre os sintomas negativos na sessão "Manifestações clínicas".

MANIFESTAÇÕES CLÍNICAS, CURSO E PROGNÓSTICO

A esquizofrenia é uma doença de etiologia desconhecida. Diversos fatores de risco estão associados ao desenvolvimento da doença, como fatores psicossociais, fatores ambientais, genética, complicações perinatais e o uso de substâncias químicas[13,14].

Os sintomas de esquizofrenia costumam aparecer no início da vida adulta, e um período prodrômico normalmente precede o primeiro episódio psicótico. O surgimento dos sintomas antes da adolescência é raro, e os homens costumam apresentar sintomas antes das mulheres[3].

A apresentação sintomática pode ser de início abrupto ou insidioso, sendo o segundo mais relacionado a pior prognóstico. A maioria dos pacientes precisará de suporte formal ou informal no dia a dia, e em torno de 20% apresentarão um curso favorável da doença. Devido à diminuição da atividade dopaminérgica, os sintomas costumam diminuir com o envelhecimento. Podemos, entretanto, encontrar um início tardio da esquizofrenia (após os 40 anos) em alguns pacientes, e isso ocorre mais comumente em pacientes do sexo feminino. Nesses casos, os sintomas psicóticos podem se apresentar com a preservação do funcionamento social e do afeto[3].

A divisão dos sintomas entre positivos e negativos pode auxiliar na avaliação e no diagnóstico dos pacientes[13].

Quadro 3 Domínios de sintomas

Sintomas positivos	Sintomas negativos
Alucinações	Embotamento afetivo
Delírios	Abulia, alogia, anedonia, apatia Isolamento
Desorganização do comportamento, discurso e/ou pensamento	–

CURSO

A esquizofrenia é uma doença de exacerbações e remissões, e, nesses pacientes, a vulnerabilidade ao estresse dura a vida inteira. Pode-se dividir o curso da doença em fases, porém é importante lembrar que nem sempre teremos uma demarcação precisa de cada fase. Por se tratar de uma doença heterogênea, a manifestação clínica pode variar a cada episódio e de paciente para paciente[15].

- Fase pré-mórbida: disfunção ausente ou sutil da cognição, motricidade e/ou social.
- Fase prodrômica: sintomas positivos atenuados e declínio funcional.
- Fase psicótica: primeiro episódio psicótico marcando a doença. Década inicial geralmente marcada por episódios psicóticos com graus variados de gravidade e duração dos sintomas. O declínio funcional é mais acentuado nos primeiros cinco anos após o primeiro episódio psicótico.

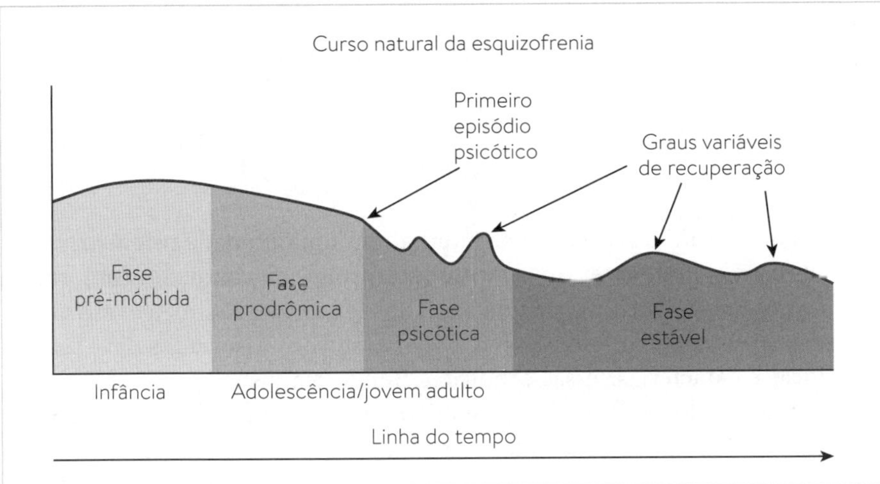

Figura 1 Evolução da esquizofrenia. Fonte: adaptado de Tandon et al., 2009.[16]

- Fase estável: os sintomas positivos são menos presentes, enquanto os sintomas negativos são proeminentes. O declínio cognitivo estabiliza.

PROGNÓSTICO

Alguns fatores nos auxiliam na avaliação do prognóstico dos pacientes com esquizofrenia (Quadro 4)[17].

ESQUIZOFRENIA NA INTERNAÇÃO

A internação psiquiátrica está indicada para pacientes com risco agudo de suicídio, risco de auto ou heteroagressão, risco de exposição moral (veja mais sobre no Capítulo 11 – "Avaliação e abordagem ao risco de suicídio"). Casos resistentes ao tratamento e/ou com prejuízos nos autocuidados também são

Quadro 4 Prognóstico em pacientes com esquizofrenia

Bom prognóstico	Mau prognóstico
Início agudo	Início insidioso e precoce
Curso episódico	Transtorno de personalidade esquizoide
Forma catatônica	Mau ajustamento social e laboral
Início tardio	Ausência de fatores precipitantes
Suporte familiar e social	História familiar de esquizofrenia
Predominância de sintomas positivos	Sinais e sintomas neurológicos
Fatores precipitantes definidos	Curso sem remissão ≥ 3 anos
Detecção precoce	Internações frequentes
Tratamento adequado	Ausência de suporte
–	Sintomas negativos
–	História de trauma perinatal

motivos que levam o paciente a se internar em uma unidade psiquiátrica. Os pacientes ainda podem ter um suporte social frágil ou condições comórbidas que necessitem de um ambiente de cuidados terciários. Assim, a avaliação do paciente internado com esquizofrenia ou transtornos associados deve sempre identificar e caracterizar essas condições. Tendo em vista que o paciente costuma ser admitido em internação psiquiátrica em um período de exacerbação dos sintomas, ele pode apresentar-se agitado, agressivo e resistente ao tratamento. É importante diferenciar os pacientes com esquizofrenia em estágios mais precoces daqueles em estágios mais tardios para traçar a abordagem correta no ambiente hospitalar[12].

Medidas iniciais

Ao realizar a admissão do paciente com esquizofrenia, é necessário ter alguns cuidados, como avaliar a indicação apresentada para que o paciente tenha sido encaminhado à internação, quantificando e qualificando sinais, sintomas e riscos. Uma anamnese psiquiátrica realizada com o paciente e o familiar auxilia a coletar dados importantes para uma abordagem completa. Alguns sintomas podem ser identificados, como embotamento ou inadequação do comportamento, direcionando condutas específicas para cada paciente[18]. Deve ser avaliado se o episódio psicótico é inédito ou se já houve episódios no curso da doença, para um melhor manejo. O uso de antipsicóticos no primeiro episódio de sintomas psicóticos é um fator imprescindível para definir o prognóstico da doença[19].

Além disso, o conhecimento dos riscos, comorbidades clínicas e histórias familiar e pregressa auxilia na abordagem multidisciplinar durante toda a internação. O risco de suicídio ou de heteroagressão requer cuidados estratégicos. Pacientes com comorbidades clínicas, como hipertensão arterial sistêmica e diabetes *mellitus*, também precisam de atenção individualizada. A presença de síndrome neuroléptica ou discinesia tardia, idade, peso, altura, circunferência abdominal e do quadril e medida da pressão arterial são dados imprescindíveis para serem coletados antes de iniciar um tratamento[20].

No início da internação, podem ser utilizadas escalas para avaliação dos sintomas – a mais utilizada, pela praticidade, é a Avaliação Psiquiátrica Breve (*Brief Psychiatric Rating Scale* – BPRS), que serve como instrumento auxiliar de medida para analisar a efetividade do tratamento e caracterizar os sintomas psicóticos. Outras escalas que mensuram sintomas também podem ser utilizadas, como a PANSS (*Positive and Negative Syndrome Scale*) e a CGI (*Clinical Global Impression*)[4,21].

Uma vez identificada a história clínica completa, é necessário estabelecer um plano de tratamento durante a internação. Esse tratamento é individualizado e leva em conta os sintomas e riscos provenientes da condição psiquiátrica do paciente. São elementos do plano inicial de tratamento:

- Estabelecer vínculo com o paciente, com abordagem específica de acordo com o comportamento e o perfil.
- Realizar exames laboratoriais (Quadro 5)[18,22].
- Escolha inicial do tratamento, considerando história patológica prévia, medicações já utilizadas e história familiar de resposta às medicações[18].
- Estabelecer outras medidas de proteção para cada risco (por exemplo: suicídio, agitação, auto ou heteroagressão)[23].
- Fortalecer e capacitar a equipe multidisciplinar para lidar com o perfil do paciente psicótico, com embotamento ou com outros sintomas que o paciente puder apresentar durante a internação[24].
- Estabelecer metas de tratamento (com plano de previsão para duração da internação e condições de alta)[18].
- Estabelecer e fortalecer a rede de apoio durante e após a internação[25].

A abordagem do paciente com transtorno de esquizofrenia e transtornos relacionados deve levar em consideração alguns fatores, como as características de cada paciente, considerando os riscos específicos; estratégias a serem utilizadas com a equipe interdisciplinar e os familiares; planejamento de admissão e alta com estratégias de reinserção do paciente em sociedade etc. O paciente com indicação de internação geralmente está com sintomas agudos, e muitos são sintomas psicóticos que devem ser abordados com, inicialmente, uma boa relação médico-paciente e uma organização bem estruturada da equipe. Os riscos apresentados pelo paciente psicótico são de agitação psicomotora, auto e heteroagressão, dificuldade de autogestão e de suicídio[26,27].

Quando o paciente se encontra com sinais de agitação psicomotora (irritabilidade, hostilidade, confrontamento, elevação do tom de voz, tremores e sudorese), a equipe deve estar preparada e em alerta para contê-lo química e fisicamente. O profissional de saúde que está assistindo o indivíduo naquele momento deve alertar a equipe multidisciplinar (enfermagem e médica) para um manejo harmônico para prevenir danos ao paciente, aos familiares e aos profissionais[26,28].

De acordo com a anamnese e o exame do estado mental, o médico consegue identificar fatores que indiquem risco de agressão ou de suicídio. Assim que identificados os riscos, a equipe deve realizar estratégias para evitar danos, podendo colocar o paciente próximo ao posto de enfermagem, com um técnico de enfermagem responsável pela avaliação do comportamento de maneira constante, afastar objetos potencialmente nocivos, manter o indivíduo com medicação bem ajustada para auxílio na contenção dos impulsos e ter uma prescrição preestabelecida para eventuais comportamentos nocivos, como agitação psicomotora. O uso de medicações sedativas pode ser considrado. A contenção mecânica pode ser uma estratégia, mas deve ser utilizada como último recurso[26].

Os familiares, muitas vezes, não sabem o que pode ou não afetar no tratamento. Dessa forma, é competência da equipe médica e de enfermagem guiá-los quanto ao manejo do paciente com transtorno de esquizofrenia ou transtornos relacionados. Quando psicótico, não é recomendado confrontar o delírio ou a alucinação provando a realidade, mas sim utilizar frases suportivas como "Entendo como deve estar sendo difícil" ou "Vejo que isso é uma verdade para você e traz muito sofrimento". Ensinar a equipe assistente e os familiares a lidar com o paciente psicótico também faz parte do tratamento não farmacológico e auxilia na reinserção dessa pessoa na sociedade após a alta hospitalar[25,26].

Exames complementares

O diagnóstico da esquizofrenia é clínico e não exige exames laboratoriais em seus critérios. Entretanto, tendo em vista que os sintomas apresentados por pacientes com esquizofrenia podem estar presentes em outras condições médicas e que o uso de antipsicóticos pode causar alterações clínicas e laboratoriais, preconiza-se uma avaliação laboratorial no início do tratamento e periodicamente (Quadro 5). Caso os exames solicitados apresentem alterações, sugere-se investigação clínica.

Antes de iniciar uma medicação, sugere-se pesar riscos e benefícios, além de levar em conta especificidades clínicas do paciente[1]. O Quadro 5 contém os exames laboratoriais sugeridos a serem realizados antes do uso dos antipsicóticos, enquanto o Quadro 6 mostra os principais exames complementares sugeridos quando há algum diagnóstico diferencial em questão, principalmente no primeiro episódio psicótico. É importante ressaltar que os diagnósticos diferenciais possuem características clínicas distintas e que os exames são complemento para elucidar o diagnóstico. Veja mais sobre diagnóstico diferencial na sessão "Outros transtornos relacionados", neste capítulo.

Quadro 5 Exames complementares de acordo com os antipsicóticos

Medicação	Exames laboratoriais
Antipsicóticos	Hemograma completo, provas de função hepática, perfil lipídico, glicemia de jejum, colesterol total e frações, triglicerídeos, prolactina, função de tireoide e beta-HCG e eletrocardiograma.
Clozapina*	Hemograma completo semanal, sempre que houver aumento da dose nos primeiros quatro meses e meio e mensais durante todo o tratamento. A avaliação de citopenia se define por: leucócitos < 3.000/mm³ ou neutrófilos < 1.500/mm³ ou por contagem de plaquetas < 100.000/mm³. Em caso de citopenia, suspender a medicação e solicitar consultoria hematológica.

* A clozapina merece atenção especial, devido a algumas peculiaridades.
Fonte: James et al., 2018[1]; Cordioli et al., 2015[22].

Quadro 6 Exames complementares de acordo com os principais diagnósticos diferenciais da esquizofrenia

Diagnóstico diferencial	Exames complementares
Delirium	Hemograma completo, eletrólitos, glicemia, função hepática, função renal, exame qualitativo de urina, urocultura, radiografia de tórax, ácido láctico, tomografia computadorizada de crânio, ressonância magnética de crânio*[29]
Patologias endócrinas	TSH, T4 livre, cálcio sérico, paratormônio, eletrólitos*
Encefalites	Hemograma completo, função renal, função hepática, exame qualitativo de urina, proteínas séricas, FAN, anti-dsDNA, C3, C4, punção lombar, ressonância magnética de crânio*
Hipovitaminose por B12	Nível sérico de vitamina B12
Psicose induzida por substância	Nível sérico ou *screening* de substâncias psicoativas*

* Cada exame laboratorial deve ser solicitado de acordo com a história clínica do paciente.
Fonte: Marder e Davis, 2020[30].

Tratamento

O tratamento para a esquizofrenia engloba a prescrição de antipsicóticos e tem com objetivo a remissão dos sintomas e a reabilitação do paciente. O tratamento farmacológico está indicado em todas as fases da doença e deve ser individualizado conforme as características de cada um (idade, comorbidades clínicas, resposta prévia, entre outros). Atualmente estão disponíveis diversos fármacos antipsicóticos, que aparentemente possuem a mesma eficácia quando em doses equivalentes, mas apresentam diferentes perfis de efeitos adversos e tolerância individual. A exceção é a clozapina, sabidamente um antipsicótico superior aos demais em relação à eficácia terapêutica.

Assim, pode-se escolher qualquer um dos antipsicóticos disponíveis, com exceção da clozapina, sem ordem de preferência e em monoterapia. Deve-se avaliar a resposta dentro de um período de seis semanas de uso com dose e adesão adequadas. A resposta adequada deve considerar uma redução de pelo menos 30% na BPRS. Caso a resposta seja inferior a 30%, uma segunda droga deve ser escolhida e introduzida em substituição à vigente. Em caso de nova resposta inferior a 30% na BPRS no período de seis semanas, o paciente deve ser considerado refratário, e, então, a clozapina passa a ser a droga de escolha. A adesão sempre deve ser revisada em pacientes com resposta parcial ou ausente. Se confirmada má adesão, deve-se considerar o uso de drogas injetáveis de depósito[31]. O Quadro 7 aborda as opções de antipsicóticos utilizados na prática clínica para esquizofrenia.

A prescrição de clozapina é indicada em casos refratários e em algumas condições especiais, como alto risco de suicídio e discinesia tardia[19,20]. A clozapina não é indicada para primeiro episódio psicótico, tendo em vista que não há evidência de melhor resposta no primeiro episódio quando comparada a outros antipsicóticos[32,33]. Para avaliar a resposta à clozapina, deve-se considerar o uso por no mínimo de seis meses, devido ao seu mecanismo de ação mais lento que os demais antipsicóticos[18]. Após esse tempo, o paciente que apresentar resposta parcial ou ausente será classificado como portador de esquizofrenia ultrarrefratária ou superrefrataria. Quando, em uso de clozapina, apresentar resposta parcial, primeiramente é necessário verificar a adesão medicamentosa, excluir abuso de substância psicoativa (SPA) e reavaliar possíveis interações farmacológicas. Deve-se considerar, ainda, que a esquizofrenia pode se acompanhar de outras comorbidades psiquiátricas. Confirmado o diagnóstico de ultrarrefratariedade, as alternativas de tratamento são:

- Associação de outro antipsicótico.
- Associação de estabilizadores do humor.

Quadro 7 Antipsicóticos na prática clínica

Fármaco e formulações disponíveis	Faixa terapêutica usual	Principais efeitos adversos	Contraindicações
Clorpromazina: • VO (comprimido e solução). • IM.	400 a 800 mg/dia	Sonolência, constipação, xerostomia, retenção urinária, tontura, hipotensão e aumento de peso. Pode gerar falso positivo para testes gestacionais, interferir na dose de bilirrubinúria e na secreção de corticotrofina (ACTH)	Relativas: hipersensibilidade a derivados fenotiazínicos, antecedentes de discrasias sanguíneas, depressão do SNC, DCV grave
Levomepromazina: • VO (comprimido e solução). • IM.	400 a 600 mg/dia Idosos: 100 a 200 mg/dia	Aumento do apetite, boca seca, constipação, fotossensibilidade cutânea, hipotensão postural, salivação, sedação, taquicardia, tontura	Gravidez e amamentação, hipersensibilidade ao fármaco, antecedentes de discrasias sanguíneas, depressão do SNC, epilepsia, doenças hepáticas, doença cardiovascular grave
Haloperidol: • VO (comprimido e solução). • IM. • IM de depósito.	10 a 15 mg/dia 200 a 400 mg/mensais (depot)	Acatisia, distonias, hipercinesias, hipertonia, parkinsonismo, sonolência, tremor	Alergia ao fármaco, depressão grave do SNC, doença de Parkinson, uso cauteloso em pacientes com história de neoplasia de mama dependente de prolactina e hiperplasia prostática (geralmente com aumento do PSA).
Flufenazina: • VO. • IM de depósito.	5 a 20 mg/dia 10 mg VO equivalem a 12,5 mg (depot)	Acatisia, distonia, parkinsonismo, rigidez muscular, sedação, ECE, tremores finos	Alergia ao fármaco, DPOC grave e asma, síndrome de Sjögren, transtornos convulsivos, lesões subcorticais estabelecidas, câncer de mama, bexiga neurogênica, uso de lentes de contato, gravidez e amamentação, doença de Parkinson

(continua)

Quadro 7 Antipsicóticos na prática clínica (*continuação*)

Fármaco e formulações disponíveis	Faixa terapêutica usual	Principais efeitos adversos	Contraindicações
Aripiprazol: • VO (comprimido e solução).	10 a 30 mg/dia	Acatisia, agitação, ansiedade, cefaléia, constipação, dispepsia, fadiga, febre, ganho de peso, hipotensão ortostática, insônia, letargia, náusea, sialorreia, ECE, sonolência, tontura, tremor, visão borrada e vômitos	Hipersensibilidade ao fármaco, gravidez
Amissulprida: • VO.	400 a 1.200 mg/dia	Sedação e sonolência	Relativas: insuficiência renal, epilepsia, tumores prolactina-dependentes ou feocromocitomas
Clozapina: • VO.	200 a 500 mg/dia Dose máxima: 900 mg/dia Doses acima de 500 mg/dia: pode-se, de modo profilático, adicionar AVP	Constipação intestinal, ganho de peso, hipotensão, sialorreia, sonolência, tontura e taquicardia. Dose > 450 mg/dia: risco de convulsões Leucopenia (3%) e agranulocitose (1%) (requerem controle hematológico semanal nos primeiros seis meses, quinzenal nos seis meses seguintes e após mensal)	Leucócitos < 3.500 e/ou neutrófilos < 2.000, epilepsia não controlada, doenças mieloproliferativas ou uso de agentes mielossupressores, história de agranulocitose e miocardite associada ao uso de clozapina, depressão do SNC, íleo paralítico, intervalo QTc > 500 ms, doenças hepáticas ou cardíacas graves, hipersensibilidade ao medicamento Critérios de suspensão: leucócitos < 3.000 e neutrófilos < 1.000
Lurasidona: • VO.	40 a 160 mg	Acatisia, ansiedade, diarreia, náusea, ECE, sonolência	Hipersensibilidade a lurasidona ou algum componente da fórmula, paciente em uso de inibidores potentes de CYP3A4 (ex.: cetoconazol), paciente em uso de potentes indutores de CYP3A4 (ex.: rifampicina)

(*continua*)

Quadro 7 Antipsicóticos na prática clínica (*continuação*)

Fármaco e formulações disponíveis	Faixa terapêutica usual	Principais efeitos adversos	Contraindicações
Olanzapina: VO.	7,5 a 20 mg/dia (dose máxima: 30 mg/dia)	Aumento de peso, aumento transitório assintomático das transaminases, sedação, sonolência	Absoluta: hipersensibilidade à olanzapina ou qualquer componente da fórmula Relativas: glaucoma de ângulo fechado, doenças isquêmicas cardiovasculares e cerebrovasculares, quadros demenciais, obesidade (tratamento de manutenção), DM e risco de desenvolver essa doença, hiperplasia prostática, íleo paralítico
Paliperidona: • VO • IM de depósito.	 6 a 12 mg/dia 25 a 150 mg/mensais	Cefaleia, taquicardia, acatisia, aumento de peso, ECE, sonolência, hipotensão ortostática, dispepsia, náusea, constipação, faringite, ansiedade, tontura, hiperprolactinemia, amenorreia e hipersalivação	Hipersensibilidade à paliperidona ou à risperidona
Quetiapina: • VO.	400 a 800 mg/dia	Boca seca, constipação, dispepsia, elevação dos níveis de triglicerídeos séricos, elevação do colesterol total, aumento de peso, hipotensão, sonolência, tontura	Hipersensibilidade ao medicamento
Risperidona: • VO (comprimido e solução).	2 a 8 mg/dia	Acatisia, sonolência, agitação, ansiedade, aumento de apetite, cefaleia, ganho de peso, incontinência urinária, insônia, tremor, distonia, vertigem	Hipersensibilidade ao fármaco, gravidez ou lactação, insuficiência renal ou hepática grave

(*continua*)

Quadro 7 Antipsicóticos na prática clínica (*continuação*)

Fármaco e formulações disponíveis	Faixa terapêutica usual	Principais efeitos adversos	Contraindicações
Sulpirida: • VO.	Sintomas positivos: 400 a 1.200 mg/dia Sintomas negativos: 50 a 150 mg/dia	Boca seca, constipação, hiperprolactinemia, sedação e galactorreia	Absoluta: feocromocitoma Relativas: insuficiência renal, pacientes muito agitados (estimulação dopaminérgica), hipertensos graves, miastenia *gravis*
Ziprasidona: • VO.	80 a 160 mg/dia	Cefaleia, constipação, náusea, sonolência, tontura	Hipersensibilidade à ziprasidona, prolongamento do intervalo QT, síndrome do QTc longo, paciente com IAM recente, ICC descompensada e arritmias cardíacas
Zuclopentixol: • VO. • IM. • IM de depósito.	VO: 20 a 60 mg/dia IM: 50 a 150 mg a cada 3 dias IM depot: 200 a 400 mg/mês	Ansiedade, ECE, fraqueza, insônia, sonolência, tontura, xerostomia	Hipersensibilidade ao fármaco, estados comatosos, quadro de intoxicação aguda por barbitúrico ou opioides

AVP: ácido valproico; DCV: doença cardiovascular; DM: diabetes *mellitus*; DPOC: doença pulmonar obstrutiva crônica; ECE: efeitos colaterais extrapiramidais; IAM: infarto agudo do miocárdio; ICC: insuficiência cardíaca crônica; IM: via intramuscular; PSA: antígeno prostático específico; SNC: sistema nervoso central; VO: via oral.
Fonte: Cordioli et al., 2015[22]; Sadock et al., 2017[31].

- Associação de antidepressivos.
- Associação de agentes glutamatérgicos.
- ECT[18,22] (indicada não só em concomitância com a clozapina, mas também em casos de intolerância e em quadros de catatonia[22]).

Manutenção do tratamento

Após a introdução do tratamento farmacológico, devem-se avaliar a eficácia do fármaco e o controle satisfatório dos sintomas, seguindo em acompanhamento médico[34]. Após um período mínimo de 6 a 8 meses de tratamento com boa resposta, considera-se a possibilidade de redução gradual da dose. A maioria dos pacientes necessitará de antipsicóticos por toda a vida e o curso da doença, visto que na maioria dos casos há possibilidade de retorno dos sintomas[22].

OUTROS TRANSTORNOS RELACIONADOS

A psicose pode ser um sintoma de diversas comorbidades. Quando ocorre um primeiro episódio psicótico que culminou com a internação psiquiátrica, deve-se pensar em diagnósticos diferenciais, tanto clínicos e orgânicos quanto psiquiátricos. Dentre os principais diagnósticos diferenciais, podemos citar transtorno delirante, transtorno esquizoafetivo, transtorno psicótico breve, transtorno de personalidade esquizotípica, transtorno depressivo com sintomas psicóticos, transtorno bipolar com sintomas psicóticos, psicose induzida por substância e psicose orgânica[30]. Algumas características clínicas que auxiliam na discriminação entre outros transtornos psicóticos estão descritas no Quadro 8[35].

Transtorno esquizoafetivo e transtornos de humor

O transtorno esquizoafetivo é um distúrbio em que há um episódio ininterrupto de sintomas da fase ativa da esquizofrenia concomitante a um episódio de distúrbio de humor, tendo pelo menos duas semanas ou mais de sintomas psicóticos, como delírios e alucinações, sem ter apresentado sintomas importantes de transtorno de humor. A prevalência estimada do transtorno esquizoafetivo ao longo da vida é de 0,3%, sendo mais comum no sexo feminino. Na prática clínica da internação e na prática geral, a abordagem terapêutica e o prognóstico são semelhantes aos que ocorrem no tratamento da esquizofrenia. Avaliações dimensionais de depressão e mania quando há presença de psicose alertam para um transtorno de humor comórbido com necessidade eventual

Quadro 8 Diferenças entre os transtornos psicóticos

Transtorno psicótico	Sintomas psicóticos	Características	Prevalência durante a vida (%)	Fisiopatologia	Tratamento	Complicações
Esquizofrenia	Alucinações, (principalmente auditivas), delírios, pensamento desorganizado, comportamento psicomotor anormal	Fase ativa com sintomas psicóticos com pródromos e fase residual ≥ 6 meses de duração, declínio cognitivo	0,30-0,87	Fatores genéticos e neurodesenvolvimentais, dopamina, glutamato	Antipsicótico, terapias psicossociais	Abuso de substâncias, agitação, violência, vitimização, suicídio
Transtorno esquizoafetivo	Alucinações, (principalmente auditivas), delírios, pensamento desorganizado, comportamento psicomotor anormal	Sintomas psicóticos (delírios e alucinações) e sintomas de humor ocorrendo concomitante ou independentemente	0,32	Fatores genéticos e neurodesenvolvimentais, dopamina, glutamato	Antipsicótico, terapias psicossociais, antidepressivos, estabilizadores de humor	Abuso de substâncias, agitação, violência, suicídio
Transtorno de humor bipolar com sintomas psicóticos	Alucinações, delírios	Sintomas psicóticos durante os episódios maníacos	0,12	Fatores genéticos e neurodesenvolvimentais, dopamina, glutamato	Antipsicótico, terapias psicossociais, estabilizadores de humor	Abuso de substâncias, agitação, violência, suicídio
Transtorno depressivo maior com sintomas psicóticos	Alucinações, delírios	Sintomas psicóticos apenas durante os episódios depressivos	0,33	Fatores genéticos, dopamina, glutamato	Antipsicótico, terapias psicossociais, antidepressivos, ECT	Abuso de substâncias, agitação, violência, suicídio

(continua)

Quadro 8 Diferenças entre os transtornos psicóticos (*continuação*)

Transtorno psicótico	Sintomas psicóticos	Características	Prevalência durante a vida (%)	Fisiopatologia	Tratamento	Complicações
Transtorno delirante	Alucinações, delírios	Funcionamento não prejudicado pelos impactos dos delírios	0,18	Fatores genéticos, dopamina, glutamato	Antipsicótico, terapia cognitivo-comportamental	Violência
Transtorno esquizofreniforme	Alucinações, (principalmente auditivas), delírios, pensamento desorganizado, comportamento psicomotor anormal	Sintomas psicóticos durando de 1-6 meses	0,07	Fatores genéticos e neurodesenvolvimentais, dopamina, glutamato	Antipsicótico, terapias psicossociais	Abuso de substâncias, agitação, violência, suicídio
Transtorno psicótico breve	Alucinações, (principalmente auditivas), delírios, pensamento desorganizado, comportamento psicomotor anormal	Sintomas psicóticos que duram menos de 1 mês	0,05	Dopamina	Antipsicótico, terapia cognitivo-comportamental	Abuso de substâncias, agitação, violência, suicídio
Psicose pós-parto	Alucinações, delírios	Sintomas psicóticos em até 6 semanas após o parto	0,07	Fatores hormonais, dopamina, glutamato	Antipsicóticos	Abuso de substâncias, agitação, violência, suicídio

(*continua*)

Quadro 8 Diferenças entre os transtornos psicóticos (*continuação*)

Transtorno psicótico	Sintomas psicóticos	Características	Prevalência durante a vida (%)	Fisiopatologia	Tratamento	Complicações
Psicose induzida por substâncias	Alucinações, delírios	Sintomas psicóticos temporariamente relacionados a intoxicação de substâncias ou abstinência	0,42	Dopamina, glutamato	Suspensão da substância	Agitação, violência, suicídio
Psicoses induzidas por toxinas	Alucinações, delírios	Sintomas psicóticos temporariamente associados à exposição de toxinas	-	Dopamina, glutamato	Suspensão da toxina	Agitação
Psicoses iatrogênicas	Alucinações, delírios	Sintomas psicóticos como uma reação adversa a medicamentos	-	Dopamina, glutamato	Descontinuação da droga	Agitação
Psicoses neurológicas, endócrinas, metabólicas e outras condições	Alucinações, delírios	Sintomas psicóticos temporariamente relacionados a condições médicas	-		Antipsicótico, tratamento do agente causador	Agitação, autoagressão

Fonte: adaptado de Lieberman e First, 2018[35].

de tratar. Caso os sintomas psicóticos ocorram apenas na vigência de episódios de mania ou de depressão, o diagnóstico é transtorno de humor, bipolar ou depressivo, com sintomas psicóticos. É importante avaliar se os episódios não ocorrem durante o uso de substância psicoativa[13,30].

Transtorno delirante e transtorno psicótico breve

Para o diagnóstico de transtorno delirante é necessária a presença de ao menos um delírio por pelo menos um mês e que os critérios para esquizofrenia jamais tenham sido atendidos. As alucinações apresentadas estão relacionadas com o tema do delírio. Quando o paciente não está com o delírio predominante, o funcionamento deste não será muito prejudicado, e o comportamento não será claramente incomum. Se houver episódios de humor, geralmente serão breves em comparação com a duração dos períodos delirantes[13]. A prevalência do transtorno delirante ao longo da vida é de aproximadamente 0,2%. É um transtorno de diversos subtipos, como persecutório, erotomaníaco, grandioso, ciumento, somático e misto. Para a conclusão diagnóstica, é necessária a exclusão do uso de substâncias psicoativas e causas orgânicas. A abordagem terapêutica inicial é feita com antipsicóticos, e o manejo clínico é recomendado após o início do tratamento, pois esses pacientes costumam rejeitar abordagens psiquiátricas[13,36].

O transtorno psicótico breve também é caracterizado pela presença de delírios, alucinações, comportamentos desorganizados ou catatonia, de duração de pelo menos um dia e inferior a um mês, devendo retornar ao nível funcional anterior após os sintomas.

Para hospitalizar um paciente com transtorno delirante ou transtorno psicótico breve, devem-se levar em consideração os riscos que o paciente possui[13,37]. A decisão de internar um paciente com esses transtornos deve se basear na segurança tanto dele quanto de outras pessoas, como familiares e colegas de trabalho. Dentre os riscos que o paciente pode apresentar, existem o risco de suicídio e homicídio, dificuldade de autogestão e de gestão de outras pessoas, como cuidados com filhos. Dessa forma, no cuidado ambulatorial é necessária uma coordenação de cuidados com a rede de suporte do paciente para garantir a adesão ao tratamento e a segurança dele[37].

O tratamento desses transtornos baseia-se na abordagem terapêutica da esquizofrenia e outros transtornos psicóticos. Uma dificuldade que pode ser apresentada no tratamento do transtorno psicótico breve e delirante é a confiança do paciente na equipe assistente, devendo receber um manejo bem organizado e estruturado para garantir o tratamento adequado.

SUBSTÂNCIAS PSICOATIVAS E PSICOSE

O transtorno psicótico induzido por substâncias ou medicamentos, segundo o DSM-5, é definido pela presença de sintomas psicóticos, delírios ou alucinações, durante ou após o uso de substâncias ou até mesmo em abstinência da droga. O abuso de substâncias é comum em pacientes no primeiro episódio psicótico. No transtorno psicótico de causa orgânica, os sintomas psicóticos são uma consequência fisiológica direta de outra condição médica[13]. Diversos agentes estão associados no desenvolvimento de psicose induzida por drogas, dentre eles alucinógenos, anfetamina, cocaína, álcool e cannabis. Os pacientes com familiares que experimentaram a psicose induzida por substância têm maior tendência a desenvolver essa condição. Um estudo relata que pessoas que tiveram psicose induzida por drogas são mais suscetíveis a sintomas ansiosos e depressivos[38].

Além disso, o consumo de álcool e cannabis é o mais comum entre os pacientes com transtornos psicóticos[13,38]. A cannabis está relacionada com maior risco do paciente usuário de desenvolver esquizofrenia. Uma metanálise randomizada apresentou que pacientes usuários de cannabis possuem um risco 43% maior de desenvolver esquizofrenia e outros transtornos relacionados[38,39]. Os sintomas positivos estão mais prevalentes em indivíduos que possuem um abuso de drogas. Estudos apontam que aqueles com esquizofrenia que fazem uso de substâncias têm um nível de funcionalidade mais adequado do que os indivíduos com esquizofrenia que não usam drogas[38].

PLANEJAMENTO E CRITÉRIOS DE ALTA

A alta de qualquer paciente deve ser sempre individualizada. A pessoa com esquizofrenia ou transtornos relacionados precisa de uma garantia de melhora importante dos sintomas psicóticos e dos riscos no momento da internação hospitalar. O tratamento farmacológico deve estar bem estabelecido, com tolerância aos efeitos adversos do medicamento, segurança na administração deste e adesão ao tratamento. O acompanhamento é fundamental para melhor resposta terapêutica, e o uso de antipsicótico está associado a um aumento de sobrevida[40]. A adesão ao tratamento depende muito da relação médico-paciente e da rede de apoio que o paciente está inserido. A intervenção e a psicoeducação familiar em grupo durante a internação são significativamente benéficas e evitam uma reinternação[25]. Segundo Goffman, quanto maior o tempo de internação, maior a dificuldade do paciente de ser reinserido no contexto sociocultural[41]. Além disso, quando ele sabe que a hospitalização será curta, o envolvimento no planejamento de alta pode ser melhor[42]. O prestador de cuidados em nível hospitalar deve transmitir todas as informações e orientações pertinentes para os profissionais que acompanharão o paciente no pós-alta. É importante que a nota de alta faça um registro completo da internação, incluindo procedimentos, exames, medicações e resultados. Ela constitui um documento valioso ao paciente e ao médico que o acompanhará em ambulatório.

CONSIDERAÇÕES FINAIS

A esquizofrenia e os transtornos relacionados podem gerar riscos aos pacientes, principalmente quando os sintomas se agudizam. Nesses casos, existe um aumento da vulnerabilidade dos pacientes, os quais estão expostos às consequências pessoais e sociais dos sintomas e a maior risco de cronificação. O tratamento hospitalar visa ao controle dos sintomas, à diminuição dos riscos e ao restabelecimento da funcionalidade e da sociabilidade. Além dos ajustes e das mudanças farmacológicas, estratégias psicossociais e de apoio à rede de cuidados são fundamentais nessa etapa de tratamento. A relação equipe-paciente e a estruturação de uma estratégia de tratamento racional e completa melhoram a adesão ao tratamento e diminuem taxas de reinternação. A reinserção do indivíduo com sintomas psicóticos requer atenção e cuidado, sendo necessária a comunicação entre os profissionais responsáveis pela internação e os responsáveis pelo acompanhamento fora do hospital.

REFERÊNCIAS BIBLIOGRÁFICAS

1. James S, Abate D, Abate K, Abate H. Global, regional, and national incidence, prevalence, and years lived with disability for 354 diseases and injuries for 195 countries and territories, 1990-2017: a systematic analysis for the Global Burden of Disease Study. Lancet. 2018;392(10159):1789-858.
2. Charlson F, Ferrari A, Santomauro D, Diminic S. Global epidemiology and burden of schizophrenia: findings from the Global Burden of Disease Study 2016. Schizophr Bull. 2018;44(6):1195-203.
3. Saha S, Chant D, Welhan J, McGrath J. A systematic review of the prevalence of schizophrenia. PLoS Med. 2005;2(5):e141.
4. Leitão R, Ferraz M, Chaves A, Mari J. Cost of schizophrenia: direct costs and use of resources in the State of São Paulo. Rev Saude Publica. 2006;40(2):304-9.
5. Matos G, Guarniero F, Hallak J, Bressan R. Schizophrenia, the forgotten disorder: the scenario in Brazil. Braz J Psychiatry. 2015;37(4):269-70.
6. Baeza F, da Rocha N, Fleck M. Predictors of length of stay in an acute psychiatric inpatient facility in a general hospital: a prospective study. Braz J Psychiatry. 2018;40(1):89-96.
7. McGrath J, Saha S, Welham J, El Saadi O, MacCauley C, Chant D. A systematic review of the incidence of schizophrenia: the distribution of rates and the influence of sex, urbanicity, migrant status and methodology. BMC Med. 2004;2:13.
8. Barbosa WB, Costa JO, Lemos LLP, Gomes GM, Oliveira HN, Ruas CM, et al. Costs in the treatment of schizophrenia in adults receiving atypical antipsychotics: an 11-year cohort in Brazil. Appl Health Econ Health Policy. 2018;16(5):697-709.
9. Marshall M, Rathbone J. Early Intervention for Psychosis. Schizophr Bull. 2011;37:1111-4.

10. Tiihonen J, Mittendorfer-Rutz E, Majak M, Mehtälä J, Hoti F, Jedenius E, et al. Real-world effectiveness of antipsychotic treatments in a nationwide cohort of 29 823 patients with schizophrenia. JAMA Psychiatry. 2017;74(7):686-93.
11. Chi MH, Hsiao CY, Chen KC, Lee L-T, Tsai HC, Lee IH, et al. The readmission rate and medical cost of patients with schizophrenia after first hospitalization: a 10-year follow-up population-based study. Schizophr Res. 2016;170(1):184-90.
12. Noto C, Bressan R. Esquizofrenia: avanços no tratamento multidisciplinar. Porto Alegre: Artmed; 2009.
13. American Psychiatric Association. Diagnostic and statistical manual of mental disorders (DSM-5). Arlington: American Psychiatric Association; 2013.
14. McCutcheon RA, Reis Marques T, Howes OD. Schizophrenia: an Overview. JAMA Psychiatry. 2020;77(2):201-10.
15. Kahn RS, Sommer IE. The neurobiology and treatment of first-episode schizophrenia. Mol Psychiatry. 2015;20(1):84-97.
16. Tandon R, Nasrallah HA, Keshavan MS. Schizophrenia, "just the facts" 4. Clinical features and conceptualization. Schizophr Res. 2009;110(1-3):1-23.
17. Cataldo Neto A, Gauer GJC, Furtado NR. Psiquiatria para estudantes de medicina. Porto Alegre: Edipucrs; 2013.
18. Picon P, Gadelha M, Alexandre R. Protocolo clínico e diretrizes terapêuticas: esquizofrenia. Portaria SAS/MS nº 364, de 9 de abril de 2013.
19. Tiihonen J, Tanskanen A, Taipale H. 20-Year nationwide follow-up study on discontinuation of antipsychotic treatment in first-episode schizophrenia. Am J Psychiatry. 2018;175(8):765-73.
20. Howes O, McCutcheon R, Agid O, Bartolomeis A. Treatment-resistant schizophrenia: Treatment Response and Resistance in Psychosis (TRRIP) Working Group Consensus Guidelines on Diagnosis and Terminology. Am J Psychiatry. 2017;174(3):216-229.
21. García-Álvarez L, Martínez-Cao C, Bobes-Bascarán T, Portilla A, Courtet P, de la Fuente-Tomás L, et al. Validation of a european spanish-version of the Self-Evaluation of Negative Symptoms (SNS) in patients with schizophrenia. Rev Psiquiatr Salud Ment. 2020;S1888-9891(20)30036-7.
22. Cordioli AV, Gallois CB, Isolan L. Psicofármacos: consulta rápida. Porto Alegre: Artmed; 2015.
23. Stroup TS, Marder S. Pharmacotherapy for schizophrenia: acute and maintenance phase treatment. Waltham: UpToDate; 2020.
24. Crespo-Facorro B, Bernardo M, Argimon J, Arrojo M. Effectiveness, efficiency and efficacy in the multidimensional treatment of schzophrenia: Rethinking project. Rev Psiquiatr Salud Ment. 2017;10(1):4-20.
25. 27. Girón M, Fernández-Yañez A, Mañá-Alvarenga S, Molina-Habas A, Nolasco A, Gómez-Beneyto M. Efficacy and effectiveness of individual family intervention on social and clinical functioning and family burden in severe schizophrenia: a 2-year randomized controlled study. Psychol Med. 2010;40(1):73-84.
26. Botega NJ. Prática psiquiátrica no hospital geral: interconsulta e emergência. Porto Alegre: Artmed; 2017.
27. Zeferino MT, Rodrigues J, Assis JT, organizadores. Crise e urgência em saúde mental: fundamentos da atenção à crise e urgência em saúde mental. Florianópolis: Universidade Federal de Santa Catarina; 2015.
28. Stern T, Fricchione G, Cassem N, Jellinek M. Handbook of general hospital psychiatric. W.B. Saunders Company; 2010.
29. Francis J, Young GB. Diagnosis of delirium and confusional states. Waltham: UpToDate; 2020.
30. Marder S, Davis M. Clinical manifestations, differential diagnosis, and initial management of psychosis in adults. Waltham: UpToDate; 2020.
31. Sadock BJ, Sadock VA, Ruiz R. Compêndio de psiquiatria: ciência do comportamento e psiquiatria clínica. Porto Alegre: Artmed; 2017.

32. Okhuijsen-Pfeifer C, Huijsman EAH, Hasan A, Sommer IEC, Leucht S, Kahn RS. Clozapine as a first- or second-line treatment in schizophrenia: a systematic review and meta-analysis. Acta Psychiatr Scand. 2018;138(4):281-8.
33. Ciapparelli A, Dell'Osso L, di Poggio AB, Carmassi C, Cecconi D, Fenzi M, A. et al. Clozapine in treatment-resistant patients with schizophrenia, schizoaffective disorder, or psycerhotic bipolar disord: a naturalistic 48-month follow-up study. J Clin Psychiatry. 2003;64(4):451-8.
34. Lehman AF, Lieberman JA, Dixon LB, McGlashan TH, Miller AL, Perkins DO, et al. Practice guideline for the treatment of patients with schizophrenia, second edition. Am J Psychiatry. 2004;161(2 Suppl):1-56.
35. Lieberman JA, First MB. Psychotic disorders. N Engl J Med. 2018;379(3):270-80.
36. Manschreck T. Delusional disorder. Waltham: UpToDate; 2020.
37. Mojtabai R. Brief psychotic disorder. Waltham: UpToDate; 2020.
38. Wilson L, Sziget A, Kearney A, Clarke M. Clinical characteristics of primary psychotic disorders with concurrent substance abuse and substance-induced psychotic disorders: asystematic review. Schizophr Res. 2018;197:78-86.
39. Vaucher J, Keating B, Lassere A, Gan W, Lyall DM, Ward J, et al. Cannabis use and risk of schizophrenia: a Mendelian randomization study. Mol Psychiatry. 2018;23(5):1287-92.
40. Tiihonen J, Thanskanen A, Taipale H. 20-Year nationwide follow-up study on discontinuation of antipsychotic treatment in first-episode schizophrenia. Am J Psychiatry. 2018;175(8):765-73.
41. Goffman E. Asylums: essays on the social situation of mental patients and other inmates. Routledge: AldineTransaction; 1968.
42. Alwan N, Johnstone P, Zolese G. Length of hospitalisation for people with severe mental illness. Cochrane Database Syst Rev. 2008;(1):CD000384.

6

Transtornos alimentares

Karin Daniele Mombach
Juliana Tainski de Azevedo
Laura Krüger Pelissari
Rafaela Bernal Bonito
César Luís de Souza Brito
Maria Angélica Nunes

DESTAQUES

- Os transtornos alimentares são transtornos mentais complexos, de etiologia multifatorial, cuja evolução tem tendência à cronicidade e, em alguns casos, até um desfecho fatal.
- O tratamento é multidisciplinar, contemplando psiquiatra, clínico geral, nutricionista, psicólogo, entre outros, com a liderança exercida pelo psiquiatra com experiência em TA para que as decisões e condutas sejam baseadas em evidências.
- A anorexia nervosa (AN) é um distúrbio psiquiátrico grave devido a acentuada perda de peso, com alta prevalência de comorbidades psiquiátricas, resistência ao tratamento, complicações médicas frequentes e risco substancial de morte que pode necessitar de internação psiquiátrica.
- Outros TA geralmente podem ser manejados preferencialmente em regime ambulatorial.
- As indicações para hospitalização da AN incluem acentuada hipotensão, anormalidades hidroeletrolíticas, arritmias ou bradicardia graves, risco de suicídio e um índice de massa corporal (IMC) = o peso em kg dividido pelo quadrado da altura em metros: ≤ 14,5 kg/m².

PONTOS IMPORTANTES

- Os transtornos alimentares são distúrbios psicológicos que se expressam por meio de comportamento alimentar inadequado e persistente que resultam em absorção ou consumo alterados de alimentos, com prejuízo significativo da saúde física e psicossocial[1]. Além disso, na maioria das vezes, apresentam alterações da imagem corporal e da autoestima[2,3].

(continua)

(continuação)

- De acordo com o DSM-5[1] e a CID-11[4], as principais categorias diagnósticas incluem a anorexia nervosa (AN), a bulimia nervosa (BN) e o transtorno de compulsão alimentar (TCA), além do transtorno alimentar restritivo/evitativo. Também ocorrem as apresentações clínicas parciais, incompletas ou atípicas. Embora os manuais diagnósticos usem classificações categóricas, há sugestões de incluir uma visão dimensional dos transtornos alimentares, pois se vê, com frequência, uma migração entre os diagnósticos ao longo do tempo[5,6].

EPIDEMIOLOGIA

Os transtornos alimentares possuem alta morbimortalidade, especialmente pela cronicidade dos sintomas. A anorexia nervosa (AN) é o transtorno psiquiátrico com a maior taxa de letalidade entre todas as condições psiquiátricas, com risco de aumento de 10% na mortalidade em estudos de acompanhamento dos pacientes por mais de 10 anos[7]. Estudos de *follow-up* mostraram que cerca de 50% dos pacientes com AN apresentam sucesso com o tratamento, enquanto 25% apresentam resultados medianos e 25% insatisfatórios em curto prazo[8]. Atualmente, melhores taxas de recuperação são obtidas no prazo de 5 anos[9].

As populações com maior risco para o desenvolvimento de um transtorno alimentar são os adolescentes, as mulheres jovens, as pessoas que trabalham com imagem corporal (modelos, dançarinos, esportistas)[10] e os portadores de patologias que necessitam de restrição dietética (diabetes *mellitus* tipo 1, hipercolesterolemia familiar, doença celíaca, entre outras)[11]. De modo geral, os TA estão associados a outros transtornos psiquiátricos, como transtornos de humor (depressão e bipolaridade), transtornos de ansiedade (fobias e transtorno obsessivo-compulsivo), transtornos de impulsos, transtornos por uso de substâncias e de personalidade[11].

Quadro 1 Dados relevantes

Prevalência ao longo da vida[12]
AN: 0,9% (mulheres)/0,3% (homens).
BN: 1,5% (mulheres)/0,5% (homens).
TCA: 3,5% (mulheres)/2% (homens).
Pico de prevalência[7]
AN: início ao meio da adolescência.
BN e TCA: final da adolescência e início da idade adulta.
A AN é três vezes mais frequente em mulheres do que em homens.
AN: anorexia nervosa; BN: bulimia nervosa; TCA: transtorno de compulsão alimentar.

DIAGNÓSTICO E AVALIAÇÃO

Anorexia nervosa

A AN é caracterizada por uma busca incessante da magreza por uma restrição alimentar autoimposta, com ou sem comportamentos compensatórios inapropriados, apesar da presença de um peso corporal significativamente baixo. O medo intenso de ganho de peso é uma característica central, embora os pacientes frequentemente neguem isso, devendo ser inferido a partir de seu comportamento. Um foco no peso e na forma do corpo é essencial para o distúrbio, combinado com o controle sobre tudo o que é consumido, incluindo a preparação de alimentos. O início da AN geralmente ocorre na adolescência ou no início da idade adulta e está associada a altas taxas de morbidade médica e psiquiátrica[1].

As condições psiquiátricas coexistentes incluem depressão maior, transtornos de ansiedade, transtorno obsessivo-compulsivo e distúrbios relacionados ao trauma[13]. O risco de suicídio é alto, com uma incidência estimada 18 vezes maior que nos controles[14]. A AN está associada a alta mortalidade, havendo uma metanálise de 36 estudos demonstrando uma taxa de mortalidade ponderada (mortes por 1.000 pessoas/ano) de 5,1 e padronizada de 5,86, em que um em cada cinco indivíduos com AN que morreram havia cometido suicídio[15]. Foi relatada uma alta incidência de agregação familiar, com estimativas

Quadro 2 Critérios diagnósticos de anorexia nervosa conforme o DSM-5

A. Restrição da ingesta calórica com relação às necessidades, levando a um peso corporal significativamente baixo no contexto de idade, gênero, trajetória do desenvolvimento e saúde física. Peso significativamente baixo é definido como um peso inferior ao peso mínimo normal ou, no caso de crianças e adolescentes, menor do que o minimamente esperado.
B. Medo intenso de ganhar peso ou de engordar, ou comportamento persistente que interfere no ganho de peso, mesmo estando com o peso significativamente baixo. Perturbação no modo como o próprio peso ou a forma corporal são vivenciados, influência indevida do peso ou da forma corporal na autoavaliação ou ausência persistente de reconhecimento da gravidade do baixo peso corporal atual.
Especificar se em remissão parcial ou completa e especificar a gravidade atual. O nível mínimo de gravidade baseia-se, em adultos, no índice de massa corporal (IMC) atual (ver a seguir) ou, para crianças e adolescentes, no percentil do IMC. • Leve: IMC ≥ 17 kg/m²; • Moderada: IMC 16-16,99 kg/m²; • Grave: IMC 15-15,99 kg/m²; • Extrema: IMC < 15 kg/m².

Fonte: American Psychiatric Association, 2013[1].

de herdabilidade baseadas em gêmeos de 50 a 60%[16]. Outros fatores de risco incluem histórico de trauma, perfeccionismo, rigidez cognitiva (por exemplo, dependência de regras), transtornos de ansiedade na infância e viver em uma sociedade que supervaloriza a magreza[11].

Existem dois subtipos de AN. O tipo restritivo descreve indivíduos que não praticam comportamentos compulsivos de comer ou purgar nos últimos 3 meses e cujo baixo peso resulta exclusivamente da ingestão restrita de alimentos e/ou de exercícios. O tipo de AN de compulsão alimentar e purga descreve aqueles que, durante os 3 meses anteriores, se envolveram em episódios recorrentes de comportamento de compulsão alimentar e purga (por exemplo, vômito autoinduzido, uso indevido de laxantes ou diuréticos). Essa distinção é clinicamente útil, uma vez que aqueles com o tipo de compulsão alimentar/purga têm maior probabilidade de se envolver em outros comportamentos impulsivos, como abuso de drogas e tentativas de suicídio[17].

Bulimia nervosa

A bulimia nervosa (BN) caracteriza-se pela ingestão excessiva de alimentos em curto espaço de tempo, pelo sentimento de descontrole alimentar e pelos comportamentos compensatórios inapropriados para evitar o ganho de peso. A idade do início dos sintomas ocorre em torno dos 18 a 20 anos, mas a procura por tratamento costuma ocorrer após 3 a 5 anos.

Quadro 3 Critérios diagnósticos de bulimia nervosa conforme o DSM-5

A. Episódios de compulsão alimentar (ECA) recorrentes que são caracterizados pelos seguintes aspectos: 1. Ingestão, em um período de tempo determinado (por exemplo, dentro de cada período de 2 horas), de uma quantidade de alimento definitivamente maior do que a maioria dos indivíduos consumiria no mesmo período sob circunstâncias semelhantes. 2. Sensação de falta de controle sobre a ingestão durante o episódio (por exemplo, sentimento de não conseguir parar de comer ou controlar o que e o quanto se está ingerindo).
B. Comportamentos compensatórios inapropriados recorrentes, a fim de impedir o ganho de peso, como vômitos autoinduzidos; uso indevido de laxantes, diuréticos ou outros medicamentos; jejum; ou exercício em excesso.
C. ECA e os comportamentos compensatórios inapropriados ocorrem, em média, no mínimo uma vez por semana durante 3 meses.
D. A autoavaliação é indevidamente influenciada pela forma e pelo peso corporais.
E. A perturbação não ocorre exclusivamente durante episódios de anorexia nervosa.

(continua)

Quadro 3 Critérios diagnósticos de bulimia nervosa conforme o DSM-5 (*continuação*)

Especificar se em remissão parcial ou completa. Especificar a gravidade atual: o nível mínimo de gravidade baseia-se na frequência dos comportamentos compensatórios inapropriados, e o nível de gravidade pode ser elevado de maneira a refletir outros sintomas e o grau de incapacidade funcional.

- Leve: média de 1 a 3 episódios de comportamentos compensatórios inapropriados por semana;
- Moderada: média de 4 a 7 episódios de comportamentos compensatórios inapropriados por semana;
- Grave: média de 8 a 13 episódios de comportamentos compensatórios inapropriados por semana;
- Extrema: média de 14 ou mais comportamentos compensatórios inapropriados por semana.

Fonte: American Psychiatric Association, 2013[1].

Os sintomas devem ter gravidade suficiente para causar sofrimento clinicamente significativo ou prejuízo no funcionamento social, profissional ou em outras áreas importantes da vida do indivíduo. Para o diagnóstico de BN, é necessária a exclusão de algumas síndromes (síndrome de Klüver-Bucy e síndrome de Kleine-Levin), AN tipo purgativa, transtorno de compulsão alimentar, transtorno de personalidade *borderline* e transtorno depressivo maior (ambos os diagnósticos podem estar presentes concomitantemente).

Transtorno de compulsão alimentar

O TCA caracteriza-se por episódios de compulsão alimentar (ECA), semelhantes aos da BN, porém sem comportamentos compensatórios inapropriados. Esses pacientes não necessitam de internação psiquiátrica e são comumente encontrados entre obesos em programas de controle de peso, todavia a obesidade não é um critério diagnóstico de TCA.

Quadro 4 Critérios diagnósticos de transtorno de compulsão alimentar conforme o DSM-5

A. Episódios de ECA recorrentes caracterizados pelos seguintes aspectos:

1. Ingestão, em um período determinado (por exemplo, dentro de cada período de 2 horas), de uma quantidade de alimento definitivamente maior do que a maioria das pessoas consumiria no mesmo período sob circunstâncias semelhantes.
2. Sensação de falta de controle sobre a ingestão durante o episódio (por exemplo, sentimento de não conseguir parar de comer ou controlar o que e o quanto se está ingerindo).

(*continua*)

Quadro 4 Critérios diagnósticos de transtorno de compulsão alimentar conforme o DSM-5 (*continuação*)

B. Os ECA estão associados a três (ou mais) dos seguintes aspectos: 1. Comer mais rapidamente do que o normal. 2. Comer até se sentir desconfortavelmente cheio. 3. Comer grandes quantidades de alimento na ausência da sensação física de fome. 4. Comer sozinho por vergonha do quanto se está comendo. 5. Sentir-se desgostoso de si mesmo, deprimido ou muito culpado em seguida.
C. Sofrimento marcante em virtude do ECA.
D. Os ECA ocorrem, em média, ao menos uma vez por semana durante 3 meses.
E. Os ECA não estão associados ao uso recorrente de comportamentos compensatórios inapropriados como na bulimia nervosa e não ocorre exclusivamente durante o curso de bulimia nervosa ou anorexia nervosa.
Especificar se em remissão parcial ou remissão completa e especificar a gravidade atual: baseia-se na frequência de ECA. O nível de gravidade pode ser ampliado de maneira a refletir outros sintomas e o grau de incapacidade funcional. • Leve: 1 a 3 ECA por semana; • Moderada: 4 a 7 ECA por semana; • Grave: 8 a 13 ECA por semana; • Extrema: 14 ou mais ECA por semana.

Fonte: American Psychiatric Association, 2013[1].

O diagnóstico diferencial deve ser realizado com BN, obesidade, transtornos bipolar e depressivo, transtorno da personalidade *borderline*, retardo mental e transtornos do desenvolvimento (espectro autista e síndrome de Prader-Willi).

Transtorno alimentar restritivo/evitativo

O transtorno alimentar restritivo/evitativo foi reconhecido como um distúrbio neutro em relação à idade no DSM-5 e CID-11[1,4]. A principal característica é a esquiva ou restrição da ingesta de alimentos (em relação ao volume ou variedade), que resulta em uma nutrição ou ingesta oral energética insuficiente. Ocorrem perda significativa de peso ou crescimento instável, desnutrição, dependência de alimentação por sonda (enteral) ou suplementos orais e comprometimento psicossocial. Os sintomas podem surgir no contexto de um desinteresse em alimentos e refeições, seletividade alimentar baseada na sensibilidade sensorial e medo de comer relacionados a experiências aversivas (asfixia ou vômito)[11].

A evitação/restrição alimentar costuma desenvolver-se na fase de lactente/primeira infância e pode persistir na idade adulta, mas a evitação relacionada a consequências aversivas pode surgir em qualquer idade, podendo haver uma grande demora entre a manifestação inicial e a apresentação clínica. A desnutrição e o impacto na saúde física se baseiam em avaliações clínicas (exames físico e laboratorial e avaliação criteriosa da ingesta alimentar) e podem ser graves como a AN (p. ex., hipotermia, bradicardia, anemia). Não inclui evitação/restrição da ingesta alimentar em virtude da indisponibilidade de alimento ou de práticas como jejum religioso[1].

Quadro 5 Critérios diagnósticos de transtorno alimentar restritivo/evitativo conforme o DSM-5

A. Uma perturbação alimentar (por exemplo, falta aparente de interesse na alimentação ou em alimentos; esquiva baseada nas características sensoriais do alimento; preocupação acerca de consequências aversivas alimentar) manifestada por fracasso persistente em satisfazer às necessidades nutricionais e/ou energéticas apropriadas associada a um (ou mais) dos seguintes aspectos: 1. Perda de peso significativa (ou insucesso em obter o ganho de peso esperado ou atraso de crescimento em crianças). 2. Deficiência nutricional significativa. 3. Dependência de alimentação enteral ou suplementos nutricionais orais. 4. Interferência marcante no funcionamento psicossocial. B. A perturbação não é mais bem explicada por indisponibilidade de alimento ou por uma prática culturalmente aceita.
C. A perturbação alimentar não ocorre exclusivamente durante o curso de anorexia ou bulimia nervosa, e não há evidência de perturbação na maneira como o peso ou a forma corporal são vivenciados.
D. A perturbação alimentar não é atribuível a uma condição médica concomitante ou mais bem explicada por outro transtorno mental. Quando a perturbação alimentar ocorre no contexto de outra condição ou transtorno, sua gravidade excede a habitualmente associada à condição ou ao transtorno e justifica atenção clínica adicional.
Especificar se em remissão: depois de terem sido preenchidos os critérios para transtorno alimentar restritivo/evitativo, esses critérios não foram mais preenchidos por um período de tempo sustentado.

Fonte: American Psychiatric Association, 2013[1].

O diagnóstico diferencial do transtorno alimentar restritivo/evitativo pode ser feito concomitantemente ou não com os transtornos como outras condições médicas (por exemplo, doença gastrintestinal, alergias e intolerâncias alimentares, malignidades ocultas); transtornos neurológicos/neuromusculares, estruturais ou congênitos específicos e condições associadas a dificuldades de alimentação; transtorno de apego reativo; transtorno do espectro autista; fobia específica, transtorno de ansiedade social (fobia social) e outros transtornos de ansiedade; AN; transtorno obsessivo-compulsivo; transtorno depressivo maior; transtornos do espectro da esquizofrenia; transtorno factício ou transtorno factício imposto a outro.

Critérios e indicações dos transtornos alimentares para internação hospitalar

Na maioria das vezes, os transtornos alimentares são tratados em ambiente ambulatorial. Exceção ocorre na AN, que pode cursar com períodos de internação hospitalar, de acordo com algumas condições.

Indicações para internação hospitalar na anorexia nervosa

Um dos aspectos mais desafiadores do tratamento, tanto ambulatorial quanto hospitalar da AN, é o aspecto egossintônico da doença, o que faz com que o(a) paciente não reconheça que está doente[18]. Em geral, o paciente é levado ao tratamento pela família contra a sua vontade. O esquema terapêutico com melhor chance de resultado é desenvolvido tradicionalmente por uma equipe multidisciplinar. Inicialmente a abordagem ambulatorial é a primeira escolha, principalmente pela necessidade de estabelecer uma aliança terapêutica com os pais. A negação da doença pelo paciente torna imperioso construir um alicerce com os pais/cuidadores, e, sem essa premissa, dificilmente se obtém o sucesso. O fracasso da terapêutica ambulatorial na recuperação de peso, redução dos comportamentos compensatórios inapropriados e alto risco de complicações médicas ou psiquiátricas pode levar à necessidade de uma internação hospitalar em período integral. Todavia, cabe frisar que na maioria das vezes a abordagem ambulatorial é o melhor caminho no tratamento da AN e que apenas excepcionalmente a internação hospitalar é indicada.

O grau de detalhe e a gama de critérios de hospitalização variaram entre as diversas diretrizes sobre o tema[19]. Os critérios de indicação de internação consideram o peso corporal, o estado metabólico e os fatores físicos mais importantes para a avaliação e a decisão clínica.

No Brasil e em alguns outros países, a inexistência de leitos hospitalares disponíveis torna a internação hospitalar uma árdua batalha. A maioria dos hospitais públicos não possui leitos psiquiátricos, ou estes são muito limitados, sendo também escassos nos hospitais privados. Além disso, em virtude de a recuperação de peso ocorrer de maneira lenta e gradual, muitos planos de saúde relutam em aceitar a internação prolongada (média de 2 meses). Outra limitação é a frequente indisponibilidade de uma abordagem nutricional específica e diferenciada para o(a) paciente com AN nesses locais. Desse modo, possivelmente a maioria dos pacientes com AN é hospitalizada em unidades de Clínica Médica, onde não há equipe especializada. Logo, o manejo das complicações clínicas decorrentes da doença de base é feito por clínicos de várias especialidades, sem que ocorra uma abordagem específica do transtorno psiquiátrico.

Além das situações clínicas, existem critérios psiquiátricos e psicossociais que podem determinar uma internação. A presença de comorbidade psiquiátrica grave, como depressão ou transtornos de personalidade, risco elevado de suicídio e autoagressão, falta de engajamento do paciente às orientações ambulatoriais, falta de estrutura familiar, ausência de recursos econômicos e fatores geográficos que dificultam o acesso ao tratamento ambulatorial devem ser considerados.

Especificamente, peso inferior a 75% do peso mínimo esperado, IMC abaixo de 14,5 kg/m^2, presença de alterações hemodinâmicas, hidroeletrolíticas e metabólicas importantes (hipotensão arterial grave, bradicardia, hipotermia, hipoglicemia, hipopotassemia) e alterações físicas são indicativos de ameaça imediata à sobrevivência. Disfunção cardíaca, renal ou hepática, sintomas de desidratação e desnutrição graves costumam ser observados nos casos mais críticos e, quando presentes, indicam a necessidade de intervenção aguda[20]. Existem indícios de que, quanto menor o peso no momento da internação, maior a dificuldade na realimentação e, possivelmente, pior o resultado terapêutico. Nesse sentido, quanto antes a internação ocorrer, maiores as chances de recuperação do paciente. Ainda parece existir uma chance aumentada de ganho de peso mais rápido com o tratamento na fase aguda grave no ambiente hospitalar. Deve-se iniciar com uma reposição de 5 kcal/kg/dia se o IMC estiver abaixo de 14,5 kg/m^2, equivalendo a 150 kcal/dia para um paciente com 30 kg de peso corporal[21].

Uma equipe (médicos clínicos, psiquiatras, enfermeiros, nutricionistas e técnicos de enfermagem treinados) de atendimento rápido e que tenha retaguarda hospitalar é fundamental. Cuidados intensivos ou semi-intensivos (UTI) podem ser essenciais em casos extremos. Pode ser necessário, excepcionalmente, o uso de sonda nasogástrica em caso de recusa alimentar persistente e comprometimento das condições clínicas ou alguma impossibilidade de deglutição. Muitas vezes, mesmo com supervisão contínua da alimentação pela enfermagem, com vigilância das refeições, essa medida pode ser imprescindível.

Em alguns pacientes, a falta de consciência crítica de sua morbidade associada ao risco de morte iminente remete à possibilidade de uma internação compulsória. Esta é permitida pela legislação brasileira, com a presença de um laudo médico comprobatório e de um termo de responsabilidade de familiar responsável.

Indicações para internação hospitalar na bulimia nervosa

Pacientes com BN raramente necessitam de internação hospitalar integral. As principais indicações clínicas são consequência dos comportamentos compensatórios inapropriados persistentes, como alterações hemodinâmicas, convulsões, hipocalemia ou presença de diabetes (uso errático de hipoglicemiantes e/ou insulina para perda de peso ou quadros de cetoacidose diabética). As indicações psiquiátricas são restritas a casos graves em que não há uma resposta ambulatorial adequada com elevado risco de suicídio ou comportamentos purgativos que necessitem de supervisão constante durante e após as refeições[22].

Tratamento hospitalar da anorexia nervosa

Indivíduos com transtorno alimentar devem ser avaliados e receber o tratamento adequado o mais rapidamente possível, principalmente com prioridade para aqueles com risco de emaciação grave (perda de peso extrema). A avaliação deve conter uma anamnese detalhada, exame físico e psiquiátrico e exames complementares[23].

A entrevista clínica é o primeiro contato com o paciente e sua família, na qual é possível o médico identificar os antecedentes do transtorno alimentar, história social, estilo de vida, funcionamento cognitivo, funcionamento familiar e outras condições comórbidas. É de grande valia uma escuta empática, sem julgamento, para formar uma aliança terapêutica com o paciente e seus familiares. É comum o paciente (e/ou familiares) achar difícil ou sentir muita angústia em relatar seus sintomas aos profissionais de saúde, seja por vergonha, estima ou desconhecimento das características da doença e, dessa forma, acabarem minimizando ou negando os sintomas. Caso o paciente tenha um profissional de referência na assistência pré-hospitalar, este deve ser contatado e incluído no planejamento terapêutico. É importante que o profissional adapte as informações e intervenções à idade e ao nível de desenvolvimento do paciente[23].

A seguir, os objetivos da avaliação.

Quadro 6 Avaliação do paciente com anorexia nervosa

Estabelecer diagnóstico e comorbidades.
Estratificar risco clínico e psiquiátrico.
Planejamento terapêutico.
Indicação de internação hospitalar: unidade clínica ou psiquiátrica, hospital-dia ou ambulatório.

Integrar cuidados com equipe de assistência ambulatorial.
Definir abordagens terapêuticas: tipo de psicoterapia, terapêutica nutricional, intervenção psicofarmacológica, abordagem familiar.
Definir metas de tratamento inicial e metas de recuperação: recuperação de peso, redução de episódios de compulsão/purgação etc.

AVALIAÇÃO CLÍNICA, EXAMES E DIFERENCIAIS

Em função da desnutrição e das complicações clínicas se faz importante o exame dos diversos sistemas corporais[24,25]. Na avaliação laboratorial, podemos encontrar alterações importantes e alguns parâmetros conferem maior risco ao paciente. Nos Quadros 7, 8 e 9, podemos ver as alterações corporais e laboratoriais possíveis no paciente com transtorno alimentar[26,27]. Alguns parâmetros conferem maior risco ao paciente, como[28]:

Quadro 7 Alterações corporais possíveis no paciente com anorexia nervosa

Aparência emagrecida, investigada pela obtenção do peso e da altura, além do cálculo do IMC.
Pele seca, amarelada; presença de lanugo; cabelos e unhas fracos e quebradiços.
Proeminências ósseas na face, no quadril e nas nádegas.
Abdome escavado com peristalse intestinal diminuída.
Desidratação, distúrbios hidroeletrolíticos.
Bradicardia, hipotensão, arritmias, risco de morte súbita.
Hipotermia.
Amenorreia (1/3 das pacientes), com infantilização das mamas e do útero[26].

Quadro 8 Alterações laboratoriais possíveis no paciente com anorexia nervosa

Hemograma completo: anemia, alterações no número de células brancas e outras alterações hematológicas decorrentes da carência nutricional.
Potássio, cálcio ionizável, magnésio, sódio e fósforo séricos: desequilíbrios iônicos.
Glicose sérica: hipoglicemia e diabetes comórbido.
Proteínas totais e frações: sinais mais graves de desnutrição e carência proteica.
Ureia e creatinina: funções renais podem estar alteradas.
Colesterol, TSH, T4 e T3 livre: hipercolesterolemia devido a redução dos níveis de T3, diminuição de globulina carreadora de colesterol e perda de colesterol intra-hepático.
Amilase: o aumento pode estar relacionado à ocorrência de vômitos.
LH e FSH e estradiol: diminuição devido a alterações no eixo hipotalâmico-hipofisário.
TGO, TGP e gamaglutamiltransferase: anormalidades da função hepática.
Eletrocardiograma: arritmia, bradicardia e outras alterações cardíacas.
Densitometria óssea: osteoporose e osteopenia ocorrem em 85% das pacientes.

Quadro 9 Parâmetros que sugerem maior risco ao paciente com anorexia nervosa

Sódio < 130 nmol/L: hiperingesta de água ou infecção respiratória.
Potássio < 3 nmol/L: purgação.
Glicemia < 54 mg/dL: infecção oculta ou proteína C reativa elevada e albumina baixa.
Ureia e creatinina elevadas.
Pulso < 40 bpm.
Diminuição da força muscular (*squat test* < 2 segundos).
Eletrocardiograma com bradicardia, alargamento de QT e mudanças não especificas da onda T.
Indicação de internação hospitalar: risco de moderado a alto.
Risco clínico: estado nutricional (IMC ≤ 14,5 kg/m^2), alterações no exame físico ou laboratorial.
Risco psiquiátrico: risco de suicídio.

Manejo nutricional

Para a maioria dos pacientes, o objetivo inicial é cessar a perda de peso antes de considerar a restituição de peso. Durante a internação, deve-se estabelecer junto ao paciente um alvo para a recuperação do peso, que deve ser alcançado ainda em ambiente hospitalar. Recomenda-se uma recuperação de peso de 1 kg por semana para pacientes internados[29].

Os protocolos de realimentação tradicionalmente são iniciados com 1.200 kcal/dia para reduzir os riscos de síndrome de realimentação, avançando para 3.000 a 4.000 kcal/dia em 10-14 dias. A cada pesagem, devem-se acrescer 200 kcal ao valor calórico diário[17]. É importante estabelecer uma rotina regular para a pesagem, devendo ocorrer duas vezes na semana (com intervalo de 3 a 4 dias), em dias fixos, antes do desjejum e após esvaziar a bexiga, descalço e com o mínimo de roupa possível. O paciente pode ser pesado de costas, caso não queira saber o peso. Considera-se como critério de alta hospitalar uma reposição de 95% do peso corporal esperado[30].

Durante a hospitalização, as refeições são supervisionadas pela equipe assistencial (técnicos de enfermagem, técnicos de nutrição, enfermeiros e nutricionistas). O esquema alimentar é estruturado com seis a oito refeições diárias, oferecidas em bandejas individuais, que são checadas após o término das refeições, tendo o cuidado de anotar o que foi consumido pelo paciente. Também é estabelecido um tempo determinado para o consumo das refeições: cerca de 15 minutos para as refeições menores e 30-60 minutos para as refeições maiores (como desjejum, almoço e jantar). O local onde as refeições são feitas varia conforme as características de cada unidade de internação; entretanto, em linhas gerais, é indicado que o paciente inicialmente possa se alimentar no quarto, acompanhado por membro da equipe, e, após atingir o peso-alvo, que passe a se alimentar no refeitório, junto aos demais pacientes[31].

Com exceção de estados de desnutrição muito extrema (IMC < 11 kg/m^2) ou complicações clínicas específicas, a via preferencial de alimentação é a oral. A nutrição por via enteral, através de sonda nasoentérica, nasogástrica ou gastrostomia, é indicada em casos de desnutrição extrema, com elevado risco de vida e desnutrição severa acompanhada de prolongada estagnação no peso. A nutrição parenteral não está indicada, visto que a desnutrição na AN resulta da recusa alimentar, e não de desordens absortivas do trato digestivo[29].

A síndrome de realimentação (complicações cardíacas, respiratórias e metabólicas) é uma grave e potencialmente fatal complicação que pode ocorrer no início do processo de realimentação. Geralmente está associada à introdução rápida ou ao valor calórico diário alto em paciente com desnutrição crônica ou muito severa[32].

Paciente com risco aumentado para síndrome de realimentação[28]:

- Eletrólitos baixos (especialmente fósforo e potássio).
- IMC < 13 kg/m^2.
- Comorbidades associadas, como infecção, insuficiência cardíaca, alcoolismo e diabetes descompensado.

Manejo farmacológico

Até o momento, não há medicação aprovada para tratamento da AN. Os resultados de ensaios clínicos não mostraram resultados favoráveis na recuperação do peso e na redução de sintomas psicopatológicos centrais. Devem-se evitar antidepressivos como tricíclicos e bupropiona, pelo risco de efeitos colaterais graves. Os inibidores seletivos de recaptação de serotonina e a mirtazapina podem ser úteis no tratamento das comorbidades como depressão e sintomas obsessivos, além da prevenção de recaída[33].

Manejo psicológico

É fundamental que, num quadro de internação, o manejo dos aspectos psicológicos e psiquiátricos dos transtornos alimentares seja iniciado o mais brevemente possível, de preferência no primeiro contato do paciente e seus familiares com a equipe hospitalar, respeitando o grau de desnutrição, já que, muitas vezes, é tão grave que impossibilita qualquer trabalho psicoterápico inicial. De acordo com a recuperação do peso, é importante reconhecer os aspectos intrínsecos e inconscientes do transtorno, para auxiliar no manejo de possíveis e prováveis resistências ao tratamento. A identificação do grau de rigidez dos pensamentos, dos conflitos familiares mais significativos e da existência de comorbidades psiquiátricas pode ser decisiva na abordagem e no sucesso do tratamento hospitalar, que visa ocorrer o mais rápido possível a restauração de peso saudável[34].

Para a equipe profissional, a AN costuma ser um dos transtornos psiquiátricos mais frustrantes do ponto de vista da capacidade de implementar o plano terapêutico. O desafio de convencer o paciente de que algo que vai bem ao entendimento dele precisa ser transformado, muitas vezes, serve para salvar sua vida. O paciente não acredita que sua relação com a alimentação seja patológica e, portanto, aceitar a interferência dos profissionais no seu plano tão "bem elaborado" não é algo tolerável. A negação maciça de sua condição de saúde pode provocar sentimentos contratransferenciais de raiva, impotência, incompreensão e, por vezes, vontade de desistir da equipe de profissionais.

Existem diversas técnicas específicas e consagradas de abordagem psicológica para pacientes com AN tanto adolescentes como adultos, como:

- Terapia familiar para os pacientes menores de 18 anos.
- Para aqueles acima de 18 anos, o tratamento do Maudsley Anorexia Nervosa para Adultos (MANTRA).
- Terapia cognitivo-comportamental individual focada em distúrbios alimentares (TCC-DE).
- Gerenciamento clínico de suporte especializado.
- Terapia psicodinâmica focada no transtorno alimentar, entre muitas outras[34].

Em geral elas visam avaliar, identificar e revisar os principais problemas e desenvolver um relacionamento positivo entre o paciente e o terapeuta. Na internação, essas técnicas visam, principalmente, restaurar o peso corporal, fornecendo psicoeducação, aconselhamento nutricional e compreensão sobre o seu adoecimento.

PLANEJAMENTO E CRITÉRIOS DE ALTA

A duração da hospitalização não possui um consenso, mas em geral os custos financeiros da internação se tornam uma variável importante nesse quesito; pacientes com internações e cujo único objetivo é ganhar peso rapidamente e ter alta tendem a sofrer recaídas e resistir a reinternações. De outra forma, pacientes que recebem alta após adquirir peso normal costumam ter um prognóstico melhor. O tempo médio da internação varia de 8 a 16 semanas, dependendo de condições como peso inicial e das complicações médicas e psiquiátricas. Pode-se dividir didaticamente em duas etapas: a primeira, para corrigir as complicações médicas e psiquiátricas, e a segunda, a correção dos hábitos alimentares alterados, pensamentos disfuncionais e práticas consideradas anormais. O planejamento da alta de um paciente com transtorno alimentar deve ser individualizado e geralmente inclui alguns critérios específicos, como:

- Avaliação satisfatória do progresso em direção aos objetivos acordados na admissão.
- Encaminhamento para o tratamento ambulatorial, especialmente psicoterápico e nutricional.
- Avaliação do risco de pessoas com transtorno alimentar se tornarem institucionalizadas por uma longa admissão.

CONSIDERAÇÕES FINAIS

O tratamento dos transtornos alimentares mostra-se um desafio em função da alta morbimortalidade e das características egossintônicas, principalmente da AN. A cronicidade dos sintomas na BN e a existência de obesidade na maioria dos pacientes com TCA também conferem um manejo específico desses transtornos. É necessário reforçar a necessidade do trabalho em equipe com a coordenação de um psiquiatra experiente para guiar o tratamento baseado em evidências científicas e respeitando individualidades. Nos casos graves, em especial na AN, a internação é decisiva para a sobrevida em curto e longo prazo desses pacientes por meio do manejo adequado tanto da reintrodução e/ou adequação alimentar quanto dos aspectos comportamentais e das crenças em geral. A prevenção primária e secundária dos transtornos alimentares continua a ser o melhor caminho para o alívio do sofrimento psíquico presente nos indivíduos acometidos desses transtornos.

REFERÊNCIAS BIBLIOGRÁFICAS

1. American Psychiatric Association. Diagnostic and statistical manual of mental disorders (DSM-5). Arlington: American Psychiatric Association; 2013.
2. Shroff H, Thompson JK. The tripartite influence model of body image and eating disturbance: a replication with adolescent girls. Body Image. 2006;3(1):17-23.
3. Kästner D, Löwe B, Gumz A. The role of self-esteem in the treatment of patients with anorexia nervosa: a systematic review and meta-analysis. Int J Eat Disord. 2019;52(2):101-16.
4. World Health Organization. ICD-11 International Classification of Diseases 11th Revision. [internet]. Genebra: WHO; 2019.

5. Luo X, Donnellan MB, Burt SA, Klump KL. The dimensional nature of eating pathology: evidence from a direct comparison of categorical, dimensional, and hybrid models. J Abnorm Psychol. 2016;125:715-26.
6. Tozzi F, Thornton LM, Klump KL, Fichter MM, Halmi KA, Kaplan AS, et al. Symptom fluctuation in eating disorders: correlates of diagnostic crossover. Am J Psychiatry. 2005;162(4):732-40.
7. Herpertz S, Hagenah U, Vocks S, von Wietersheim J, Cuntz U, Zeeck A, et al. The diagnosis and treatment of eating disorders. Dtsch Arztebl Int. 2011;108(40):678-85.
8. Steinhausen HC. The outcome of anorexia nervosa in the 20th century. Am J Psychiatry. 2002;159(8):1284-93.
9. Keski-Rahkonen A, Hoek HW, Susser ES, Linna MS, Sihvola E, Raevuori A, et al. Epidemiology and course of anorexia nervosa in the community. Am J Psychiatry. 2007;164(8):1259-65.
10. Arcelus J, Witcomb GL, Mitchell A. Prevalence of eating disorders amongst dancers: a systemic review and meta-analysis. Eur Eat Disord Rev. 2014;22(2):92-101.
11. Treasure J, Claudino AM, Zucker N. Eating disorders. Lancet. 2010;375(9714):583-93.
12. Hudson JI, Hiripi E, Pope HG. Jr., Kessler RC. The prevalence and correlates of eating disorders in the National Comorbidity Survey Replication. Biol Psychiatry. 2007;61(3):348-58.
13. Ulfvebrand S, Birgegård A, Norring C, Högdahl L, von Hausswolff-Juhlin Y. Psychiatric comorbidity in women and men with eating disorders results from a large clinical database. Psychiatry Res. 2015;230(2):294-9.
14. Smith AR, Zuromski KL, Dodd DR. Eating disorders and suicidality: what we know, what we don't know, and suggestions for future research. Curr Opin Psychol. 2018;22:63-7.
15. Arcelus J. Mortality rates in patients with anorexia nervosa and other eating disorders: a meta-analysis of 36 studies. Arch Gen Psychiatry. 2011;68(7):724-31.
16. Bulik C, Yilmaz Z, Hardaway, A. Genetics and epigenetics of eating disorders. Adv Genomics Genet. 2015;5:131-50.
17. Brownell K, Walsh B. Eating disorders and obesity: a comprehensive handbook, 3 ed. The Guilford Press; 2018.
18. Bulik CM, Flatt R, Abbaspour A, Carroll I. Reconceptualizing anorexia nervosa. Psychiatry Clin Neurosci. 2019;73(9):518-25.
19. Hilbert A, Hoek HW, Schmidt R. Evidence-based clinical guidelines for eating disorders: international comparison. Curr Opin Psychiatry. 2017;30(6):423-37.
20. Brockmeyer T, Friederich HC, Schmidt U. Advances in the treatment of anorexia nervosa: a review of established and emerging interventions. Psychol Med. 2018;48(8):1228-56.
21. Zeeck A, Herpertz-Dahlmann B, Friederich H-C, Brockmeyer T, Resmark G, Hagenah U, et al. psychotherapeutic treatment for anorexia nervosa: a systematic review and network meta-analysis. Front Psychiatry. 2018;9:158.
22. Mehler PS. Medical complications of bulimia nervosa and their treatments. Int J Eat Disord. 2011;44(2):95-104.
23. National Institute for Health and Care Excellence (NICE). Overview eating disorders: recognition and treatment Guidance NICE; 2020.
24. Gibson D, Workman C, Mehler PS. Medical complications of anorexia nervosa and bulimia nervosa. Psychiatr Clin North Am. 2019;42(2):263-74.
25. Brown C, Mehler PS. Medical complications of anorexia nervosa and their treatments: an update on some critical aspects. Eat Weight Disord. 2015;20(4):419-25.
26. Coutinho MAN, Appolinario JC, Galvão AL, Coutinho W. Transtornos alimentares e obesidade. Porto Alegre: Artmed; 2000.
27. Sadock BJ, Sadock VA, Ruiz R. Compêndio de psiquiatria: ciência do comportamento e psiquiatria clínica. Porto Alegre: Artmed; 2017.

28. Marikar D, Reynolds S, Moghraby Jr OS. MARSIPAN: Management of Really Sick Patients with Anorexia Nervosa. Arch Dis Child Educ Pract Ed. 2016;101(3):140-3.
29. Haute Autorité de Santé. Anorexia nervosa: management. Clinical Practice Guidelines; 2010.
30. Resmark G, Herpertz S, Herpertz-Dahlmann B, Zeeck A. Treatment of anorexia nervosa: new evidence-based guidelines. J Clin Med. 2019;8(2):153.
31. Wilson GT, Shafran R. Eating disorders guidelines from NICE. Lancet. 2005;365(9453):79-81.
32. Hay P, Chinn D, Forbes D, Madden S, Newton R, Sugenor L, et al. Royal Australian and New Zealand College of Psychiatrists clinical practice guidelines for the treatment of eating disorders. Aust N Z J Psychiatry. 2014 Nov;48(11):977-1008.
33. Zipfel S, Giel KE, Bulik CM, Hay P, Schmidt U. Anorexia nervosa: aetiology, assessment, and treatment. Lancet Psychiatry. 2015;2(12):1099-111.
34. National Institute for Health and Care Excellence (NICE). Eating disorders: recognition and treatment. [internet]. Londres: National Institute for Health and Care Excellence; 2017.

7

Transtornos relacionados a substâncias e transtornos aditivos

Augusto Martins Lucas Bittencourt
Eduardo Bacelar Almeida
Mirella Cesa Bertoluci
Nathália Janovik da Silva
Pedro Eugênio Mazzucchi Santana Ferreira

DESTAQUES

- Pacientes com transtornos relacionados com substâncias podem demandar hospitalização devido à maior exposição a riscos, como comportamentos de risco, overdose, desnutrição, entre outros.
- É relevante atentar-se para o diagnóstico de transtornos comórbidos, já que sua presença é relatada com alta prevalência.
- A internação psiquiátrica é reservada para casos graves, como pacientes com risco de suicídio, de auto ou heteroagressão, risco de exposição moral e exaustão familiar.
- O tratamento para a dependência química requer múltiplas intervenções, desde as clínicas e farmacológicas até as familiares, psicoterapêuticas e sociais, a partir de uma equipe multiprofissional.
- Para a alta hospitalar, devem-se trabalhar a motivação e o consequente engajamento do paciente na manutenção do tratamento em nível ambulatorial, englobando as medidas de prevenção de recaídas.

INTRODUÇÃO

O transtorno por uso de substância (TUS) costuma ser uma das condições psiquiátricas mais desafiantes para a saúde pública mundial. O uso de substâncias, incluindo álcool e nicotina, traz não só prejuízo para a saúde dos seus usuários, como também consequências sociais geradas no seu entorno. Além de comprometer as estruturas cerebrais e acarretar diversos tipos de danos fisiológicos, o uso de drogas comumente traz problemas psicológicos, sociais, ocupacionais e legais[1].

Nas últimas décadas, houve um aumento da prevalência dessa condição, além de uma diversificação das substâncias disponíveis, com a expansão do comércio de substâncias sintéticas e o uso não médico de medicamentos prescritos, como estimulantes e opioides. Em todo o mundo, o uso de drogas é mais difundido nos países desenvolvidos do que nos países em desenvolvimento; entretanto, populações mais pobres enfrentam um risco mais elevado para desenvolver transtornos relacionados ao consumo[2].

Usuários de substâncias no geral têm maior probabilidade de serem hospitalizados, devido a maior exposição à violência, acidentes de trânsito, overdose, desnutrição e risco de contrair infecções como pneumonia, tuberculose, hepatites, sífilis, HIV e Covid-19[3-5].

Existe uma forte associação com a presença de comorbidades psiquiátricas. O impacto do uso nocivo de drogas é tão abrangente que costuma ir além dos indivíduos usuários, afetando a saúde e o bem-estar de outras pessoas, incluindo suas famílias e a comunidade em geral[2].

O tratamento psiquiátrico, visando à manutenção da abstinência, é complexo e desafiador, pois exige não só esforços das equipes de saúde multidisciplinares, como também a própria motivação do usuário e o apoio familiar para o tratamento. Os pacientes devem ter parte atuante ativa da própria condição.

EPIDEMIOLOGIA

De acordo com dados mais recentes, estima-se que cerca de 5,4% da população global entre 15 e 64 anos (269 milhões) fizeram uso de drogas pelo menos uma vez no ano anterior[6]. Em comparação a anos anteriores, podemos ver um aumento na prevalência de usuários, de mais de 12% de 2009 a 2018. Estima-se que 35,6 milhões de pessoas sofram de transtornos relacionados ao uso de substâncias (padrão de uso prejudicial), com uma prevalência de 0,7%. O pico de prevalência ocorre entre 18 e 25 anos[2].

Cerca de 3,6% da população mundial apresenta transtorno por uso de álcool nos últimos 12 meses[7]. A cannabis é a substância ilícita mais consumida no mundo (3,9% da população global), com tendência a crescimento, em parte pela minimização da percepção de risco do seu consumo em decorrência da sua legalização e da produção e comercialização em diversos países, como Uruguai, Canadá e alguns estados dos Estados Unidos. Por outro lado, os opioides e a cocaína se situam entre as mais prejudiciais à saúde de seus usuários[2].

No Brasil, o III Levantamento Nacional sobre o Uso de Drogas, realizado pela Fiocruz em 2017 em amostra da população com 12 a 65 anos, informa que cerca 3,2% dos brasileiros dessa faixa etária usaram substâncias ilícitas nos últimos 12 meses, com percentual muito maior entre os homens.* Aproximadamente 0,8% da população brasileira de 12 a 65 anos apresenta dependência de alguma substância que não álcool ou tabaco. Ainda conforme esse estudo, a dependência de maconha (5% dos dependentes de substâncias ilícitas) é a mais prevalente, seguida por benzodiazepínicos (3,47%) e cocaína (3,21%). Já a taxa de dependência de álcool no Brasil é de 1,5%. Cerca de 16% fazem uso de álcool em *binge* (quatro ou mais unidades de álcool para mulheres e cinco unidades para homens em período de 2 horas)[8]. Conforme o II Levantamento Nacional de Álcool e Drogas (LENAD II), entre 2006 e 2012, houve aumento significativo de consumo entre mulheres[9]. Na maioria das culturas, o álcool é a substância intoxicante usada com maior frequência e contribui consideravelmente para morbidade e mortalidade. Estima-se que 3,8% das mortes mundiais[7] e de mais de 5% da carga de doenças sejam decorrentes do uso de álcool[6].

LEMBRETE

- Prevalência para TUS (exceto álcool): 0,7% (mundial; 2018) e 0,8% (Brasil; 2017).
- Prevalência para transtorno por uso de álcool: 3,6% (mundial; 2018) e 1,5% (Brasil; 2017).
- O TUS é mais frequente em pacientes masculinos, com pico de prevalência de 18 a 25 anos.
- O uso de drogas é mais difundido nos países desenvolvidos do que em desenvolvimento. Porém, populações mais pobres enfrentam maior risco de desenvolver transtornos de dependência, com piores consequências.
- A *cannabis* continua a ser a substância mais usada no mundo (3,9%), e os opioides, as mais prejudiciais.
- O abuso de álcool causa mais de 5% da carga global de doenças.
- Usuários de substâncias estão mais expostos a violência, acidentes, desnutrição e risco de contrair infecções como pneumonia, tuberculose, hepatites e HIV, tendo maior risco de hospitalizações.

---

* É importante ressaltar que, conforme documentação complementar do III Levantamento Nacional sobre Uso de Drogas (III LNUD), este estudo apresenta porcentagens diferentes do levantamento anterior (II LENAD) devido a alterações metodológicas da coleta de dados.
O III LNUD é uma pesquisa de abrangência nacional, enquanto o II LENAD tem abrangência restrita às 108 maiores cidades do país. Além disso, outras diferenças metodológicas impedem a comparação direta entre os dois estudos. Estas informações podem ser averiguadas na seguinte referência: https://www.arca.fiocruz.br/bitstream/icict/34614/3/III%20LNUD%20Suplemento_I.pdf

Um recente estudo populacional sobre internações psiquiátricas no Brasil, publicado em 2019 e realizado na cidade de Porto Alegre num período de 5 anos, apontou para o transtorno por uso de drogas como a maior causa de internação, responsável por 37% das internações psiquiátricas e prevalência de 0,6% de internações na população geral. O TUS, juntamente com transtornos de humor, é o mais prevalente em adultos. Quanto ao uso de álcool, verificou-se que 11% das internações psiquiátricas totais ocorreram por uso dessa substância, com prevalência de 0,18%[10].

DIAGNÓSTICO E AVALIAÇÃO

O diagnóstico da dependência química ou TUS é realizado com base no DSM-5 e caracteriza-se por um padrão patológico de comportamentos relacionado ao uso. É um diagnóstico clínico, que compreende como característica essencial a presença de sintomas cognitivos, comportamentais e fisiológicos indicando uso contínuo pelo indivíduo, apesar dos problemas gerados. Para o diagnóstico, é necessário o preenchimento do "Critério A", que caracteriza um padrão problemático do uso da substância, com comprometimento ou sofrimento clínico significativos, manifestados por pelo menos 2 dos critérios relatados a seguir por um período mínimo de 12 meses.

Um TUS leve é sugerido pela presença de 2 ou 3 sintomas descritos no Quadro 1; moderado, por 4 ou 5 sintomas; e grave, por 6 ou mais sintomas.

Os transtornos relacionados a substâncias dividem-se em dois grupos: transtornos por uso de substância e transtornos induzidos por substância.

Os transtornos mentais induzidos por substância incluem uma apresentação sintomática clinicamente significativa de um transtorno mental (critério A), com desenvolvimento durante 1 mês após o quadro de intoxicação ou abstinência da substância, sendo ela capaz de desenvolver o quadro (critério B). Os sintomas não podem ser mais bem explicados por um transtorno mental independente (sem evidências de transtorno mental prévio ao uso do quadro de intoxicação/abstinência/uso), tendo o transtorno mental persistido por um tempo considerável (por exemplo, ao menos 1 mês) após cessar a administração/intoxicação/abstinência do uso (critério C).

A maior parte dos quadros de intoxicação não precisará de uma internação psiquiátrica de emergência, sendo esta reservada para casos graves, como risco de suicídio (ver Capítulo 11 – "Avaliação e abordagem ao risco de suicídio"), risco de auto ou heteroagressão ou risco de exposição moral, que pode estar associado a sintomas psiquiátricos preexistentes ou devido a intoxicação/abstinência. O transtorno por uso de álcool, por exemplo, é um fator que colabora para o risco de suicídio[7].

Quadro 1 Critério A – padrão problemático do uso da substância

O baixo controle sob o uso da substância é o primeiro grupo de critérios (1-4), incluindo: • Consumir a substância em quantidades maiores ou ao longo de um período maior de tempo do que o pretendido originalmente. • Expressar desejo persistente de reduzir ou regular o consumo com esforços malsucedidos para tal. • Gastar muito tempo para obter a substância, usá-la e recuperar-se de seus efeitos. • Apresentar fissura, que se manifesta por um desejo ou necessidade intensos de usar a droga, podendo ocorrer a qualquer momento, a ponto de o indivíduo não conseguir pensar em mais nada a não ser no uso. Demonstrou-se que a fissura envolve condicionamento clássico e está associada à ativação de estruturas específicas de recompensa no cérebro.
O segundo grupo de critérios (5-7) envolve: • Prejuízo social no trabalho, na escola ou no lar. • O uso contínuo da substância, apesar dos problemas persistentes causados. • Abandonar atividades importantes de natureza social, profissional ou recreativa devido ao uso.
O terceiro grupo de critérios (8 e 9) envolve o uso arriscado da substância: • O indivíduo utiliza a droga de forma recorrente em situações que envolvam riscos à integridade física; • Persistir no uso, apesar de estar ciente da gravidade de seu consumo, caracterizando um fracasso em abster-se apesar da dificuldade gerada.
O grupo final (10 e 11) envolve os critérios farmacológicos de tolerância e abstinência: • Quando uma dose acentuadamente maior da substância é necessária para obter o mesmo efeito que outrora foi obtido. • Ocorre síndrome de abstinência quando as concentrações de uma substância no organismo diminuem, gerando diferentes efeitos.

Pelo menos um interlocutor (familiar ou pessoa íntima do paciente) deve ser entrevistado a fim de colaborar com a anamnese objetiva e completa. Muitas vezes o paciente, devido a alterações cognitivas pelo uso crônico ou possível quadro de intoxicação/abstinência no momento, tem dificuldades de relatar sua história clínica. Nos casos de paciente com sintomas de abstinência ou intoxicação, a entrevista é dificultada por diversos sintomas, como sintomas de hiperatividade autonômica, agitação psicomotora ou letargia, alucinações, ansiedade, irritabilidade, inquietude, convulsões, fala arrastada, incoordenação motora, comprometimento na atenção e memória e até estupor ou coma[7].

É relevante atentar-se para o diagnóstico de transtornos comórbidos, já que sua presença é relatada com alta prevalência. Uma avaliação minuciosa da história pregressa é necessária para diferenciar o curso clínico da doença e os riscos, evidenciando ou não a presença de transtornos prévios. Transtorno de humor bipolar, transtornos depressivos, transtornos psicóticos, transtorno de personalidade antissocial e transtornos ansiosos (como fobia social[11]) estão altamente associados ao uso de substâncias, o que pode fazer esses pacientes procurarem o consumo como forma de automedicação.

MANIFESTAÇÕES CLÍNICAS, CURSO E PROGNÓSTICO

A dependência química é uma doença multifatorial que envolve aspectos individuais, relacionados às substâncias e socioculturais. Indivíduos que iniciam o uso de substâncias transitam por vários estágios, que vão desde a iniciação, aumento de consumo e manutenção ou progressão até um padrão de uso problemático e dependência. A identificação do estágio de doença do paciente será imprescindível para um tratamento individualizado e adequado às necessidades do paciente[2]. Há forte associação a comorbidades psiquiátricas, e fatores de risco comuns são compartilhados, como vulnerabilidade genética, fatores epigenéticos, região cerebral envolvida e fatores ambientais como estresse, traumas e eventos adversos na infância[2]. Estudos epidemiológicos mostraram que cerca da metade das pessoas que experimenta uma doença mental durante a vida também sofrerá um distúrbio de uso de substâncias. Pacientes com transtornos psiquiátricos têm maiores taxas de transtornos relacionados ao uso de álcool, tabaco e drogas do que a população geral[12]. A identificação de quadros psiquiátricos comórbidos e a compreensão sobre os efeitos psicoativos das substâncias são indispensáveis para o diagnóstico diferencial e manejo clínico. Além disso, o uso de substâncias impacta o desenvolvimento social dos usuários, familiares, vizinhança e comunidade, e o estabelecimento de uma rede de suporte se faz necessária tanto para a mensuração da gravidade do comprometimento como para a elaboração de estratégias terapêuticas[2].

A sintomatologia apresentada no ambiente de internação irá variar de acordo com a substância de abuso/dependência, tempo e intensidade de consumo, tempo de abstinência e presença de comorbidades psiquiátricas.

A prevalência de pacientes com transtornos relacionados ao uso de substâncias tem aumentado nas emergências e enfermarias psiquiátricas. Em mais de metade dos casos atendidos há ocorrência de mais de uma droga de abuso, e a presença de comorbidades psiquiátricas é elevada. O tratamento desse perfil de pacientes requer que a equipe multidisciplinar aprimore suas habilidades no gerenciamento de problemas. A natureza crônica e recorrente do abuso de substâncias pode desestimular alguns clínicos, gerando ceticismo e resignação quanto ao prognóstico de alguns pacientes. Ao compararmos as taxas de recaídas de transtornos relacionados ao uso de substâncias com outros distúrbios médicos crônicos, como diabetes, hipertensão e asma, as recaídas são mais frequentes, porém a abordagem da equipe tende a ser mais compreensiva e acolhedora[14].

Quadro 2 Domínios de sintomas (classificação quanto à ação principal no sistema nervoso central)

Sintomas em vigência da droga	Sintomas abstinentes
Estimulantes (ex.: cocaína, anfetaminas): euforia, estimulação mental e motora, irritabilidade, inquietação, aumento das pupilas, sudorese, diminuição do apetite, aumento da frequência cardíaca, desconfiança	Estimulantes (ex.: cocaína, anfetaminas): ansiedade, anedonia, humor deprimido, hiper/hipossonia, alterações psicomotoras (tremores, dores musculares, espasmos)
Depressoras (ex.: álcool, benzodiazepínicos, solventes): sonolência, ação ansiolítica, desinibição do comportamento	Depressoras (ex.: álcool, benzodiazepínicos, solventes): agitação psicomotora, tremores, sudorese, *delirium*, náuseas e vômitos, dores musculares, cefaleia
Perturbadoras (ex.: maconha, ácido lisérgico e anticolinérgicos): estado alterado da consciência, alterações perceptuais, distorção do tempo, intensificação de experiências sensoriais, alucinações	Perturbadoras (ex.: maconha, ácido lisérgico e anticolinérgicos): Irritabilidade, inquietude, insônia, ansiedade

Fonte: adaptado de Figlie et al., 2015[13].

DEPENDÊNCIA QUÍMICA NA INTERNAÇÃO

O tratamento para o uso indevido e a dependência de drogas pode ser conceituado como uma "jornada para a recuperação", caracterizada por quatro fases: avaliação, engajamento, mudança de comportamento e recuperação inicial.

Um equilíbrio de diferentes intervenções psicossociais tende a ser necessário em cada fase, e, embora um nível-padrão de cuidado seja suficiente para a maioria, algumas pessoas podem exigir um nível aprimorado de intervenção. No ambiente de internação, essa situação pode sofrer influência de sintomas de fissura (forte desejo de consumo) e abstinência, além da ambivalência, muitas vezes, associada ao tratamento. O manejo desses sintomas, avaliação e identificação precoce é indispensável para o bom andamento do tratamento[15].

Nesse contexto, regras e limites bem definidos, monitoramento clínico, reuniões de equipe para uniformização de condutas e manejo de intercorrências, exames toxicológicos sistemáticos e estratégias de manejo de contingências podem ser empregados. Deve ser observado para esse perfil de paciente, além do diagnóstico clínico e da gravidade de dependência, o estágio motivacional em que ele se encontra. A entrevista motivacional pode ser uma técnica bastante efetiva para um maior engajamento; trata-se de uma estratégia de motivação com o tratamento e comprometimento com a mudança para resultados expressivos. Essa abordagem parte do princípio de que argumentar contra a resistência ou confrontar o paciente pode ser contraproducente e fazer aumentar a resistência com o tratamento. Assim, a entrevista visa à construção de uma aliança terapêutica, pautada no respeito e na confiança para a construção de uma mudança de comportamento. São utilizadas estratégias como perguntas abertas, reforço positivo, escuta reflexiva, *feedbacks* e o oferecimento de informações que auxiliem o indivíduo a identificar discrepâncias entre os comportamentos e a busca por uma mudança de estilo de vida, facilitando o engajamento no tratamento[15,16].

Para aqueles que gerenciam a avaliação e o tratamento para a dependência de substâncias, são necessárias habilidades fundamentais na avaliação e no planejamento, apresentadas no Quadro 3.

Quadro 3 Pontos-chave para o manejo do paciente na internação

Avaliação psiquiátrica minuciosa com investigação de comorbidades.
Desenvolver um plano de tratamento a longo prazo.
Demonstrar preocupação e orientar o paciente quanto a sintomas de abstinência e fissuras.
O teste de limites da relação terapêutica e do ambiente de internação é esperado.
Definir limites apropriados.
Limite e monitorização de visitantes.
Supervisionar eventuais saídas para avaliações complementares.
Monitorar a urina quanto ao uso de drogas ilícitas.
Incentivar as atividades e a recreação da ala.
Avaliar o suporte familiar e iniciar aconselhamento.
Tratar com respeito.

Fonte: adaptado de Stern *et al.*, 2010[14].

MEDIDAS INICIAIS

A coleta da história clínica deve ser realizada em momento apropriado, em relação às circunstâncias e prioridades do paciente. Alguns questionamentos podem ser urgentes ou essenciais antes do início do tratamento, enquanto outros podem ser concluídos mais adequadamente em uma ocasião subsequente. O Quadro 4 apresenta um guia para a avaliação inicial do paciente com TUS.

Uma boa avaliação é essencial para o acompanhamento contínuo do paciente. Isso pode não só permitir que o paciente se engaje no tratamento, como também iniciar um processo de mudança mesmo antes de uma avaliação mais abrangente[15]. O Quadro 5 apresenta critérios para internação do paciente com TUS.

Quadro 4 Avaliação inicial do paciente com transtornos relacionados ao uso de substâncias no ambiente de internação

Avaliar queixas clínicas.
Avaliar histórico médico passado, incluindo cirurgias, lesões e períodos no hospital.
Avaliar sintomas de transtornos mentais presentes ou histórico psiquiátrico.
Para as mulheres, histórico de contracepção relevante e exames preventivos, histórico menstrual e de gravidez.
Avaliar saúde sexual e histórico de infecções sexualmente transmissíveis (incluindo quaisquer parceiros com HIV ou hepatite C).
Avaliar problemas atuais com saúde respiratória ou cardíaca.
Medicação atual prescrita e não prescrita (avaliar o uso de medicamentos sem prescrição).
Frequência e intensidade do consumo de substâncias lícitas e ilícitas.
Avaliar quaisquer alergias ou sensibilidades.

Quadro 5 Critérios de internação

Presença de comorbidades psiquiátricas graves.
Presença de complicações clínicas.
Investigação diagnóstica.
Perda do suporte social e/ou familiar.
Fracasso do tratamento ambulatorial associado ou não a complicações sociais.

Fonte: adaptado de National Treatment Agency for Substance Misuse, 2002[17].

AVALIAÇÃO DA DEPENDÊNCIA QUÍMICA E EXAMES COMPLEMENTARES

O diagnóstico do TUS é eminentemente clínico. Na avaliação inicial, além da anamnese completa, o exame físico rigoroso é fundamental para a investigação de condições clínicas associadas, bem como detecção de possíveis complicações. A solicitação de exames complementares também visa mapear tais desfechos, além de auxiliar no diagnóstico diferencial de outras condições médicas. Os Quadros 6 e 7 resumem, respectivamente, a avaliação clínica recomendada e os exames laboratoriais indicados para o manejo inicial em regime hospitalar.

Quadro 6 Exame físico focado no diagnóstico diferencial do transtorno por uso de substância

Sinais vitais: frequência cardíaca, frequência respiratória, pressão arterial e temperatura.
Exame do abdome: hepatoesplenomegalia abdominal, fígado nodular e ascite.
Exame do trato geniturinário: tamanho testicular e ginecomastia.
Exame do sistema linfático: linfadenopatia localizada ou difusa.

(continua)

Quadro 6 Exame físico focado no diagnóstico diferencial do transtorno por uso de substância (*continuação*)

Exame da pele: diaforese da pele, piloereção, abscessos, tromboflebite, manchas de Roth, lesões de Janeway, icterícia, eritema palmar e aranha vascular.
Exame neurológico/psiquiátrico: exame completo do estado mental (incluindo minimental).
Exames otorrinolaringológicos: tamanho da pupila e icterícia escleral.
Exame do sistema cardiológico: sopro novo ou aumentado.
Exame do sistema pulmonar: sons respiratórios diminuídos.

Fonte: adaptado de Samet et al., 2018[18].

Quadro 7 Exames complementares

Hemograma completo.
Exames de coagulação.
Enzimas hepáticas, enzimas canaliculares e função hepática.
Amilase.
Perfil lipídico.
Glicemia de jejum.
Função renal.
Eletrólitos (Na, K, Ca e Mg).
Proteína total e frações.
Sorologias: hepatites virais, HIV, sífilis.
Radiografia de tórax.
Eletrocardiografia.
Urina tipo 1 e urocultura.

Sobre os exames de neuroimagem, a tomografia de crânio (TC) ou ressonância magnética (RM) são úteis para diferenciar entre quadros de intoxicação ou abstinência e lesões intracranianas focais (hemorragias, lesões isquêmicas etc.). Deve-se considerar a solicitação de TC de crânio em casos de alterações neurológicas focais e rebaixamento de nível de consciência. Cabe ressaltar que as análises toxicológicas podem ser extremamente úteis para complementar a avaliação do diagnóstico clínico, na diferenciação de outras condições clínicas e psiquiátricas e na prevenção de recaídas. As análises podem ser feitas a partir de amostras de sangue, urina ou cabelo. Como regra geral, a análise de urina e cabelo permite a detecção de substâncias como maconha e cocaína por períodos mais prolongados após o último uso. Quanto ao álcool, por ser uma substância de rápida metabolização, só pode ser detectado em períodos de poucas horas após o uso (em geral, até o máximo de 12 horas) por exames de sangue ou pelo alcoolímetro (popularmente denominado teste do bafômetro) (Quadro 8).

Quadro 8 Exames toxicológicos

Substância	Tempo médio de detecção na urina
Benzodiazepínicos	Cerca de 30 dias
Maconha	De 1 a 3 dias para uso eventual; até 15 dias, para uso regular; cerca de 30 dias para uso crônico e intenso
Cocaína	1 a 3 dias
Anfetaminas	2 a 4 dias
Heroína	1 a 3 dias
Metadona	2 a 4 dias

TRATAMENTO DA DEPENDÊNCIA QUÍMICA NA INTERNAÇÃO

O TUS caracteriza-se como um transtorno crônico e multicausal que se manifesta por meio de um conjunto de fenômenos fisiológicos, comportamentais e cognitivos, comumente associado a prejuízos em diversos âmbitos da vida do indivíduo. Para tornar esse quadro menos agravante, o tratamento para dependência química requer múltiplas intervenções, desde as clínicas e farmacológicas até as familiares, psicoterapêuticas e sociais, a partir de uma equipe multiprofissional que considere o indivíduo em sua totalidade, visando à sua reabilitação e reinserção social[19].

Abordagem familiar

O papel da família é fundamental na reabilitação e adesão do dependente químico ao tratamento. A família, via de regra, adoece junto com o familiar adicto. Dessa maneira, é importante que os familiares busquem psicoterapias individuais, grupais ou de família. Abordagens complementares e eficazes são oferecidas à comunidade por grupos de mútua ajuda, como Amor Exigente, Nar-Anon e Al-Anon, que seguem o modelo dos 12 Passos dos Alcoólicos Anônimos (AA). A recuperação da saúde mental da família afetada pela sobrecarga emocional decorrente do convívio com o dependente químico permite que diminuam o rechaço, a culpa, o sofrimento psíquico e físico, com retorno ao convívio social[19]. Assim, a psicoeducação familiar possibilita a reestruturação da saúde mental do familiar adicto, desde a sua hospitalização seguida do tratamento ambulatorial em médio e longo prazo. O atendimento das demandas imediatas do familiar também auxilia diretamente no fortalecimento do vínculo terapêutico do paciente internado. A família, ao tomar conhecimento da adicção como uma das formas de doença mental crônica, mas passível de tratamento, torna-se mais cooperativa com o tratamento do paciente internado[20].

Ambientoterapia, psicoterapia e prática de exercícios físicos na internação

A ambientoterapia no tratamento do TUS visa oferecer um ambiente terapêutico no qual os diversos componentes (pacientes, médicos, terapeutas, enfermeiros, *setting* terapêutico e valores institucionais) interajam, permitindo uma relação terapêutica de troca e aprendizado. A ambientoterapia em uma Unidade de Internação Psiquiátrica no Hospital Geral deve contemplar: 1) um modelo de tratamento individualizado, objetivando o planejamento do dia a dia do paciente; 2) o envolvimento da equipe multidisciplinar - psiquiatra, enfermeiro, terapeuta ocupacional, assistente social e psicólogo; 3) o oferecimento ao paciente de oportunidades de momentos de gratificação; 4) o planejamento da sequência do tratamento após a alta hospitalar (hospital-dia ou ambulatorial). Sob a ótica da ambientoterapia e psicoterapias, podemos citar algumas abordagens que se destacam:

- Arteterapia e musicoterapia: o uso da arteterapia no tratamento do TUS remonta à década de 1950[21]. A American Art Therapy Association (AATA) reconhece especificamente o papel que a arteterapia pode desempenhar no gerenciamento dos transtornos aditivos[22], ao permitir que o paciente se expresse por meio de um exercício não verbal, imaginativo e criativo. A arteterapia contempla uma série de atividades, incluindo desenhos de incidentes (que ocorreu durante o consumo de substâncias), emoções de desenho/pintura, pintura de estresse (a fim de aliviar sentimentos de ansiedade e estresse), criando um diário de arte e esculturas. A arteterapia para pacientes com TUS emprega um processo criativo, mas também interpretação e contemplação de obras de arte[23]. Como na arteterapia, a musicoterapia auxilia os pacientes a explorar emoções e necessidades que podem ser difíceis de expressar por meio de formas mais tradicionais de comunicação e motiva o envolvimento no tratamento[24]. Análises de composição e letra de músicas estão relacionadas a mudanças emocionais positivas nesses pacientes; a bateria está associada ao relaxamento, à diminuição de ansiedade, depressão e estresse em pessoas com recaídas frequentes[25].
- Psicoterapias: abordagens psicoterápicas, como terapia cognitivo-comportamental (TCC) e terapia de exposição a pistas (TE), são eficazes no tratamento da dependência química[26,27]. Técnicas de reabilitação cognitiva, que estimulem as funções executivas, especialmente as de ordem superior relacionadas ao controle inibitório e flexibilidade cognitiva, têm um papel fundamental para lidar com a compulsão e prevenção de recaída[28]. A TCC mostrou-se eficaz na redução da fissura e prevenção de recaída, isoladamente ou associada à

farmacoterapia[26]. A TE é outra estratégia comportamental amplamente aceita no campo da dependência[27], a partir do pressuposto de que a compulsão e busca por drogas resulta de um aprendizado condicionado no modelo pavloviano, que desencadeia uma memória abrupta resultante de pistas/exposição repetidas que usurpa o sistema normal de tomada de decisão baseado na inibição de impulsos. A busca por gratificação estimula a busca de drogas a despeito de todo o prejuízo decorrente. A substituição por sugestões contextuais e discretas pode resultar em extinção ou diminuição nas respostas condicionadas de busca de substâncias[29]. A entrevista motivacional (EM) é outra abordagem psicoterápica eficaz, que visa explorar e resolver a ambivalência frente ao comportamento aditivo. Busca a motivação no envolvimento terapêutico ativo, em parceria com o terapeuta, visando a mudança comportamental. Os quatro processos sobrepostos da EM são: 1) envolver-se em uma relação de trabalho; 2) focar em um problema para mudar; 3) motivar o paciente para desejar a mudança; 4) planejar a mudança[30].

- Atividade física: desempenha um papel único na redução da fissura de pacientes dependentes químicos, melhora sintomas depressivos e ansiosos, auxilia nas estratégias de manejo da raiva e frustração relevante na manutenção da abstinência. Além disso, promove a recuperação da capacidade do controle cognitivo e dos impulsos, prejudicada nesses pacientes, e aumenta a capacidade de inibição do desejo de busca por drogas, relevantes na reabilitação[30].

Estimulação cerebral na dependência química

Atualmente, existem inúmeras técnicas de estimulação cerebral não invasiva, que vêm sendo alvo de pesquisa científica como ferramentas terapêuticas alternativas no tratamento da dependência química, que podem ser utilizadas tanto em regime hospitalar quanto em regime ambulatorial. Dentre elas, figuram como as mais amplamente estudadas a estimulação magnética transcraniana de repetição (rTMS) e a estimulação transcraniana por corrente contínua (tDCS). Cabe ressaltar que não existem estudos clínicos ou pré-clínicos que comparem diretamente a eficácia dos métodos de estimulação cerebral para o tratamento do TUS, ainda que cada método tenha vantagens e desvantagens práticas. Ainda, há muitas regiões cerebrais implicadas nos transtornos aditivos, como o núcleo *accumbens* e a amígdala, não acessíveis à estimulação direta do tDCS ou rTMS. Também não se sabe se seria necessária uma estimulação contínua, ainda não viável, nem com tDCS, nem com rTMS, para alcançar um efeito terapêutico em longo prazo. Finalmente, não está claro se a estimulação focal fornecida pela estimulação cerebral profunda (DBS) é mais eficaz do que a estimulação generalizada promovida pela rTMS. Na prática, essas perguntas podem ser respondidas individualmente, e inicialmente seriam tentadas terapias de estimulação não invasiva, como rTMS e tDCS; não havendo resposta, a DBS poderia ser o último recurso para o tratamento de transtornos aditivos em pacientes resistentes[31].

TRATAMENTO FARMACOLÓGICO

O modelo de tratamento psicofarmacológico proposto para a dependência química engloba fatores multicausais envolvidos no comportamento disfuncional de busca e no uso compulsivo de substâncias psicoativas, resultando em sintomas físicos, afetivos, cognitivos e comportamentais específicos com suas graves consequências para a saúde do sujeito[32].

A mais efetiva terapêutica para o alcoolismo e suas comorbidades é a manutenção da abstinência do álcool, mas os episódios de recaídas ocorrem frequentemente nesses pacientes. Atualmente estão aprovados pelo Food and Drugs Administration (FDA) os seguintes medicamentos: dissulfiram, naltrexona e acamprosato, todos com taxas de sucesso variável. O tratamento da dependência do álcool, o que tem se mostrado mais eficaz na fase aguda da dependência química em nível de internação, inclui uma abordagem supervisionada por médicos quanto à remoção do indivíduo do ambiente natural em que o uso da substância estava ocorrendo, a desintoxicação das substâncias de abuso e o início mais rápido possível do tratamento psicofarmacológico[33]. A remissão total dos sintomas é o desfecho desejado, incluindo a manutenção da abstinência e a prevenção de recaídas[34].

O dissulfiram, o acamprosato e a naltrexona (antagonista opioide) foram aprovados para o tratamento do alcoolismo. Uma nova abordagem, "conforme necessário", é o uso do antagonista mu-opioide naltrexona e do agonista kappa parcial nalmefeno, para reduzir o consumo de álcool. Outras novas abordagens farmacológicas incluem o baclofeno (agonista receptor GABA-B), anticonvulsivantes (como topiramato e gabapentina), a vareniclina (agonista parcial do receptor de nicotina) e outras drogas. Para a dependência de opioides, a terapia com agonista opioide como a metadona ou buprenorfina é a opção de primeira linha. Outras opções incluem naltrexona oral ou depot, sulfato de morfina, formulações de depósito ou implante, em pacientes refratários de tratamento. Até o momento, nenhum tratamento farmacológico foi aprovado para a dependência de cocaína. No entanto, três potenciais tratamentos farmacológicos estão sendo estudados (dissulfiram, metilfenidato e modafinila), particularmente nos casos de comorbidades psiquiátricas[33,35].

Quadro 9 Psicofármacos utilizados no tratamento dos transtornos por uso de substâncias[36]

Psicofármaco	Mecanismo de ação	Faixa terapêutica (mg/dia)	Indicações
Dissulfiram	Reação aversiva ao álcool ao inibir a desidrogenase alcoólica	250-500 mg	Prevenção de recaída no transtorno por uso de álcool e cocaína
Naltrexona	Bloqueio dos receptores mu-opioide e kappa--opioide	50-200 mg	Prevenção de recaída no transtorno por uso de álcool, cocaína e opioides
Topiramato	Ativação de canais de sódio fechados com tensão, canais de cálcio ativados por alta tensão, receptores GABA-A, receptores AMPA/cainato e isoenzimas de anidrase carbônica	75-300 mg	Prevenção de recaída no transtorno por uso de álcool
Gabapentina/ Pregabalina	São α2δ ligantes que modulam a neurotransmissão gabaérgica	600-2.400 mg/ 150-600 mg	Tratamento de sintomas de abstinência e prevenção de recaída nos transtornos por uso de substâncias (TUS)
Baclofeno	Ação agonista dos receptores GABA-B	30-80 mg	Tratamento de sintomas de abstinência e prevenção de recaída nos TUS
Benzodiazepínicos	Potencialização da ação inibitória da neurotransmissão gabaérgica	Doses preconizadas de cada fármaco	Tratamento da agitação, dos sintomas de abstinência no TUS e do *delirium tremens*
Antipsicóticos	Bloqueio de receptores dopaminérgicos D2	Doses preconizadas de cada fármaco	Tratamento de sintomas psicóticos, agitação e abstinência nos transtornos por uso de substâncias
Metadona	Agonista mu-opioide e antagonista do receptor NMDA	15-30 mg	Indicada na desintoxicação de dependentes de opioides

Fonte: adaptado de Cataldo et al., 2019[36].

A seguir, um quadro ilustrativo abordando opções dos fármacos para o tratamento do TUS disponíveis na prática clínica.

PLANEJAMENTO E CRITÉRIOS DE ALTA

O planejamento da alta de um paciente com dependência química deve ser individualizado. Ele geralmente inclui critérios como a melhora dos sintomas de abstinência e estabilização do quadro clínico e psiquiátrico. Para a alta hospitalar, deve-se garantir que o indivíduo esteja motivado para a manutenção do tratamento em nível ambulatorial. Além disso, é importante estar com diagnóstico e tratamento farmacológico bem estabelecidos, com uma boa rede de apoio, psicoeducação tanto do paciente quanto da família a respeito da identificação de possíveis gatilhos para recaídas e técnicas de enfrentamento para situações de risco. Em suma, o paciente deve ter um plano traçado para continuar o tratamento após a saída da internação[37].

Durante a internação, o indivíduo e seus familiares devem receber informações e orientações sobre o manejo da dependência química e prevenção de recaídas, com reuniões e materiais explicativos, garantindo que a rede de apoio esteja esclarecida quanto à sua participação no processo de tratamento. Além disso, devem estar cientes de sinais de alarme que necessitem da busca de um serviço de emergência, como intoxicação pelas substâncias heteroagressividade e risco de suicídio[37].

O prestador de cuidados em nível hospitalar poderá transmitir todas as informações e orientações pertinentes para os profissionais que acompanharão o paciente no pós-alta. É preciso que a nota de alta faça um registro completo da internação, incluindo procedimentos, exames, medicações e resultados. Ela constitui um documento valioso para o paciente e o médico que vai acompanhá-lo ambulatorialmente.

CONSIDERAÇÕES FINAIS

O TUS está intimamente ligado a outros transtornos mentais, como as situações com prejuízos biossociais, sendo necessário sempre se atentar para comorbidades e os problemas socioculturais possivelmente associados. Esse transtorno apresenta maior probabilidade de hospitalização, pois coloca o paciente em situações de risco, levando-o, muitas vezes, à internação hospitalar. Os riscos comumente associados incluem os de suicídio, *overdose*, desnutrição, auto e heteroagressão, dificuldade de autogestão e exaustão familiar. Muitas vezes o paciente adicto também pode trazer prejuízo à funcionalidade familiar. Por isso, a abordagem durante a internação deve ser criteriosa tanto com o paciente como com o familiar. O tratamento da dependência de substâncias psicoativas precisa ser interdisciplinar, muito bem planejado e orientado. Tanto a abordagem farmacológica como a não farmacológica (ambiental, social, entre outras) são peças fundamentais no tratamento do paciente com TUS. A motivação e a adesão do paciente devem ser intensamente trabalhadas no ambiente de internação psiquiátrica para manter o sucesso do tratamento em nível ambulatorial, com prevenção de recaídas.

REFERÊNCIAS BIBLIOGRÁFICAS

1. Quevedo J, Carvalho AF, organizadores. Emergências psiquiátricas. Porto Alegre: Artmed; 2014.
2. United Nations Office on Drugs and Crime. World Drug Report 2020.
3. Kendall CE, Boucher LM, Mark AE, Martin A, Marshall Z, Boyd R, et al. A cohort study examining emergency department visits and hospital admissions among people who use drugs in Ottawa, Canada. Harm Reduct J. 2017;14(1):16.
4. Rodrigues TFC da S, Oliveira RR de, Decesaro M das N, Mathias TAF. Aumento das internações por uso de drogas de abuso: destaque para mulheres e idosos. J Bras Psiquiatr. 2019;68(2):73-82.
5. Botega NJ. Prática psiquiátrica no hospital geral: interconsulta e emergência. Porto Alegre: Artmed; 2017.
6. World Health Organization. Management of Substance Abuse Team. Global status report on alcohol and health 2018. Genebra: World Health Organization; 2018.
7. American Psychiatric Association. Diagnostic and statistical manual of mental disorders (DSM-5). Arlington: American Psychiatric Association; 2013.
8. Bastos FIPM. III Levantamento nacional sobre o uso de drogas pela população brasileira. Rio de Janeiro: ICICTS/FIOCRUZ; 2017.
9. Laranjeira R, Madruga C, Pinsky I, Caetano R, Mitsuhiro S. II Levantamento nacional de álcool e drogas. O consumo de álcool do Brasil: tendências entre 2006 e 2012. São Paulo: INPAD.
10. Salum GA, Leite LS, Santos SJ, Mazzini G, Baeza FLC, Spanemberg L, et al. Prevalence and trends of mental disorders requiring inpatient care in the city of Porto Alegre: a citywide study including all inpatient admissions due to mental disorders in the public system from 2013-2017. Trends Psychiatry Psychother. 2020;42:86-91.
11. Terra MB, Figueira I, Barros HMT. Impact of alcohol intoxication and withdrawal syndrome on social phobia and panic disorder in alcoholic inpatients. Rev Hosp Clinicas. 2004;59(4):187-92.
12. National Institute on Drug Abuse. Common comorbidities with substance use disorders, Part 1: The connection between substance use disorders and mental illness. [acesso em 11 de dezembro de 2020]. Disponível em: https://www.drugabuse.gov/publications/research-reports/common-comorbidities-substance-use-disorders/part-1-connection-between-substance-use-disorders-mental-illness
13. Figlie N, Bordin S, Laranjeira R. Aconselhamento em dependência química. São Paulo: Roca; 2015.
14. Stern TA, Freudenreich O, Smith FA, Fricchione GL, Rosenbaum JF, editores. Massachusetts General Hospital Handbook of General Hospital Psychiatry. Elsevier; 2010.
15. Clinical guidelines on drug misuse and dependence update 2017 Independent Expert Working Group. Drug misuse and dependence: UK guidelines on clinical management. Londres: Department of Health; 2017.
16. Laws MB, Magill M, Mastroleo NR, Gamarel KE, Howe CJ, Walthers J, et al. A sequential analysis of motivational interviewing technical skills and client responses. J Subst Abuse Treat. 2018;92:27-34.
17. National Treatment Agency for Substance Misuse (NHS). Models of care for treatment of adult drug misusers. Londres: Department of Health; 2002.

18. Samet JH, O'Connor PG, Stein MD. Substance use and addiction medicine, an issue of medical clinics of North America. [e-book]. Elsevier Health Sciences; 2018.
19. Gearing RE, Townsend L, Elkins J, El-Bassel N, Osterberg L. Strategies to predict, measure, and improve psychosocial treatment adherence. Harv Rev Psychiatry. 2014;22(1):31-45.
20. Goorden M, Schawo SJ, Bouwmans-Frijters CAM, van der Schee E, Hendriks VM, Roijen LH. The cost-effectiveness of family/family-based therapy for treatment of externalizing disorders, substance use disorders and delinquency: a systematic review. BMC Psychiatry. 2016;16:237.
21. Moore RW. Art therapy with substance abusers: a review of the literature. Arts Psychother. 1983;10(4):251-60.
22. Virtual Conference Home. American Art Therapy Association. [acesso em 11 de dezembro de 2020]. Disponível em: https://arttherapy.org/annual-conferences/
23. Feen-Calligan H, Washington OGM, Moxley DP. Use of artwork as a visual processing modality in group treatment of chemically dependent minority women. Arts Psychother. 2008;35(4):287-95.
24. Baker FA, Gleadhill LM, Dingle GA. Music therapy and emotional exploration: exposing substance abuse clients to the experiences of non-drug-induced emotions. Arts Psychother. 2007;34(4):321-30.
25. Jones JD. A comparison of songwriting and lyric analysis techniques to evoke emotional change in a single session with people who are chemically dependent. J Music Ther. Summer 2005;42(2):94-110.
26. Zilverstand A, Parvaz MA, Moeller SJ, Goldstein RZ. Cognitive interventions for addiction medicine. Prog Brain Res. 2016;224:285-304.
27. Mellentin AI, Skøt L, Nielsen B, Schippers GM, Nielsen AS, Stenager E, et al. Cue exposure therapy for the treatment of alcohol use disorders: A meta-analytic review. Clin Psychol Rev. 2017;57:195-207.
28. Verdejo-Garcia A, Clark L, Verdejo-Román J, Albein-Urios N, Martinez-Gonzalez JM, Gutierrez B, et al. Neural substrates of cognitive flexibility in cocaine and gambling addictions. Br J Psychiatry. 2015;207(2):158-64.
29. Liu J, Tian J, Li J. Modulating reconsolidation and extinction to regulate drug reward memory. Eur J Neurosci. 2019;50(3):2503-12.
30. Wang K, Luo J, Zhang T, Ouyang Y, Zhou C, Lu Y. Effect of physical activity on drug craving of women with substance use disorder in compulsory isolation: mediating effect of internal inhibition. Front Psychol. 2019;10:1928.
31. Salling MC, Martinez D. Brain stimulation in addiction. Neuropsychopharmacology. 2016;41(12):2798-809.
32. Jones JD, Comer S. D. A review of pharmacogenetic studies of substance-related disorders. Drug Alcohol Depend. 2015;152:1-14.
33. Nunes EV, Gordon M, Friedmann PD, Fishman MJ, Lee JD, Chen DT, et al. Relapse to opioid use disorder after inpatient treatment: Protective effect of injection naltrexone. J Subst Abuse Treat. 2018;85:49-55.
34. Uhl GR, Koob GF, Cable J. The neurobiology of addiction. Ann N Y Acad Sci. 2019;1451(1):5-28.
35. Soyka M, Mutschler J. Treatment-refractory substance use disorder: focus on alcohol, opioids, and cocaine. Prog Neuropsychopharmacol Biol Psychiatry. 2016;70:148-61.
36. Cataldo A, Bittencourt A, Marquetto R, organizadores. Manual de psiquiatria geriátrica. Porto Alegre: ediPUCRS; 2019.
37. Englander H, Dobbertin K, Lind BK, Nicolaidis C, Graven P, Dorfman C, et al. Inpatient addiction medicine consultation and post-hospital substance use disorder treatment engagement: a propensity-matched analysis. J Gen Intern Med. 2019;34(12):2796-803.

8
Transtornos de personalidade

Luciano Billodre Luiz
Bruna Camargo Safraider
Juliana Tainski de Azevedo
Lívia Nora Brandalise
Luiza Schmidt Heberle
Marco Antonio Pacheco

PONTOS IMPORTANTES

- O interesse em conhecer e investigar a personalidade vem desde o início da humanidade e talvez se confunda com o próprio surgimento da capacidade de autorreflexão humana. Historicamente, começa com as propostas de concepção do homem por estudiosos clássicos como Hipócrates, Platão e Aristóteles. Ao longo do tempo, o conceito é desenvolvido por filósofos e pensadores, até se direcionar e se concentrar na Psicologia e na Medicina, através da Neurologia e da Psiquiatria. É um assunto complexo, dinâmico, em constante evolução e que avançou muito em seu conhecimento nas últimas décadas, juntamente com o próprio avanço tecnológico da Medicina.
- A personalidade de um indivíduo o torna único e determina os seus padrões de comportamento e relacionamento interpessoal. Além disso, determina a maneira de perceber objetiva e subjetivamente o mundo que nos cerca, os outros e também os nossos próprios afetos e emoções, compreendidos na complexa percepção subjetiva de si mesmo. Sendo assim, a personalidade interfere diretamente na relação médico-paciente, e a capacidade de diagnosticar sua estrutura, tanto saudável como patológica, é uma habilidade fundamental para o psiquiatra.
- Dentro de uma internação psiquiátrica, foco deste capítulo, não é diferente. Fazer um diagnóstico correto da estrutura da personalidade, por meio de seus principais domínios, assim como de suas principais características ou traços, é fundamental para auxiliar no manejo clínico de todos os pacientes em um *setting* de internação, mesmo para aqueles nos quais os motivos principais de

(continua)

- sua hospitalização não são especificamente uma patologia da personalidade.
- Com o entendimento da importância dessa habilidade e com a ciência de sua complexidade, este capítulo iniciará apresentando alguns conceitos gerais para o entendimento da personalidade por meio de suas principais estruturas. Cabe ressaltar que existem diferentes teorias e formas de abordar esse conteúdo, mas optamos pelo modelo de organização da personalidade de Otto Kernberg, e o motivo dessa escolha será apresentado juntamente ao modelo a seguir. Serão abordadas também as patologias da personalidade, principal foco de interesse deste capítulo, com as mudanças e evoluções recentes na sua classificação diagnóstica com o acréscimo do paradigma da dimensionalidade no DSM-5 e na CID-11. Serão trazidas algumas sugestões de instrumentos diagnósticos que podem auxiliar o psiquiatra nessa tarefa nada simples, opções de tratamentos e manejos dos pacientes, finalizando com o tratamento hospitalar e cuidados com o seguimento pós-alta.
- Este capítulo foi escrito com a pretensão de auxiliar o leitor em todas as etapas descritas anteriormente de uma internação psiquiátrica. Talvez, com um livro inteiro dedicado ao tema, ou vários, seria possível chegar mais próximo de atingir esse objetivo; em um só capítulo, não há espaço para tanto. A bibliografia apresentada ao final é uma boa fonte para o leitor aprofundar temas e assuntos que foram abordados, apesar de sua complexidade, de forma breve, assim como para ter acesso aos instrumentos diagnósticos sugeridos pelos autores e que não serão colocados em sua íntegra aqui. Desejamos uma boa leitura e, que ao final dela, ao menos uma fração de nossa pretensiosa intenção seja alcançada.

EPIDEMIOLOGIA

Taxas de homicídios, suicídios, mortalidade prematura e, também, mortalidade por doenças clínicas, como cardiovasculares ou respiratórias, são maiores em portadores de patologias da personalidade. Uma maior incidência de tabagismo, abuso de álcool e de substâncias ilícitas, problemas de relacionamentos interpessoais, assim como descontrole de impulsos, fazem com que as patologias da personalidade diminuam significativamente a expectativa e qualidade de vida de seus portadores.

A prevalência do transtorno de personalidade no mundo varia de 9 a 15%, podendo sofrer variações de acordo com o grupo sociodemográfico. É mais presente em homens com contato frequente com serviços de saúde, mais marcadamente no sistema carcerário – em dois terços dos presos[1,2].

Dos pacientes que já se encontram em tratamento psiquiátrico, o transtorno de personalidade está presente em 45 a 51% dos casos. O transtorno de personalidade *borderline* é o mais comum desses transtornos, afetando 10% daqueles em tratamento psiquiátrico ambulatorial e 15% a 20% dos internados[3]. Traços de personalidade desadaptativos são encontrados com maior frequência em pacientes internados, corroborando a maior incidência de patologias de personalidade nessa população[4].

Em indivíduos que cometem suicídio, estima-se que de 30% a 40% possuem transtorno de personalidade, 10% somente de pacientes com transtorno *borderline*, o que equivale a uma taxa 50 vezes maior do que a população em geral[5].

DIAGNÓSTICO

Segundo o *Manual diagnóstico e estatístico de transtornos mentais* (DSM-5), um transtorno da personalidade é definido de forma resumida por um padrão persistente de experiência interna e comportamento que se desvia acentuadamente das expectativas da cultura do indivíduo. É difuso e inflexível, começa na adolescência ou no início da fase adulta, é estável ao longo do tempo e leva a sofrimento e prejuízo. No modelo tradicional do DSM-5, tendo o indivíduo preenchido os critérios anteriores, é classificado em 1 ou mais das 12 categorias diagnósticas, conforme as suas características predominantes (para melhor descrição das categorias, verificar a seção II do DSM-5)[6].

Esse modelo categórico de classificação das patologias da personalidade vem sendo questionado pela comunidade científica e pelos psiquiatras que atuam na prática clínica, especialmente no que diz respeito à sua aplicabilidade. O modelo categórico não abrange o complexo sistema dinâmico que envolve esse tema e apresenta problemas como instabilidade no tempo, excessiva heterogeneidade, baixa especificidade, excessivas comorbidades diagnósticas, elevada frequência de diagnósticos de transtorno de personalidade sem outra especificação e validade limitada de alguns dos diagnósticos[7]. Assim, buscando um novo modelo mais confiável e amplo, o grupo de trabalho de personalidade e transtornos de personalidade para o DSM-5 desenvolveu o modelo diagnóstico híbrido acrescentado à seção III do manual – um modelo semelhante também será utilizado na Classificação Internacional de Doenças (CID-11)[8].

Ao mesmo tempo que o modelo de diagnóstico dimensional está em maior concordância com o que conhecemos sobre a personalidade, sua aplicação é mais complexa. É indispensável ao psiquiatra desenvolver a habilidade de avaliar aspectos psicodinâmicos do funcionamento da personalidade, assim como identificar traços predominantes em cada indivíduo. Para isso, conhecer as diferentes teorias de desenvolvimento da personalidade é fundamental. No entanto, os modelos do DSM-5 e da CID-11 são ateóricos. Esse é um dos motivos pelos quais incluímos, neste capítulo, o modelo de organização de personalidade de Otto Kernberg[9], agregando uma importante referência teórica para o psiquiatra nessa tarefa diagnóstica[10]. Além disso, esse modelo é considerado pelos autores deste livro e por muitos outros estudiosos da personalidade como integrador e especialmente útil para o entendimento e manejo de casos graves de transtorno de personalidade, foco deste capítulo por sua maior prevalência na internação psiquiátrica.

O MODELO HÍBRIDO DO DSM-5

O modelo alternativo dimensional/categorial adicionado à seção III do DSM-5 inclui critérios de prejuízo e um sistema de traços de personalidade. Por meio dessa combinação, são obtidas seis categorias diagnósticas específicas e o diagnóstico de transtorno de personalidade especificado pelo traço[6]. A seguir apresentamos os critérios de avaliação deste modelo híbrido.

Critério A

O prejuízo no funcionamento da personalidade é avaliado em duas grandes dimensões: *self* e interpessoal. Para a avaliação do *self* são investigados os níveis de funcionamento do subdomínio identidade e do subdomínio capacidade de autodirecionamento do indivíduo. Para a dimensão interpessoal, outros dois subdomínios são avaliados: empatia e intimidade. Estando presente um prejuízo em algum desses domínios, a caracterização do transtorno de personalidade é feita através do critério B.

Critério B

A presença de traços mal adaptativos da personalidade constitui o critério B. São organizados em cinco grandes domínios e 25 facetas específicas, desenvolvidas a partir de uma revisão dos modelos de traços existentes e subsequentemente por pesquisas em amostras clínicas. O DSM-5 inclui um instrumento para avaliação dos traços de personalidade, citado mais adiante neste capítulo.

Critérios C, D, E, F e G

Os critérios C e D referem-se à estabilidade dos sintomas e abrangência em diversas situações vitais, enquanto os critérios E, F e G especificam que os sintomas não podem ser mais bem explicados por outras condições médicas, mentais ou contextos socioculturais.

Com esse modelo, os diagnósticos específicos que podem ser formados por meio da junção dos critérios A e B são: transtornos da personalidade antissocial, evitativa, *borderline*, narcisista, obsessivo-compulsiva e esquizotípica. O transtorno da personalidade especificado pelo traço é diagnosticado quando um transtorno da personalidade é considerado presente (critério A), mas os critérios para transtorno específico não são satisfeitos dentro das categorias, sendo descrito pelos traços mais predominantes.

A categorização da patologia por meio do critério B é uma evolução em comparação ao modelo anterior, por permitir uma personalização do diagnóstico (fundamental por se tratar de algo tão único como personalidade) construída baseada em evidências. Entretanto, o critério A é a grande mudança do modelo híbrido. Essa etapa da avaliação demanda uma análise detalhada de aspectos complexos e amplos para determinar a presença de patologia da personalidade e sua gravidade. Assim, oferece a possibilidade de diferenciar, por exemplo, dois pacientes com transtorno de personalidade obsessivo-compulsiva com diferentes níveis de comprometimento nos domínios *self* e de relacionamento interpessoal mas com o mesmo conjunto de características (critério B). O modelo da organização da personalidade de Kernberg encaixa-se como importante auxílio ao clínico menos experiente na avaliação dos domínios *self* e interpessoal, pois estes têm correlação direta com os construtos identidade, relações de objeto e mecanismos de defesa do modelo de Kernberg[11].

MODELO DA CID-11

A CID-11, ainda não publicado oficialmente, seguirá esse mesmo paradigma dimensional, tirando o foco das tradicionais categorias de classificação do transtorno de personalidade e enfatizando a gravidade do distúrbio. A primeira etapa para o diagnóstico do transtorno de personalidade será estabelecer se o paciente satisfaz a própria definição da desordem. A segunda etapa será estabelecer a gravidade da doença, esta avaliada pela descrição dos principais traços de personalidade disfuncionais presentes no indivíduo. É importante diferenciar que esses traços não são categorias, e sim um conjunto de dimensões que correspondem à estrutura subjacente da disfunção da personalidade[12].

MODELO DE ORGANIZAÇÃO DA PERSONALIDADE

Kernberg et al. basearam suas pesquisas na experiência clínica com pacientes com transtorno de personalidade *borderline* e elaboraram uma proposta diagnóstica, integrando os modelos categorial e dimensional, por meio do uso do conceito de estrutura[13,14]. A proposta é de um modelo estrutural baseado sobretudo na teoria de relações objetais psicanalíticas[15]. Além disso, foram considerados conceitos biológicos, psicodinâmicos e comportamentais.

Para Kernberg, a personalidade é a integração dinâmica da totalidade dos padrões de experiência subjetiva e de comportamento de uma pessoa, representando uma entidade muito mais complexa e sofisticada do que simplesmente a soma de todas as suas características e/ou componentes. Na teoria das relações de objeto, as estruturas psíquicas se constituem a partir da interação entre o indivíduo e o ambiente. A internalização das primeiras relações que o sujeito estabelece com seus "objetos", que podem ser uma pessoa (normalmente a mãe ou cuidador) ou partes da pessoa (como o seio da mãe), inicia o processo de representação interna. Esses objetos, inicialmente, são parciais, ou seja, exclusivamente bons ou maus, conforme foram internalizados ligados ao afeto de prazer ou desprazer. Esses são os blocos fundamentais a partir dos quais todos os outros serão criados.

A integração dos objetos parciais em um único objeto real é fundamental e determinante no desenvolvimento de uma personalidade normal. Essa integração é facilitada pelo desenvolvimento de capacidades cognitivas e aprendizado contínuo em relação a aspectos realistas da interação entre o eu e os outros em circunstâncias ambientais saudáveis e acolhedoras. O fracasso em alcançar essa tarefa de desenvolvimento deixa o indivíduo com formas intensas, mal integradas e mal moduladas de agressão, bem como representações não integradas do *self* e do outro. Esses indivíduos desenvolvem um nível de organização de personalidade patológica[16,17].

Para a caracterização e classificação estrutural da personalidade, Kernberg propõe a identificação de níveis de organização da personalidade[18]. Os níveis referem-se à gravidade da patologia estrutural e são determinados pelo estágio alcançado do desenvolvimento psíquico do sujeito. Eles determinam o funcionamento intra e interpessoal, incluindo as possíveis formas de psicopatologia. Os níveis de organização da personalidade vão de um espectro normal ao psicótico, passando pelo neurótico e por três diferentes graduações de organização *borderline*, conforme o diagnóstico do grau de desenvolvimento de três grandes estruturas denominadas: identidade, mecanismos de defesa e teste de realidade. Outros elementos, como o grau de flexibilidade da ativação dos traços nas diversas situações da vida, os valores éticos e morais, a presença e a manifestação da agressividade e as respectivas formas de adaptação aos eventos psicossociais de cada um desses elementos, são considerados construtos componentes dessa organização[19].

Identidade

A identidade é o construto mais importante na diferenciação dos níveis estruturais da organização da personalidade. Ela pode estar completamente integrada, passando por diferentes níveis de difusão, desde leve até completamente caótica. Um indivíduo com uma identidade bem integrada tem a capacidade de se perceber e perceber os outros de uma forma realística, complexa, independente e estável ao longo do tempo e é capaz de investir consistentemente em atividades de laborais, de lazer com objetivos claros, estáveis e de forma prazerosa. Para a construção de uma identidade integrada, é necessário o desenvolvimento de mecanismos de defesas do ego maduros.

A difusão de identidade (DI) ocorre quando falha a capacidade do indivíduo de ter percepção de si mesmo e dos outros como seres separados e inteiros, gerando sentimentos de desintegração, percepção inadequada e incompreensão em relação aos outros. Os relacionamentos tendem a ser caóticos, ocorrem dificuldades na percepção de gostos pessoais e uma incapacidade de investir profundamente em qualquer atividade ou relação. São comuns o isolamento, situações de confusão e tentativas frustradas de dominar o outro. Em geral, a DI provoca ainda uma autoavaliação incorreta ou ausente, sensação crônica de vazio que pode ser detectada como desinteresse, tédio ou relutância. Na avaliação, o vazio pode se manifestar e se caracterizar pela incapacidade de comunicar ao entrevistador seus pensamentos, emoções ou laços. A agressividade costuma estar mais aparente em decorrência da percepção parcial dos objetos, fato que contribui para uma manifestação intensa dos afetos, estes manifestados através de comportamentos impulsivos e agressivos. Pacientes com DI acentuada são os mais comuns em internação psiquiátrica, pois tal construto determina a estrutura de organização de personalidade *borderline*, a mais presente nesse contexto.

Mecanismos de defesa

Os mecanismos de defesa podem ser subdivididos em três categorias: primitivos, intermediários e maduros (ou desenvolvidos).

Os mecanismos de defesa primitivos (DP) englobam cisão, identificação projetiva, projeção, negação, dissociação, somatização, atuação, onipotência e regressão. Esses tipos de defesa são derivados de períodos muito primitivos do desenvolvimento e, por não terem sido contidos e integrados de forma satisfatória, são responsáveis pela existência de identidades desintegradas e relações disfuncionais, parciais ou idealizadas. Essas defesas, quando predominam, são responsáveis por estruturas de personalidade do tipo *borderline* ou psicótica.

Defesas intermediárias e maduras, tais como repressão, identificação, intelectualização, recalque, introjeção, deslocamento, isolamento afetivo e formação reativa, caracterizam organizações do tipo neurótico. São mais funcionais, mas a sua rigidez e inflexibilidade geram sintomas característicos da estrutura de personalidade neurótica. Defesas mais maduras, como humor, altruísmo, antecipação, sublimação, ascetismo, estão presentes em estruturas consideradas normais e raramente presentes em personalidades patológicas. São pouco comuns em ambientes de internação.

Teste de realidade

O teste de realidade (TR) determina a capacidade de diferenciar as fontes internas e externas de estímulos e de avaliar adequadamente o próprio funcionamento (intrapessoal e interpessoal) em relação a critérios da realidade. Os indivíduos com organização de personalidade *borderline*, que apresentam DI, ao serem submetidos a situações de mínimo estresse, tendem a utilizar mecanismos de defesas imaturos e expulsar do seu psiquismo as partes intoleráveis de seus objetos parciais (partes más) temporariamente, incapacitando-os de perceber a realidade, por isso receberam tal classificação. Ou seja, o TR está preservado, mas, em momentos de crise, há dificuldade em mantê-lo intacto, manifestando-se como uma fronteira entre a organização neurótica e psicótica. No nível psicótico de organização, esse construto se mantém alterado de forma mais estável.

Agressividade e valores morais

O grau de flexibilidade da ativação dos traços nas diversas situações da vida, os valores éticos e morais, a presença e a manifestação da agressividade e as respectivas formas de adaptação aos eventos psicossociais de cada um desses elementos são considerados construtos complementares da organização da personalidade. Como veremos adiante, são a intensidade das manifestações de agressividade e o grau de desenvolvimento de valores morais internalizados que diferenciam os três subníveis de organização *borderline*. Nos níveis normais e neuróticos, essas estruturas alcançaram um bom desenvolvimento.

Níveis normal e neurótico

As principais características de uma organização de personalidade normal são a presença de uma identidade bem integrada, predominância do uso de mecanismos de defesa maduros (supressão, sublimação, altruísmo, antecipação, humor) e o TR intacto. O nível neurótico de organização da personalidade inclui uma identidade integrada e a presença de defesas intermediárias ou maduras, mas com rigidez e inflexibilidade em seu uso. O TR mantém-se íntegro. Esses níveis de organização não costumam estar presentes em pacientes internados.

Quadro 1 Diferentes níveis de organização da personalidade

	Normal	Neurótico	Limítrofe ou *borderline*	Psicótico
Identidade	Integrada	Integrada	Difusão de identidade (pode ser leve ou grave, afetando poucos ou vários subdomínios da identidade)	Difusão de Identidade (normalmente difusão generalizada, afetando vários subdomínios da identidade)
Mecanismos de defesa	Defesas maduras e bem adaptadas/flexíveis, humor, altruísmo, sublimação	Recalcamento, negação, racionalização, repressão (certa rigidez no uso desses mecanismos, gerando sintomas desadaptativos)	Predominância de defesas imaturas baseadas na cisão, onipotência, desvalorização, identificação projetiva (há uso de mecanismos neuróticos em momentos de baixa tensão afetiva)	Idealização primitiva, cisão, identificação projetiva (pouco ou quase nenhum uso de mecanismos de defesas neuróticos ou maduros)
Teste de realidade	Íntegro	Íntegro	Alterado em momentos de crise	Alterado de forma constante

Nível *borderline*

O nível de organização de personalidade limítrofe ou *borderline* tem origem em deficiências na diferenciação *self*-objeto. Os aspectos libidinais e agressivos do *self* e do objeto são mantidos no estado de cisão. Isso resulta em uma alteração importante na percepção de si e dos outros e na capacidade de investimento com significativa DI. Nesse contexto, os mecanismos de defesa mais primitivos, como cisão e identificação projetiva, predominam maciçamente. No entanto, um TR é mantido intacto em níveis de ativação afetiva baixos. Sob alta ativação afetiva (crises pessoais), o TR é comprometido temporariamente, os mecanismos de defesa baseados na cisão entram em funcionamento, e as percepções de si mesmo, dos outros e dos relacionamentos passam a ser parciais. Esse costuma ser o momento em que surgem riscos maiores para a integridade do sujeito e dos outros, muitas vezes sendo necessário internação.

O que vai diferenciar os três subníveis de funcionamento *borderline* será a avaliação da agressividade e do padrão de valores morais. Pacientes com organização *borderline* de alto funcionamento têm a agressividade mais contida e menos aparente, assim como um bom padrão de valores morais. Indivíduos com organização *borderline* de baixo funcionamento apresentam marcante auto e heteroagressividade e/ou um padrão de valores morais comprometido. Esses sujeitos costumam estar muito mais frequentemente na internação psiquiátrica pelas seguidas automutilações, tentativas ou risco de suicídio e/ou heteroagressão.

Psicótico

No nível mais grave, encontra-se a organização da personalidade psicótica. Nesses, além de DI e do predomínio do uso de defesas primitivas, o TR encontra-se bastante prejudicado ao longo do tempo. Esse nível de organização de personalidade é bastante comum no *setting* de internação psiquiátrica, principalmente em pacientes com algum tipo de retardo cognitivo que inviabiliza o desenvolvimento normal dos estágios de maturação e desenvolvimento da personalidade normal. É comum esse nível caracterizar as doenças graves incapacitantes, como a esquizofrenia e o transtorno de humor bipolar na sua forma mais grave.

AVALIAÇÃO DOS TRANSTORNOS DE PERSONALIDADE

Mesmo existindo diferentes instrumentos para auxiliar o psiquiatra no diagnóstico dos transtornos de personalidade, nenhum até o momento consegue substituir uma boa e completa entrevista clínica, sendo ela o padrão-ouro para um diagnóstico preciso. Entretanto, o diagnóstico da personalidade é bastante complexo e exige um bom conhecimento teórico do psiquiatra dos aspectos relacionados ao seu desenvolvimento e de suas principais características aparentes (traços) e conhecimento de técnica de entrevista, para poder avaliar estruturas subjetivas como mecanismos de defesas, identidade, valores morais e relacionamentos interpessoais. Outro desafio é diferenciar possíveis sintomas de comorbidades clínicas daqueles gerados da organização da personalidade. Alguns instrumentos diagnósticos, além de auxiliar nessa tarefa diretamente, auxiliam o psiquiatra a qualificar sua entrevista clínica ao mostrar caminhos para realizá-la da forma mais completa possível. No Quadro 2, citamos alguns instrumentos que são úteis nesse processo e auxiliam o clínico a construir um diagnóstico preciso.

Quadro 2 Instrumentos úteis para auxílio diagnóstico dos transtornos da personalidade conforme o modelo híbrido do DSM-5 e da teoria da organização da personalidade

Instrumento	Características	Domínios	Pontos fortes	Pontos fracos
Entrevista estrutural de Otto Kernberg[20]	Entrevista clínica psicodinâmica, não estruturada	Identidade, mecanismos de defesa, relações de objeto, agressividade, valores morais e teste de realidade	Útil para clínicos com experiência psicodinâmica e familiarizados com a teoria. Fluidez da entrevista e liberdade para condução dela	Baixa replicabilidade em pesquisa, depende muito do entrevistador, baixa confiabilidade interentrevistadores; tempo de aplicação
IPO – Inventário da Organização da Personalidade[21]	Autoaplicável, desenvolvido para operacionalizar e poder testar psicometricamente entrevista estrutural	Identidade, defesas primitivas, teste de realidade, agressividade e valores morais	Fácil aplicação, praticidade, agilidade para ambiente de pesquisa	Limitações particularmente a pacientes com distorções de percepção, como é comumente o caso de pacientes com estruturas *borderline*
STIPO-R* – Entrevista Estruturada da Organização da Personalidade[22-24]	Entrevista estruturada que guia o entrevistador e o orienta de forma descritiva a pontuar os itens e domínios.	Identidade, relações de objeto, mecanismos de defesa, agressividade, valores morais e narcisismo	Une a complexidade e fluidez da entrevista estrutural com a praticidade e organização do IPO	Demanda treinamento específico; tempo de aplicação
PID-5 – Inventário de Personalidade do DSM-5[6]	Autoaplicável; 220 itens que avaliam os traços patológicos de personalidade, critério B do modelo híbrido do DSM-5	Avalia as 25 facetas e cinco grandes domínios do DSM-5: afetividade negativa, distanciamento, antagonismo, desinibição e psicotiscismo	Facilidade de aplicação, muito útil para auxiliar no diagnóstico do critério B do modelo híbrido da seção III do DSM-5	Dificuldade de interpretação dos resultados obtidos; necessita de certo tratamento estatístico básico
Escala do Nível de Funcionamento da Personalidade[6]	Instrumento preenchido pelo avaliador para a avaliação do critério A do modelo híbrido do DSM-5	Avalia os dois grandes domínios *self* e relacionamentos interpessoais e seus subdomínios	De fácil aplicação e simples de obter o resultado	Não fornece nenhuma orientação de como proceder à investigação desses domínios e subdomínios no entrevistado

* Em breve a versão brasileira será publicada. Já foi traduzida e adaptada para nossa cultura.

TRANSTORNO DE PERSONALIDADE E INTERNAÇÃO PSIQUIÁTRICA

A personalidade de um indivíduo, embora seja influenciada e construída ao longo de toda a sua vida, pode ser flutuante ao longo do tempo, tanto na severidade de sua forma patológica como na sua forma de apresentação e merece ser tratada como qualquer outra comorbidade psiquiátrica. Deve-se abandonar a estigmatização de um rótulo diagnóstico imutável para a vida toda do indivíduo e adotar a ideia de um transtorno passível de mudanças, com apresentações e nível de gravidade diferentes ao longo da vida. Na internação psiquiátrica, serão frequentes dois tipos de pacientes com transtorno de personalidade: aqueles com diagnóstico de transtorno de personalidade grave com severa DI e descontrole da agressividade de forma crônica; e aqueles com diagnóstico mais brando, mas que agudamente, por alguma circunstância ambiental ou intrapsíquica, se desorganizam, funcionando momentaneamente de uma forma mais cindida e por consequência mais disfuncional.

A Figura 1 ilustra de forma esquemática o nível da organização da personalidade conforme a presença de características de introversão e extroversão com a presença de traços caracterológicos predominantes que baseavam o antigo modelo diagnóstico categórico.

INDICAÇÃO DE INTERNAÇÃO NOS TRANSTORNOS DE PERSONALIDADE

A internação psiquiátrica deve ser considerada nas seguintes situações: quando o paciente oferece risco a ele mesmo ou a outros, quando há exaustão familiar ou, mais raramente, para ajuste medicamentoso.

O risco de autoagressão pode decorrer de condutas impulsivas, como andar de carro em alta velocidade, fazer uso abusivo de substâncias, ter relações sexuais sem proteção, realizar gastos excessivos, faltar repetidamente ao trabalho ou escola/atividades acadêmicas. Também se enquadram aqui as tentativas de suicídio (que tanto podem ser planejadas como decorrer de impulsividade), ideação suicida (pensamentos recorrentes sobre se matar, com ou sem plano de como fazer), automutilações (que podem caracterizar tentativa de suicídio, dependendo da gravidade das lesões e da motivação do paciente). É importante observar que tais comportamentos de exposição física e moral podem ter consequências devastadoras para o paciente e seus familiares. Além da ameaça à própria vida, podem comprometer a integridade física, a situação financeira, a posição profissional ou acadêmica e os relacionamentos do paciente.

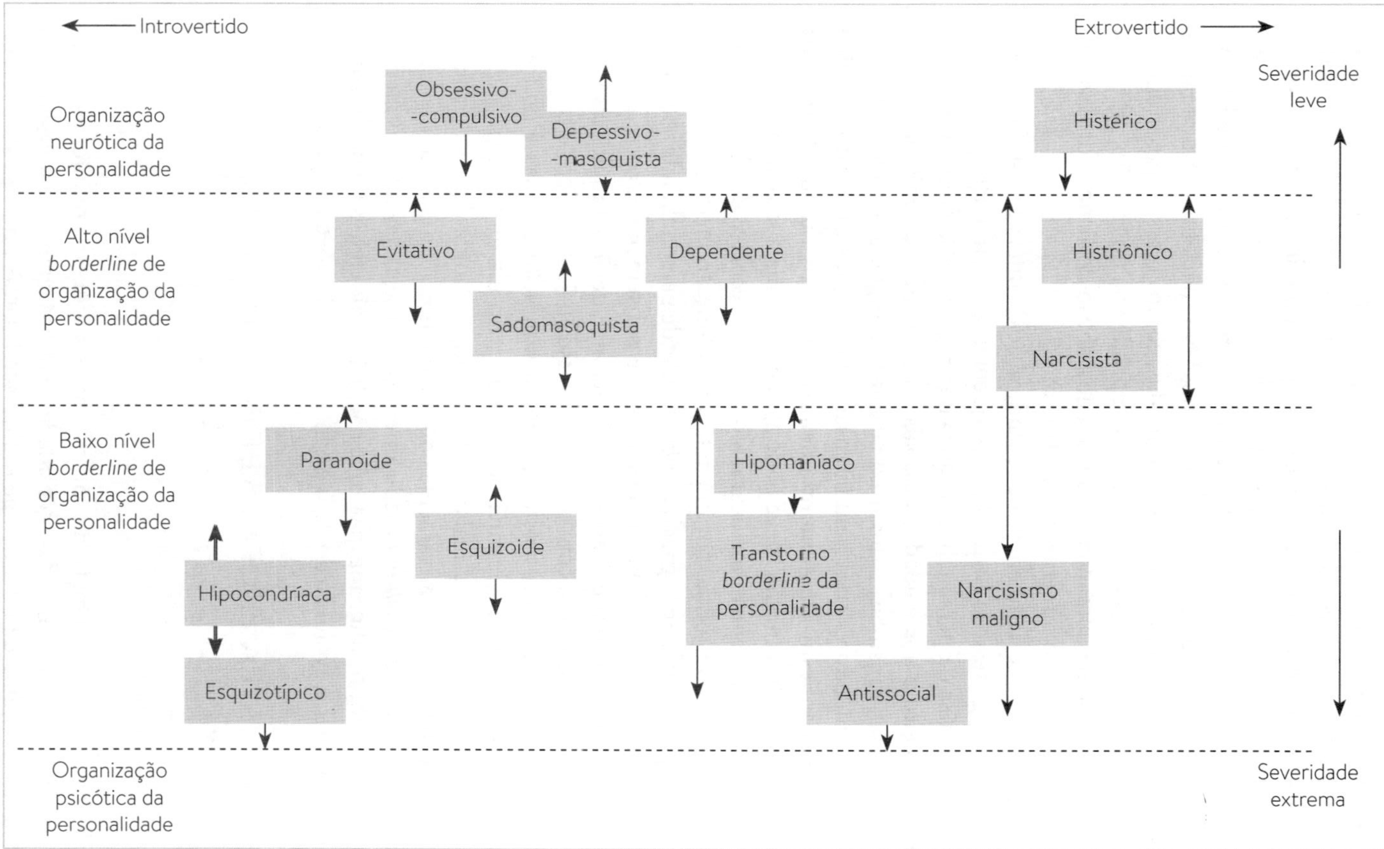

Figura 1 Nível de organização da personalidade, introversão e extroversão e presença de traços caracterológicos predominantes

Fonte: adaptada de Caligor, 2007[15].

Nos transtornos de personalidade, as situações anteriores tendem a ocorrer quando o paciente atravessa períodos de grande ansiedade ou falha do TR, que podem estar relacionados a estressores como perda ou doença de ente querido, dificuldades financeiras, conflitos ou demissão no trabalho. A dificuldade em lidar com as frustrações e o consequente aumento da ansiedade levam o paciente a atuações: "agir mais e pensar menos". Nos pacientes com organização *borderline*, são comuns lesões autoinfligidas, como cortes na pele e agravamento de comportamentos de risco, como imprudência no trânsito, prática de esportes radicais sem equipamentos adequados, abuso de álcool e drogas e até mesmo intensa ideação ou tentativas de suicídio.

A exaustão familiar também pode ser indicação de intervenção. Ocorre em pacientes com organização *borderline* e frequentemente em pacientes com organização psicótica da personalidade, que vivem sob a tutela familiar. Além do suporte financeiro e dos cuidados pessoais do paciente (administrar medicação, acompanhar consultas, realizar ou auxiliar na higiene pessoal, alimentação, lazer), os cuidadores convivem intensamente com o sofrimento psíquico, muitas vezes manifesto em comportamentos agressivos ou autodestrutivos. Nesses casos, uma internação breve pode ajudar a família a se recompor.

A internação para ajuste medicamentoso pode decorrer de abuso ou dependência química ou, ainda, por impasse no tratamento medicamentoso. Seguidamente pacientes com organização *borderline* de personalidade abusam de medicações ou tornam-se dependentes de outras substâncias. Ocorre também que a própria prescrição médica se torna irracional, devido a múltiplas tentativas de alívio dos sintomas, com o uso de diversos psicofármacos e trocas ou acréscimos sucessivos sem resposta, levando a saturação e impasse no tratamento. Assim o paciente pode internar, para que, em um ambiente protegido, o médico tenha condições de realizar introdução e retirada de psicofármacos com maior segurança. É relativamente comum em nossa unidade a internação de pacientes para fazer *wash out* medicamentoso, ou seja, retirada das medicações por um período suficiente, para que não haja mais efeitos no organismo, e só então reavaliar a evolução do caso e a introdução de nova terapêutica.

MANEJO DOS TRANSTORNOS DE PERSONALIDADE NA INTERNAÇÃO

O papel da equipe

Talvez a característica mais marcante de um tratamento em internação psiquiátrica, além, obviamente, da intensidade da abordagem da patologia, seja a presença permanente de uma equipe multidisciplinar. A função é de observação do diagnóstico e da evolução do paciente. É de fundamental importância que a equipe entenda que desempenha uma função de "ego auxiliar", ajudando como parâmetros concretos para certificação do TR do paciente, controle de impulsos e da agressividade auto e heterodirigida, previsão de consequências e melhora da DI. Em situações como agitação psicomotora, violência e atuação sexual, a equipe intervém com medidas físicas e estruturais que contenham o comportamento, controlando de forma direta a passagem ao ato do impulso. Da mesma forma, em pacientes com uma organização *borderline* de nível superior, onde a agressividade fica mais autodirigida, a equipe necessita protegê-los da sua destrutividade e contribuir positivamente para "aliviar" a autocobrança e o narcisismo dessas pessoas.

Atividades em grupo/ambientoterapia

Em atividades individuais ou em grupo, o paciente pode melhorar suas percepções da realidade. Através da observação direta dos demais e do convívio entre os pares, abre-se um caminho para o indivíduo desenvolver a autopercepção, aumentando suas possibilidades de integrar os aspectos cindidos da sua identidade. Além disso, abre-se a possibilidade de adquirir ou recuperar capacidades deterioradas, com maior contenção de impulsividade em ambientes com uma rotina preestabelecida e previsível. Através do espelhamento do comportamento de pares ou de pessoas da equipe, um ambiente acolhedor e de continência funciona como um objeto integrado, capaz de conter e digerir projeções do paciente, devolvendo para ele partes de seu *self* que necessitam ser integradas.

Mecanismos de defesa na internação

Os mecanismos de defesa mais presentes nos pacientes psicóticos e *borderline* graves em internação são a dissociação, cisão, negação massiva, idealização e identificação projetiva. Estes operam conjuntamente com o objetivo de repudiar e externalizar conflitos insuportáveis para o paciente, projetando sobre o outro o que ele não pode suportar nele mesmo.

A identificação projetiva converte a dissociação intrapsíquica e interpessoal. A equipe necessita identificar quando essas forças estão operando para auxiliar no trabalho terapêutico e conter as projeções em vez de identificar-se com elas e atuá-las. Ao comportar-se de modo distinto do mundo do paciente, a equipe oferece novos objetos e novas formas de relacionamento, ajudando-o a integrar a identidade e incentivando-o ao uso de mecanismos de defesas menos patológicos. Por isso, são importantes as reuniões de equipe e o auxílio à enfermagem, que mantém um contato mais direto e duradouro com os pacientes. Identificar a contratransferência, sentimentos e atitudes da equipe frente aos pacientes, incentivando-os a expressar suas dificuldades e não atuá-las, é fundamental para a compreensão e correta utilização da contratransferência.

O manejo da dissociação e projeção dentro do ambiente hospitalar é vital para o bom funcionamento da equipe. Pacientes com organização da personalidade muito primitivas tendem a inconscientemente perceber os "pontos fracos" dos membros da equipe, promovendo verdadeiras "batalhas" entre estes, através da idealização de uns e da desvalorização de outros. Assim, alguns "adoram" determinado paciente, enquanto outros "se irritam profundamente" com ele. O exame dessa situação vai permitir que se esclareça que esses dois aspectos do mesmo paciente são partes cindidas dele mesmo colocadas "a dedo" em membros específicos da equipe, como uma manifestação direta da sua identidade desintegrada. Todos devem saber que os seus sentimentos despertados pela interação com o paciente gravemente desintegrado não podem ser atuados e devem ser contidos e entendidos. Caso isso não ocorra, será o êxito da destrutividade do paciente, e na verdade o que irá realmente aliviá-lo será o manejo compreensivo e continente dessas projeções por parte de toda a equipe terapêutica.

Outro aspecto importante a ser destacado é o da "atuação", o que frequentemente é mal interpretado e inadequadamente manejado pelos membros da equipe. É muito comum dizer de forma pejorativa e crítica que o paciente "está atuando", com o esquecimento de que esse é um processo inconsciente. Justamente por isso, alguns pacientes necessitam ser hospitalizados, e a equipe deve ajudá-los a refletir sobre suas experiências internas ao invés de automaticamente transformá-las em ação.

Farmacoterapia

A farmacoterapia não constitui a primeira linha de tratamento para os transtornos de personalidade, mas pode ser considerada adjunta às psicoterapias e demais intervenções psicossociais. Os principais objetivos do uso de psicofármacos em pacientes com transtornos de personalidade seriam sintomas específicos em momentos de crise ou quando existem comorbidades. De forma geral, em pacientes sem comorbidades, não existem recomendações robustas que apoiem o uso de psicofármacos por longos prazos. É importante ressaltar que não há evidência de que o uso de fármacos mude a história natural da doença provocando melhora ou cura dos transtornos da personalidade. Cuidados adicionais devem ser tomados com prescrição de fármacos que podem ser letais em altas doses para pacientes com risco de suicídio crônico ou sintomas de impulsividade. Entretanto, o tratamento focado nos sintomas tem evidências de eficácia.

O primeiro objetivo do tratamento farmacológico dos transtornos de personalidade deve ser o tratamento das comorbidades. A investigação e o diagnóstico preciso de comorbidades psiquiátricas como transtornos de humor, transtornos de ansiedade e alimentares, assim como abuso de substâncias, muito frequentes nessa população, são fundamentais, e esse deve ser o foco principal do ponto de vista psicofarmacológico. A estabilização e a remissão completa dos sintomas das patologias comórbidas devem ser buscadas. Entretanto, a dificuldade de diferenciar a origem de alguns sintomas, provocados pela comorbidade ou pelo próprio transtorno da personalidade, é sempre muito grande nesses casos[25].

Não é incomum, no *setting* de internação psiquiátrica, a admissão de pacientes com diagnósticos clínicos psiquiátricos ditos como resistentes, sem resposta a diversas intervenções terapêuticas, polimedicados, que já usaram diversos tipos de medicação sem qualquer resposta ou com respostas muito modestas. Há ainda uma grande dificuldade, mesmo entre os profissionais de saúde, de realizar e informar ao paciente o diagnóstico de transtorno de personalidade. Um certo preconceito e ignorância sobre as patologias da personalidade geram esse tipo de situação. Nesses casos, é importante aventar a possibilidade de um transtorno de personalidade grave não diagnosticado, fazer uma investigação diagnóstica cuidadosa e, se for o caso, aproveitar a internação para diminuir o uso de polifarmácia, orientar a família e o paciente sobre o diagnóstico e implementar o tratamento adequado.

Antipsicóticos, especialmente os de segunda geração, podem melhorar alterações de percepção cognitiva nos transtornos de personalidade. Essas medicações podem ser prescritas em organizações de personalidade *borderline* e psicótica onde o TR está prejudicado. Pacientes com predominância de traços esquizoides e esquizotípicos parecem se beneficiar mais desse tipo de fármaco. Pacientes com organização *borderline* com instabilidade muito grande dos afetos e agressividade também podem se beneficiar no momento agudo da internação. O aripiprazol e a olanzapina apresentam uma leve superioridade frente aos outros fármacos dessa classe. No Brasil, a quetiapina e a risperidona são bastante utilizadas nessa situação[26]. O custo menor, a disponibilidade de acesso, o perfil de efeitos colaterais e a maior familiaridade dos profissionais com tais medicações justificam essa maior prescrição em nosso meio. Os antipsicóticos atípicos são uma boa alternativa para o controle agudo da impulsividade e agressividade, proporcionando uma contenção química com vistas a diminuir o risco de auto e heteroagressão, facilitando o manejo do paciente hospitalizado pela equipe e a ambientação deste a esse *setting*.

O uso de benzodiazepínicos é contraindicado nos transtornos de personalidade. A potencial letalidade e o desenvolvimento de dependência são fatores para essa contraindicação, além da falta de evidência de qualquer benefício em longo prazo. Mesmo na internação, a sua prescrição, ainda que por períodos curtos, deve ser desestimulada. A internação deve ser uma oportunidade para a retirada desses medicamentos em pacientes que a usam cronicamente e não têm uma comorbidade que justifique a manutenção dessa prescrição. Os antipsicóticos atípicos e a trazodona são indicados como alternativa para os que utilizam os benzodiazepínicos para dificuldades de sono e para auxiliar na sua retirada durante a internação.

Os estabilizadores de humor demonstraram melhora da desregulação afetiva e sintomas impulsivo-agressivos em pacientes com transtorno de personalidade no curto prazo. São uma boa alternativa àqueles com organização de personalidade *borderline* que apresentam tais sintomas agudamente, mas o uso prolongado deve ser desestimulado. A lamotrigina, o topiramato e o divalproato de sódio são os estabilizadores com maior evidência de algum benefício até o momento. Devem-se evitar drogas com potencial letal ou orientar os familiares sobre o potencial risco e necessidade de controle na distribuição das medicações ao paciente, principalmente quando características de autoagressividade e/ou impulsividade estiverem presentes.

O uso de antidepressivos é bastante controverso nos transtornos de personalidade. São muito prescritos, apesar da pouca evidência. Evidências fracas sugerem um benefício do uso de inibidores da recaptação de serotonina em doses altas em pacientes com o diagnóstico categórico de transtorno de personalidade *borderline*, principalmente no controle da agressividade, impulsividade e instabilidade afetiva. Outros estudos não mostraram benefício. Não indicamos a prescrição dessas medicações, principalmente em longo prazo, se não houver a presença de comorbidade psiquiátrica que a justifique. Em pacientes com organização de personalidade *borderline* com bastantes características evitativas e/ou fóbicas sociais, talvez o uso de antidepressivos possa ser testado, havendo maior evidência nesses casos específicos[25,26].

Outras classes de fármacos, como antagonistas e agonistas dopaminérgicos e ocitocina, já foram testadas para o tratamento de transtornos da personalidade; entretanto, não há, até o momento, nenhum ensaio clínico randomizado com resultados robusto que justifique o uso dessas drogas na prática clínica. Em suma, o tratamento farmacológico nos transtornos de personalidade deve ser focado nas comorbidades, no uso de curto prazo de medicações para alívio de sintomas específicos e sempre associado à abordagem psicoterápica e psicossocial.

Psicoterapias

A psicoterapia é o tratamento de primeira linha para os transtornos de personalidade. O tratamento, independentemente da abordagem escolhida, é complexo e de longa duração. Na internação, portanto, o foco deverão ser os fatores de agudização que levaram o paciente a necessitar da hospitalização. A permanência na unidade de internação possibilita o conhecimento da dinâmica familiar e do tipo de suporte do qual o paciente dispõe, informações valiosas para o planejamento do seguimento após a alta. Dentre as diversas abordagens disponíveis, destacam-se a psicoterapia de apoio, psicoterapia focada na transferência, psicoterapia de orientação analítica, terapia cognitivo-comportamental, terapia do esquema e terapia dialética comportamental. Entretanto, independentemente do modelo psicoterápico em curso, este é interrompido durante a internação para o controle da situação aguda pela equipe e retomado após a alta com as condições de segurança necessárias ao seu andamento.

À parte da abordagem psicoterápica escolhida pelo paciente e/ou terapeuta, a psicoterapia para o tratamento dos transtornos de personalidade é de longo prazo. Os principais desafios do tratamento psicoterápico para patologias graves da personalidade são a formação de um bom vínculo médico-paciente, a manutenção do tratamento pelo tempo adequado, a preservação da capacidade do paciente e do terapeuta de tolerar frustrações e tolerar, ainda, os ataques dos aspectos cindidos agressivos primitivos presentes no *setting*. A delimitação de um *setting* rígido, que proporcione a observação, o entendimento, a discussão e a continência desses aspectos primitivos, é fundamental. Quando esses aspectos agressivos não conseguem ser processados, pensados, mentalizados e/ou contidos no *setting* psicoterápico ambulatorial, a internação normalmente será indicada pelo aumento de risco de auto ou heteroagressão ou atuação direta deles.

Planejamento e critérios de alta

Em geral o paciente com organização de personalidade *borderline* tende a se tranquilizar e se organizar psiquicamente num ambiente terapêutico continente. A continência do ambiente e da equipe ajuda na integração dos objetos cindidos, diminuindo a intensidade afetiva e consequentes atitudes ou pensamentos auto e heteroagressivos. As internações devem ser breves, o que estimula a autonomia do paciente e desestimula comportamentos dependentes.

Preconiza-se estabelecer um plano de tratamento customizado para as necessidades de cada indivíduo, com uma data de alta predefinida, importante medida tanto para o tratamento como para a gestão hospitalar, pois cada dia de internação desnecessária gera custos que sobrecarregam e encarecem o sistema de saúde. A meta pode ser esbater o risco de suicídio ou de outros comportamentos nocivos à saúde, remitir os sintomas psicóticos transitórios, trocar ou retirar os psicofármacos. O paciente e a família precisam estar bem esclarecidos quanto a esses sintomas. Mesmo pacientes que se internam contrariados ou involuntariamente devem ser estimulados com manejo firme para colaborarem com o tratamento, a fim de reassumir o controle de suas vidas. O critério de alta é a resolução do motivo da baixa, razão pela qual deve estar claramente registrada na nota de internação.

CONSIDERAÇÕES FINAIS

Grande parte dos profissionais de saúde mental não escolheu trabalhar diretamente com pacientes com patologias da personalidade; isso não acontece por acaso. Em suas formas mais graves, aqueles com patologias da personalidade são de difícil convivência e tratamento. A DI, as dificuldades e a instabilidade nos relacionamentos interpessoais, as manifestações agressivas, o uso de mecanismos de defesa primitivos, a falta de valores morais presentes em níveis diferentes nesses indivíduos provoca um grande sentimento de rechaço em quem convive com essas pessoas. Profissionais treinados experimentarão esses mesmos sentimentos, mas conseguirão usá-los para compreender a patologia e proporcionar um tratamento adequado ao invés de atuarem, afastando-se ou sendo inconscientemente levados a se relacionar de forma não terapêutica e até agressiva com os pacientes. Não é incomum que isso aconteça, mesmo sem a intenção do profissional de saúde, pela não identificação de tais mecanismos inconscientes presentes e despertados na relação pelas características primitivas da personalidade do paciente. Nem todos os profissionais terão o desejo ou a capacidade de lidar com esses aspectos primitivos; entretanto, será inevitável a todos os profissionais da saúde mental ter contato com pacientes com patologias da personalidade. Portanto, saber diagnosticar corretamente essas patologias é fundamental, seja para tratá-los ou para encaminhá-los para o tratamento adequado, evitando erros diagnósticos e, por consequência, tratamentos iatrogênicos.

Uma agressividade intensa pode estar presente nas patologias graves da personalidade. A doença mental grave mata, inclusive a patologia grave da personalidade. Isso pode acontecer tanto diretamente pelo suicídio como indiretamente pela exposição a riscos. É fundamental para o profissional de saúde mental estar preparado emocionalmente para lidar com essa possibilidade. Na patologia da personalidade, o risco crônico de suicídio se faz presente, assim como a possibilidade de exposição a outros riscos que podem gerar dano ao paciente ou a terceiros. Mantê-los internados cronicamente não é possível nem indicado. Cabe ao profissional de saúde indicar a internação psiquiátrica em momentos de agudização do risco e estar consciente de que nem sempre tal identificação será possível. A apresentação e a discussão clara e direta do diagnóstico, tratamento e riscos crônicos (suicídio, auto ou heteroagressão ou exposição a riscos) com o paciente e ao menos um de seus familiares ou pessoas próximas é imprescindível. O registro em prontuário dos riscos e da ciência do paciente e familiar também é fundamental para a proteção legal do profissional de saúde.

Acredita-se, e é incentivado, que todos os profissionais que trabalham em um *setting* de internação psiquiátrica devam manter um acompanhamento regular de sua saúde emocional. É muito desgastante emocionalmente conviver com os aspectos primitivos e agressivos dos pacientes que se encontram em uma internação. Cabe a cada um procurar individualmente esse acompanhamento, mas é fundamental que os líderes incentivem ativamente essa busca. Grupos de apoio e reuniões regulares entre os profissionais da equipe da internação para expressão de dificuldades e identificação de possíveis necessidades individuais também são importantes.

Enfim, os desafios do tratamento das patologias da personalidade na internação psiquiátrica se iniciam em seu diagnóstico, passam pela indicação adequada de internação, pelo plano de tratamento customizado e bem definido, além do manejo dentro do ambiente hospitalar, e se encerram com a indicação de alta e seguimento ambulatorial. O tratamento dos transtornos da personalidade é de longo prazo e o objetivo da internação não é a melhora da patologia, mas a diminuição do risco ou sintomas agudamente e a preparação para que o seguimento do tratamento ambulatorial aconteça da melhor forma possível.

REFERÊNCIAS BIBLIOGRÁFICAS

1. Coid J, Yang M, Tyrer P, Roberts A, Ullrich S. Prevalence and correlates of personality disorder in Great Britain. Br J Psychiatry. 2006;188(5):423-31.
2. Tyrer P, Reed GM, Crawford MJ. Classification, assessment, prevalence, and effect of personality disorder. Lancet. 2015;385(9969):717-26.
3. Schestatsky SS. Fatores ambientais e vulnerabilidade ao transtorno de personalidade borderline: um estudo caso-controle de traumas psicológicos precoces e vínculos parentais percebidos em uma amostra brasileira de pacientes mulheres. Porto Alegre. Tese [Doutorado em Psiquiatria] – Universidade Federal do Rio Grande do Sul; 2005.
4. Mazer AK, Macedo BBD, Juruena MF. Personality disorders. Med (Ribeirao Preto Online). 2017;50(supl1.):85.
5. American Psychiatric Association. Diagnostic and statistical manual of mental disorders (DSM-5). Arlington: American Psychiatric Association; 2013.

6. Skodol AE, Bender DS, Morey LC, Clark LA, Oldham JM, Alarcon RD, et al. Personality disorder types proposed for DSM-5. J Pers Disord. 2011;25(2):136-69.
7. First MB, Bell CC, Cuthbert B, Krystal JH, Malison R, Offord DR, et al. Personality disorders and relational disorders: a research agenda for addressing crucial gaps in DSM. In: Kupfer DJ, First MB, Regier DA, editores. A Research Agenda for DSM-V. First. Washington: American Psychiatric Association; 2002. p. 123-200.
8. Kernberg OF. What is personality? J Pers Disord. 2016;30(2):145-56.
9. Kernberg OF, Caligor E. A psychoanalytic theory of personality disorders. In: Lenzenvweger, Mark F, Clarking JF, editores. Major Theories of Personality Disorder. 2. ed. Nova Iorque: The Guilford Press; 2005. p. 114-56.
10. Preti E, Di Pierro R, Costantini G, Benzi IMA, De Panfilis C, Madeddu F. Using the structured interview of personality organization for DSM–5 level of personality functioning rating performed by inexperienced raters. J Pers Assess. 2018;100(6):621-9.
11. Hopwood CJ, Kotov R, Krueger RF, Watson D, Widiger TA, Althoff RR, et al. The time has come for dimensional personality disorder diagnosis. Personal Ment Health. 2018;12(1):82-6.
12. Kernberg OF. Object-relations theory and clinical psychoanalysis. J. Aronson; 1995. 299 p.
13. Hörz-Sagstetter S, Caligor E, Preti E, Stern BL, De Panfilis C, Clarkin JF. Clinician-guided assessment of personality using the structural interview and the Structured Interview of Personality Organization (STIPO). J Pers Assess. 2018;100(1):30-42.
14. Barratt BB. Seven questions for Kleinian psychology. Psychoanal Psychol. 2017;34(3):332-45.
15. Caligor E, Kernberg OF, Clarkin JF. Handbook of dynamic psychotherapy for higher level personality pathology. American Psychiatric Publishing; 2007. 272 p.
16. Caligor E, Kernberg OF, Clarkin JF. Psicoterapia dinâmica das patologias leves de personalidade. Porto Alegre: Artmed; 2008.
17. Kernberg OF. Severe personality disorders. New Haven: Yale University Press; 1984.
18. Hörz S, Stern B, Caligor E, Critchfield K, Kernberg OF, Mertens W, et al. A prototypical profile of borderline personality organization using the Structured Interview of Personality Organization (STIPO). J Am Psychoanal Assoc. 2009;57(6):1464-8.
19. Kernberg OF. Structural Interviewing. Psychiatr Clin North Am. 1981;4(1):169-95.
20. Silveira LB, Oliveira SES, Bandeira DR. Evidências de validade do inventário de organização da personalidade - Brasil (IPO-Br): relação com o modelo dos cinco grandes fatores da personalidade. Trends Psychol. 2018;26(4):1875-89.
21. Clarkin JF, Caligor E, Stern BL, Kernberg OF. Structured Interview of Personality Organization: STIPO-R. Personality Disorders Institute. Weill Medical College of Cornell University. [internet]. [acesso em 28 de dezembro de 2020]. Disponível em: https://www.borderlinedisorders.com/structured-interview-of-personality-organization.php
22. Clarkin JF, Caligor E, Stern B, Kernberg OF. The Structured Interview of Personality Organization (STIPO). Nova Iorque: unpublished manuscript; 2004.
23. Clarkin JF, Caligor E, Stern B, Kernberg OF. Manual for the Structured Interview of Personality Organization-Revised (STIPO-R). 2017.
24. Bateman AW, Gunderson J, Mulder R. Treatment of personality disorder. Lancet. 2015;385(9969):735-43.
25. Mercer D, Douglass AB, Links PS. Meta-analyses of mood stabilizers, antidepressants and antipsychotics in the treatment of borderline personality disorder: effectiveness for depression and anger symptoms. J Pers Disord. 2009;23(2):156-74.
26. Stoffers JM, Lieb K. Pharmacotherapy for borderline personality disorder: current evidence and recent trends. Curr Psychiatry Rep. 2015;17(1):534.

9
Demências

Laura Vargas Fleith
Lucas Immich Gonçalves
Cristiano Schaffer Aguzzoli
Roberta Magalhães Bellora
Lucas Porcello Schilling

DESTAQUES

- Demência é uma síndrome, e não uma doença, portanto secundária a diferentes processos patológicos.
- A avaliação etiológica da síndrome demencial deve incluir anamnese detalhada, triagem laboratorial e neuroimagem estrutural.
- Os sintomas neuropsiquiátricos (SNP) são manifestações clínicas frequentes nas síndromes demenciais e devem receber especial atenção na sua abordagem.
- As causas e os fatores de risco para desenvolvimento de SNP são diversos, incluindo interações biológicas, psicológicas, sociais e ambientais.
- O tratamento dos SNP requer medidas ambientais e não farmacológicas associadas ao tratamento clínico medicamentoso, sempre direcionado para a etiologia do quadro.

PONTOS IMPORTANTES

- Demência é um termo genérico de diversas etiologias e geralmente progressivas, afetando um ou mais domínios cognitivos, como memória, função executiva, capacidade visuoespacial e linguagem, e comportamentais[1].
- O *Manual diagnóstico e estatístico de transtornos mentais*, em sua quinta revisão (DSM-5), substituiu o termo "demência" por "transtornos neurocognitivos" (TNC). Os TNC são aqueles em que a cognição prejudicada não estava presente ao nascimento ou no início da vida, representando, assim, um declínio a partir de um nível de funcionamento alcançado anteriormente[2].
- As etiologias de TNC incluem doença de Alzheimer (DA); vascular; por corpos de Lewy (DCL); doença de Parkinson; demência frontotemporal (DFT); lesão cerebral traumática; infecção por HIV; induzido por substância/medicamento; doença de Huntington; doença do príon; múltiplas etiologias; e não especificado[2].

INTRODUÇÃO

Os déficits da função cognitiva são geralmente acompanhados e ocasionalmente precedidos de uma deterioração do controle emocional, do comportamento social ou da motivação[3]. Neste capítulo, abordaremos os SNP, também chamados de comportamentais ou psicológicos, presentes nos quadros demenciais que, não raro, são indicações de internação em unidades psiquiátricas. Os SNP são manifestações clínicas frequentes nas síndromes demenciais e podem ser caracterizados por alterações na sensopercepção, pensamento, humor, conduta e ritmo circadiano. Eles incluem agitação, depressão, apatia, psicose, alterações do padrão de sono e uma variedade de comportamentos socialmente inadequados. Um ou mais desses sintomas afetará a maioria dos pacientes com demência ao longo do curso da doença[4]. Os SNP são mais prevalentes nos estágios moderados da demência e muitas vezes pioram com o avanço da doença[5].

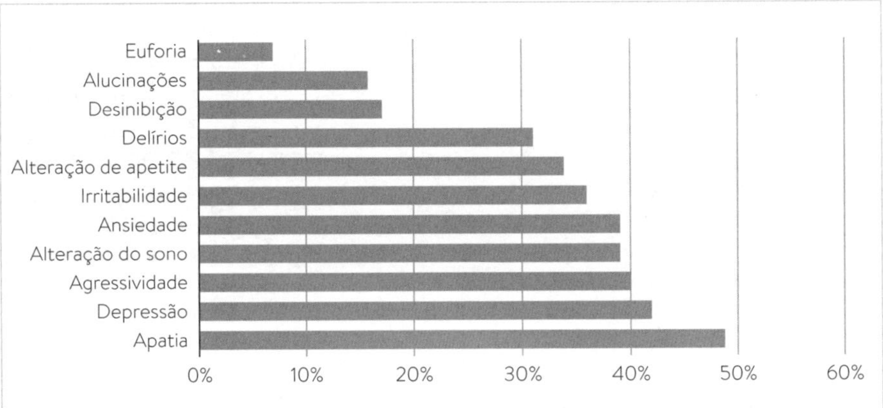

Figura 1 Prevalência de sintomas neuropsiquiátricos específicos
Fonte: adaptada de Zhao et al., 2016[6].

EPIDEMIOLOGIA

A DA é o tipo mais comum de demência e representa entre 60 e 70% dos casos, seguindo-se demência vascular, DCL e DFT[7]. As mulheres são mais frequentemente afetadas, e, em todo o mundo, cerca de 50 milhões de pessoas sofrem de demência. A incidência é de cerca de 10 milhões de novos casos a cada ano, e duas em cada três pessoas com demência vivem em países de baixa e média renda[8].

Lembrete

- A prevalência global de demência em 2015 foi estimada em 47 milhões de pessoas enfermas, o que corresponde a cerca de 5% da população idosa (acima dos 65 anos) e projeção de 132 milhões de doentes em 2050[9].
- A incidência global de demência é de 9,9 milhões de novos casos por ano, o que corresponde a um novo caso a cada três segundos[9].
- A incidência aumenta de forma significativa em idades mais avançadas, comprometendo um em cada três idosos na faixa etária de 85 anos[10].
- DA é a etiologia mais comum de demência, representando entre 60% e 70% dos casos, à frente de DCL, DFT e demência vascular[7].

DIAGNÓSTICO E AVALIAÇÃO

Demência por doença de Alzheimer

A DA é atualmente considerada um processo dinâmico e progressivo que se desenvolve ao longo de anos e é marcado por diferentes estágios clínico-patológicos[11,12]. A progressão neuropatológica, que envolve a deposição de proteína beta-amiloide (βA) e de emaranhados neurofibrilares (ENF) de proteína tau, se manifesta clinicamente em três estágios, caracterizados como um *continuum* de manifestações que se iniciam com o funcionamento cognitivo normal no idoso (fase pré-clínica), evoluindo para o comprometimento cognitivo leve (CCL) e, progressivamente, para um maior prejuízo em funções corticais superiores, atingindo o estágio demencial com perda da autonomia e prejuízo funcional significativo apenas em fases avançadas desse processo[12].

Os casos típicos são aqueles marcados por disfunção amnéstica episódica com início dos sintomas após os 65 anos e, do ponto de vista estrutural, por redução volumétrica hipocampal[13]. Em alguns casos, nos estágios iniciais, as manifestações não seguem um padrão de disfunção cortical superior de predomínio amnéstico; portanto, apresentam-se de forma atípica. A variante frontal da DA se caracteriza predominantemente por disfunção executiva, desinibição e comportamento estereotipado e perseverativo[14]. É importante citar a difícil diferenciação desta apresentação atípica de DA em relação à variante comportamental da demência frontotemporal (vcDFT), sendo necessária a realização de biomarcadores, os quais serão discutidos na sequência do capítulo.

O diagnóstico de DA é definitivo quando há evidência anatomopatológica ou em biomarcadores de deposição extracelular de proteína βA e intracelular de ENF tau, e clinicamente provável quando há critérios para demência associados a início insidioso, declínio cognitivo objetivo que inclui ≥ 1 das categorias: 1. predomínio amnéstico; 2. predomínio não amnéstico (linguagem, visuoespacial ou funções executivas) e exclusão dos principais diagnósticos diferenciais[15]. A fase de demência na DA se caracteriza por disfunção cognitiva e/ou comportamental que leva à perda da autonomia e funcionalidade laboral e social, além de ser mandatória a exclusão de *delirium* e doença psiquiátrica grave para o adequado diagnóstico[16].

Os SNP são comuns e acompanham o *continuum* de progressão da doença, evoluindo tipicamente com distúrbio do sono, depressão e irritabilidade na fase de CCL; ansiedade, distúrbio do apetite e apatia na fase de demência leve; e agressividade, agitação, distúrbio motor, desinibição e sintomas psicóticos como delírios e alucinações na fase de demência moderada e avançada[17]. Dos SNP, o transtorno depressivo maior e o distúrbio do sono, quando presentes em estágios iniciais, são os maiores preditores de uma evolução mais severa da perda da funcionalidade[18]. A avaliação dos SNP pode ser feita por diversos instrumentos, sendo o Questionário do Inventário Neuropsiquiátrico (Q-INP) um dos mais importantes. A presença de ≥ 1 SNP é vista em 97% dos casos em estágio de demência, e, embora possa ter um curso flutuante, raramente há remissão completa, contribuindo para maior impacto cognitivo e funcional dos pacientes[17-19]. A prevalência estimada de sintomas psicóticos é de 16-23% e se caracteriza por desregulação emocional, delírios, agitação, agressão e paranoia[18-20]. Delírios podem ser confundidos pelo deterioro amnéstico e agnóstico[20]. Alguns raros pacientes evoluem com a crença de que seu cuidador, geralmente uma pessoa familiar, foi substituído por uma pessoa desconhecida, um impostor, caracterizando a síndrome de Capgras. Essa crença pode ser sustentada ou transitória e geralmente evolui para outros membros da família. Os pacientes tendem a responder com agressividade contra o "impostor"[21].

A maior parte dos pacientes não necessitará de uma internação psiquiátrica ao longo da enfermidade, sendo esta reservada a casos graves associados a agitação e sintomas psicóticos[17]. Dos SNP, agitação psicomotora é o maior preditor de internação hospitalar, associado a fatores como idade avançada, polifarmácia e múltiplas comorbidades[26,27].

Demência por corpúsculos de Lewy

A DCL é uma sinucleinopatia, a segunda etiologia de síndrome demencial mais prevalente, correspondente a 4-8% dos casos[28,29]. O desafio diagnóstico é comum, pois a DCL compartilha sintomas da DA, como disfunção cognitiva, e da doença de Parkinson, como rigidez, bradicinesia, tremor e distúrbio comportamental do sono REM (DCSREM). A DCL e a demência na DP constituem um importante diagnóstico diferencial e são clinicamente distinguíveis

Quadro 1 Principais sintomas neuropsiquiátricos na doença de Alzheimer

Sinal/sintoma	Característica
Sintomas com início em fase precoce	
Ansiedade, irritabilidade e depressão	Desenvolvem também como consequência do diagnóstico e subsequente mudança no estilo de vida e na função individual na sociedade.
Distúrbio no sono	Geralmente se manifesta com insônia e sono fragmentado. Distúrbio comportamental do sono REM (DCSREM) não é comum na DA e deve levantar suspeita de outra patologia, como a DCL.
Apatia	Perda da motivação e iniciativa para realizar atividades cotidianas. Aumenta de prevalência com a progressão da doença e é um preditor de conversão do CCL para demência.
Sintomas com início em fase tardia	
Agitação, agressividade	Agressão verbal e física e agitação psicomotora se mostraram importantes preditores para maior dependência e deterioro cognitivo. Apesar de serem possíveis na DA, essas manifestações são mais sugestivas de DFT.
Sintomas psicóticos	Alucinações são menos comuns que delírios, e ambos diferem fenomenologicamente daqueles secundários à esquizofrenia, depressão psicótica ou mania. Alucinações são geralmente visuais, menos comumente auditivas e raramente olfativas ou somatossensoriais. Alucinações visuais complexas são mais sugestivas de DCL.

Fonte: adaptado de Lanctôt et al., 2017[17]; Baillon et al., 2019[22]; Guercio et al., 2015[23]; Ju et al., 2014[24]; Zahodne et al., 2015[25].

pela regra do 1 ano, na qual se avalia temporalmente o início dos sintomas motores e cognitivos. Na demência por DP, o déficit cognitivo é precedido em pelo menos 1 ano com sintomas motores[28]. Alucinações, geralmente visuais e bastante complexas, e flutuação do nível de consciência também são frequentemente observadas[31].

Os SNP são mais comuns na fase de CCL secundário a DCL em comparação à DA e incluem ansiedade, apatia, depressão, anedonia persistente e DCS-REM. Um estudo retrospectivo demonstrou que 13,8% dos pacientes admitidos em unidade psiquiátrica por depressão acabaram recebendo o diagnóstico de DCL[30]. É importante observar que aproximadamente 30% dos pacientes apresentam alucinações visuais complexas e mimetizam um quadro de síndrome psicótica, o que pode demandar internação em unidade psiquiátrica[30]. Nesse contexto, é importante citar a hipersensibilidade a neurolépticos como manifestação observada em aproximadamente 50% dos pacientes, que podem apresentar crise acinética, sonolência excessiva e síndrome neuroléptica maligna. A reação de hipersensibilidade ocorre predominantemente com neurolépticos típicos, não é dose-dependente e causa aumento da mortalidade[28,30,32].

Os critérios para o diagnóstico provável ou possível demandam a presença de síndrome demencial associada a diferentes combinações de critérios clínicos cardinais e biomarcadores, não sendo necessária a presença de sintomas ou biomarcadores de suporte.

Quadro 2 Critérios diagnósticos da demência por corpúsculos de Lewy

		Provável			Possível		
Essencial	Síndrome demencial	Sim		Sim	Sim		Sim
Sintomas cardinais	Tipicamente em estágios iniciais 1. Flutuação no nível de consciência, atenção ou concentração 2. Alucinações visuais recorrentes 3. DCSREM Tipicamente em estágios tardios 4. Síndrome parkinsoniana	≥ 2	ou	1	1	ou	0
Biomarcadores	1. SPECT ou PET com redução do transportador de dopamina nos núcleos da base 2. Polissonografia diagnóstica para DCSREM			≥ 1			≥ 1

Fonte: adaptado de Arnaoutoglou et al., 2019[30].

Demência frontotemporal

A DFT se refere a um grupo de desordens neurodegenerativas de início focal com evolução progressiva e heterogênea, dentro de um espectro de diferentes assinaturas patológicas e variabilidade genética que determinam uma síndrome demencial de início insidioso acompanhada por um quadro florido de distúrbio da personalidade, comportamento e/ou alterações de linguagem[33,34]. Do ponto de vista neuropatológico, a grande maioria dos casos está associada à deposição de proteína FUS, TDP 43 ou Tau[33,34]. É a terceira principal causa de demência em todos os grupos etários, após DA e DCL, e a causa mais comum de demência de início precoce, com a idade média de 53 anos[33,34].

A doença é classificada nas variantes comportamental (vcDFT) e afasia primariamente progressiva tipo semântica e tipo não fluente, e frequentemente se sobrepõe clinicamente com outras três doenças neurodegenerativas que cursam com alteração motora: síndrome corticobasal (SCB), esclerose lateral amiotrófica (ELA) e paralisia supranuclear progressiva (PSP)[35].

É importante, especialmente no início do quadro, excluir patologias psiquiátricas e neurológicas que possam mimetizar clinicamente a DFT, como depressão, DA e DCL. Os sintomas da vcDFT, que incluem mudanças comportamentais e de personalidade, apatia, desinibição e comportamento estereotipado, são similares aos presentes em doenças psiquiátricas como depressão, esquizofrenia, transtorno de humor bipolar e transtorno *borderline*, portanto o raciocínio clínico de diagnósticos diferenciais é de suma importância[35]. Frequentemente os pacientes sem diagnóstico prévio estabelecido são internados em unidade psiquiátrica pela alteração comportamental proeminente. Cerca de 50% daqueles com vcDFT recebem diagnóstico prévio psiquiátrico (mais frequentemente depressão maior), e o atraso diagnóstico é de em média 5-6 anos após o início dos sintomas[36]. Por outro lado, sintomas que incluem predominantemente déficit amnéstico ou visuoespacial, ausência de alteração comportamental e distúrbio na linguagem caracterizado por anomia, acalculia e pausas no discurso para evocar palavras (características da APP logopênica) devem levantar a suspeita de DA[33].

O diagnóstico clínico possível da vcDFT deve incluir ≥ três das seis manifestações clínicas principais: 1) desinibição; 2) apatia ou inércia; 3) perda da empatia; 4) comportamento estereotipado, compulsivo ou perseverativo; 5) hiperoralidade ou alteração da dieta; 6) disfunção executiva sem comprometimento visuoespacial ou da memória[35]. As alterações em neuroimagem que auxiliam no diagnóstico provável de vcDFT incluem atrofia frontotemporal na RM, mais especificamente na região frontoinsular, hipometabolismo no PET-FDG e hipoperfusão no SPECT predominantemente na região frontotemporal[33].

Outras demências

A demência vascular ocorre secundariamente a insultos vasculares no sistema nervoso central (SNC), como acidente vascular cerebral (AVC), microangiopatia ou angiopatia amiloide. A evolução da demência vascular associada a infartos múltiplos se dá por piora cognitiva marcada após cada novo evento vascular. A forma subcortical, também chamada de Binswanger, é caracterizada por um declínio cognitivo progressivo e insidioso que pode mimetizar o curso natural de doenças neurodegenerativas e está associada à microangiopatia. A ressonância magnética (RM) é o exame de escolha para identificar áreas de encefalomalácia, angiopatia amiloide, microangiopatia, sangramento prévio e infarto lacunar. No contexto clínico de um paciente com diagnóstico de DA provável e alterações de imagem compatível com patologia vascular, atribui-se o termo “demência mista”[31].

A síndrome de Korsakoff (SK) é caracterizada por comprometimento cognitivo grave de predomínio amnéstico que se desenvolve na evolução de um quadro de encefalopatia de Wernicke (EW) não diagnosticada ou tratada inadequadamente. A EW é causada por deficiência de tiamina secundária, na maioria dos casos, ao consumo crônico de álcool, mas também a patologias que cursam com desnutrição crônica, como leucemia, hipertireoidismo e diarreia crônica. Clinicamente se caracteriza com a tríade clássica de oftalmoparesia, ataxia e encefalopatia, porém disfunção executiva, anorexia e alteração de personalidade também são comuns[37,38]. A síndrome de Wernicke-Korsakoff (SWK) é um termo que abrange o *continuum* de manifestações de ambas as síndromes. A alteração de neuroimagem ponderada em FLAIR característica de EW é o hipersinal nos corpos mamilares, colículos mesencefálicos, substância cinzenta periaquedutal, tálamo, ponte e fórnix[37].

Demência alcoólica é um diagnóstico controverso, pois há sobreposição clínica com EW e encefalopatia hepática. Entretanto, algumas manifestações são mais características e incluem ocorrência em homens socialmente isolados < 65 anos, déficit visuoespacial, síndrome disexecutiva, déficit amnéstico, progressão mais lenta do que outras etiologias e a possibilidade de remissão parcial dos sintomas e evolução[37]. Estudos recentes demonstram que o risco de demência associada ao consumo de álcool é significativo para a população com CCL cuja ingestão alcóolica semanal é de ≥ 14 unidades de bebida padrão[39].

A doença de Marchiafava-Bignami se caracteriza por confusão mental e, menos comumente, disartria e ataxia secundários a deficiência nutricional e consumo crônico de álcool. Uma característica fisiopatológica importante é a desmielinização e necrose do corpo caloso, que se apresenta com sinal hiperintenso em imagens ponderadas em T2 e hipointenso em T1, por vezes comprometendo toda a sua extensão[37].

A demência rapidamente progressiva (DRP) envolve a evolução do comprometimento inicial cognitivo para o estágio de demência (alteração de ≥ 1 funções corticais superiores associada a perda da autonomia e funcionalidade) dentro de um intervalo de tempo de 1-2 anos. Apesar de a doença de Creutzfeldt-Jakob ser usualmente um dos principais diagnósticos diferenciais, a maioria dos grandes estudos de coorte demonstrou que as principais etiologias são por doenças neurodegenerativas não priônicas e encefalopatias imunomediadas, e a causa era secundária a doença psiquiátrica em 5-12% dos casos. A investigação para quadros de DRP é extensa e demanda, resumidamente, um painel metabólico, reumatológico e sorológico, liquor, RM de encéfalo e triagem paraneoplásica. O diagnóstico diferencial deve incluir doenças neurodegenerativas como DA, DCL, DFT e demência por doença de Parkinson, encefalopatias imunomediadas, doença cerebrovascular, vasculites primárias do SNC, doença priônica e quadros metabólicos, infecciosos e neoplásicos[40].

Por último, é importante citar a alteração do estado de consciência de evolução subaguda, como a encefalite imunomediada, no diagnóstico diferencial das DRP e doença psiquiátrica. O estudo das síndromes paraneoplásicas neurológicas possibilitou a distinção de duas síndromes clínicas que, apesar de compartilharem manifestações, apresentam mecanismos patogênicos de resposta imunológica, tratamento e prognóstico diversos. O reconhecimento da síndrome não clássica, mais conhecida pelo grupo das encefalites autoimunes, é de especial importância no contexto da internação psiquiátrica, visto que

Quadro 3 Diagnóstico diferencial dos sintomas neuropsiquiátricos nas principais demências e na doença psiquiátrica

<table>
<tr><th></th><th>Demência na DA</th><th>DCL</th><th>vcDFT</th><th>Doença psiquiátrica</th></tr>
<tr><td>Depressão</td><td>Início em fase precoce</td><td>Mais associada ao CCL que na DA</td><td>Geralmente associada a outras alterações comportamentais</td><td>Tipicamente com início mais agudo e curso com flutuações</td></tr>
<tr><td>Alucinações</td><td rowspan="2">Início na fase tardia. Alucinações são menos comuns que delírios e são geralmente visuais</td><td>Visuais complexas, em geral em fase inicial</td><td>Raro</td><td rowspan="2">Alucinações auditivas mais frequentes que visuais e delírios proeminentes</td></tr>
<tr><td>Delírio</td><td>Sintoma de suporte</td><td>Raro</td></tr>
<tr><td>Alteração comportamental</td><td>Irritabilidade em fase precoce e agitação ou agressividade em fase tardia</td><td>Apatia, flutuação do nível de consciência</td><td>Quadro florido de alteração na personalidade e desinibição com início na meia-idade</td><td>Quadro diverso</td></tr>
<tr><td>Alterações do sono</td><td>DCSREM em fase inicial da doença</td><td>DCSREM em fase precoce</td><td>Incomum</td><td>Insônia, alteração do ciclo sono--vigília</td></tr>
<tr><td>Sintomas motores</td><td>Manifestações extrapiramidais em fase tardia</td><td>Síndrome parkinsoniana em fase mais avançada</td><td>Disfunção executiva</td><td>Incomum</td></tr>
</table>

Fonte: adaptado de Lanctôt et al., 2017[17]; Griswold et al., 2015[20]; Arnaoutoglou et al., 2019[30]; Kaufman et al., 2016[31]; Bang et al., 2015[33]; Liu et al., 2019[35].

manifestações comuns ao grupo incluem alteração comportamental, psicose, crise convulsiva, déficit amnéstico e cognitivo, movimentos anormais, disautonomia e rebaixamento do nível de consciência[41]. O diagnóstico de encefalite autoimune possível deve incluir todos os seguintes critérios: 1. Início subagudo (progressão rápida ou < 3 meses) de déficit amnéstico, alteração do estado mental ou sintomas psiquiátricos; 2. ≥ 1 dos achados: sinal focal neurológico inédito; crise convulsiva sem história de epilepsia; pleocitose em liquor (> 5 células); padrão de imagem em RM sugestiva de encefalite; 3. Exclusão de diagnóstico alternativo[42].

DEMÊNCIA NA INTERNAÇÃO PSIQUIÁTRICA

As demências estão entre as desordens neurológicas de grande associação a sintomas psiquiátricos. A taxa de admissão em hospitais gerais entre pacientes com demência é de cerca de 1% ao ano, com evidências de que pessoas com demência têm um risco 1,4 vez maior de hospitalização comparado a pessoas sem esse diagnóstico[27]. Uma menor capacidade funcional e a polifarmácia também são associadas a maior risco de hospitalização. Pacientes com diagnóstico de Alzheimer são 50% dos pacientes demenciados que necessitam de internação psiquiátrica. É indicado que um paciente com demência só deve ser internado se a demência é avançada e acompanhada de severos sintomas psiquiátricos ou comportamentais[27].

Com relação à fisiopatologia dos SNP, podemos mencionar algumas evidências neuroanatômicas. Na DA, os sintomas depressivos relacionam-se com redução do metabolismo no córtex frontal superior direito (quantificado através de PET-FDG) e maiores densidades de placas senis e de emaranhados neurofibrilares na formação hipocampal. A presença de apatia, por sua vez, correlaciona-se com hipofluxo no cíngulo anterior no exame de imagem (avaliado através de SPECT), além de acúmulo de emaranhados neurofibrilares no cíngulo anterior na apatia mais grave. A agitação e o comportamento motor alterado têm relação com maior patologia neurofibrilar no córtex orbitofrontal. Sintomas como delírios parecem estar relacionados a menor atividade em áreas corticais pré-frontais, especialmente à direita. Na DFT, parece haver maior comprometimento de áreas frontais e temporais anteriores direitas, especialmente na variante frontal da doença. Na DCL, na qual é comum ocorrerem alucinações visuais, observou-se hipofluxo occipital ao SPECT, com acometimento de áreas corticais primárias e secundárias relacionadas ao processamento visual, bem como maior densidade de corpos de Lewy no lobo temporal e na amígdala[43].

As causas e os fatores de risco para desenvolvimento de SNP são diversos, incluindo interações biológicas, psicológicas, sociais e ambientais[44]. A própria neurodegeneração presente em quadros demenciais pode levar a maior vulnerabilidade a estressores ou gatilhos. Fatores genéticos, reserva cognitiva, resiliência, comorbidades médicas e o ambiente são fatores que podem modificar essa vulnerabilidade. As admissões hospitalares dessa população são frequentemente por condições que poderiam ser manejáveis em domicílio. Além disso, sabe-se que muitas vezes a busca por uma emergência hospitalar decorre do estresse do cuidador[45], sendo essa uma questão que exige atenção especial no cuidado dessas pessoas. Em alguns casos, mesmo com manejo otimizado, os SNP não irão desaparecer completamente e permanecerão desafiadores para todas as partes envolvidas[44].

Quadro 4 Fatores de risco para ocorrência de sintomas neuropsiquiátricos em pessoas com demência

	Fatores do paciente	Fatores do ambiente
Modificáveis	Necessidades não atendidas, dor e problemas médicos agudos	Conhecimento sobre a condição, estresse do cuidador, super ou subestimulação, ausência de rotina, conhecimento do cuidador
Potencialmente modificáveis	Comorbidades e alterações em neurotransmissores	Quantidade de cuidadores, qualidade dos cuidadores, dinâmica familiar
Não modificáveis	Tipo da demência, alterações cerebrais, fatores genéticos, personalidade, história de vida	Infraestrutura do local de cuidado, evento de vida/ separação

Fonte: adaptado de Tible et al., 2017[44].

MEDIDAS INICIAIS

Ao realizar a admissão hospitalar do paciente com demência, é necessário situá-lo entre dois grupos: com ou sem diagnóstico de demência prévio. Não se deve esquecer que serão feitos acompanhamentos distintos em cada cenário, tendo em mente suas peculiaridades e recursos: será diferente a admissão em um hospital geral com acompanhamento neurológico e geriátrico e em locais como clínicas externas, por exemplo. Após, devem-se realizar anamnese detalhada, exame físico completo e exames complementares como neuroimagem, eletrocardiograma (ECG) e exames laboratoriais (função renal, hepática e tireoidiana, sorologias, hemograma). É imprescindível a presença do cuidador próximo, para que seja feita a coleta precisa das informações, além de manter o contato com essa rede de apoio durante a internação. Uma vez feita essa avaliação, é necessário estabelecer um plano terapêutico individualizado. São elementos do plano inicial do tratamento:

- Elucidação diagnóstica.
- Tratamento sintomático dos SNP.
- Avaliar acompanhamento clínico de comorbidades.
- Estabelecer medidas de suporte ambiental (cuidados multiprofissionais na internação, institucionalização ou mudança de ambiente após a alta).
- Fortalecer e capacitar a rede de apoio (se necessário, fazer reuniões com cuidadores próximos e familiares para educação sobre intervenções que possam ser realizadas, a fim de evitar futuras internações hospitalares).
- Estabelecer metas (previsão de alta e metas de cuidados).

AVALIAÇÃO DAS DEMÊNCIAS E EXAMES COMPLEMENTARES

O primeiro passo na avaliação dos pacientes com demência é estabelecer a correta etiologia, a fim de direcionar o tratamento. Os objetivos de realizar exames laboratoriais incluem identificar comorbidades e fatores de risco e auxiliar no diagnóstico diferencial de estados confusionais agudos. Mais raramente, pode-se identificar uma causa primária de demência.

Sugere-se uma triagem com hemograma completo, glicose, eletrólitos, função renal e hepática, velocidade de hemossedimentação, hormônio tireoestimulante (TSH) e vitamina B12[46]. Triagem para sífilis não será recomendada se não houver suspeita para neurossífilis conforme os protocolos da American Academy of Neurology[47]. Entretanto, os autores deste capítulo julgam que esse exame deva ser feito na triagem, além de anti-HIV, anti-HCV, anti-HBs e HBsAg.

A neuroimagem estrutural, preferencialmente com RM, é recomendada na avaliação inicial[47] e serve para excluir anormalidades que são potencialmente tratáveis de forma cirúrgica, como tumores, hematomas ou hidrocefalia. Além disso, o exame de imagem é utilizado para caracterizar aspectos relevantes da síndrome demencial.

Quando há características atípicas ou um padrão não amnéstico, pode-se utilizar imagem funcional. Não há evidência para o uso indiscriminado dessa modalidade na avaliação de rotina dos pacientes, entretanto é uma ferramenta útil no diagnóstico diferencial quando há incerteza diagnóstica[51]. A tomografia por emissão de fóton único (SPECT) avalia o fluxo sanguíneo e a perfusão cerebral. Os dois radiotraçadores mais utilizados são o 99m Tc-HMPAO e o 99m Tc-ECD, e padrões de hipoperfusão foram descritos em diversos tipos de demência. As alterações típicas vistas na DA são hipoperfusão na região parie-

Quadro 5 Alterações relevantes em exames de imagem na síndrome demencial

	Características	Exemplo
Atrofia cortical	Comparada ao envelhecimento normal (senescência), é mais pronunciada em doenças neurodegenerativas. Alguns padrões de atrofia podem ajudar na etiologia. Embora não seja patognomônica, a atrofia hipocampal pode ser uma das manifestações mais precoces e visíveis na DA, além de poder ser utilizada para o seguimento. Utiliza-se a escala de Scheltens para avaliar a atrofia da região medial do lobo temporal, que varia entre 0 e 4; pontuação > 2 é patológica em indivíduos com menos de 70 anos. O padrão de atrofia assimétrica e de predomínio frontotemporal pode estar presente em pacientes com DFT. Atrofia proeminente e assimétrica em área da linguagem sugere APP. Atrofia parietal marcadamente assimétrica sugere DCB.	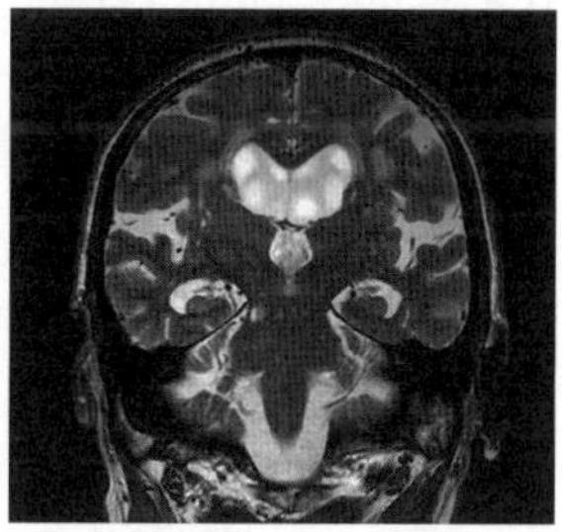
Doença cerebrovascular	Pode levar à alteração cognitiva e demência. Infartos de vasos calibrosos no sistema nervoso central, infartos de localizações estratégicas, como giro angular, tálamo, núcleos da base bilateral, ou doença extensa da substância branca estão relacionados a demência de origem vascular. Usa-se a classificação de Fazekas, que varia entre 0 e 3, para determinar a carga lesional atribuída à microangiopatia.	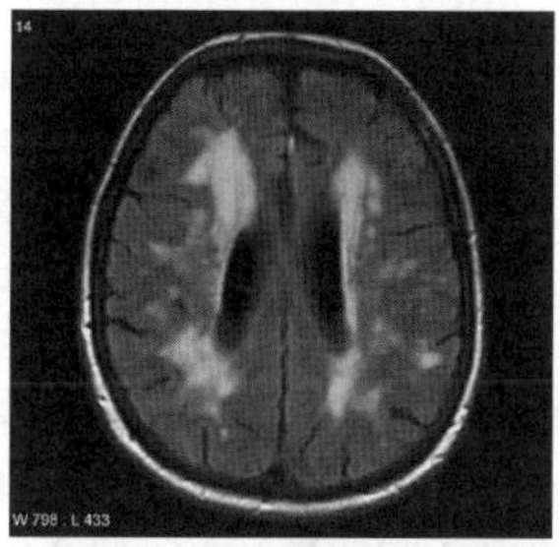
Micro--hemorragias	Podem ser observadas quando há alterações vasculares, ocorrendo mais frequentemente em angiopatia amiloide cerebral (AAC) ou em microangiopatia hipertensiva. Os sangramentos relacionados à angiopatia geralmente ocorrem no córtex cerebral, enquanto a hemorragia relacionada à doença hipertensiva ocorre nos núcleos da base, no tálamo e na ponte. A AAC pode ocorrer em pacientes sem demência, porém há prevalência maior em pacientes com DA. Carga de mais de quatro micro-hemorragias está associada a declínio cognitivo. Essas alterações são em geral detectadas por meio de sequências específicas de RM.	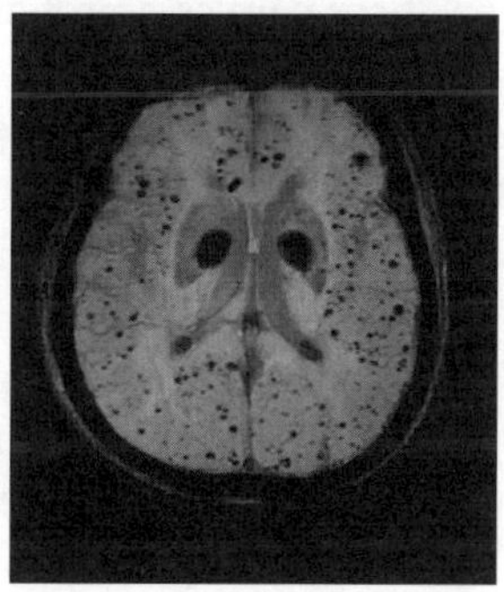

Fonte: adaptado de Wahlund et al., 2017[48]; Sperling et al., 2011[49]; Akoudad et al., 2016[50].

totemporal, temporal medial, cíngulo posterior e frontal. Há preservação relativa dos córtices visual, sensitivo e motor primários, núcleos da base, tálamo e cerebelo. Em comparação com a DA, pacientes com afasia primária progressiva variante logopênica podem apresentar hipoperfusão desproporcional em topografia temporoparietal à esquerda. Indivíduos com atrofia cortical posterior se apresentam com hipoperfusão em região occipitoparietal[52].

A tomografia por emissão de pósitrons (PET-CT) é um método não invasivo que possibilita a avaliação da agregação de proteínas anormais (beta-amiloide e depósitos de tau hiperfosforilados), de anormalidades metabólicas (metabolismo da glicose e fluxo sanguíneo cerebral) e inflamação (astrocitose, microgliose e atividade da fosfolipase). A molécula 18-fluorodesoxiglicose ([18F]FDG), um análogo da glicose, é usada para avaliar o metabolismo cerebral. Um dos agentes moleculares capaz de detectar placas beta-amiloides *in vivo* é o [11C] Pittsburgh compound-B (PiB). Entretanto, esse é um agente de difícil utilização, tendo em vista a meia-vida curta do carbono-11 (20 minutos). Existem outros radiotraçadores, com moléculas à base de flúor ([18F] flutematamol e [18F]florbetapen) que também são capazes de se ligar às placas senis de beta-amiloide; e que, devido a uma maior meia-vida (cerca de 110 minutos), podem ser utilizados em centros que não dispõem de um cíclotron para síntese do radiofármaco. Indicam-se esses exames em casos restritos, como pacientes com apresentação precoce (antes dos 65 anos), formas atípicas, diagnóstico incerto com rápido declínio cognitivo ou quando há impacto terapêutico. Porém, salienta-se que essa modalidade de imagem ainda não é amplamente usada para a avaliação clínica, ainda mais difundida para fins de pesquisa científica. É importante observar que a severidade da demência não está relacionada com a proteína beta-amiloide, e sim com o acúmulo progressivo de proteína tau, o qual pode ser mensurado através de radiotraçadores específicos para essa proteína, atualmente ainda não disponíveis em nosso meio.

TRATAMENTO DA DEMÊNCIA NA INTERNAÇÃO PSIQUIÁTRICA

O tratamento das demências na internação psiquiátrica exige uma série de medidas ambientais e não farmacológicas. Muitos estudos demonstram ser esse o tratamento de primeira linha para os SNP. Abordagens de ambientoterapia, treinamento neurocognitivo, estímulo neurossensorial, atividade física, engajamento em atividades sociais e de grupo e outras intervenções podem ser ferramentas importantes para a melhora da qualidade de vida dessa população. Evidências demonstram efeito agudo dessas técnicas inclusive sobre sintomas como agitação. Em casos graves ou de urgência, entretanto, a introdução de psicofármacos deverá ser considerada.

Avaliação e abordagem inicial

Um método recomendado no cuidado do paciente com SNP é o algoritmo DICE (*describe, investigate, create, evaluate*)[53]. Tal abordagem pode ajudar a integrar a prevenção, avaliação e manejo de SNP. Além disso, é preciso ressaltar que esse método pode ser utilizado tanto em ambiente domiciliar quanto hospitalar. Consideram-se possíveis etiologias dos sintomas, envolve cuidadores, e integra intervenções farmacológicas e não farmacológicas.

Quadro 6 Abordagem DICE

O método pode ser resumido em quatro passos:

1. Descrição: descrever em detalhes a alteração de comportamento que se apresenta, lembrando-se de mencionar o contexto em que ela ocorre e as preocupações do paciente e dos envolvidos. Orienta-se, nesse passo, aprofundar a descrição; em vez de apenas "agitação", por exemplo, registrar "resistência a receber cuidados de enfermagem, gerando dificuldade para fornecer higiene e dieta ao paciente".

2. Investigação: buscar possíveis causas do sintoma. Pode haver fatores relacionados ao paciente (efeitos colaterais medicamentosos, comorbidades, dor, tédio, fome, solidão), fatores relacionados ao cuidador (incompatibilidade entre as expectativas do cuidador e a capacidade do paciente, comunicação prejudicada, sobrecarga do cuidador) e causas ambientais (mudanças no ambiente, ambiente muito demandante/estimulador ou com pouco estímulo).

3. Criação: cuidador e equipe criam um plano de tratamento e o implementam, com base na descrição do sintoma e na causa relacionada, mencionados nos passos anteriores, incluindo intervenções com cuidador(es) e no ambiente.

4. Avaliação: avaliar se o plano terapêutico criado foi efetivamente implementado.

Atenção às comorbidades e a quadros de *delirium*

O fato de cerca de 70-80% das pessoas diagnosticadas com demência apresentarem pelo menos duas outras doenças crônicas[45] reforça a atenção multiprofissional que essa população exige. Além disso, estudos recentes demonstraram que um paciente com prejuízo cognitivo prévio tem cerca de 15 vezes mais risco de desenvolver *delirium*. O *delirium* caracteriza-se por uma síndrome orgânica aguda, com sintomas que podem se assemelhar ao quadro fenomenológico do paciente demenciado. Portanto, é imprescindível excluir um quadro de *delirium* isolado antes de estabelecer o diagnóstico de demência, visto que tais condições recebem tratamentos bastante distintos. No paciente com demência, portanto, é interessante atentar, durante a internação, para os pontos levantados no Quadro 7.

Quadro 7 *Delirium* no paciente com demência

Fatores de risco	Prejuízo sensorial, dor, polifarmácia, desidratação, comorbidades (como infecção do trato urinário ou constipação) e um ambiente desconhecido ou em mudança.
Prevenção	Visitas diárias, orientação, atividades terapêuticas, melhora do padrão de sono, mobilização precoce, adaptação da visão e audição, hidratação, prevenção de infecções, manejo da constipação, da dor, da hipóxia e assistência na alimentação.

Fonte: adaptado de Livingston et al., 2020[45].

TRATAMENTO FARMACOLÓGICO

Pacientes com DA têm a quantidade da enzima acetilcolina-transferase reduzida no encéfalo, levando à diminuição da síntese de acetilcolina e alteração cortical relacionada ao neurotransmissor. Os inibidores da colinesterase (donepezila, rivastigmina e galantamina) aumentam a transmissão colinérgica por inibirem a acetilcolina-esterase na fenda sináptica. Essas medicações podem apresentar benefício modesto (melhora na cognição, nos SNP e nas atividades da vida diária) em pacientes com demência leve a moderada[54]. Também se podem utilizar essas medicações em pacientes diagnosticados com DCL. Não há indicação de uso dessas medicações em CCL e DFT. As três medicações apresentam eficácia e perfil de tolerabilidade semelhante, sendo que a decisão de utilização de alguma medicação em particular deve levar em consideração a facilidade de uso, custo, preferência do médico e do paciente.

A memantina é um antagonista do receptor NMDA e pode apresentar benefício clínico, especialmente em aspectos comportamentais, em pacientes com DA em fase moderada a severa. Não há evidência de que pacientes com um quadro de DA leve se beneficiem de memantina. Em pacientes com doença avançada, opta-se pela utilização da memantina em associação a um inibidor da colinesterase[56].

Os inibidores da colinesterase e da memantina, usados como primeira linha para tratamento dos sintomas cognitivos das demências, apresentam evidência de pequena redução dos SNP[45]; mais que isso, podem reduzir a incidência desses sintomas[44]. Inibidores da colinesterase têm certa eficácia em sintomas negativos (apatia, depressão, irritabilidade), e a memantina parece ser mais efetiva para efeitos positivos (agitação, delírios, alucinações, agressividade)[44].

Não há evidência da eficácia de medicamentos para o tratamento dos SNP. O uso deve ser considerado se há risco iminente de depressão maior com ou sem ideação suicida[53], psicose causando prejuízo ou potencial prejuízo[44] e agressão com risco para o próprio paciente ou outros[53]. Deve-se manter em

Quadro 8 Resumo do tratamento da demência na doença de Alzheimer

Fase	Classe	Medicação	Dose	Efeitos adversos
Inicial	Inibidores da colinesterase	Donepezila	Iniciar com a dose de 5 mg e aumentar gradativamente até 10 mg/dia	Efeitos colinérgicos como náuseas, vômitos e hipotensão. Usar com cautela em pacientes cardiopatas.
		Galantamina	Iniciar com 8 mg/dia e titular a dosagem até 16 ou 24 mg	
		Rivastigmina	VO: iniciar com 1,5 mg 2 x/dia e titular a dosagem de forma progressiva, até 6 mg 2 x/dia Transdérmico: iniciar com 4,6 mg/24 horas e titular até 9,5 mg/24 horas ou 13,3 mg/24 horas	
Avançada	Antagonista glutamatérgico (anti-NMDA)	Memantina	Iniciar com 5 mg/dia e aumentar de forma progressiva até 20 mg/dia	Tontura, cefaleia e constipação

Fonte: adaptado de Libbs, 2015[57]; Aché, 2015[58]; Novartis, 2018[59]; Prati-Donaduzzi, 2015[60].

mente que pacientes com demência são particularmente vulneráveis aos efeitos adversos das drogas[44] e que o metabolismo dos fármacos é alterado em pacientes idosos, por isso é preconizado o uso de dosagens menores nessa população. O recomendado é utilizar tais fármacos pelo menor tempo possível.

A agitação é, possivelmente, o SNP que mais leva à necessidade de internação psiquiátrica. Existe um crescente número de estudos relacionados ao manejo desse sintoma, especialmente se relacionando com o cuidado em instituições ou residenciais. Sintomas psicóticos na demência muitas vezes podem ser atribuídos a um quadro de *delirium*, havendo suficiente indicação para uso de antipsicóticos. Como regra, evita-se ao máximo o uso de antipsicóticos (AP). Entretanto, quando necessário, é recomendado utilizar preferencialmente AP atípicos (APA), em dose baixa e pelo menor tempo possível. A risperidona em baixas doses (0,5 mg/dia) e alguns outros antipsicóticos atípicos, como quetiapina, clozapina e aripiprazol, são os que têm a maior base de evidência e de uso na prática clínica[44,45], apesar dos efeitos colaterais potencialmente graves, com consistente evidência de aumento do risco de mortalidade. Apesar disso, os

APA estão entre as drogas mais prescritas para SNP, sendo efetivos para sintomas psicóticos, agitação e agressividade[44]. A quetiapina e a clozapina são especialmente consideradas a pacientes com características parkinsonianas, devido ao perfil mais favorável de efeitos colaterais do movimento[44,45]. O haloperidol pode ser considerado no tratamento do *delirium*[44].

Sintomas como apatia podem ser manejados com metilfenidato, apesar de haver pouca evidência na literatura. Para sintomas depressivos, os antidepressivos têm comprovada evidência quando comparados ao placebo. Esses medicamentos parecem ter eficácia na melhora de sintomas afetivos, cognitivos, agitação e agressividade[45]. Inibidores seletivos da recaptação de serotonina (ISRS), como o citalopram, têm sido investigados para o tratamento desse clã de sintomas na demência (como no estudo CitAD); porém é importante ressaltar que apesar dos possíveis benefícios, apresentam também potenciais riscos. O citalopram, em especial, parece ser tão eficaz quanto os APA para o tratamento da agitação[44], entretanto, destaca-se a preocupação de potencial prolongamento do intervalo QT em dosagens de 30 mg ou mais do fármaco[62]. Outros ISRS, como a sertralina, em geral também apresentam bom perfil de tolerabilidade e resposta ao tratamento, apesar de também poderem precipitar náuseas e vômitos, cefaleia, alterações do sono, diarreia, tremores, disfunção sexual, prolongamento do QT e hiponatremia (devido à síndrome de secreção inapropriada de hormônio antidiurético [SIADH])[61]. A trazodona é um antidepressivo que também pode ser utilizado para melhorar a duração do sono[44] e manejar a agitação, apresentando ainda um efeito positivo da redução do uso de medicações de resgate como benzodiazepínicos[45]. Antidepressivos tricíclicos (ADT) têm sua indicação mais restrita devido aos efeitos adversos associados, os quais incluem hipotensão ortostática, convulsões, efeitos anticolinérgicos (boca seca, retenção urinária, constipação, confusão), prolongamento de QT, disfunção sexual e quedas. Os antidepressivos, portanto, têm eficácia e indicação comprovadas por estudos recentes, porém seu uso é limitado e deve ser individualizado.

Estabilizadores do humor, como alguns anticonvulsivantes, podem ser úteis no caso de alterações e instabilidades do humor, e quando o uso de AP é contraindicado devido a prolongamento do QTc[45]. A carbamazepina apresenta algum benefício na agitação, e existe evidência limitada para uso de gabapentina e lamotrigina[44]. O ácido valproico e seus derivados não têm eficácia comprovada para o tratamento de SNP na demência[61]. Os efeitos colaterais dessas medicações incluem sedação, distúrbios da marcha, tremores, trombocitopenia, pancreatite, alterações cognitivas, sendo a carbamazepina associada também a hepatite e discrasias sanguíneas[61]. A classe dos benzodiazepínicos apresenta sérios riscos de piora cognitiva e sedação, tendo seu uso recomendado apenas em crises agudas, se outros métodos falharem[44,45]. Podem ser usados por período limitado e dosagens baixas para transtornos do sono[44]. Outros hipnóticos, como drogas Z (zolpidem), se classificam da mesma maneira.

Quadro 9 Medicamentos, efeitos colaterais e possíveis indicações

	Drogas mais usadas e dosagem habitual	Efeitos colaterais	Possíveis indicações
Antipsicóticos	Risperidona 0,5 mg Quetiapina 25 mg Clozapina 25 a 50 mg	Piora cognitiva, sonolência, quedas, eventos cardiovasculares, prolongamento do QT, efeitos metabólicos, desordens do movimento (parkinsonismo, distonia, discinesia)	Agitação, alucinações, delírios, *delirium*
Antidepressivos	Citalopram 10 a 20 mg Sertralina 50 a 100 mg Trazodona 12,5 a 50 mg	Prolongamento do QT, hiponatremia, hipotensão ortostática, convulsões, efeitos anticolinérgicos, disfunção sexual, quedas, náuseas e vômitos, diarreia, cefaleia	Sintomas depressivos, agitação, distúrbios do sono
Anticonvulsivantes	Ácido valproico 250 mg	Ganho de peso, sedação, desconforto gastrintestinal, sedação, distúrbios da marcha, tremores, trombocitopenia, pancreatite, alterações cognitivas	Instabilidade do humor
Benzodiazepínicos	Lorazepam 1 mg	Sedação, queda, depressão respiratória, piora cognitiva, dependência, desinibição paradoxal em idosos	Crises agudas de agitação ou ansiedade, transtornos do sono

Fonte: adaptado de Tible et al., 2017[44]; Livingston et al., 2020[45]; Gerlach e Kales, 2018[53].

CONSIDERAÇÕES FINAIS

O reconhecimento clínico das principais etiologias envolvidas na síndrome demencial, assim como seus critérios diagnósticos e SNP, é extremamente importante para o raciocínio dos diagnósticos diferenciais de pacientes adultos e idosos na internação psiquiátrica e para o correto manejo desses casos. Não é incomum observarmos, em unidades de internação clínica e psiquiátrica, o manejo inadequado e a polifarmácia em pacientes que, além de serem idosos, se apresentam fragilizados por uma doença neurodegenerativa. A internação psiquiátrica pode ser uma oportunidade de esclarecer o diagnóstico, otimizar o manejo, esclarecer sobre comorbidades e psicoeducar familiares e cuidadores sobre o manejo de sintomas comportamentais e intercorrências dessas condições, melhorando a qualidade de vida de pacientes e familiares.

REFERÊNCIAS BIBLIOGRÁFICAS

1. World Health Organization. Towards a dementia plan: a WHO guide. Genebra: World Health Organization; 2018.
2. American Psychiatric Association. Diagnostic and statistical manual of mental disorders (DSM-5). Arlington: American Psychiatric Association; 2013.
3. Burlá C, Camarano AA, Kanso S, Fernandes D, Nunes R. Panorama prospectivo das demências no Brasil: um enfoque demográfico. Cienc Saúde Coletiva. 2013;18(10):2949-56.
4. Lyketsos CG, Carrillo MC, Ryan JM, Khachaturian AS, Trzepacz P, Amatniek J, et al. Neuropsychiatric symptoms in Alzheimer's disease. Alzheimers Dement. 2011;7(5):532-9.
5. Radue R, Walaszek A, Asthana S. Neuropsychiatric symptoms in dementia. Handb Clin Neurol. 2019;167:437-54.
6. Zhao L-D, Lo S-H, Zhang Y, Sun H, Tan G, Uher C, et al. Zhao et al. reply. Nature. 2016;539(7627):E2-E3.
7. Fillit HM, Rockwood K, Young J, editores. Brocklehurst's textbook of geriatric medicine and gerontology. Elsevier; 2016.
8. Organização Pan-Americana da Saúde, Organização Mundial da Saúde. Demência: número de pessoas afetadas triplicará nos próximos 30 anos. [internet]. [acesso em 29 de dezembro de 2020]. Disponível em: https://www.paho.org/bra/index.php?option=com_content&view=article&id=5560:-demencia-numero-de-pessoas-afetadas-triplicara-nos-proximos-30-anos&Itemid=839
9. World Health Organization. Global action plan on the public health response to dementia 2017 - 2025. Genebra: World Health Organization; 2017.
10. Querfurth HW, LaFerla FM. Alzheimer's disease. N Engl J Med. 2010;362:329-44.
11. Dubois B, Feldman HH, Jacova C, Dekosky ST, Barberger-Gateau P, Cummings J, et al. Research criteria for the diagnosis of Alzheimer's disease: revising the NINCDS-ADRDA criteria. Lancet Neurol. 2007;6(8):734-46.
12. Sperling RA, Aisen PS, Beckett LA, Bennett DA, Craft S, Fagan AM, et al. Toward defining the preclinical stages of Alzheimer's disease: recommendations from the National Institute on aging-Alzheimer's Association workgroups on diagnostic guidelines for Alzheimer's disease. Alzheimers Dement. 2011;7(3):280-92.
13. Markowitsch HJ, Staniloiu A. Amnesic disorders. Lancet. 2012;380(9851):1429-40.

14. Blennerhassett R, Lillo P, Halliday GM, Hodges JR, Kril JJ. Distribution of pathology in frontal variant Alzheimer's disease. J Alzheimers Dis. 2014;39(1):63-70.
15. Jack Jr CR, Bennett DA, Blennow K, Carrillo MC, Dunn B, Haeberlein SB, et al. NIA-AA Research Framework: Toward a biological definition of Alzheimer's disease. Alzheimers Dement. 2018;14(4):535-62.
16. Hane JK, Ming Y, Kamphuis LG, Nelson MN, Garg G, Atkins CA, et al. A comprehensive draft genome sequence for lupin (Lupinus angustifolius), an emerging health food: insights into plant-microbe interactions and legume evolution. Plant Biotechnol J. 2017;15(3):318-30.
17. Lanctôt K, Amatniek J, Ancoli-Israel S, Arnold SE, Ballard C, Cohen-Mansfield J, et al. Neuropsychiatric signs and symptoms of Alzheimer's disease: new treatment paradigms. Alzheimers Dement (N Y). 2017;3(3):440-9.
18. Escudero JMS, Beltrán J, Palacios A, Chimbí CM, Matallana D, Reyes P, et al. Neuropsychiatric symptoms as predictors of clinical course in neurodegeneration. A longitudinal study. Front Aging Neurosci. 2019;11:176.
19. Press D, Alexander M. Treatment of dementia. Waltham: UpToDate; 2020.
20. Griswold KS, Del Regno PA, Berger RC. Recognition and differential diagnosis of psychosis in primary care. Am Fam Physician. 2015;91(12):856-63.
21. Jedidi H, Daury N, Capa R, Bahri MA, Collette F, Feyers D, et al. Brain metabolic dysfunction in capgras delusion during Alzheimer's disease: a positron emission tomography study. Am J Alzheimers Dis Other Demen. 2015;30(7):699-706.
22. Baillon S, Gasper A, Wilson-Morkeh F, Pritchard M, Jesu A, Velayudhan L. Prevalence and severity of neuropsychiatric symptoms in early- versus late-onset Alzheimer's disease. Am J Alzheimers Dis Other Demen. 2019;34(7-8):433-8.
23. Guercio BJ, Donovan NJ, Munro CE, Aghjayan SL, Wigman SE, Locascio JJ, et al. The Apathy Evaluation Scale: a comparison of subject, informant, and clinician report in cognitively normal elderly and mild cognitive impairment. J Alzheimers Dis. 2015;47(2):421-32.
24. Ju Y-ES, Lucey BP, Holtzman DM. Sleep and Alzheimer disease pathology: a bidirectional relationship. Nat Rev Neurol. 2014;10(2):115-9.
25. Zahodne LB, Ornstein K, Cosentino S, Devanand DP, Stern Y. Longitudinal relationships between Alzheimer disease progression and psychosis, depressed mood, and agitation/aggression. Am J Geriatr Psychiatry. 2015;23(2):130-40.
26. Russ TC, Parra MA, Lim AE, Law E, Connelly PJ, Starr JM. Prediction of general hospital admission in people with dementia: cohort study. Br J Psychiatry. 2015;206(2):153-9.
27. Shepherd H, Livingston G, Chan J, Sommerlad A. Hospitalisation rates and predictors in people with dementia: a systematic review and meta-analysis. BMC Med. 2019;17(1):130.
28. Taylor J-P, McKeith IG, Burn DJ, Boeve BF, Weintraub D, Bamford C, et al. New evidence on the management of Lewy body dementia. Lancet Neurol. 2020;19(2):157-69.
29. McKeith IG, Dickson DW, Lowe J, Emre M, O'Brien JT, Feldman H, et al. Diagnosis and management of dementia with Lewy bodies: third report of the DLB Consortium. Neurology. 2005;65(12):1863-72.
30. Arnaoutoglou NA, O'Brien JT, Underwood BR. Dementia with Lewy bodies - from scientific knowledge to clinical insights. Nat Rev Neurol. 2019;15(2):103-12.
31. Kaufman DM, Geyer HL, Milstein MJ. Kaufman's clinical neurology for psychiatrists, 8 ed. Elsevier; 2016.
32. Matar E, Ehgoetz Martens KA, Halliday GM, Lewis SJG. Clinical features of Lewy body dementia: insights into diagnosis and pathophysiology. J Neurol. 2020;267(2):380-9.
33. Bang J, Spina S, Miller BL. Frontotemporal dementia. Lancet. 2015;386(10004):1672-82.
34. Bright F, Werry E, Dobson-Stone C, Piguet O, Ittner LM, Halliday GM, et al. Neuroinflammation in frontotemporal dementia. Nat Rev Neurol. 2019;15(9):540-55.
35. Liu M-N, Lau C-I, Lin C-P. Precision medicine for frontotemporal dementia. Front Psychiatry. 2019;10:75.

36. Ducharme S, Annemiek D, Laforce R, Devenney E, Kumfor F, van den Stock J, et al. Recommendations to distinguish behavioural variant frontotemporal dementia from psychiatric disorders. Brain. 2020;143(6):1632-50.
37. Zahr NM, Pfefferbaum A. Alcohol's effects on the brain: neuroimaging results in humans and animal models. Alcohol Res. 2017;38(2):183-206.
38. Nikolakaros G, Kurki T, Paju J, Papageorgiou SG, Vataja R, Ilonen T. Korsakoff syndrome in non-alcoholic psychiatric patients. variable cognitive presentation and impaired frontotemporal connectivity. Front Psychiatry. 2018;9:204.
39. Koch M, Fitzpatrick AL, Rapp SR, Nahin RL, Williamson JD, Lopez OL, et al. Alcohol consumption and risk of dementia and cognitive decline among older adults with or without mild cognitive impairment. JAMA Netw Open. 2019;2(9):e1910319.
40. Geschwind MD. Rapidly progressive dementia. Continuum (Minneap Minn). 2016;22(2 Dementia):510-37.
41. Dalmau J, Graus F. Antibody-mediated encephalitis. N Engl J Med. 2018;378(9):840-51.
42. Graus F, Titulaer MJ, Balu R, Benseler S, Bien CG, Cellucci T, et al. A clinical approach to diagnosis of autoimmune encephalitis. Lancet Neurol. 2016;15(4):391-404.
43. Caramelli P, Bottino CMC. Tratando os sintomas comportamentais e psicológicos da demência (SCPD). J Bras Psiquiatr. 2007;56(2):83-7.
44. Tible OP, Riese F, Savaskan E, von Gunten A. Best practice in the management of behavioural and psychological symptoms of dementia. Ther Adv Neurol Disord. 2017;10(8):297-309.
45. Livingston G, Huntley J, Sommerlad A, Ames D, Ballard C, Banerjee S, et al. Dementia prevention, intervention, and care: 2020 report of the Lancet Commission. Lancet. 2020;396(10248):413-46.
46. van der Flier WM, Scheltens P. Epidemiology and risk factors of dementia. J Neurol Neurosurg Psychiatry. 2005;76(Suppl 5):v2–v7.
47. Knopman DS, DeKosky ST, Cummings JL, Chui H, Corey-Bloom J, Relkin N, et al. Practice parameter: diagnosis of dementia (an evidence-based review). Report of the Quality Standards Subcommittee of the American Academy of Neurology. Neurology. 2001;56(9):1143-53.
48. Wahlund L-O, Westman E, van Westen D, Wallin A, Shams S, Cavallin L, et al. Imaging biomarkers of dementia: recommended visual rating scales with teaching cases. Insights Imaging. 2017;8(1):79-90.
49. Sperling RA, Jack Jr CR, Black SE, Frosch MP, Greenberg SM, Hyman BT, et al. Amyloid-related imaging abnormalities in amyloid-modifying therapeutic trials: recommendations from the Alzheimer's Association Research Roundtable Workgroup. Alzheimers Dement. 2011;7(4):367-85.
50. Akoudad S, Wolters FJ, Viswanathan A, de Bruijn RF, van der Lugt A, Hofman A, et al. Association of cerebral microbleeds with cognitive decline and dementia. JAMA Neurol. 2016;73(8):934-43.
51. Yeo JM, Lim X, Khan Z, Pal S. Systematic review of the diagnostic utility of SPECT imaging in dementia. Eur Arch Psychiatry Clin Neurosci. 2013;263(7):539-52.
52. Schilling LP, Zimmer E, Shin M, Leuzy A, Pascoal TA, Benedet AL, et al. Imaging Alzheimer's disease pathophysiology with PET. Dement Neuropsychol. 2016;10(2):79-90.
53. Gerlach LB, Kales HC. Managing behavioral and psychological symptoms of dementia. Psychiatr Clin North Am. 2018;41(1):127-39.
54. Birks J. Cholinesterase inhibitors for Alzheimer's disease. Cochrane Database Syst Rev. 2006;(1):CD005593.
55. Reisberg B, Doody R, Stöffler A, Schmitt F, Ferris S, Möbius HJ, et al. Memantine in moderate-to--severe Alzheimer's disease. N Engl J Med. 2003;348(14):1333-41.
56. Tariot PN, Farlow MR, Grossberg GT, Graham SM, McDonald S, Gergel I, et al. Memantine treatment in patients with moderate to severe Alzheimer disease already receiving donepezil: a randomized controlled trial. JAMA. 2004;291(3):317-24.
57. Cloridrato de memantina. [bula]. Embu das Artes: Libbs; 2015.
58. Cloridrato de donepezila. [bula]. Guarulhos: Aché; 2015.

59. Exelon - Rivastigmina. [bula]. São Paulo: Novartis; 2018.
60. Bromidrato de galantamina. [bula]. Toledo: Prati-Donaduzzi; 1999.
61. Kales HC, Gitlin LN, Lyketsos CG. Assessment and management of behavioral and psychological symptoms of dementia. BMJ. 2015;350:h369.
62. Porsteinsson AP, Drye LT, Pollock BG, Devanand DP, Frangakis C, Ismail Z, et al. Effect of citalopram on agitation in Alzheimer disease: the CitAD randomized clinical trial. JAMA. 2014;311(7):682-91.

10

Aspectos gerais da internação psiquiátrica em menores de idade

Alícia Souza de Andrade
Ana Luiza da Silva Ache
Gledis Lisiane Correa Luz Motta
Marta Knijnik Lucion
Gibsi Maria Rocha

DESTAQUES

- A internação de pacientes da infância e adolescência pode ocorrer em hospitais gerais e psiquiátricos, porém é mais adequada que seja feita em serviço especializado para essa população.
- A avaliação inicial na admissão da internação psiquiátrica busca dados que possam guiar o diagnóstico e o plano terapêutico, além de avaliar os riscos agudos, auxiliando na abordagem inicial.
- Uma boa avaliação requer elementos como identificação completa, motivo da internação, história familiar, história da doença atual, uso de substâncias, rotina diária e escolar, entre outros.
- Por mais que o afastamento da criança de seu ambiente domiciliar seja difícil, por vezes esse movimento pode gerar uma organização no funcionamento dessa criança e de seus sintomas.
- Existem alguns programas estruturados que podem ajudar os pacientes no momento de crises agudas.
- A transição de cuidados para a alta do paciente menor de idade deve ser individualizada conforme o transtorno que motivou a internação.

PONTOS IMPORTANTES

- Estima-se uma prevalência de 13,4% de transtornos mentais na faixa etária de zero a 18 anos, sendo que a maior parte dos transtornos psiquiátricos em adultos tem início de sua sintomatologia na infância e adolescência[1].

(continua)

(continuação)

- Transtornos psiquiátricos na infância e adolescência podem trazer prejuízos no desenvolvimento do indivíduo com consequências em longo prazo em seu funcionamento cognitivo, social, mental e em sua saúde física[2].
- Atualmente existem diversas opções de tratamento para os diferentes transtornos mentais, entre eles a internação psiquiátrica. Esta, em geral, é considerada o último recurso da linha de tratamento, por ser uma medida mais extrema, em que o indivíduo é afastado do seu ambiente, e de custo elevado para o sistema de saúde[3]. Todavia, a internação ainda se torna fundamental quando o paciente está impondo risco a si ou a outros e outras alternativas já falharam ou não foram suficientes para conter a situação. No Brasil as principais causas de internação são risco de auto e heteroagressão e agitação psicomotora[4].
- Nas últimas décadas têm ocorrido mudanças nas características das internações com o encurtamento do tempo de permanência, com maior disponibilidade de fármacos e maior rede de atendimento para o período durante e após internação[3,5]. Estas medidas têm evitado que as crianças e os adolescentes percam de forma mais severa sua integração com o meio em que vivem. Apesar das propostas de investir em atenção primária, o número de internações de jovens tem aumentado nas últimas décadas, tornando-se de fundamental importância o treinamento de equipes para atender a essa população[6,7].
- Para o bom atendimento, é necessária uma equipe que tenha conhecimento sobre desenvolvimento infantil, a fim de entender o estágio em que o paciente se encontra, o que é esperado dele e como melhor interagir com ele.
- Os pacientes com psicopatologias do Sistema Único de Saúde (SUS) podem ser assistidos por meio da Rede de Atenção Psicossocial (RAPS). Segundo recente nota técnica do Ministério da Saúde, as unidades de acolhimento (UA) passam a ter um papel importante no atendimento infanto-juvenil, incentivando a abertura de mais serviços. Contudo, ainda são escassos os serviços de UA, enquanto os Centros de Atenção Psicossocial da Infância e Adolescência (CAPSi), incluindo os de permanência noturna (CAPSi-III), são serviços de acolhimento importante para casos graves. Na mesma nota, considera-se que não há impedimento legal para que as internações de menores de idade sejam realizadas em hospitais gerais ou hospitais psiquiátricos. No entanto, a prática ideal e mais adequada é que as internações ocorram em enfermarias especializadas em infância e adolescência[8].
- Uma equipe deve saber acolher e manejar a família, já que o engajamento dos familiares é peça-chave para o sucesso terapêutico[9]. Além disso, a equipe deve ser capaz de se manter coesa e em equilíbrio, comunicando-se bem, promovendo a estabilidade e a harmonia do ambiente[3,6]. Essa atitude serve de modelo para pacientes e familiares de um ambiente estável, sem dissociações e com capacidade de reconhecer necessidades de grupo e individuais. Dessa forma, apesar de ser uma medida extrema, a internação pode ser um ponto de mudança para o paciente em seu sofrimento psíquico e sua família.

EPIDEMIOLOGIA

A prevalência mundial estimada de transtornos mentais na infância e na adolescência é de 10-20%, variando de acordo com a região e metodologia aplicada no estudo. As taxas de transtornos mentais aumentam conforme a idade[10]. A prevalência em crianças pré-escolares gira em torno de 5,5%, subindo para 16,9% próximo ao final da adolescência. No Brasil, 12,6%, ou seja, cerca de 5 milhões de crianças e adolescentes, possuem algum transtorno mental[11]. Estima-se que apenas 21% das crianças e dos adolescentes recebam alguma forma de atendimento adequado para seus sintomas de sofrimento psíquico. A falta de instalações de saúde mental apropriadas, de profissionais treinados e de investimento em medidas de prevenção contribuem para a desassistência. Sem enfermarias psiquiátricas apropriadas e especializadas, muitas crianças e famílias não recebem intervenção e tratamento adequados, o que gera sofrimento e agravamento dos transtornos. As consequências de transtornos mentais não tratados em crianças e adolescentes podem ser devastadoras para os pacientes e seus familiares, com repercussões em longo prazo[12]. A maior parte dos transtornos mentais tem início na infância e adolescência, 50% antes dos 14 anos e 75% antes dos 24 anos[13].

Desde a década de 1990 se observa um aumento mundial na demanda por leitos para o tratamento psiquiátrico da população jovem. No Brasil, as internações hospitalares de adolescentes com idade de 10 a 14 anos motivadas por doenças mentais e comportamentais aumentaram 107% nos últimos dez anos no SUS, registrando quase 25 mil casos no período. Na faixa etária de 15 a 19 anos, foram mais de 130 mil internações em uma década, com aumento de 41% para hospitalizações de transtornos mentais e comportamentais devidos ao uso de substância psicoativa, como medicamentos ansiolíticos e sedativos, maconha e canabinoides sintéticos, crack, alucinógenos, inalantes ou solventes, estimulantes, tabaco e outros[14]. A taxa nacional de internações foi de 4,3/100.000, com variações de acordo com as macrorregiões, a maior taxa encontrada no Sul e a menor no Nordeste, com valores de 10,9/100.000 e 1,9/100.000, respectivamente[15]. Segundo dados do Ministério da Saúde (MS), levantados pelo Núcleo de Dados do Sistema Verdes Mares, no estado do Ceará, por exemplo, houve crescimento de 70% do número de internações psiquiátricas de crianças e adolescentes entre 2009 e 2010[16].

Nos Estados Unidos, uma em cada dez hospitalizações da população pediátrica é feita por transtornos psiquiátricos em crianças e adolescentes. Segundo estudo da Universidade da Califórnia, o número de hospitalizações aumentou 24% entre 2007 e 2010 e segue crescendo[17]. Esse mesmo estudo aponta que as patologias mais prevalentes entre os pacientes internados são depressão (44%), transtorno bipolar (18%), psicose (12%), transtornos externalizantes (6,2%), transtornos alimentares (1%) e uso de substâncias (3,3%). No Brasil, o risco de auto e heteroagressão é citado como a mais frequente causa de internação[4]. Em um estudo realizado em Porto Alegre no período de 2013 a 2017, a prevalência geral de pacientes com internação psiquiátrica foi de 1,62% na população total em 5 anos; em crianças foi de 0,01%, e adolescentes, de 1,12%[18]. Um estudo recente mostrou que o grupo diagnóstico mais prevalente no Brasil foi o de transtornos mentais relacionados ao uso de substâncias psicoativas (24,1%), seguido de transtornos de humor (13,5%), transtornos do desenvolvimento (12,7%), transtornos comportamentais e emocionais que aparecem durante a infância e adolescência (12,2%) e esquizofrenia (10,1%). No mesmo estudo, 93,1% das internações ocorreram em hospitais não psiquiátricos e 75,5% com duração de até uma semana[15].

Segundo a Organização Mundial da Saúde (OMS), existe pouca literatura acerca das internações psiquiátricas de crianças e adolescentes no mundo[19]. Não há estatísticas confiáveis sobre número de leitos em países considerados de baixa renda, e somente metade dos países considerados de alta renda possui informações consistentes. Da mesma forma, existe escassez de recursos e de investimento para a promoção de saúde mental de crianças e adolescentes, não contemplando suas necessidades, mesmo em países desenvolvidos. Assim, no Brasil e no mundo, é imperioso que mais esforços e recursos sejam alocados nos cuidados de saúde mental dessa faixa etária.

Quadro 1 Dados relevantes
• Prevalência mundial estimada de transtornos mentais na infância e na adolescência: 10-20%.
• No Brasil, o motivo de internação mais frequente de internação é o risco de auto e heteroagressão.
• As patologias mais prevalentes nos pacientes internados são depressão, transtorno bipolar, psicose, transtornos externalizantes, transtornos alimentares e uso de substâncias.

PARTICULARIDADES DA AVALIAÇÃO PSIQUIÁTRICA DE CRIANÇAS E ADOLESCENTES

A avaliação de crianças e adolescentes difere da avaliação em adultos em diversos aspectos. No contexto de uma internação psiquiátrica, essas particularidades são ainda mais relevantes.

Diferentemente de adultos, que em vários momentos buscam auxílio, pacientes nessa faixa etária em geral são trazidos por algum responsável para a internação. Os sintomas que levam à internação podem não ser reconhecidos pelas crianças ou adolescentes como problema. Esses sintomas podem ser projetados em outras pessoas, levando a um nível de estresse maior nos adultos do que nos próprios pacientes. Outro aspecto importante é que crianças e adolescentes podem funcionar de forma diferente em diversos contextos, sendo fundamental que a avaliação leve em conta, além da entrevista com o paciente e com os cuidadores, o contexto ambiental, incluindo ambiente familiar, escola e convivência com pares. Outra particularidade da faixa etária é a necessidade de adequar a entrevista ao nível de desenvolvimento e à linguagem do paciente. As crianças, de forma geral, podem ter maior dificuldade em expressar como se sentem, o que não exclui a importância de sua participação na avaliação[3].

A entrevista deve ser realizada em um ambiente seguro e por um profissional com conhecimento sobre desenvolvimento. É importante estabelecer uma aliança terapêutica com a família e o paciente. Isso pode ser particularmente difícil, principalmente em adolescentes. Em geral, crianças e adolescentes podem permanecer internados em enfermarias destinadas à faixa etária e acompanhadas de seus cuidadores. Contudo, se for de interesse da saúde da criança ou dos adolescentes, excepcionalmente estes podem permanecer em internações de adulto, conforme a nota técnica do MS sobre a nova política nacional de saúde mental[8].

O afastamento das figuras parentais e da rede de apoio pode gerar ansiedade e insegurança, tanto para o paciente quanto para os cuidadores, não sendo incomum a desistência da internação e até mesmo a solicitação de alta precocemente. É importante deixar claras as condições da internação para os pacientes e familiares no que tange a regras em relação a visitas, uso de telefone, alimentação, entre outros.

Se possível, deve-se conversar com os pacientes sobre a entrevista inicial e decidir de que forma se sentirão mais seguros. De forma geral, a orientação é que as crianças sejam entrevistadas inicialmente com os cuidadores e, após, se estiverem confortáveis, separadamente. Já os adolescentes se sentem mais seguros para compartilhar informações quando são garantidos os seus direitos à privacidade e à confidencialidade[20]. Por outro lado, é importante esclarecer, ainda, em que circunstâncias o sigilo precisa ser quebrado, incluindo situações legais que exijam denúncia pela equipe profissional (como em situações de abuso sexual). De forma geral, não havendo contraindicações, quando o paciente é adolescente, sugere-se primeiro entrevistá-lo sozinho e, posteriormente, ter um momento com a família. Em algumas situações, uma entrevista conjunta nessa primeira avaliação pode trazer à tona conflitos do sistema familiar que podem ser mais difíceis de administrar com o paciente sintomático.

A avaliação inicial visa buscar elementos que possam guiar a formulação diagnóstica e o plano de tratamento, mas também avaliar a presença de risco agudo. Antes de receber o paciente para internação, a equipe deve buscar informações que atentem sobre sintomas agudos que possam dificultar a entrevista. Um paciente psicótico, por exemplo, pode ficar paranoide se questionado sobre uma entrevista individual e ficar mais agitado. Pacientes pediátricos com transtornos psiquiátricos muitas vezes mostram-se agitados, não cooperativos e com maior dificuldade de autorregulação comportamental. Nesses casos, a equipe pode prever que precisará de reforço extra para manejar alguma situação mais agressiva[21]. No Quadro 2, segue uma sugestão de roteiro de entrevista.

Quadro 2 Sugestão de roteiro para entrevista

1. Dados de Identificação:
a. Do paciente: nome completo, idade, escolaridade e com quem reside.
b. Dos cuidadores: nome dos pais, idade, estado civil, grau de escolaridade, ocupação atual e renda familiar.
2. Motivo do atendimento: "O que trouxe vocês até aqui?" Tentar estabelecer a queixa principal e quem encaminhou.
3. História da doença atual (HDA): é importante que a pergunta seja aberta, criando a possibilidade da narrativa pelo paciente e acompanhantes. "Contem o que está acontecendo." À medida que a história é relatada, o avaliador pode pedir maiores esclarecimentos sobre algum sintoma específico, mas tentando não interromper a cronologia relatada pelo informante. Também é importante levar em conta que crianças e adolescentes muitas vezes são reativos a eventos estressores. "Mas estava ocorrendo algo neste período?" Citar situações específicas, como brigas, doença na família, desemprego, separações, mortes de pessoas próximas ou *pets*, nascimentos, mudanças e assaltos. Aqueles sintomas mais relevantes para o raciocínio diagnóstico devem ser retomados e investigados em maiores detalhes. Na coleta da HDA, é importante a avaliação de riscos agudos (ideação suicida, autolesões, comportamento violento e risco de agressão).
4. História pregressa: identificar o início dos sintomas e a evolução do quadro, assim como o grau de prejuízo em relação ao funcionamento em diferentes contextos. Investigar por buscas anteriores a tratamentos, diagnósticos recebidos, assim como medicações já prescritas, relatos de efeitos colaterais e a adesão. Não é incomum as famílias ficarem inseguras e não administrarem a dose prescrita pelo profissional, levando à falha terapêutica.
5. História de desenvolvimento: dados gestacionais (incluindo pré-natal, uso de medicações e substâncias lícitas ou ilícitas e intercorrências), parto (peso, altura e APGAR) e puerpério (depressão pós-parto, amamentação e intercorrências). Muitas famílias têm dificuldade para recordar APGAR ou marcos do desenvolvimento neuropsicomotor. Nesses casos, questionamentos como "A criança chorou logo que nasceu?", "Vocês ficaram quantos dias no hospital?" ou "O desenvolvimento foi semelhante ao dos irmãos?" podem auxiliar. Nesse momento, também é preciso investigar como a criança interagia com adultos e outras crianças.

(continua)

Quadro 2 Sugestão de roteiro para entrevista (*continuação*)

6. Histórico escolar: início da vida escolar (ansiedade de separação), aprendizado (repetências), comprometimento com o estudo, piora do rendimento, interação com os pares, trocas de escola e situações que envolvam *bullying* devem ser investigadas. Se possível, solicitar pareceres escolares para uma melhor elucidação do quadro. Também é importante questionar sobre advertências e expulsões.
7. Relacionamentos: no caso de adolescentes, questionar sobre namoros e outros envolvimentos, sempre mantendo a garantia de confidencialidade.
8. História médica: doenças crônicas, internações clínicas, cirurgias, uso de medicações e alergias devem ser questionados.
9. Uso de substâncias: investigar o uso de cigarro, álcool e substâncias ilícitas. Padrão de consumo (em grupo ou sozinho), frequência e relação com a sintomatologia, inclusive na abstinência. Novamente é importante garantir a confidencialidade.
10. História psiquiátrica familiar: questionar sobre diagnósticos, tratamentos psiquiátricos ou psicológicos, internações ou sobre sintomatologia nos membros da família. Isso é importante no que tange à questão genética, mas sobretudo pensando em como o diagnóstico de um cuidador pode impactar na sintomatologia do paciente na avaliação e na escolha de medicamentos com boa resposta terapêutica em familiares.
11. Rotina diária: avaliar rotina de sono, alimentação, atividades e brinquedos preferidos e autocuidados.
12. Outros: avaliar eventos traumáticos, outras figuras de apego, limites (diálogos, discussões, punições e agressões) e situações legais.
13. Perfil psicossocial: investigar como vive a família, conflitos parentais, condições de habitação, onde a criança ou adolescente dorme e com quem e como é a vizinhança.
14. Exame do Estado Mental (EEM): sobretudo em crianças, o EEM é muito mais a descrição daquilo que é observável pelo avaliador durante a entrevista. Inclui a aparência, a forma como o paciente interage com o entrevistador e como ele se mantém durante o processo. Algumas funções podem ser mais difíceis de serem avaliadas na primeira entrevista, mas é importante descrever tudo aquilo que pode ser observado.

Uma vez indicada a internação, é fundamental assegurar à criança ou ao adolescente e aos cuidadores a responsabilidade da equipe nos cuidados do paciente, bem como garantir que essa é a melhor opção para a segurança do avaliado naquele momento.

EXAMES COMPLEMENTARES

O diagnóstico de psicopatologias em crianças é majoritariamente clínico. Cada caso é considerado de forma individual para uma investigação completa com os exames complementares. De acordo com a patologia e os diagnósticos diferenciais, os exames de escolha podem variar entre[22,23]:

- Exames laboratoriais.
- Exames neurológicos.
- Avaliação neuropsicológica.
- Avaliação fonoaudiológica.

Geralmente as questões de saúde mental em crianças e adolescentes ocorrem devido a diversos fatores, como ambientais, genéticos e orgânicos. Desordens neuropsicológicas (epilepsia, trauma físico ou emocional na infância e distúrbios de desenvolvimento) são exemplos dos fatores que afetam a saúde mental da criança[24].

Conforme a sintomatologia, deve ser solicitado o exame específico para que seja excluída qualquer causa orgânica. O Quadro 3 contém os exames gerais comumente utilizados na internação psiquiátrica, e o Quadro 4 apresenta os exames laboratoriais necessários para a análise diagnóstica do paciente de acordo com o diagnóstico diferencial. Distúrbios de natureza psicossomática,

Quadro 3 Exames gerais da internação psiquiátrica infantil

Hemograma completo.
Exame qualitativo de urina.
Perfil lipídico.
Eletrólitos.
Teste de gravidez.
Função renal, hepática e de tireoide.
Eletroencefalograma.
Glicemia.

Fonte: adaptado de Cordioli et al., 2015[23].

Quadro 4 Exames complementares

Exames complementares	Condições e sintomatologia
Neuroimagem: tomografia/ ressonância de crânio	Encefalopatias, encefalites, meningites, coreias e história de traumatismos cranioencefálicos
Função tireoidiana e hipofisária	Endocrinopatias
Exame oftalmológico	Desatenção, distúrbios visuais
Exame fonoaudiológico Audiometria Avaliação neuropsicológica	Dificuldades de fala, de audição e atraso no desenvolvimento
Eletroencefalograma	Epilepsia
Exame toxicológico	Suspeita de uso de substâncias psicoativas ou intoxicação

Fonte: adaptado de Forlenza e Miguel, 2014[22]; Cordioli et al., 2015[23].

como gagueira, enurese, diarreia, distúrbios do sono, vômitos e cefaleia, são dependentes de influências ambientais e na maioria das vezes sem base orgânica. No entanto, a causa-base desses sintomas deve ser avaliada por meio de diagnóstico de exclusão das causas orgânicas[23].

PRINCIPAIS TRANSTORNOS PSIQUIÁTRICOS EM UNIDADES DE INTERNAÇÃO E MANEJO FARMACOLÓGICO E NÃO FARMACOLÓGICO

O tratamento hospitalar de crianças e adolescentes pode decorrer de diferentes transtornos mentais e situações de risco. Por mais que essa seja uma medida extrema de tratamento, já que afasta o paciente de seu ambiente familiar, social e educacional, pode ser fundamental na proteção do indivíduo e por vezes de outros. A internação pode ter um impacto importante no curso do tratamento. É uma oportunidade de contato mais intenso com o paciente e a família, auxiliando na elucidação diagnóstica, ajuste medicamentoso e intervenções multidisciplinares.

O diagnóstico é o ponto de partida para o tratamento adequado do paciente, que inclui objetivos da internação, plano terapêutico, encaminhamentos após a alta para reintegração da criança ou adolescente no seu meio e continuidade de atendimentos necessários. Um bom planejamento após a alta auxilia a evitar novas internações[3].

As indicações para o tratamento hospitalar podem ser resumidas da seguinte maneira:

- Distúrbios graves e persistentes que constituem ameaça à vida (depressão, suicídio, distúrbios alimentares, distúrbios obsessivos, encoprese intratável, psicoses, conversão histérica).
- Esclarecimento diagnóstico ou das indicações terapêuticas.
- Distúrbios emocionais graves.
- Avaliação dos cuidados maternos quando há risco para a criança (síndrome de Münchhausen).
- Estados de crise.

Em muitas unidades, em especial com crianças, os pacientes são internados juntamente com um familiar, para que seja, sempre que possível, preservado o vínculo com o cuidador, o que é importante também do ponto de vista terapêutico. Tal atitude está relacionada com a diminuição do número de internações e reinternações, além de ser uma oportunidade para trabalhar as questões familiares envolvidas[25].

Embora a separação do ambiente domiciliar possa ser difícil, ela pode ser organizadora, afastando muitas vezes o paciente dos estressores e dos fatores de risco. O ambiente da internação atua de forma continente para os pacientes e seus familiares, estabelecendo o cuidado de forma estruturada e estruturante com horários, rotinas, previsibilidade, atividades individuais e/ou em grupo, regras e segurança. Para que isso ocorra, é necessária uma equipe treinada e integrada, a fim de que as atitudes disfuncionais do paciente e seus familiares não adoeçam também o serviço[6].

Pela legislação brasileira, crianças e adolescentes, sempre que possível, possuem como prioridade estar separados de acordo com a sua faixa etária, o seu grau de desenvolvimento físico e a maturidade psíquica de cada um, seguindo sempre os princípios da proteção integral, da prioridade absoluta e do melhor interesse[8,26]. Na prática, há poucos leitos especializados para essa população, sendo necessária muitas vezes uma internação em unidades de adultos.

As internações exigem medidas individualizadas não farmacológicas e farmacológicas. Dentre as não medicamentosas temos uma gama importante de modalidades de psicoterapias (individual ou em grupo), como a cognitivo-comportamental, a de orientação analítica e a terapia da família.

Família

Preconiza-se que as famílias sejam incluídas e participem do tratamento de crianças e adolescentes hospitalizados[12]. A forma como elas integram o tratamento deve ser individualizada conforme a situação, mas sempre é necessário o envolvimento dos familiares. Reuniões com a família permitem conhecer mais o ambiente onde o paciente vive e o funcionamento familiar. Por vezes, há necessidade de atendimento individual de algum dos responsáveis, assim como terapia de família. Sabe-se do impacto da saúde mental dos pais nas crianças, sendo fundamental a sua abordagem[27]. A psicoeducação com o paciente e seus familiares precisa ser realizada, inclusive para ajustar expectativas e ajudar no reconhecimento de fatores de risco para cada paciente. A boa vinculação da família com a equipe e com o plano terapêutico diminui o risco de reinternações e atua positivamente no prognóstico do paciente[6].

Situações de agitação ou crise

Um dos principais motivos de internação é o risco de auto e heteroagressão, dessa forma a equipe precisa estar treinada para momentos de agitação psicomotora. Podem ocorrer no contexto de diversos transtornos psiquiátricos, como hipomania ou mania, intoxicação por substâncias, transtornos dissociativos, transtorno da conduta, estado psicótico, retardo mental ou transtorno do espectro autista, síndromes orgânicas, entre outros. É fundamental estabelecer um diagnóstico para que o tratamento seja planejado em curto e longo prazo. No caso de comportamentos agressivos, a intervenção deverá ser imediata se houver risco iminente ao próprio paciente ou a terceiros[28].

A intervenção da crise deve ser uma estratégia de cuidado breve, com o objetivo de resolver imediatamente essa situação crítica impedindo a sua progressão, evitando danos ao paciente e às demais pessoas envolvidas[29]. É preciso que esse manejo tenha tempo limitado; o indivíduo deve ficar assistido até que possa se reorganizar. O profissional da saúde necessita de disponibilidade para escuta, diálogo, paciência e conhecer-se a si mesmo como profissional[30]. O manejo verbal deve ser sempre a primeira opção. É importante que o manejo seja iniciado enquanto a situação ainda não está tão crítica, antes da piora dos sintomas e da agressividade. Nesses casos, medidas ambientais podem auxiliar, como levar o paciente para um ambiente mais tranquilo, longe dos demais pacientes ou dos estressores, para que possa se reorganizar. Devemos ficar atentos a alguns sinais que podem ser sugestivos de heteroagressividade e de agravamento da situação: punhos e dentes cerrados, agressividade verbal, tendência a aproximação excessiva, movimentação excessiva, inclinação em direção ao entrevistador e elevação do volume de voz. Caso o manejo verbal não seja suficiente, pode-se realizar a contenção física e medicamentosa. A primeira tem como finalidade limitar as ações da pessoa em crise, quando apresenta agressividade e perigo – mas esse recurso só deve ser empregado quando as ações de manejo verbal e outras ações comportamentais ou ambientais não proporcionam tranquilização e segurança ao paciente.

A contenção física é uma medida efetiva e segura, evitando danos ao indivíduo e à própria equipe de saúde. Essa imobilização deve ser idealmente realizada com um adulto em cada membro do paciente, conversando com ele e explicando o que está acontecendo de uma maneira calma, sem elevar o tom da voz[31]. A equipe multiprofissional deve estar atenta a vários fatores do ambiente, que podem estar sendo gatilhos para a desorganização do paciente, e saber utilizar a contenção física de forma adequada[32]. A contenção com a ajuda dos pais e responsáveis com a equipe pode garantir uma relação de parceria, negociação e reflexão, minimizando os efeitos negativos do tratamento. Esse manejo pode diminuir a ansiedade por parte do paciente e do próprio responsável.

A necessidade de contenção medicamentosa também deve ser avaliada, sempre que possível, dando preferência para medicações orais, pois as medicações por via intramuscular podem ter absorção errática. Em situações de emergência psiquiátrica, há a necessidade de medicações com poder sedativo e ação rápida. Dessa forma, os benzodiazepínicos e os antipsicóticos são as classes mais comumente utilizadas, sendo necessário que os sinais vitais e níveis de consciência do paciente sejam avaliados regularmente. Os antipsicóticos são mais recomendados nos quadros psicóticos e nos de agitação psicomotora grave. Em crianças e adolescentes, como em adultos, a incidência de efeitos colaterais extrapiramidais é menor para os antipsicóticos atípicos que para os típicos, porem é alto o risco de alterações agudas ou depressão respiratória.

Tabela 1 Medicamentos utilizados em situações de crise na infância e adolescência

Medicação	Dose	Nível de evidência	Considerações
Haloperidol	Iniciar com 0,5 mg/dia até dose 0,05-0,15 mg/kg/dia para transtornos psicóticos e 0,05-0,075 mg/kg/dia para quadros não psicóticos	Tourette – I Sintomas psicóticos – II Hiperatividade, alterações de comportamento, hiperexcitabilidade – II	Não utilizar em menores de 3 anos. O uso de anticolinérgico pode causar ativação de comportamento. A condição para uso é ter acesso a substâncias anticolinérgicas para uso intramuscular em caso de SEP.
Olanzapina	2,5 a 10 mg	Esquizofrenia – II Transtorno afetivo bipolar – II	Apesar de não ser oficialmente recomendada, estudos sugerem que a olanzapina oral é eficaz e segura para adolescentes. O uso intramuscular não é recomendado para < 18 anos Maior risco de efeitos adversos.
Aripiprazol	5 a 15 mg	Esquizofrenia – II Transtorno afetivo bipolar – II Agressividade – I	Irritabilidade entre autistas aprovada a partir dos 5 anos.
Biperideno	0,04 mg/kg/dose (pode ser repetida a cada meia hora) – até 4 doses/dia	Sintomas extrapiramidais induzidos por medicações	Evitar outros anticolinérgicos concomitantes. Monitorar reações adversas.

Fonte: adaptado de Quevedo e Carvalho, 2014[28].

Tratamento farmacológico

É importante utilizar a melhor evidência existente para a população de cada faixa etária, privilegiando medicações aprovadas para o uso na infância e na adolescência. Crianças e adolescentes têm absorção, metabolização, excreção, efeitos adversos e resposta aos tratamentos muito diferentes dos adultos, e muitos fatores são diretamente influenciados pelas fases do crescimento e desenvolvimento. A densidade dos receptores cerebrais alcança o máximo na idade pré-escolar e escolar e tende a diminuir até a adolescência, momento em que se alcança os níveis dos adultos, um exemplo das muitas mudanças no desenvolvimento que modificam a ação das drogas. É essencial fazer o diagnóstico adequado e avaliar a segurança e a eficácia das medicações para a idade do paciente.

Transtornos depressivos

A prevalência de depressão maior encontra-se entre 1% e 2% em crianças e cerca de 5% em adolescentes. A resposta aos antidepressivos também difere conforme a faixa etária; as crianças têm elevada resposta ao placebo em muitos estudos, por vezes mascarando o potencial efeito benéfico da medicação. Já adolescentes apresentam maior resposta à medicação do que quando comparados às crianças. O uso de antidepressivos está indicado no caso de depressão moderada a grave. Casos leves apresentam boa resposta com psicoterapia. As medicações aprovadas pelo Food and Drug Administration (FDA) são fluoxetina (a partir de 8 anos) e escitalopram (a partir de 12 anos)[33]. Outros antidepressivos, como sertralina, fluvoxamina (transtorno obsessivo-compulsivo) e duloxetina (ansiedade), são aprovados para outras patologias em crianças, mas são usados *off label* para depressão. Não há ainda uma medicação preconizada bem estabelecida para o tratamento da depressão em crianças. Entretanto, antidepressivos tricíclicos não apresentaram benefício terapêutico para depressão em crianças em estudos randomizados[33].

Transtorno bipolar

A prevalência em jovens em todo o mundo é de 1,8% e está associada a significativo prejuízo de vida e desenvolvimento[34]. O quadro de início em idade precoce apresenta episódios menos delimitados, com menor recuperação interepisódica e alta taxa de comorbidade com outros transtornos se comparado com o transtorno bipolar na vida adulta. A escolha da medicação dependerá da indicação e da idade, conforme apresentado na Tabela 2. Nos episódios maníacos, dá-se preferência para o tratamento com antipsicóticos de segunda geração, devido à boa resposta, sendo a risperidona, asenapina e quetiapina medicações de primeira linha. O uso de lítio também está aprovado a partir dos 7 anos. Existe pouca evidência ou ausência de resposta com oxcarbazepina, topiramato e ácido valproico. Nos episódios depressivos, são poucos os estudos em crianças e adolescentes. Há resposta terapêutica com lamotrigina e lítio. A lurasidona foi aprovada pelo FDA para uso a partir dos 10 anos. Nos Estados Unidos, é usada também a combinação de olanzapina e fluoxetina[35].

Esquizofrenia e transtornos psicóticos

Atualmente, a maioria dos agentes atípicos e típicos com exceção da clozapina pode ser usada como principal opção de tratamento, sendo os de segunda geração a primeira escolha devido ao perfil de efeitos adversos e tolerabilidade. Risperidona, aripiprazol, quetiapina, paliperidona, olanzapina, haloperidol e molindona são aprovados pelo FDA para tratamento a partir dos 13 anos[36]. Atentar que antipsicóticos atípicos causam maior ganho de peso (a olanzapina é a que mais apresenta esse efeito adverso, seguida de clozapina, risperidona, quetiapina e aripiprazol). Os antipsicóticos típicos podem produzir mais acatisia. A escolha do antipsicótico deve-se muito ao perfil de efeitos adversos. Um efeito adverso importante e comum nos jovens é o aumento de prolactina por alterações na via tuberoinfundibular, sendo mais frequente com a risperidona. As doses são variáveis, dependendo da gravidade dos sintomas e da relação peso/altura da criança/adolescente. Os antipsicóticos atípicos são prescritos para um amplo espectro de sintomas na infância, sendo muitas vezes utilizados sem embasamento em evidências científicas[28].

Tabela 2 Medicações para transtorno bipolar aprovadas pelo Food and Drug Administration para crianças e adolescentes

Medicação	Indicação	Idade
Lítio	Mania e manutenção	> 7 anos
Aripiprazol	Mania/misto/manutenção	> 10 anos
Risperidona	Mania	> 10 anos
Quetiapina	Mania	> 10 anos
Olanzapina	Mania	> 13 anos
Olanzapina + fluoxetina	Depressão bipolar	> 10 anos
Asenapina	Mania	> 10 anos
Lurasidona	Depressão bipolar	> 10 anos

Fonte: adaptado de Samudra, 2018[37].

MANEJO DO RISCO DE SUICÍDIO EM CRIANÇAS E ADOLESCENTES

O suicídio é a terceira causa de morte entre crianças e adolescentes nos Estados Unidos na faixa etária dos 10 aos 19 anos[38]. A ideação suicida é um dos principais motivos de busca por emergências psiquiátricas[39]. Os principais fatores de risco para tentativa de suicídio e suicídio entre adolescentes incluem ideação e tentativa prévia de suicídio, transtornos depressivos e uso de álcool, além de fatores como transtorno de conduta, comportamento agressivo, histórico de abuso sexual e exposição a eventos adversos de vida[40].

A avaliação do risco de suicídio é uma etapa importante da entrevista na população pediátrica e deve ser realizada levando em conta alguns fatores. É fundamental estabelecer uma aliança terapêutica com o avaliado, mostrando-se empático e atento ao seu relato, evitando atuar os sentimentos contratransferenciais frequentemente monitorados, comuns quando na avaliação de adolescentes com ideação suicida. É importante questionar diretamente sobre ideação e plano suicida, inclusive avaliando a viabilidade do plano (por exemplo, se o plano é com arma de fogo, questionar como o paciente teria acesso à arma). Diferentemente do que muitas vezes se acredita, questionar sobre suicídio não aumenta o risco[41].

O manejo do risco do suicídio deve ser personalizado, pensando nos fatores de risco de cada paciente e dos serviços e das estratégias disponíveis. O tratamento dos transtornos psiquiátricos subjacentes deve ser discutido visando garantir a melhor forma de adesão ao tratamento e técnicas de intervenção que sejam efetivas no controle da sintomatologia.

As evidências atuais apontam que intervenções que envolvam o ambiente familiar revelam melhores resultados do que aquelas apenas com o adolescente. Tanto a terapia cognitivo-comportamental quanto a terapia sistêmica se mostram efetivas na redução das tentativas de suicídio[42]. Além disso, há evidências mostrando um impacto positivo em programas de prevenção de suicídio em ambientes escolares em relação ao comportamento suicida[43]. Esses dados reforçam a necessidade de intervir no ambiente quando se trabalha com populações pediátricas.

Uma metanálise que estudou as intervenções terapêuticas para tentativas de suicídio e autolesão em adolescentes encontrou resposta com terapia dialética comportamental (DBT), cognitivo-comportamental (TCC) e de mentalização (MBT) para autolesão, mas com tamanho de efeito pequeno em relação às tentativas de suicídio[44].

Muitos profissionais enfatizam a prática do "contrato antissuicídio" diante do paciente com risco, porém a literatura aponta que isso é ineficiente e ineficaz[45]. Os estudos apontam para uma série de programas que podem auxiliar com estratégias para prevenir e gerenciar as crises. Um exemplo, o *Safety Planning Intervention* (SPI)[46], baseado na terapia cognitiva, utiliza a premissa de que os planos suicidas são geralmente autolimitados e consistem em um período de pensamentos e impulsos suicidas, seguidos por uma diminuição. O programa busca ajudar os pacientes a reconhecerem os sinais de uma crise iminente e buscar estratégias e recursos externos e internos para o enfrentamento, visando impedir uma nova tentativa. O SPI inclui SEIS etapas, que podem ser construídas, por exemplo, a partir de entrevistas narrativas que reavaliem uma crise recente:

- Sinais de alerta que precedem a crise – sinais de que o plano deverá ser usado. Adolescentes focam mais em gatilhos externos ou estados emocionais gerais (raiva, tristeza).
- Estratégias internas de enfrentamento – interesses que possam mudar o foco, como ouvir música, assistir a uma série, tocar um instrumento ou outro *hobby*.
- Busca de uma rede de apoio que possa ajudar na distração – amigos ou familiares. É importante estabelecer uma rede de pessoas com relações estáveis e não conflituosas, que possam entender o seu papel nesse momento da crise.
- Pessoas que possam buscar ajuda – adultos confiáveis e de quem o adolescente tenha um suporte afetivo.
- Profissionais de suporte.
- Garantir um ambiente seguro e sem acesso a meios letais – aqui o profissional deve, junto a um adulto responsável, auxiliar o paciente a limitar o acesso aos meios e sugerir outras estratégias – como a medicação.

Apesar da construção do plano, muitas vezes, no início da crise, o paciente pode ter dificuldade de colocá-lo em prática, o que exige uma revisão constante das etapas procurando os pontos fracos que possam falhar, repensando estratégias[47].

PLANEJAMENTO DE ALTA

O planejamento da alta de crianças e adolescentes deve ser individualizado, conforme o transtorno que motivou a internação, mas geralmente inclui alguns critérios, como:

- O paciente deve estar com os riscos, sinais e sintomas que o levaram à internação ausentes ou significativamente reduzidos.
- Deve garantir que a criança mantenha acompanhamento psiquiátrico ambulatorial após a alta hospitalar.
- O tratamento farmacológico deve estar bem estabelecido.
- A rede de apoio deve estar bem estabelecida, estruturada e coesa.
- O paciente deve ter um plano traçado para continuar o tratamento após a saída da internação.

Durante a internação, o paciente e seus familiares devem receber informações e orientações sobre o acompanhamento após a alta hospitalar, com reuniões e materiais explicativos, garantindo que a rede de apoio esteja esclarecida quanto aos sinais e sintomas do diagnóstico atribuído durante a internação. Além disso, devem estar cientes de sinais de alarme para ir ao serviço de emergência, como autolesão intencional, risco de suicídio com sinais de alarme, risco de heteroagressão, agitação psicomotora, dentre outros[48].

O prestador de cuidados em nível hospitalar poderá transmitir todas as informações e orientações pertinentes aos profissionais que acompanharão o paciente no pós-alta. É preciso que a nota de alta faça um registro completo da internação, incluindo procedimentos, exames complementares, medicações e resultados do tratamento proposto durante a internação. Ela constitui um documento valioso para o paciente e o médico que vai acompanhá-lo ambulatorialmente[48].

CONSIDERAÇÕES FINAIS

A internação de menores de idade ocorre com suas particularidades, como a avaliação de crianças e adolescentes diferindo da avaliação em adultos em diversos aspectos. A prevalência mundial estimada de psicopatologia nas crianças e adolescentes é considerável (média de 15%), sendo necessária uma atenção especial para essa população. Além disso, há pouca literatura sobre internação psiquiátrica na infância e adolescência quando comparado com a internação psiquiátrica do adulto, com necessidade de mais estudos.

As indicações para o tratamento hospitalar são depressão, risco de suicídio, distúrbios alimentares, distúrbios obsessivos, encoprese intratável, risco de auto e heteroagressão, psicoses e conversão histérica. O diagnóstico da criança e do adolescente é essencial para iniciar qualquer tratamento, o qual inclui um plano terapêutico bem estabelecido, encaminhamento após alta e reintegração no meio sociocultural, com atendimentos continuados. Uma boa abordagem terapêutica auxilia a evitar reinternações[3]. A equipe hospitalar deve ser interdisciplinar e coerente com o plano terapêutico, assim como a participação da família deve estar de acordo com as condutas abordadas. O familiar é peça-chave para colocar o plano terapêutico em prática, abordando a criança junto com os profissionais assistentes. Após a alta, deve-se sempre se recordar de estabelecer uma boa rede de apoio, correlacionando o tratamento da internação com o tratamento ambulatorial.

REFERÊNCIAS BIBLIOGRÁFICAS

1. Polanczyk GV, Salum GA, Sugaya LS, Caye A, Rohde LA. Annual research review: a meta-analysis of the worldwide prevalence of mental disorders in children and adolescents. J Child Psychol Psychiatry. 2015;56(3):345-65.
2. Shonkoff J, Levitt P, Fox N, Cameron J. Connecting the brain to the rest of the body: early childhood development and lifelong health are deeply intertwined. National Scientific Council on the Developing Child. 2020. [acesso em 20 de dezembro de 2020]. Disponível em: https://developingchild.harvard.edu/resources/connecting-the-brain-to-the-rest-of-the-body-early-childhood-development-and-lifelong-health-are-deeply-intertwined
3. Martin A, Volkmar FR, Lewis M. Lewis's child and adolescent psychiatry: a comprehensive textbook. Lippincott Williams & Wilkins; 2007.
4. Braga CP, d'Oliveira AFPL. The continuity of psychiatric hospitalization of children and adolescents within the Brazilian Psychiatric Reform scenario. Interface. 2015;19:33-44.
5. Schwarz J, Galbusera L, Bechdolf A, Birker T, Deister A, Duve A, et al. Changes in german mental health care by implementing a global treatment budget—a mixed-method process evaluation study. Front Psychiatry. 2020;11:426.
6. Rutter M. Child and adolescent psychiatry: past scientific achievements and challenges for the future. Eur Child Adolesc Psychiatry. 2010;19(9):689-703.
7. Kronström K, Tiiri E, Jokiranta-Olkoniemi E, Kaljonen A, Sourander A. Suicidality among child and adolescent psychiatric inpatients: time trend study comparing 2000 and 2011. Eur Child Adolesc Psychiatry. 2019;28(9):1223-30.
8. Brasil. Ministério da Saúde. Secretaria de Atenção à Saúde. Nota técnica n. 11/2019-CGMAD/DAPES/SAS/MS: esclarecimentos sobre as mudanças na Política Nacional de Saúde Mental e nas Diretrizes da Política Nacional sobre Drogas. 2019.
9. Madden A, Vajda J, Llamocca EN, Campo JV, Gorham TJ, Lin S, et al. Factors associated with psychiatric readmission of children and adolescents in the U.S.: a systematic review of the literature. Gen Hosp Psychiatry. 2020;65:33-42.
10. Kieling C, Baker-Henningham H, Belfer M, Conti G, Ertem I, Omigbodun O, et al. Child and adolescent mental health worldwide: evidence for action. Lancet. 2011;378(9801):1515-25.
11. American Psychiatric Association. Diagnostic and statistical manual of mental disorders (DSM-5). Arlington: American Psychiatric Association; 2013.
12. Krishna S, Shapiro D, Houston M. Position statement on psychiatric hospitalization of children and adolescents. APA Official Actions. 2016.
13. Kessler RC, Berglund P, Demler O, Jin R, Merikangas KR, Walters EE. Lifetime prevalence and age-of-onset distributions of DSM-IV disorders in the National Comorbidity Survey Replication. Arch Gen Psychiatry. 2005;62(6):593-602.
14. Hospitalização de adolescentes por transtornos mentais aumenta e preocupa pediatras. [internet]. SBP, 14 de outubro de 2019. [acesso em 20 de dezembro de 2020]. Disponível em: https://www.sbp.com.br/imprensa/detalhe/nid/hospitalizacao-de-adolescentes-por-transtornos-mentais-aumenta-e-preocupa-pediatras/
15. Souza MLP, Lima RC. Child psychiatric hospitalizations in the Brazilian public health system: an exploratory study. Trends Psychiatry Psychother. 2020;42:272-5.
16. Viana T. Internações infantis por transtornos mentais crescem 70% no Ceará. [internet]. Diário do Nordeste, 28 de outubro de 2019. [acesso em 20 de dezembro de 2020]. Disponível em: https://diariodonordeste.verdesmares.com.br/metro/internacoes-infantis-por-transtornos-mentais-crescem-70-no-ceara-1.2167645
17. Bardach NS, Coker TR, Zima BT, Murphy JM, Knapp P, Richardson LP, et al. Common and costly hospitalizations for pediatric mental health disorders. Pediatrics. 2014;133(4):602-9.

18. Salum GA, Leite LS, Santos SJ, Mazzini G, Baeza FLC, Spanemberg L, et al. Prevalence and trends of mental disorders requiring inpatient care in the city of Porto Alegre: a citywide study including all inpatient admissions due to mental disorders in the public system from 2013-2017. Trends Psychiatry Psychother. 2020;42:86-91.
19. Organização Mundial da Saúde. Integração da saúde mental nos cuidados de saúde primários: uma perspectiva global. [internet]. [acesso em 20 de dezembro de 2020]. Disponível em: https://www.who.int/eportuguese/publications/Integracao_saude_mental_cuidados_primarios.pdf?ua=1
20. Mares S, Woodgate S. The clinical assessment of infants, preschoolers and their families. In: Rey JM, editor. IACAPAP e-Textbook of Child and Adolescent Mental Health. 2017.
21. King RA. AACAP official action. Practice parameters for the psychiatric assessment of children and adolescents. J Am Acad Child Adolesc Psychiatry. 1995;34:1386-402.
22. Forlenza OV, Miguel EC. Clínica Psiquiátrica de Bolso. Barueri: Manole; 2014.
23. Cordioli AV, Gallois CB, Isolan L. Psicofármacos: consulta rápida. Porto Alegre: Artmed; 2015.
24. de Assis SG, Avanci JQ, Pesce RP, Ximenes LF. The situation of Brazilian children and adolescents with regard to mental health and violence. Cienc. Saude Coletiva. 2009;14:349-61.
25. Associação Brasileira de Psiquiatria. Diretrizes para um modelo de atenção integral em saúde mental no Brasil. Rio de Janeiro; 2014.
26. Brasil. Lei n. 8.069, de 13 de julho de 1990. Dispõe sobre o Estatuto da Criança e do Adolescente e dá outras providências. Brasília: Diário Oficial da União; 1990.
27. Ache AL, Moretti PF, Rocha GP, Recondo R, Pacheco MA, Spanemberg L. Psychopathology and impairment of quality of life in offspring of psychiatric inpatients in southern Brazil: a preliminary study. Child Adolesc Psychiatry Ment Health. 2018;12:45.
28. Quevedo J, Carvalho AF, organizadores. Emergências psiquiátricas. Porto Alegre: Artmed; 2014.
29. Estelmhsts P, Brusamarello T, Borille D, Maftum MA. Emergências em saúde mental: prática da equipe de enfermagem durante o período de internação. Rev Enferm. UERJ. 2008;16(3):399-403.
30. Silva CHD. Crise na saúde mental: visão da equipe multiprofissional. Lajeado. Monografia [Graduação em Enfermagem] ¬– Centro Universitário Univates; 2014.
31. Steckley L. Therapeutic containment and physical restraint in residential child care. [internet]. Goodenoughcaring, 12 de dezembro de 2009. [acesso em 20 de dezembro de 2020]. Disponível em: https://goodenoughcaring.com/the-journal/therapeutic-containment-and-physical-restraint-in-residential-child-care/
32. Paes MR, Borba LO, Brusamarello T, Guimarães NA, Maftum MA. Contenção física em hospital psiquiátrico e a prática da enfermagem. Rev Enferm. UERJ. 2009; 17(4):479-84.
33. Dwyer JB, Bloch MH. Antidepressants for Pediatric Patients. Curr Psychiatr. 2019;18(9):26-42F.
34. Rey JM, Omigbodun O. O. International dissemination of evidence-based practice, open access and the IACAPAP textbook of child and adolescent mental health. Child Adolesc Psychiatry Ment Health. 2015;9:51.
35. Yatham LN, Kennedy SH, Parikh SV, Schaffer A, Bond DJ, Frey BN. Canadian Network for Mood and Anxiety Treatments (CANMAT) and International Society for Bipolar Disorders (ISBD) 2018 guidelines for the management of patients with bipolar disorder. Bipolar Disord. 2018;20(2):97-170.
36. McClellan J, Stock S. Practice parameter for the assessment and treatment of children and adolescents with schizophrenia. J Am Acad Child Adolesc Psychiatry. 2013;52(9):976-90.
37. Samudra K. Pediatric Bipolar Disorder. 2018. [acesso em 20 de dezembro de 2020]. Disponível em: https://physicians.utah.edu/echo/pdfs/2018.06.14-pediatric-bipolar-disorder.pdf
38. Kennenbeck S, Bonin L. Suicidal behavior in children and adolescents: Epidemiology and risk factors. Waltham: UpToDate; 2020.
39. Nock M, Green JG, Hwang I, McLaughlin K, Sampson N, Zaslavsky AM, et al. Prevalence, correlates, and treatment of lifetime suicidal behavior among adolescents: results from the National Comorbidity Survey Replication Adolescent Supplement. JAMA Psychiatry. 2013;70(3):300-10.

40. Borges G, Angst J, Nock MK, Ruscio AM, Kessler RC. Risk factors for the incidence and persistence of suicide-related outcomes: a 10-year follow-up study using the National Comorbidity Surveys. J Affect Disord. 2008;105(1-3):25-33.
41. Gould MS, Marrocco FA, Kleinman M, Thomas JG, Mostkoff K, Cote J, et al. Evaluating iatrogenic risk of youth suicide screening programs: a randomized controlled trial. JAMA. 2005;293(13):1635-43.
42. Esposito-Smythers C, Weismoore J, Zimmermann RP, Spirito A. Suicidal behaviors among children and adolescents. In: Nock MK, editor. Oxford library of psychology. The Oxford handbook of suicide and self-injury. Oxford University Press; 2014. p. 61-81.
43. Robinson J, Calear AL, Bailey E. Suicide prevention in educational settings: a review. Australas Psychiatry. 2018;26(2):132-40.
44. Ougrin D, Tranah T, Stahl D, Moran P, Asarnow JR. therapeutic interventions for suicide attempts and self-harm in adolescents: systematic review and meta-analysis. J Am Acad Child Adolesc Psychiatry. 2015;54(2):97-107.e2.
45. Rudd MD, Mandrusiak M, Joiner Jr. TE. The case against no-suicide contracts: the commitment to treatment statement as a practice alternative. J Clin Psychol. 2006;62(2):243-51.
46. Stanley B, Brown G, Brent D, Wells K, Poling K, Curry J, et al. Cognitive-Behavioral Therapy for Suicide Prevention (CBT-SP): treatment model, feasibility, and acceptability. J Am Acad Child Adolesc Psychiatry. 2009;48(10):1005-13.
47. Pettit JW, Buitron V, Green KL. Assessment and management of suicide risk in children and adolescents. Cogn Behav Pract. 2018;25(4):460-72.
48. School of Medicine Psychiatry. Child & adolescent psychiatry. [internet]. [acesso em 20 de dezembro de 2020]. Disponível em: med.unc.edu/psych/patient-care/child-adolescent/

11
Avaliação e abordagem ao risco de suicídio

Lucas Spanemberg
Marcella Frazzon Fruet
Jesus Rafael Galindo Villalobos
Neury Botega

DESTAQUES

- É necessário individualizar o tratamento de cada paciente e articular a melhor estratégia a partir de evidências científicas.
- A estratificação do risco de suicídio e o conhecimento sobre quando e como indicar a internação psiquiátrica são fundamentais.
- Rastrear e identificar os sinais de alarme em pacientes com potencial risco de suicídio.
- Revisar o manejo farmacológico e a abordagem psicoterápica do paciente internado.
- Assegurar um ambiente hospitalar seguro e com risco mínimo para o paciente.
- Identificar critérios de alta e planejar continuidade do tratamento psiquiátrico após a internação.
- Estar preparado para agir quando um paciente comete o suicídio no ambiente hospitalar.

PONTOS IMPORTANTES

- Segundo a Organização Mundial da Saúde (OMS), cerca de 800 mil pessoas morrem ao ano por suicídio no mundo, contabilizando uma morte a cada 40 segundos.

(continua)

(continuação)

- O suicídio é a segunda principal causa de morte entre os jovens de 15 a 29 anos no mundo.
- O comportamento suicida é um fenômeno complexo, que envolve diversos fatores, sendo eles: pessoais, sociais, psicológicos, culturais, biológicos e ambientais.
- Falar sobre o suicídio, abertamente e com responsabilidade, é um fator de prevenção fundamental.
- Tentativas de suicídio prévias e presença de transtorno mental são os fatores de risco mais importantes para o suicídio.
- A internação psiquiátrica é imperativa em casos de ideação suicida, com planejamento e acesso aos meios.

INTRODUÇÃO

O comportamento suicida é resultado de complexas relações entre fatores multidimensionais, envolvendo aspectos biológicos, sociológicos, epidemiológicos, fisiológicos, psicológicos e culturais, tanto intrapsíquicos quanto interpessoais[1]. O suicídio é na maioria das vezes um evento final de uma trajetória de intenso sofrimento, de grande hetorogeneidade, mas precedido de situações de estresse, crises e ambivalência. A internação psiquiátrica é o local preferencial de tratamento para muitos casos de risco de suicídio; é o *setting* que pode proporcionar maior segurança, apoio, intervenções terapêuticas e ajuda qualificada, modificando a trajetória de muitos indivíduos. É também, e paradoxalmente a isso, um dos locais de maior chance de alguém cometer suicídio. Por ser o local que concentra a maior densidade de pacientes com risco de suicídio grave, é inerentemente o ambiente em que algumas pessoas vão atentar contra si. É um local de assistência mais intensiva, análoga a uma unidade de terapia intensiva (UTI) destinada a outras condições médicas e, por isso mesmo, um local de passagem, destinado a objetivos específicos e tempo de permanência limitado ao risco. Apesar de ser um momento de exceção e de trazer muito sofrimento para familiares, a internação de um paciente com risco de suicídio pode ser um "divisor de águas", que pode "fazer do limão uma limonada". Ao mesmo tempo que o risco de suicídio se configura em uma das situações mais dramáticas da Psiquiatria, pacientes assistidos por esse motivo podem se sentir mais satisfeitos com o tratamento que os atendidos por motivos diferentes[2]. Este capítulo revisará as principais questões relacionadas a avaliação, manejo e situações de risco para comportamento suicida em pacientes internados.

EPIDEMIOLOGIA

O suicídio é considerado um grave problema de saúde pública global[3]. A OMS estima mais de 800 mil mortes ao ano por suicídio em todo o mundo, com uma morte a cada 40 segundos (taxa de 10,6 por 100 mil habitantes, sendo 13,5 para homens e 7,7 para mulheres)[4]. Apesar de a taxa de suicídio ser levemente superior nos países desenvolvidos, 79% dos casos ocorrem em países subdesenvolvidos ou em desenvolvimento[5]. Estima-se também que para cada morte haja cerca de 20 tentativas de suicídio[4,6]. Suicídio é a segunda causa de mortes entre jovens de 15 a 29 anos, responsável por 50% de todas as mortes violentas em homens e 71% em mulheres. A taxa de mortalidade por suicídio foi incluída como indicador nos Objetivos de Desenvolvimento Sustentável das Nações Unidas (ODS) pela OMS, que visa, até 2030, reduzir em um terço a mortalidade prematura por doenças não transmissíveis via prevenção e tratamento e promover a saúde mental e o bem-estar[5].

Apesar de as taxas globais de suicídio apresentarem uma queda de 9,6% entre os anos 2000 e 2016, houve um aumento de 6% nos casos nas Américas no mesmo período[5]. Nos Estados Unidos, a taxa padronizada pela idade aumentou 35% entre 1999 e 2018 (atualmente de 14,2 por 100 mil)[7]. No Brasil, entre os anos de 2011 e 2015 foram registrados 55.649 óbitos por suicídio, com uma taxa de 5,7/100 mil habitantes em 2015 (9,1 para homens e 2,5 para mulheres), um crescimento de 0,4/100 mil habitantes (0,7 em homens e 0,2 em mulheres)[8]. Os estados que apresentam maiores taxas são Rio Grande do Sul (10,3/100 mil), Santa Catarina (8,8/100 mil) e Mato Grosso do Sul (8,5/100 mil). As maiores taxas são registradas na faixa etária maior que 70 anos, principalmente em homens. Em mulheres, as maiores taxas estão na faixa entre 50 e 59 anos. As taxas também são maiores em pessoas com menor escolaridade (0-3 anos de estudo, com 6,8/100 mil), entre solteiros/viúvos/divorciados e na população indígena. Nos indígenas, as taxas são particularmente altas (15,2/100 mil), sendo que 48,8% dos óbitos são de adolescentes, valor oito vezes maior que o observado entre brancos e negros (5,7%). Quanto ao método, o enforcamento é o meio mais utilizado no Brasil (61,9%), seguido de intoxicação exógena (17,7%) e arma de fogo (8,7%).

O ambiente hospitalar é um local particularmente sensível para óbitos por suicídio. Estudos apontam que de 11% a 14% do total de suicídios ocorrem em ambiente hospitalar[9,10], sendo o evento sentinela mais comum revisado pela agência acreditadora The Joint Commision, nos Estados Unidos[11]. De 50% a 74% dos suicídios em hospitais ocorrem em enfermarias ou ambientes de tratamento psiquiátrico[12,13]. As taxas de suicídio em pacientes psiquiátricos internados são substancialmente maiores do que na população em geral, com taxas que variam de 81 a 860 óbitos por 100 mil pacientes/ano[14-16], com uma tendência de crescimento nos estudos mais recentes[14]. Quanto ao método, enforcamento (43% a 92%)[12,13,17,18], seguido por pular de altura (6,5% a 30%)[12,13], são os métodos mais utilizados – alguns estudos relatam uma taxa substancial de autolesões por corte[17]. Quando o suicídio acontece em enfermarias não psiquiátricas, o método mais utilizado é pular de altura[13,19], possivelmente pelo acesso mais fácil (em enfermarias psiquiátricas, frequentemente existem barreiras como grades ou janelas lacradas). Quanto ao diagnóstico, esquizofrenia e transtornos de humor são os mais prevalentes[10,13,16,18], disputando a maior prevalência, dependendo do estudo. Enquanto em algumas amostras o local de maior frequência de suicídios dentro do hospital é o banheiro do quarto dentro da enfermaria[12,17,18], em outras amostras o local mais frequente é fora da enfermaria, durante saídas autorizadas ou fugas hospitalares[10]. Além disso, história recente de autolesão ou tentativa de suicídio, presença de sintomas de culpa/inutilidade e desesperança, sexo masculino e um diagnóstico prévio de algum transtorno psiquiátrico são fatores de risco bem estabelecidos para suicídio em pacientes internados[16,20,21].

Uma das estatísticas mais impressionantes, contudo, refere-se ao número de suicídios ocorridos pós-internação. Diversos estudos têm encontrado taxas elevadas, que são maiores na primeira semana (2.950 por 100 mil pacientes/ano[22]), e progressivamente diminuem quanto maior o tempo pós-alta, mas ainda com números elevados durante o seguimento (1.810 a 2.060 por 100 mil pacientes/ano nos primeiros 30 dias[22,23]; 1.108 a 1.132 em 3 meses[15,24]; 282 a 494 em 1 a 5 anos[20,24]; 366 em 5 a 10 anos[24]; e 277 para seguimentos de mais de 10 anos[24]), números que são mais de 100 vezes maiores do que as taxas médias de suicídio na população. É um fenômeno universal e, apesar de mapeado, ainda pouco abordado em diversos sistemas de saúde, como o do Brasil.

Os números aqui apresentados são provenientes de agregados heterogêneos e podem variar de acordo com diversos fatores, como o contexto local e global, o local (país, região ou instituição) e as características do paciente (como patologia de base, questões pessoais e estressores envolvidos). Contudo, conhecê-los é de fundamental importância para mapear as necessidades da abordagem de uma condição complexa, desafiadora e bastante prevalente em ambientes de internação.

CONCEITOS E DEFINIÇÕES

O suicídio pode ser definido como um comportamento autoagressivo que resultou em fatalidade e foi associado a alguma intenção de morrer[25,26]. Trata-se de um fenômeno transcultural e presente em toda a história da humanidade. Por ser um evento complexo, deve ser considerado como desfecho de uma série de fatores que se acumulam na história do indivíduo. Assim, o amplo espectro de comportamentos, sentimentos e pensamentos que envolvem o comportamento suicida precisa ser entendido numa perspectiva dimensional, com variações e oscilações de gravidade, nem sempre fáceis de discriminar e avaliar. Existem muitos termos para definir estados no *continuum* de gravidade do comportamento suicida. A seguir estão algumas definições e características:

- **Automutilação deliberada:** qualquer tipo de comportamento autolesivo, incluindo tentativas de suicídio e autolesão não suicida. Existe uma alta comorbidade entre tentativas de suicídio e autolesão não suicida, sendo que a autolesão não suicida é um forte indicador de eventual tentativa de suicídio em alguns grupos de pacientes[26,27]. Nem todos os eventos classificados como tentativa de suicídio são necessariamente motivados por um verdadeiro desejo de morrer. Alguns atos são motivados pelo desejo de atrair a atenção, de escapar e de comunicar hostilidade. Contudo, quando um ato é apenas de automutilação deliberada, o fenômeno pode ser posterioremente discriminado de uma tentativa de suicídio.
- **Autolesão não suicida:** comportamentos autolesivos sem qualquer intenção de morrer. No DSM-5, é descrita na "Seção para Estudos Posteriores" uma definição de autolesão não suicida mais específica, relacionada a um comportamento repetitivo (cinco ou mais dias no último ano), caracterizada por dano intencional autoinfligido à superfície do próprio corpo, provavelmente induzindo sangramento, contusão ou dor (exemplos: cortar, queimar, fincar, bater, esfregar excessivamente), com a expectativa de que a lesão levará somente a um dano físico menor ou moderado (não há intenção suicida)[28]. O comportamento está relacionado a dificuldades interpessoais e é associado, nesses indivíduos, a sentimento positivo. Inicia-se geralmente no início da adolescência, e as taxas de internação hospitalar por esse comportamento atingem um pico entre 20 e 29 anos, mais prevalente no sexo feminino. Sua prevalência tem aumentado significativamente nos últimos anos, particularmente em meninas de 16 a 24 anos[29].
- **Atos preparatórios para comportamentos suicidas iminentes:** essa definição inclui comportamentos e atitudes relacionados à iminência da morte, como escrever um testamento às pressas, escrever uma carta suicida, fazer um seguro de vida, doar bens ou patrimônio e outros comportamentos associados. Também envolvem ações relacionadas ao método, como comprar uma arma, acumular grande quantidade de medicações ou pesquisar sobre meios de tirar a vida. Essas atitudes nem sempre antecedem um ato suicida,

uma vez que muitas tentativas são impulsivas, mas se associam a maior intencionalidade e maior cronicidade.

- **Pensamentos de desejo de morte:** também definida como ideação suicida passiva por alguns autores, refere-se a pensamentos relacionados ao desejo de morrer, sem intenção ativa. São altamente prevalentes ao longo da vida na população em geral, sendo estimada uma prevalência de 12 meses de 5,8% a 7,2% e, ao longo da vida, de 10,6% a 20,2% em recentes metanálises internacionais[30,31].
- **Ideação suicida:** pensamentos de servir como agente de sua própria morte[25]. Pode variar em gravidade, dependendo da especificidade de planos de suicídio e do grau de intencionalidade suicida. É altamente prevalente na população em geral. Um estudo brasileiro encontrou 5,3% de prevalência em 12 meses e 17,1% de prevalência ao longo da vida[32], com taxas internacionais de 3,6% e 9,8%, respectivamente[30].
- **Plano suicida**: qualquer ideia ao planejamento sobre como realizar o suicídio, incluindo método, local e circunstâncias. Sua prevalência foi estimada em 1,9% em 12 meses e 4,8% ao longo da vida em estudo brasileiro[32], sendo semelhante a taxas internacionais (1,6% e 9%, respectivamente[30]).
- **Tentativa de suicídio:** comportamento autolesivo com consequências não fatais, acompanhado de evidências (explícitas ou implícitas) de que a pessoa pretendia morrer[25]. Tem consequências funcionais mais graves do que a autolesão não suicida[26]. Sua prevalência varia de 0,57% em 12 meses a 2,8% ao longo da vida[30], com estudo brasileiro encontrando taxas de 0,4% e 2,8%, respectivamente[32]. Estudos indicam que, entre os indivíduos que fazem uma tentativa de suicídio, cerca de 1,6% morre por suicídio nos próximos doze meses e 3,9% nos próximos cinco anos[33].
- **Suicídio:** ato fatal de autolesão com alguma evidência de intenção de morrer[26]; morte autoprovocada, com evidências (explícitas ou implícitas) de que a pessoa pretendia morrer[25].

A ideação suicida envolve pensamentos, sentimentos, preocupações e ruminações com a morte. Esta pode ser alcançada com planejamento (inclui a escolha do método, planos para ter acesso aos meios, a data marcada, além da elaboração de cartas de despedida e doação de pertences) ou produto de uma crise ou colapso, sem planejamento.

O comportamento suicida é o conjunto de atitudes que incluem todos os conceitos citados anteriormente. Até o momento, não há indicadores confiáveis de alto valor preditivo para risco de suicídio, sendo a que variável mais indicativa é a presença de uma tentativa prévia. Contudo, como visto, não é possível categorizar com precisão subgrupos de risco, então o conhecimento sobre os fatores de risco relacionados, o contexto e uma avaliação psiquiátrica focada completa são imprescindíveis.

FATORES RELACIONADOS E FATORES DE RISCO

Apesar dos muitos estudos, não existe uma categorização confiável distinguindo pacientes de acordo com o risco de suicídio[21]. A heterogeneidade das amostras, *settings* e metodologias e a complexidade do fenômeno tornam a avaliação de risco um desafio. O assunto é um tabu em diversas culturas e, assim, suscetível a diversos mitos e considerável desinformação. Soma-se a isso a possibilidade de omissão intensional da ideação suicida por muitos pacientes, juntamente aqueles mais intensionados e com maior gravidade. Um estudo de 76 prontuários de pacientes que cometeram suicídio revelou que 78% deles negaram ideação suicida no seu último contato com um profissional de saúde[34]. Além disso, grande parte dos estudos na área é de baixa qualidade, principalmente em países em desenvolvimento[35], além de existir uma alta taxa de subnotificações[36]. Assim, além de conhecer os fatores de risco do próprio paciente, é necessário um entendimento aprofundado dos fatores de risco ambientais que facilitam as tentativas de suicídio nas unidades de internação psiquiátricas. Diversos estudos analisaram os fatores associados e relacionados com suicídio de pacientes que foram hospitalizados[11,17,37]. O Quadro 1 traz um compilado desses fatores.

Quadro 1 Fatores relacionados ao suicídio em pacientes internados

Fatores que condicionam o ambiente: • Falta de proteção e reforço nas janelas para evitar saltos de altura. • Torneiras de banheiro, portas e outros pontos de ancoragem que permitam enforcamentos.
Observação incompleta ou pouco frequente do paciente.
Avaliação inadequada do paciente, como avaliação incompleta do risco de suicídio na admissão.
Reavaliação periódica incompleta do paciente, principalmente antes das saídas terapêuticas.
Exame incompleto do paciente e seus pertences (por exemplo, falha na identificação de contrabando).
Falta de funcionários capacitados (treinamento e credenciamento insuficiente).
Comunicação inadequada entre os membros da equipe e os familiares do paciente.
Planejamento inadequado. Pacientes designados para unidades ou locais inadequados.
Equipe não treinada ou sem experiência com pacientes suicidas.

A qualidade da relação entre paciente e equipe pode ser um fator associado ao suicídio. A chamada "alienação maligna", caracterizada pela rejeição ou atitudes negativas da equipe assistente com determinados pacientes, pode ter uma relação com comportamento suicida, particularmente em pacientes com transtornos de personalidade[37]. Por outro lado, a supervisão da equipe parece ser um fator de proteção para o suicídio, principalmente em momentos de equipe reduzida, como períodos noturnos, trocas de turno e áreas de menor supervisão, como banheiros e quartos individuais. Da mesma forma, conflitos familiares e isolamento/restrição social aumentam o risco de suicído[27], enquanto a obrigatoriedade de um familiar acompanhar o paciente, particularmente em enfermarias "abertas", podem ser um fator de proteção[18].

Existem estudos mostrando que a maioria dos pacientes que consumaram suicídio não realizou avaliação de risco formal[18], sendo esta fundamental para todo o paciente psiquiátrico. As instituições de acreditação hospitalar vêm cobrando de maneira sistemática protocolos explícitos para avaliação e manejo do risco de suicídio em todas as instituições. O suicídio dentro do hospital compreende um evento sentinela grave, sendo sempre uma ocorrência indesejada, cujas causas e circunstâncias devem ser sempre analisadas, a fim de aperfeiçoar os processos de cuidado com o paciente.

No Brasil, desde 2014, os casos de violência autoprovocada ou tentativa de suicídio são agravos de notificação compulsória imediata e devem ser registrados em até 24 horas no Sistema de Informação de Agravos de Notificação (SIVAN)[38]. Em 2019, a Lei n. 13.819 instituiu a Política Nacional de Prevenção da Automutilação e do Suicídio, com ampliação do escopo de ações do Estado, incluindo a ampliação dos serviços que devem compulsoriamente notificar casos de violência autoprovocada (incluindo o suicídio e o amplo espectro de manifestações de autolesões não suicidas)[39].

DIAGNÓSTICO E AVALIAÇÃO

O comportamento suicida é complexo, e sua avaliação deve ser individualizada, sendo fundamental a realização de entrevista psiquiátrica abrangente, além do exame completo do estado mental. A entrevista com o paciente deve ocorrer em ambiente tranquilo, e a escuta do examinador deve ser compassiva, validando o sofrimento do indivíduo. Coletar informações sobre os antecedentes psiquiátricos, história médica, psicossocial e familiar do paciente são fundamentais. Informações sobre psicopatologia prévia, eventos estressores, história pessoal e familiar de autolesão, comportamento suicida e uso de substâncias são fundamentais para uma avaliação acurada[40]. O uso de escalas de rastreamento e estratificação de risco, embora seja recomendada, não substitui a avaliação clínica[33]. Quando utilizadas, elas são adjuvantes e devem sempre ser secundárias. O Quadro 2 apresenta o protocolo de estratificação de risco utilizado pelo Hospital São Lucas da PUCRS para triagem de casos[41]. Nessa avaliação é utilizado o módulo de avaliação de risco de suicídio do Mini International Neuropsychiatric Interview[42] (M.I.N.I. 5.0.0 – Módulo A), com-

Quadro 2 Protocolo de triagem e estratificação de risco de suicídio do Hospital São Lucas da PUCRS

A – Módulo risco de suicídio (*Mini-International Neuropsychiatric Interview* 5.0.0) – entrevista com o paciente		
Paciente não quer ou está sem condições de responder = passar para o Módulo B		
Pergunta	Pontos	Soma
Durante o último mês:		
Pensou que seria melhor estar morto/a ou desejou	[0] Não [1] Sim	
estar morto/a?	[0] Não [2] Sim	
Quis fazer mal a si mesmo (a)?	[0] Não [6] Sim	
Pensou em suicídio?	[0] Não [10] Sim	
Pensou numa maneira de se suicidar?	[0] Não [10] Sim	
Tentou o suicídio?	[0] Não [4] Sim	
Ao longo da sua vida:		
Já fez alguma tentativa de suicídio?		
Resultado do módulo A	[ ] < 10 pontos = aplicar módulo B [ ] ≥ 10 pontos = estratificar risco (final do instrumento)	
B – Módulo complementar – profissional e informante		
Assinale se presente [10] Relato de informante sobre plano suicida ou tentativa atual/recente [10] Suspeita do profissional que conduziu a avaliação sobre autolesão ou autointoxicação intencional e potencialmente grave e/ou conduta autodestrutiva potencialmente grave [10] Presença de transtorno psiquiátrico atual com sintomas graves (depressão com sintomas psicóticos, mania bipolar, transtornos psicóticos ativos com delírios paranoides/persecutórios, *delirium* hipercinético com agitação psicomotora)		
Resultado do módulo B	Alguma questão positiva = 10 pontos	
Estratificação final de risco: (módulos A + B)	[ ] Zero = muito baixo [ ] 1–5 pontos = baixo [ ] 6–9 pontos = moderado [ ] ≥ 10 pontos = alto	

Nota: esse protocolo pode ser aplicado por qualquer profissional da equipe de saúde da instituição. Pacientes com risco baixo e moderado (sem riscos associados) podem ser avaliados eletivamente pela consultoria de Psicologia; aqueles com risco moderado (riscos associados de auto/heteroagressão ou presença de angústia/sofrimento clínico evidente) ou alto devem ser imediatamente avaliados pela consultoria psiquiátrica.

plementado por três questões relacionadas à percepção de risco, avaliadas por acompanhantes e equipe assistencial (Módulo B). Ao final, quatro categorias de estratificação de risco são consideradas: risco muito baixo (zero), risco baixo (1 a 5 pontos), risco moderado (6 a 9 pontos) e risco alto (≥ 10 pontos). Esse protocolo deve ser realizado em todos os pacientes admitidos na unidade de internação psiquiátrica, bem como todos os atendidos pela consultoria psiquiátrica de urgência e todos os pacientes das demais unidades hospitalares com história de transtorno psiquiátrico ou com alguma suspeita de risco de suicídio.

Uma vez estratificado o risco inicial, as avaliações e intervenções posteriores devem levar em conta a gravidade e as características de cada caso. De modo geral, pacientes sem risco ou com risco baixo recebem o tratamento como o usual da unidade de assistência onde estiverem. Pacientes com risco moderado precisarão de uma avaliação adicional da equipe de Psicologia médica ou da equipe de Psiquiatria. Pacientes com risco alto precisarão de uma avaliação de urgência da consultoria psiquiátrica, além de serem submetidos a um protocolo de cuidados que envolve uma série de procedimentos. O Quadro 3 sumariza as medidas de cuidado para pacientes de risco alto em enfermarias clínicas e psiquiátricas.

Uma avaliação completa deve incluir ainda o exame do estado mental, particularmente mapeando a presença de humor deprimido, desesperança, desespero, colapso existencial, sintomas psicóticos, impulsividade, raiva, instabilidade de humor, ansiedade/inquietação, insônia, dor/incapacitação, vergonha/humilhação e rigidez cognitiva[40]. A escuta atenta, acolhedora, interessada e cuidadosa deve ser empática, entendendo a dor do paciente e valorizando sua experiência. Devem-se evitar desafiadores, confrontações hostis, opiniões pessoais que simplifiquem os motivos ou interpretações pejorativas ou julgadoras sobre o paciente e sua possível ideação. Existem recomendações específicas para diferentes grupos, como depressivos, agressivos e psicóticos[43], mas todas incluem uma abordagem respeitosa e suportiva.

A avaliação deve ainda discriminar se o paciente tem ideias de morte, pensamentos suicidas passivos ou pensamentos ativos de suicídio. Enquanto ideias de morte incluem rejeição ao suicídio e uma atitude passiva quanto à morte ("gostaria de estar morto, mas não tiraria a própria vida"), pensamentos suicidas referem-se a algum grau de participação do indivíduo em relação à própria morte[40]. Eles devem ser avaliados quanto à sua persistência, frequência, intensidade, controlabilidade e sensação de alívio ou perturbação. Quanto maior é o grau de intencionalidade, mais grave é o caso. A presença de um plano suicida, seu detalhamento e atos preparatórios e possibilidade ou não de ser impedido também

Quadro 3 Medidas de cuidado para pacientes com risco alto de suicídio

Equipe de enfermagem
Risco moderado a alto: • Monitorar os efeitos dos medicamentos, envolver o paciente em seu tratamento quando possível e ajudá-lo a manter uma rede de apoio próxima. • Colocar o paciente em leito próximo ao posto de enfermagem. • Discutir o caso nas trocas de equipe. • Evitar isolamento. • Supervisionar as idas ao banheiro. • Retirar do alcance objetos que possam trazer risco e aferir sinais vitais em intervalos mais curtos. • Discutir o caso juntamente com toda a equipe assistencial.
Serviço social
Risco moderado a alto: • Localizar a família quando o paciente não dispuser de referência familiar e/ou cadastro de telefone e endereço em prontuário. • Atender familiar com vistas ao reconhecimento da realidade sociofamiliar. • Se o paciente faz acompanhamento em serviço de Psiquiatria, fazer contato e solicitar relatório e informações clínicas relevantes. • Articular serviço de acompanhamento pós-alta para os pacientes com risco moderado/alto. • Orientação quanto aos mais diversos direitos sociais, como direitos previdenciários, licenças, seguros, trabalhistas, entre outros direitos. • Registrar as condutas em prontuário.
Equipe médica
Risco moderado: • Registrar risco no prontuário. • Solicitar consultoria da Psiquiatria e do Serviço Social. • Discutir o caso com o enfermeiro responsável, sugerir colocar o paciente em local seguro (leito longe de janelas, que devem ser lacradas) e de fácil observação pela equipe de Enfermagem. • Orientar a retirada de objetos perigosos (esfingnomanômetos, perfurocortantes, cintos, medicamentos, faixas etc.). • Supervisionar sempre o acesso ao banheiro e discutir com a equipe a autorização de acompanhante em período integral.
Risco alto: • Além das ações de "risco moderado", se turvação da consciência e/ou agitação psicomotora: considerar sedação, tratamento adequado e contenção mecânica no leito. • Acompanhamento longitudinal do paciente. • Comunicar risco a família ou responsáveis. • Discutir o caso com equipe assistencial. • Prescrever acompanhante em tempo integral. • Considerar transferência para unidade psiquiátrica, em combinação com consultoria psiquiátrica em equipe de internação.

são indicadores de gravidade. A escolha do método (baixa *versus* alta letalidade), sua disponibilidade e o conhecimento sobre ele também devem ser avaliados.

Questionar de forma aberta e clara, priorizando o uso da linguagem informal, sobre a presença de pensamentos de morte e ideias suicidas, é imprescindível. Deve-se perguntar sobre a facilidade de acesso a meios letais, como, armas de fogo, pesticidas, venenos e medicações. Atentar-se à presença de situações singulares, que podem indicar presença de alto risco de suicídio, como paciente com quadro psiquiátrico instável (por exemplo, *delirium*, abuso/abstinência de substâncias, transtornos de personalidade, estados mistos do transtorno bipolar e depressão ansiosa), ocultação das ideias suicidas (por exemplo, paciente com relutância em responder aos questionamentos, quadro psicótico, incapacidade de estabelecer contato empático, distanciamento emocional ou raiva e respostas do tipo "não sei", "sei lá"), calma repentina em meio à crise e período de início de recuperação da depressão. A avaliação minuciosa do caso e do julgamento clínico deve ser capaz de estratificar o risco de suicídio em:

- Risco baixo: paciente sem histórico de tentativa, apresentando ideação suicida sem planejamento. Pode relatar pensamentos de morte e mesmo suicídio, porém relata serem ideias passageiras e que geram desconforto, sendo o suicídio visto como "absurdo" ou impossível. Paciente possui boa adesão ao tratamento e boa rede de apoio familiar.
- Risco moderado: pacientes com ideias persistentes de suicídio, mas sem um plano estruturado, com bom suporte e apoio social, sem o uso de substâncias e sem história de comportamento impulsivo.
- Risco alto: pacientes com plano definido de suicídio, que têm meios para fazê-lo, com alta intencionalidade (desejo expresso, medidas de preparo – como carta de despedida), história de tentativa prévia (principalmente se esta teve alto potencial letal), que apresentam desespero, angústia, tormento psíquico inconsolável, desesperança, sem ver saída para seu problema, com quadro depressivo grave ou sob a influência de delírios ou alucinações.

MEDIDAS INICIAIS NA ADMISSÃO

Ao realizar a admissão do paciente com risco de suicídio na unidade de internação psiquiátrica, são necessários alguns cuidados. Uma entrevista inicial com o paciente deve ser realizada em um lugar seguro, preferencialmente dentro da unidade de saúde. É muito importante coletar uma história psiquiátrica completa; um exame minucioso do estado mental do paciente; e uma indagação sobre sintomas predominantes, situando a equipe médica em relação ao quadro que o paciente apresenta e os possíveis fatores de risco associados. Na avaliação, podem-se utilizar escalas de triagem, como o módulo do M.I.N.I[42] ou o item 9 do *Patient Health Questionnaire* para depressão (PHQ-9)[44,45]. Após a avaliação inicial, deve-se lembrar que o paciente pode estar em posse de objetos que possam gerar lesões futuramente. Aconselha-se à equipe que faz a admissão que remova esses elementos para garantir a segurança do paciente e dos demais internados na mesma unidade. Dessa forma, sugere-se que o indivíduo com risco de suicídio seja tratado em uma ala de acesso restrito onde as janelas e os espelhos sejam resistentes a trauma, sem pontos de ancoragem, e o quarto, localizado próximo da estação de enfermagem para otimizar a observação pelos funcionários. A equipe assistente deve avaliar a necessidade ou não dos elementos do plano inicial de tratamento citados a seguir:

- Estabelecer medidas restritivas (avaliar agitação, internação involuntária, risco de heteroautoagressão).
- Escolha inicial do tratamento farmacológico (com base nos sintomas do paciente e nas patologias subjacentes).
- Estabelecer normas da internação (determinar visitas, ligações, reuniões).
- Estabelecer outras medidas de tratamento (incluindo psicoterapia, terapia de grupo, ambientoterapia).
- Informar e orientar a familiares a respeito das medidas iniciais (determinar visitas, ligações, objetos necessários, roupas).
- Estabelecer metas para o momento de alta (previsão do tempo de internação, metas de remissão de sintomas, condições de alta).
- Reunir família e rede de suporte para a construção conjunta do plano de tratamento (incluir sempre o paciente e sua rede de apoio no plano terapêutico).

Uma vez que a enfermaria psiquiátrica assuma como tarefa monitorar e cuidar de pacientes com risco de suicídio, uma série de medidas precisa ser adotada. O Quadro 4 traz um compilado de cuidados essenciais para minimizar o risco de suicídio em unidades de internação psiquiátrica[11,12,17,19,46,47].

Apesar da observância de todas essas medidas, não há como evitar 100% dos suicídios. O "desfecho duro" (*hard endpoint*) fatal em Psiquiatria geralmente envolve casos de suicídio, e dificilmente um psiquiatra que lida com casos graves não terá contato com algum caso que termine em suicídio. Por outro lado, mesmo os serviços especializados nem sempre estão de acordo com as necessidades dos pacientes. Muitas vezes estes se sentem mal-entendidos, estigmatizados, alienados de seus tratamentos ou malvistos pelas equipes de saúde mental[48]. Nesse sentido, o cuidado personalizado, a capacidade adaptativa da equipe de cuidados e o foco na relação com o paciente devem ser

Quadro 4 Cuidados essenciais para minimizar o risco de suicídio em unidades de internação psiquiátrica

- Não permitir cintos, cadarços de calçados e outros acessórios que possam ser utilizados como método de estrangulamento.
- Retirar portas desnecessárias, maçanetas ou portas de roupeiros ou guarda-volumes, principalmente em quartos e banheiros.
- Revistar os pertences e interditar a entrada de objetos e substâncias perigosas (como medicamentos, drogas, armas ou qualquer objeto que possa causar dano).
- Evitar pontos de ancoragem em lavatórios e banheiros (por exemplo, em torneiras, chuveiros, tubulações); estes podem ser negligenciados como pontos de ancoragem devido ao seu nível de altura; no entanto, a suspensão corporal completa não é necessária para o suicídio por enforcamento, e muitos pontos de ancoragem usados por pacientes que se enforcam estão abaixo do nível da cabeça.
- Utilizar janelas invioláveis e vidros antiquebra e não permitir pontos de ancoragem em aberturas.
- Evitar o uso de cortinas (usar persianas embutidas ou externas).
- Proteger o acesso a pontos de luz e lâmpadas.
- Evitar o uso de vidros, talheres metálicos ou acessórios com potencial perfurocortante.
- Utilizar camas baixas e preferencialmente fixas ao chão.
- Proteger dispositivos e materiais sensíveis (como agulhas, seringas, sondas etc.), mantendo-os em salas trancadas ou sob supervisão constante.
- Treinar periodicamente toda a equipe multidisciplinar de assistência sobre avaliação e manejo de risco de suicídio.
- Proteger o acesso a medicamentos e produtos de limpeza, mantendo-os em salas e locais protegidos.
- Possibilitar o máximo de acesso visual dos postos de observação e sala de enfermagem. O uso de divisórias com vidro antiquebra pode ser uma alternativa.
- Preencher ou evitar buracos e orifícios que possam ser utilizados como pontos de ancoragem para nós, por exemplo.
- Evitar o uso de cadeiras móveis, cadeiras com braços, bancos e outros mobiliários que possam ser utilizados como objetos de agressão ou pontos de ancoragem.
- Evitar o uso ou proteger o acesso a cabos de telefones, televisores, computadores ou outros equipamentos.
- Considerar a limitação ou o uso somente supervisionado de cortadores de unha, fio dental, tesouras e outros materiais de higiene/cuidado potencialmente perigosos.
- Avaliar, estratificar e documentar o risco de suicídio em todos os pacientes.
- Reportar e analisar todos os eventos sentinelas.

mais importantes do que a implementação de medidas formais de cuidado. Por exemplo, aqueles submetidos à observação constante podem sentir-se constrangidos e desconfortáveis pela falta de privacidade, falta de empatia e de reconhecimento de suas demandas[49]. Assim, "como cuidar" é fundamental na tarefa de "o que cuidar", sendo que profissionais terapeuticamente engajados são sentidos de maneira positiva e não coercitiva pelos pacientes. A tarefa de cuidar é complexa e dinâmica, devendo ser ajustada a cada mudança ou de acordo com as necessidades de cada caso. Assim, períodos de aumento e diminuição da intensidade de observação podem variar[37]. A experiência da equipe e as práticas institucionais devem maturar e fomentar uma cultura de segurança integrada nos processos de trabalho e práticas assistenciais[50].

TRATAMENTO DO PACIENTE COM RISCO DE SUICÍDIO NA INTERNAÇÃO

Como já abordado, o risco de suicídio é um fenômeno complexo mediado por fatores biológicos, psicológicos e sociais. A minuciosa avaliação, o diagnóstico e o tratamento de patologias de base do paciente têm se tornado o mecanismo mais efetivo na hora de escolha de manejo de um paciente com risco de suicídio. É necessária, além do manejo farmacológico, uma série de medidas psicoterapêuticas e medidas de apoio para ajudar ao paciente a restabelecer-se em sua relação familiar e social. As intervenções mais usadas na internação envolvem, além das medidas já citadas no ambiente, abordagens psicoterápicas e farmacoterápicas. Contudo, pela complexidade do construto, pela grande heterogeneidade das amostras e até pela imprecisão metodológica e terminológica, os níveis de evidência ainda são limitados com relação a abordagens terapêuticas[51].

Tratamento psicoterápico

Intervenções psicossociais e comportamentais que abordam diretamente os pensamentos e o comportamento suicida são efetivas na prevenção do suicídio e tentativas de suicídio. Essas intervenções diminuem em até 35% o risco de desfechos negativos se comparadas a intervenções usuais e que abordam indiretamente o comportamento suicida (como o tratamento focado apenas no transtorno psiquiátrico)[52]. A terapia comportamental dialética é aquele com maior nível de evidências, particularmente em casos de transtornos de personalidade[53]. Existem ainda evidências para terapia cognitivo-comportamental (TCC), terapia interpessoal (TIP), terapia de aceitação e compromisso (ACT), mentalização e técnica de avaliação e manejo colaborativo do suicídio (CAMS)[54]. Esses tratamentos, contudo, costumam demandar uma abordagem de longo prazo, inviável no momento de uma internação aguda. Assim, técnicas e intervenções breves são as abordagens de escolha no ambiente de internação. As técnicas mais adaptadas para um ambiente de internação são:

Intervenção de plano de segurança (IPS)

Essa é uma intervenção breve derivada da TCC para pacientes com ideação suicida, que objetiva identificar sinais de alerta e fornecer aos indivíduos um conjunto priorizado e específico de estratégias de enfrentamento e fontes de apoio que eles podem usar se pensamentos suicidas voltarem emergir[55]. A estratégia foi inicialmente descrita para manejo em sessão única em pacientes atendidos em emergências, mas sugerimos que ela seja adaptada para situações de internação. A intenção do IPS é ajudar os indivíduos a reduzir seu risco iminente de comportamento suicida, utilizando um conjunto predeterminado de estratégias potenciais de enfrentamento e rede de apoio[54]. A IPS usual possui seis etapas, mas sugerimos um conjunto adaptado de cinco etapas para ser usado com pacientes com risco alto de suicídio na internação:

- Identificar os sinais de alerta: pensamentos, comportamentos, situações e demais gatilhos relacionados ao suicídio.
- Aplicar estratégias internas de enfrentamento: coisas que possam distrair o paciente, sem a necessidade de outra pessoa. Por exemplo, caminhar na unidade, tomar um banho, escutar uma música, assistir à TV, fazer uma atividade física, entre outras ações.
- Usar pessoas ou ambientes sociais que possam servir de distração: conversar com outros pacientes, ligar para familiares ou amigos, receber visitas.
- Contatar profissionais disponíveis: buscar ajuda com equipe de enfermagem, equipe médica ou qualquer outro profissional da unidade.
- Limitar o acesso a meios letais: identificar e entregar para a enfermagem objetos que possam ser utilizados para autolesão, como cortadores de unha, talheres, roupas de cama e utensílios de higiene.

As estratégias anteriores devem ser estabelecidas com a participação do paciente, que é protagonista ativo e deve se comprometer com elas. Na IPS, as etapas devem ser registradas em papel e ficar à disposição do paciente. O plano pode ser revisto conforme necessidades por mudanças do quadro ou circunstâncias novas no tratamento.

Psicoterapia de crise

É uma abordagem eclética, que combina o referencial teórico psicodinâmico com intervenções cognitivas e comportamentais[40]. Ela procura orientar-se para as circunstâncias pessoais e sociais emergentes relacionadas à crise do paciente, objetivando uma aliança de trabalho terapeuta-paciente com o objetivo de reduzir a perturbação mental relacionada ao risco de suicídio. A abordagem é pragmática, agindo no que pode ser mudado, sem aprofundamentos nas razões. Na abordagem, o terapeuta procura reforçar os mecanismos de defesa adaptativos, afastar pressões ambientais, aliviar os sintomas agudos e comportamento impulsivo, aumentar a autoestima do paciente e restabelecer habilidades adaptativas. Além disso, são tarefas da terapia de crise a abordagem psicoeducativa, o uso do plano de segurança, a participação continuada de familiares e rede de apoio e intervenções de apoio.

Terapia comportamental dialética

É uma psicoterapia breve que utiliza treinamento de habilidades e tem como um de seus focos a diminuição do comportamento suicida[56]. A técnica utiliza, por exemplo, cartões de preenchimento diário, a fim de mapear impulsos, pensamentos, ações e emoções, bem como registrar o uso das técnicas e habilidades empregadas, como o *mindfulness*, a efetividade interpessoal, a regulação emocional e a tolerância ao mal-estar. Essa é a técnica mais estudada e com maiores níveis de evidência para comportamento suicida.

Outras estratégias, como o Programa Breve de Intervenção na Tentativa de Suicídio (ASSIP)[57] e outras intervanções breves de crise[54], mostram-se promissoras. Por outro lado, o "contrato de vida" ou "contrato de não suicídio", estratégia usual em cenários de emergência, mostra-se sem evidências de efetividade e pode ser uma estratégia temerária, devendo ser evitada[58].

Independentemente da técnica psicoterápica, a abordagem deve sempre considerar a visão empática, a aliança terapêutica, o fomento à vida e seus significados e a tolerância à ambivalência do paciente frente à vida. A maior parte dos pacientes, mesmo os com alta intencionalidade, não vai melhorar durante a internação, e à observância a esses princípios, aliados com as demais estratégias de cuidado, farão parte dos fatores de melhora.

Tratamento farmacológico

O tratamento farmacológico para o risco de suicídio deve focar nas patologias subjacentes (depressão, transtorno bipolar, esquizofrenia e transtornos de personalidade) e nos sintomas que podem atuar como fatores de riscos adicionais (ansiedade, insônia, impulsividade, entre outros). Não existe nenhuma abordagem farmacológica universal antissuicídio, mas algumas evidências sobre psicofármacos devem ser consideradas.

- Antidepressivos: uma vez que a depressão é uma das principais causas de suicídio, o tratamento adequado da depressão com antidepressivos paracе ser um fator protetor para novos casos. Contudo, em 2004 o Food and Drug Administration (FDA), órgão regulador dos Estados Unidos, publicou uma orientação de alerta relacionada ao aumento do risco de comportamento suicida, particularmente em crianças e adolescentes, relacionada ao uso de antidepressivos[59,60]. Desde então a relação entre o uso de antidepressivos e a suicidalidade tem sido alvo de considerável controvérsia[61-63]. Alguns achados sugerem que pacientes com risco de suicídio alto respondem pior aos antidepressivos[62]. Além disso, alguns casos podem estar relacionados ao transtorno bipolar não diagnosticado. Dessa forma, deve haver reservas no uso de antidepressivos em pacientes com quadros mistos, com depressões agitadas e em pacientes impulsivos. Nesses casos, o uso de estabilizadores de humor e antipsicóticos pode ser preferível. O tratamento agressivo da depressão grave com antidepressivos, contudo, parece ter seu papel e deve ser considerado em casos de pacientes internados.

- Lítio: o tratamento de manutenção em longo prazo com lítio está associado a grande redução no risco de tentativas de suicídio, suicídio e mortes por todas as causas em diversas metanálises, tanto para transtorno bipolar quanto para unipolar, sendo a medicação mais consistentemente estudada até hoje sobre o tema[64-69]. O risco de suicídio é até cinco vezes menor em pacientes com o uso de lítio do que com outros tratamentos[67] e pode ser mais acentuado nos casos de quadros mistos (com agitação/disforia)[69]. A despeito disso, há uma relativa subutilização do medicamento em todo o mundo, havendo recomendações para um uso mais assertivo do lítio em transtornos de humor com risco de suicídio[66]. Diversos motivos, incluindo interesses comerciais (o lítio não tem patente e é uma medicação de baixo custo), podem colaborar para essa realidade.
- Anticonvulsivantes: a associação entre o uso de anticonvulsivantes e suicídio é controversa. Em 2008 um comunicado do FDA sobre uma possível associação[60] levou a uma série de estudos e discussões posteriores. Alguns anticonvulsivantes específicos, como a gabapentina, lamotrigina, oxcarbazepina e tiagabina, podem ter risco aumentado de atos suicidas e mortes violentas[70]. Outra possibilidade é que os medicamentos da classe aumentem o risco em populações específicas, como nos pacientes com depressão ou que não possuam epilepsia[71]. De modo geral, os anticonvulsivantes têm papel limitado e devem ser administrados com parcimônia em casos de risco de suicídio, particularmente por seu potencial de toxicidade, uma vez que podem ser utilizados como método de autoagressão.
- Antipsicóticos: uma metanálise avaliando a eficácia da clozapina em longo prazo na prevenção do suicídio em pacientes com esquizofrenia encontrou uma taxa três vezes menor de comportamento suicida e suicídios completos quando comparado a outros fármacos[72]. Ele é o único fármaco aprovado pelo FDA para a prevenção de suicídio em esquizofrenia. Uma metanálise

mais recente, contudo, não replicou esse achado, apesar de encontrar uma associação com menor mortalidade em longo prazo por todas as causas com o uso da clozapina[73]. Evidências menos consistentes foram encontradas para outros antipsicóticos, como olanzapina e risperidona[74]. Em geral, a adesão ao tratamento dos transtornos psicóticos, independentemente do fármaco, está relacionada a menor taxa de suicídios.

- Benzodiazepínicos: os BZD são uma classe de medicamentos com potencial letal relativamente baixo. Contudo, por terem um potencial para abuso, desenvolverem tolerância, serem medicamentos baratos e por induzirem sedação, são frequentemente utilizados como método de tentativa de suicídio. Vários estudos mostram uma associação entre exposição a BZD e tentativas de suicídio[75], e estudos indicam uma associação causal entre o uso de BZD e aumento de comportamento suicida[76], enquanto isso é controverso na literatura[55]. Enquanto a maioria dos estudos não controla para fatores de confusão (como o diagnóstico de depressão), mas indicam uma associação, o BZD deve ser avaliado com cuidado, e a decisão de prescrição, individualizada.
- Ketamina: a ketamina e seu enantiômero, a esketamina, apresentam propriedades antidepressivas e têm sido consideradas no tratamento agudo do risco de suicídio[77]. Apesar dos resultados iniciais promissores e do entusiasmo de alguns autores[78], ainda não está claro se os efeitos antissuicidas agudos permanecem após a primeira semana e quais são os resultados em seguimentos mais longos[54,77]. Assim, sugerem-se cautela e uso parcimonioso em situações de risco.

Em suma, a abordagem terapêutica do paciente com risco de suicídio na internação envolve o uso de técnicas psicoterápicas breves focadas, o tratamento da patologia psiquiátrica de base e o uso racional de psicofármacos. O tratamento na internação deve envolver toda a equipe, que deve ser treinada para identificar, monitorar e intervir em crises suicidas. A rede de apoio precisa estar permanentemente participando do planejamento e coesa com a equipe, e o ambiente de cuidado (enfermaria psiquiátrica) deve ter uma estrutura física e processos adequados para a especificidade do fenômeno.

PLANEJAMENTO E CRITÉRIOS DE ALTA

A alta hospitalar é um momento importante e particularmente sensível para os pacientes com risco de suicídio. Ela marca o momento de saída do paciente de um ambiente mais protegido, estruturado e restrito para o ambiente fora do hospital, frequentemente relacionado com alguns fatores externos predisponentes e precipitantes do comportamento suicida. Estudos indicam que esse momento precede um dos períodos de maior risco de suicídio. Pesquisas têm encontrado diversas variáveis associadas ao maior risco de suicídio após a alta. Assim, ter diagnóstico de depressão ou uso de substâncias[23,79], estar passando por uma reação a crise/estresse[23] e ter uma autolesão ou tentativa de suicídio recente[23,24,79] estão associados ao maior risco de suicídio pós-alta. Além disso, fugas hospitalares, saídas autorizadas e altas a pedido também são fatores relacionados ao maior risco[10,79,80]. A primeira semana e, particularmente, os primeiros dias pós-alta hospitalar são os períodos de maior risco[22,79-81], sendo importante garantir que o paciente vá à primeira consulta depois da internação, já que muitos suicídios ocorrem antes da primeira consulta ambulatorial. O risco precoce está mais associado a casos com comorbidade ou com o diagnóstico de transtornos de personalidade[80]. Assim, garantir que no processo de transição de cuidados a rede de apoio esteja coesa e comprometida com o seguimento terapêutico do paciente, supervisionando-o e acompanhando a primeira consulta, é uma medida importante de minimização de risco.

Não existe um período mínimo ou máximo de internação por risco de suicídio. A avaliação sobre quando é o momento de sair passa por uma construção entre paciente, equipe médica, família e rede de apoio. Sugere-se que, após uma tentativa mais grave de suicídio, um paciente permaneça no mínimo por 7 dias em observação. Esse é um período arbitrário e visa avaliar o risco, os sintomas e situações associadas, estabilizar o quadro e reorganizar a rede de apoio.

As orientações à família e/ou rede de apoio são fundamentais. Botega observa que a família vive uma situação difícil e angustiante diante de um familiar que teve uma tentativa de suicídio[40]. Assim, atitudes de cobrança ("Se você se esforçasse ou se ocupasse mais, não pensaria nisso!"), de condenação ("Olha o que você está fazendo a gente passar!") ou de negação ("Isso foi uma bobagem, agora que passou não vamos mais falar sobre isso...") são comuns e frequentemente atrapalham a recuperação. Assim, o autor observa atitudes que devem e que não devem ser tomadas pelos familiares, como as seguintes:

- O que não fazer: não fazer cobranças por melhora; não infantilizar o paciente, tratando-o como criança; não desistir de ajudar.
- O que fazer: compreender e apoiar; oferecer otimismo; oferecer um olhar mais positivo do paciente (pacientes deprimidos apresentam um viés cognitivo negativista); acompanhar e monitorar o tratamento; afastar os meios letais, como armas de fogo, venenos ou grandes quantidades de medicações; e, na dúvida, procurar ajuda com alguém próximo ou com o profissional de saúde mental.

Como regra, após uma internação por risco de suicídio, um paciente deve ficar acompanhado após a alta hospitalar. A avaliação vai depender de cada caso, mas a vigilância sobre meios, administração da medicação e medidas gerais de cuidado é importantíssima nesse momento. Em muitos casos, o "grude" com algum acompanhante será necessário por algum tempo. Como vimos, esse é o período mais crítico para uma tentativa, e deve-se garantir que o paciente realize a primeira consulta de avaliação ambulatorial pós-alta. Essas condições devem ser delicadamente explicadas e clarificadas para o paciente de maneira objetiva e simples. Familiares e paciente devem saber exatamente o que fazer nos casos de aumento de risco, ideação ou nova tentativa. Telefones de contato do médico assistente, da instituição ou de serviço e emergência devem ser disponibilizados. Um plano de segurança estruturado e construído com o paciente e familiar (como já mencionado) é uma estratégia importante no momento de transição de cuidados e deve ser garantido antes da alta[82].

Como o uso nocivo de álcool e abuso de substâncias está substancialmente associado ao comportamento suicida[54], orienta-se um cuidado especial com isso. Deve-se tratar agressivamente o transtorno relacionado ao uso de substâncias e evitar o consumo de álcool como medidas de segurança no paciente após a alta.

O prestador de cuidados em nível hospitalar poderá transmitir todas as informações e orientações pertinentes aos profissionais que acompanharão o paciente no seguimento pós-alta. É importante que a nota de alta seja um registro completo da internação, incluindo procedimentos, exames, medicações e seus devidos resultados. Ela constitui um documento importante para o paciente e para o médico que irá acompanhá-lo ambulatorialmente.

Por fim, o contato ativo e alguns protocolos de seguimento pós-alta, assim como contatos de telefone ou mensagens, podem ajudar a prevenir novos episódios. Algumas estratégias, como o uso de aplicativos de *smartphones*[83], são promissoras. O campo exige ainda mais estudos, mas intervenções e medidas de cuidado ativas parecem ser a melhor estratégia.

O QUE FAZER QUANDO UM PACIENTE COMETE SUICÍDIO?

O suicídio de um paciente internado em tratamento psiquiátrico é frequentemente um evento catastrófico, que afeta não apenas a família, mas também outros pacientes da unidade e os membros da equipe de saúde assistentes. Quando ocorre, representa o desfecho indesejado mais dramático, pois fica inerentemente associado à falha no tratamento, que buscava justamente evitá-lo.

Os membros da família geralmente ficam vulneráveis, em estado de choque, com sentimentos de culpa, dor e raiva. Ações legais por negligência são frequentemente usadas pelas famílias nesse momento para aliviar parte da dor e da culpa. A maioria dos autores recomenda avisar as famílias sobre os riscos de suicídio durante a internação de um paciente com risco de suicídio definido. É importante incluir os familiares no plano terapêutico. Assim, as famílias se sentem mais acolhidas e presentes durante o período da internação.

Após o suicídio, a família deve ser informada imediatamente, de preferência pelo médico assistente do paciente. Durante a comunicação, deve-se destinar um espaço para o familiar expressar seus sentimentos nesse momento de luto. A abordagem não deve ser defensiva, tampouco deve ser nomeado algum culpado. É natural que os profissionais oscilem entre se sentirem totalmente responsáveis e ficarem desprovidos de qualquer tipo de culpa após o incidente. Mas esses sentimentos não devem ser repassados aos membros da família. Se possível, o médico deve expressar condolências pela situação, permitindo que a família veja o médico como outro ser humano que também sofre de alguma forma com a morte do paciente e que todas as medidas possíveis foram feitas diante dessa situação complexa.

Os demais pacientes da unidade, principalmente aqueles com maior relacionamento com o que cometeu suicídio, devem ser informados e orientados com sensibilidade. Dado o risco ocasional de novos casos por contágio, outros pacientes com risco de suicídio definido na unidade devem ser identificados

Quadro 5 Ações a serem tomadas em caso de suicídio

- Isolar o cadáver para não alterar a cena. Não modificar ou tocar em nada.
- Entrar em contato com a equipe assistente.
- Entrar em contato com a família.
- Entrar em contato com a polícia.
- Documentar as circunstâncias do suicídio e todas as ações tomadas.
- Realizar uma breve reunião da equipe para fornecer as informações.
- Reportar à gerência do hospital.
- Conversar com a família (se esta o desejar).
- Fazer uma breve reunião com os demais pacientes na unidade para compartilhar as informações.
- Expressar suas condolências à família.
- Escrever um relatório para a direção médica.
- Explorar oportunidades de aprendizado com a equipe.
- Fornecer suporte psicológico para a equipe e, particularmente, para os profissionais diretamente envolvidos com o caso.
- Fazer uma análise de causa-raiz, a fim de identificar possíveis mudanças em processos e estrutura.

e reavaliados. Alguns podem precisar de confirmação de que estão seguros no ambiente. Os membros da equipe de saúde também devem receber apoio, priorizando os profissionais inexperientes. A equipe deve abrir um espaço de conversa no qual seja possível expressar sentimentos e emoções a respeito do incidente. A seguir, ações a serem tomadas em caso de suicídio em um paciente internado em uma unidade psiquiátrica.

CONSIDERAÇÕES FINAIS

O atendimento hospitalar de pacientes com risco de suicídio é um desafio e uma oportunidade de intervenção modificadora de um desfecho fatal. Os profissionais devem estar preparados para identificar e manejar as situações de risco, bem como as consequências de um possível caso fatal. Alguns casos de suicídio são imprevisíveis e continuarão a ocorrer, apesar dos melhores esforços pelas equipes de saúde e instituições. Isso não justifica a não adequação das estruturas físicas e a falta de profissionais e de capacitação das equipes das unidades psiquiátricas. Deve-se sempre realizar avaliação de risco de suicídio durante as hospitalizações, com protocolos rotinizados e validados. Profissionais da saúde devem assumir uma conduta ativa e empática em todos os casos de risco de suicídio, incluindo os pacientes que não querem ser ajudados. Melhorias nos processos e nas estruturas atenuam riscos e modificam a trajetória de pacientes, famílias e profissionais.

REFERÊNCIAS BIBLIOGRÁFICAS

1. Meleiro AMAS, Correa H. Comportamento suicida. In: Meleiro A, coord. Psiquiatria: estudos fundamentais. Rio de Janeiro: Guanabara Koogan; 2018.
2. Godoy JA, Pavan G, Monteiro RT, Motta LS, Pacheco MA, Nogueira EL, et al. Satisfaction with care in a Brazilian psychiatric inpatient unit: differences in perceptions among patients according to type of health insurance. Trends Psychiatry Psychother. 2019;41:27-35.
3. Naghavi M, Global Burden of Disease Self-Harm Collaborators. Global, regional, and national burden of suicide mortality 1990 to 2016: systematic analysis for the Global Burden of Disease Study 2016. BMJ. 2019;364:l94.
4. World Health Organization. Suicide data. [acesso em 30 de dezembro de 2020]. Disponível em: http://www.who.int/mental_health/prevention/suicide/suicideprevent/en/
5. World Health Organization. Suicide in the world: Global Health Estimates. [acesso em 30 de dezembro de 2020]. Disponível em: https://www.who.int/publications/i/item/suicide-in-the-world
6. Saxena S, Krug E, Chestnov O. Preventing suicide: a global imperative. Genebra: World Health Organization; 2014.
7. Hedegaard H, Curtin SC, Warner M. Increase in suicide mortality in the United States, 1999–2018. NCHS, abril de 2020. [acesso em 30 de dezembro de 2020]. Disponível em: https://www.cdc.gov/nchs/data/databriefs/db362-h.pdf

8. Brasil. Ministério da Saúde. Secretaria de Vigilância em Saúde. Boletim Epidemiológico – Suicídio: Saber, agir e previnir. Brasília, DF: Ministério da Saúde; 2017.
9. Rio Grande do Sul. Secretaria da Saúde. Boletim de Vigilância Epidemiológica de Suicídio e Tentativa de Suicídio. [acesso em 30 de dezembro de 2020]. Disponível em: https://www.cevs.rs.gov.br/upload/arquivos/201809/05162957-boletim-de-vigilancia-epidemiologica-de-suicidio-n1-2018.pdf
10. Hunt IM, Windfuhr K, Swinson N, Shaw J, Appleby L, Kapur N, et al. Suicide amongst psychiatric in-patients who abscond from the ward: a national clinical survey. BMC Psychiatry. 2010;10:14.
11. Lieberman DZ, Resnik HLP, Holder-Perkins V. Environmental risk factors in hospital suicide. Suicide Life Threat Behav. Winter 2004;34(4):448-53.
12. Williams SC, Schmaltz SP, Castro GM, Baker DW. Incidence and method of suicide in hospitals in the United States. Jt Comm J Qual Patient Saf. 2018;44(11):643-50.
13. Inoue K, Kawanishi C, Otsuka K, Cho Y, Shiraishi M, Ishii T, et al. A large-scale survey of inpatient suicides: comparison between medical and psychiatric settings. Psychiatry Res. 2017;250:155-8.
14. Walsh G, Sara G, Ryan CJ, Large M. Meta-analysis of suicide rates among psychiatric in-patients. Acta Psychiatr Scand. 2015;131(3):174-84.
15. Tseng M-CM, Chang C-H, Liao S-C, Yeh Y-C. Rates and trends of psychiatric inpatient and post-discharge suicides in Taiwan, 2002-2013: a national register-based study. Soc Psychiatry Psychiatr Epidemiol. 2019;54(5):591-8.
16. Madsen T, Erlangsen A, Nordentoft M. Risk Estimates and risk factors related to psychiatric inpatient suicide-an overview. Int J Environ Res Public Health. 2017;14(3):253.
17. Mills PD, King LA, Watts BV, Hemphill R. R. Inpatient suicide on mental health units in Veterans Affairs (VA) hospitals: avoiding environmental hazards. Gen Hosp Psychiatry. 2013;35(5):528-36.
18. Dahale A, Sherine L, Chaturvedi S. K. In-patient suicide in psychiatry: an Indian experience. Epidemiol Psychiatr Sci. 2017;26(5):565-9.
19. Ballard ED, Pao M, Henderson D, Lee LM, Bostwick JM, Rosenstein DL. Suicide in the medical setting. Jt Comm J Qual Patient Saf. 2008;34(8):474-81.
20. Kessler RC, Bauer MS, Bishop TM, Demler OV, Dobscha SK, Gildea SM, et al. Using administrative data to predict suicide after psychiatric hospitalization in the Veterans Health Administration System. Front Psychiatry. 2020:11.
21. Large M, Myles N, Myles H, Corderoy A, Weiser M, Davidson M, et al. Suicide risk assessment among psychiatric inpatients: a systematic review and meta-analysis of high-risk categories. Psychol Med. 2018;48(7):1119-27.
22. Chung D, Hadzi-Pavlovic D, Wang M, Swaraj S, Olfson M, Large M. Meta-analysis of suicide rates in the first week and the first month after psychiatric hospitalisation. BMJ Open. 2019;9(3):e023883.
23. Haglund A, Lysell H, Larsson H, Lichtenstein P, Runeson B. suicide immediately after discharge from psychiatric inpatient care: a cohort study of nearly 2.9 million discharges. J Clin Psychiatry. 2019;80(2):18m12172.
24. Chung DT, Ryan CJ, Hadzi-Pavlovic D, Singh SP, Stanton C, Large MM. Suicide rates after discharge from psychiatric facilities: a systematic review and meta-analysis. JAMA Psychiatry. 2017;74(7):694-702.
25. Rodrigues AA, Kapczinski F. Risco de suicídio. In: Emergências Psiquiátricas. Porto Alegre: Artmed; 2014.
26. Turecki G, Brent DA. Suicide and suicidal behaviour. Lancet. 2016;387(10024):1227-39.
27. Ribeiro JD, Franklin JC, Fox KR, Bentley KH, Kleiman EM, Chang BP, et al. Self-injurious thoughts and behaviors as risk factors for future suicide ideation, attempts, and death: a meta-analysis of longitudinal studies. Psychol Med. 2016;46(2):225-36.
28. American Psychiatric Association. Diagnostic and statistical manual of mental disorders (DSM-5). Arlington: American Psychiatric Association; 2013.
29. McManus S, Gunnell D, Cooper C, Bebbington PE, Howard LM, Brugha T, et al. Prevalence of non-suicidal self-harm and service contact in England, 2000–14: repeated cross-sectional surveys of the general population. Lancet Psychiatry. 2019;6(7):573-81.

30. Castillejos MC, Huertas P, Martín P, Moreno Küstner B. Prevalence of Suicidality in the European General Population: A Systematic Review and Meta-Analysis. Arch Suicide Res. 2020;1-19.
31. Liu RT, Bettis AH, Burke TA. Characterizing the phenomenology of passive suicidal ideation: a systematic review and meta-analysis of its prevalence, psychiatric comorbidity, correlates, and comparisons with active suicidal ideation. Psychol Med. 2020;50(3):367-83.
32. Botega NJ, Barros MBA, Oliveira HB, Dalgalarrondo P, Marín-León L. Suicidal behavior in the community: prevalence and factors associated with suicidal ideation. Rev Bras Psiquiatr. 2005;27(1):45-53.
33. Fazel S, Runeson B. Suicide. N Engl J Med. 2020;382(3):266-74.
34. Busch KA, Fawcett J, Jacobs DG. Clinical Correlates of Inpatient Suicide. J Clin Psychiatry. 2003;64(1):14-9.
35. World Health Organization. Quality of suicide mortality data. [acesso em 30 de dezembro de 2020]. Disponível em: http://www.who.int/mental_health/suicide-prevention/mortality_data_quality/en/
36. Tøllefsen IM, Hem E, Ekeberg Ø. The reliability of suicide statistics: a systematic review. BMC Psychiatry. 2012;12:9.
37. Bowers L, Banda T, Nijman H. Suicide inside: a systematic review of inpatient suicides. J Nerv Ment Dis. 2010;198(5):315-28.
38. Brasil. Ministério da Saúde. Define a Lista Nacional de Notificação Compulsória de doenças, agravos e eventos de saúde pública nos serviços de saúde públicos e privados em todo o território nacional, nos termos do anexo, e dá outras providências. 2014.
39. Brasil. Presidência da República. Lei n. 13.819, de 26 de abril de 2019 - Institui a Política Nacional de Prevenção da Automutilação Suicídio, a ser implementada pela União, em cooperação os Estados, o Distrito Federal e os Municípios; e altera a Lei n. 9.656, de 3 de junho de 1998. Brasília: Diário Oficial da União; 2019.
40. Botega NJ. Crise suicida: avaliação e manejo. Porto Alegre: Artmed; 2015.
41. Spanemberg L, Friedrich M, Pacheco MA. Protocolo de estratificação de risco de suicídio do Hospital São Lucas da PUCRS. 2018.
42. Amorim M. Mini International Neuropsychiatric Interview (MINI): validação de entrevista breve para diagnóstico de transtornos mentais. Rev Bras Psiquiatr. 2000;22(3):106-15.
43. Munhoz DM. Abordagem técnica a tentativas de suicídio no pré-atendimento hospitalar - bombeiros. In: Meleiro A, coord. Psiquiatria: estudos fundamentais. Rio de Janeiro: Guanabara Koogan; 2018.
44. Spitzer RL, Williams JBW, Kroenke K. Instruction manual: instructions for Patient Health Questionnaire (PHQ) and GAD-7 Measures. 2017.
45. Simon GE, Rutter CM, Peterson D, Oliver M, Whiteside U, Operskalski B, et al. Do PHQ Depression questionnaires completed during outpatient visits predict subsequent suicide attempt or suicide death? Psychiatr Serv. 2013;64(12):1195-202.
46. De Santis ML, Myrick H, Lamis DA, Pelic CP, Rhue C, York J. Suicide-specific Safety in the Inpatient Psychiatric Unit. Issues Ment Health Nurs. 2015;36(3):190-9.
47. Sakinofsky I. Preventing suicide among inpatients. Can J Psychiatry. 2014;59(3):131-40.
48. Bantjes J, Nel A, Louw K-A, Frenkel L, Benjamin E, Lewis I. 'This place is making me more depressed': The organisation of care for suicide attempters in a South African hospital. J Health Psychol. 2017;22(11):1434-46.
49. Berg SH, Rørtveit K, Walby FA, Aase K. Adaptive capacities for safe clinical practice for patients hospitalised during a suicidal crisis: a qualitative study. BMC Psychiatry. 2020;20(1):316.
50. Thibaut B, Dewa LH, Ramtale SC, D'Lima D, Adam S, Ashrafian H, et al. Patient safety in inpatient mental health settings: a systematic review. BMJ Open. 2019;9(12):e030230.
51. Swain RS, Taylor LG, Braver ER, Liu W, Pinheiro SP, Mosholder AD. A systematic review of validated suicide outcome classification in observational studies. Int J Epidemiol. 2019;48(5):1636-49.
52. Meerwijk EL, Parekh A, Oquendo MA, Allen IE, Franck LS, Lee KA. Direct versus indirect psychosocial and behavioural interventions to prevent suicide and suicide attempts: a systematic review and meta-analysis. Lancet Psychiatry. 2016;3(6):544-54.

53. Storebø OJ, Stoffers-Winterling JM, Völlm BA, Kongerslev MT, Mattivi JT, Jørgensen MS, et al. Psychological therapies for people with borderline personality disorder. Cochrane Database Syst Rev. 2020.
54. Turecki G, Brent DA, Gunnell D, O'Connor RC, Oquendo MA, Pirkis J, et al. Suicide and suicide risk. Nat Rev Dis Primers. 2019;5(1):74.
55. Stanley B, Brown GK. Safety Planning Intervention: a brief intervention to mitigate suicide risk. Cogn Behav Pract. 2012;19:256-64.
56. Linehan MM. Treinamento de habilidades em DBT: manual de terapia comportamental dialética para o terapeuta. Porto Alegre: Artmed; 2018.
57. Gysin-Maillart A, Schwab S, Soravia L, Megert M, Michel K. A novel brief therapy for patients who attempt suicide: a 24-months follow-up randomized controlled study of the Attempted Suicide Short Intervention Program (ASSIP). PLoS Med. 2016;13(3):e1001968.
58. Stanford EJ, Goetz RR, Bloom JD. The no harm contract in the emergency assessment of suicidal risk. J Clin Psychiatry. 1994;55(8):344-8.
59. U.S. Food and Drug Administration. Center for Drug Evaluation and Research. Suicidality in Children and Adolescents Being Treated With Antidepressant Medications. [internet]. [acesso em 30 de dezembro de 2020]. Disponível em: https://www.fda.gov/drugs/postmarket-drug-safety-information-patients-and-providers/suicidality-children-and-adolescents-being-treated-antidepressant-medications
60. U.S. Department of Health and Human Services. Food and Drug Administration. Center for Drug Evaluation and Research Statistical Review and Evaluation: Antiepileptic Drugs and Suicidality. 2008.
61. Fornaro M, Anastasia A, Valchera A, Carano A, Orsolini L, Vellante F, et al. The FDA "black box" warning on antidepressant suicide risk in young adults: more harm than benefits? Front Psychiatry. 2019,10.294.
62. Courtet P, Lopez-Castroman J. Antidepressants and suicide risk in depression. World Psychiatry. 2017;16(3):317-8.
63. Gunnell D, Ashby D. Antidepressants and suicide: what is the balance of benefit and harm. BMJ. 2004;329(7456):34-8.
64. Cipriani A, Hawton K, Stockton S, Geddes JR. Lithium in the prevention of suicide in mood disorders: updated systematic review and meta-analysis. BMJ; 2013;346, f3646.
65. Cipriani A, Pretty H, Hawton K, Geddes JR. Lithium in the prevention of suicidal behavior and all-cause mortality in patients with mood disorders: a systematic review of randomized trials. Am J Psychiatry. 2005;162(10):1805-19.
66. Smith KA, Cipriani A. Lithium and suicide in mood disorders: updated meta-review of the scientific literature. Bipolar Disord. 2017 Nov;19(7):575-86.
67. Baldessarini RJ, Tondo L, Davis P, Pompili M, Goodwin FK, Hennen J. Decreased risk of suicides and attempts during long-term lithium treatment: a meta-analytic review. Bipolar Disord. 2006;8(5 Pt 2):625-39.
68. Tondo L, Hennen J, Baldessarini RJ. Lower suicide risk with long-term lithium treatment in major affective illness: a meta-analysis. Acta Psychiatr Scand. 2001;104:163-72.
69. Tondo L, Baldessarini RJ. Antisuicidal effects in mood disorders: are they unique to lithium? Pharmacopsychiatry. 2018;51(5):177-88.
70. Patorno E, Bohn RL, Wahl PM, Avorn J, Patrick AR, Liu J, et al. Anticonvulsant medications and the risk of suicide, attempted suicide, or violent death. JAMA. 2010;303(14):1401-9.
71. Arana A, Wentworth CE, Ayuso-Mateos JL, Arellano FM. Suicide-related events in patients treated with antiepileptic drugs. N Engl J Med. 2010;363(6):542-51.
72. Hennen J, Baldessarini RJ. Suicidal risk during treatment with clozapine: a meta-analysis. Schizophr Res. 2005;73(2-3):139-45.
73. Vermeulen JM, van Rooijen G, van de Kerkhof MPJ, Sutterland AL, Correll CU, de Haan L. Clozapine and long-term mortality risk in patients with schizophrenia: a systematic review and meta-analysis of studies lasting 1.1–12.5 years. Schizophr Bull. 2019;45(2):315-29.

74. Souza FGM, Meleiro AMAS. Estratégias preventivas e tratamento do comportamento suicida. In: Meleiro A, coord. Psiquiatria: estudos fundamentais. Rio de Janeiro: Guanabara Koogan; 2018.
75. McCall WV, Benca RM, Rosenquist PB, Riley MA, McCloud L, Newman JC, et al. Hypnotic medications and suicide: risk, mechanisms, mitigation, and the FDA. Am J Psychiatry. 2017;174(1):18-25.
76. Dodds TJ. Prescribed benzodiazepines and suicide risk: a review of the literature. Prim Care Companion CNS Disord. 2017;19(2).
77. Lengvenyte A, Olié E, Courtet P. suicide has many faces, so does ketamine: a narrative review on ketamine's antisuicidal actions. Curr Psychiatry Rep. 2019;21(12):132.
78. Andrade, C. Ketamine for depression, 6: Effects on suicidal ideation and possible use as crisis intervention in patients at suicide risk. J Clin Psychiatry. 2018;79(2):18f12242.
79. Hunt IM, Kapur N, Webb R, Robinson J, Burns J, Shaw J, et al. Suicide in recently discharged psychiatric patients: a case-control study. Psychol Med. 2009;39(3):443-9.
80. Bojanić L, Hunt IM, Baird A, Kapur N, Appleby L, Turnbull P. Early post-discharge suicide in mental health patients: findings from a national clinical survey. Front Psychiatry. 2020;11:502.
81. Bickley H, Hunt IM, Windfuhr K, Shaw J, Appleby L, Kapur N. Suicide within two weeks of discharge from psychiatric inpatient care: a case-control study. Psychiatr Serv. 2013;64(7):653-9.
82. National Action Alliance for Suicide Prevention. Best practices in care transitions for individuals with suicide risk: Inpatient care to outpatient care. Washington: Education Development Center, Inc; 2019.
83. Kennard BD, Goldstein T, Foxwell AA, McMakin DL, Wolfe K, Biernesser C, et al. As Safe as Possible (ASAP): a brief app-supported inpatient intervention to prevent postdischarge suicidal behavior in hospitalized, suicidal adolescents. Am J Psychiatry. 2018;175(9):864-72

12
Eletroconvulsoterapia

Eduardo Tedeschi
Neusa Aita Agne
Madeleine Scop Medeiros
Marco Antonio Caldieraro

DESTAQUES

- A eletroconvulsoterapia (ECT) é uma ferramenta fundamental para o manejo de transtornos psiquiátricos graves e refratários.
- O uso correto da técnica e a difusão de informação científica qualificada são importantes para reduzir preconceitos existentes com relação à ECT.
- A ECT é uma técnica complexa, geralmente reservada a casos complexos, portanto exige uma avaliação minuciosa e multidisciplinar de todos os pacientes candidatos a esse tratamento.
- A ECT apresenta eficácia em transtornos de humor e psicóticos, quadros de risco de suicídio e agressão, síndromes catatônicas e transtornos neuropsiquiátricos em todas as faixas etárias.

PONTOS IMPORTANTES

- A ECT é utilizada desde 1930 e permanece fundamental no arsenal terapêutico da Psiquiatria. É uma das ferramentas mais eficazes e seguras para pacientes com transtornos psiquiátricos refratários ou com riscos graves e agudos que necessitem de intervenção com resposta clínica rápida. Sua técnica visa à indução de uma crise convulsiva generalizada por meio de um estímulo elétrico controlado[1,2]. Esse tratamento costuma ser indicado em momentos de grande fragilidade do paciente, seja em episódios agudos muito graves, seja em quadros crônicos e refratários. Além disso, é um procedimento cercado de estigmas e preconceitos; por isso, ao indicar a ECT, o médico deve conversar com o paciente e familiares, explicar o motivo da

(continua)

(continuação)

indicação, os benefícios esperados, os riscos e as opções terapêuticas e tirar todas as dúvidas a respeito do tratamento[3].

- No Brasil, sua indicação é homologada pelas resoluções do Conselho Federal de Medicina (CFM) n. 2.057/2013 e modificada pela Resolução n. 2.165/2017, restringindo seu uso a ambientes capazes de fornecerem suporte básico à vida e sob indução anestésica. O procedimento não se encontra na lista de procedimentos do Sistema Único de Saúde (SUS) nem no rol de procedimentos obrigatórios da Agência Nacional de Saúde Suplementar (ANSS). Na prática, isso significa que não existe cobertura para o procedimento pelo SUS nem pela maioria dos planos de saúde privados. Como exceção, há operadoras de planos privados que optaram por fornecer cobertura ao procedimento mesmo sem a exigência legal. Além disso, até recentemente, os aparelhos de ECT não estavam presentes na lista de insumos que podem ser comprados com verba do Ministério da Saúde, o que praticamente impossibilitava a aquisição desses equipamentos para uso no SUS. O contraste entre a vasta evidência sobre a segurança e eficácia da ECT e as restrições impostas ao seu uso demonstra o quanto a implementação adequada desse procedimento no Brasil segue sendo limitada por estigmas e preconceitos.

CONTEXTO HISTÓRICO

Ainda no século XIV, iniciou-se o uso de cânfora para indução química de convulsões para tratar "estados de loucura". A cânfora seguiu sendo usada para o mesmo fim até o século XIX[4]. Manfred Sakel, psiquiatra, desenvolveu o choque insulínico em 1927, e as ocasionais convulsões causadas por essa condição foram percebidas como tendo desfechos favoráveis em pacientes com esquizofrenia[5,6]. Em 1934, Ladislas Meduna propôs a existência de um antagonismo biológico entre convulsões e esquizofrenia, após observar que pacientes esquizofrênicos catatônicos melhoravam após crises convulsivas epilépticas. Meduna utilizava inicialmente injeções intramusculares de óleo de cânfora e, após, pentilenotetrazol ou metrazol, pela maior dificuldade em induzir convulsões com cânfora. Pelos efeitos colaterais dessas substâncias, esse método foi abandonado[5,7]. Ugo Cerletti utilizou experimentos com eletricidade como auxiliar no choque insulínico. Em 1934, Cerletti já havia feito alguns experimentos em epilepsia. Diferentemente do choque insulínico, a eletricidade poderia ser administrada aos pacientes em doses graduadas, e suas convulsões poderiam ser de mais fácil controle[5,7,8]. A primeira publicação descrevendo a utilização de eletrochoque foi a célebre L'Elettroshock, publicada na Archivio Generale di Neurologia, Psichiatria e Psicoanalisi em 1938[8]. Em 1939, a ECT foi introduzida nos Estados Unidos por Lothar Kalinowsky, que estava presente na segunda sessão de ECT realizada por Cerletti e Bini[8]. No mesmo ano, o psiquiatra Abram Bennett, introduziu a curarização, mas esta trouxe muitos riscos para o procedimento. Foi, então, que o formato atual de relaxamento muscular, com a succinilcolina, foi proposto por dois médicos do Instituto Karolinska de Estocolmo (Carl Holmberg, psiquiatra, e Stephen Thesleff, anestesiologista)[9].

Após o avanço das técnicas anestésicas durante a década de 1950, houve avanços no estímulo elétrico. Antes os aparelhos ofereciam voltagem constante, gerando corrente elétrica variável. Como o mais importante para o estímulo do tecido cerebral é a corrente elétrica, foram desenvolvidos aparelhos com corrente constante, nos quais a voltagem varia de acordo com a resistência encontrada[9]. Outra mudança no estímulo elétrico foi a mudança da onda de formato senoidal para a onda "quadrada"[8], com um tempo rápido de subida e descida da corrente elétrica. Foi também introduzido o pulso breve, produzindo menos efeitos adversos cognitivos e excitação neuronal mais eficaz[9].

Mesmo com a evolução da técnica e a ampliação das indicações da ECT, o uso desse tratamento teve momentos de menor adesão, como na década de 1970, com o aumento do uso de medicações antidepressivas eficazes e com o estigma proveniente do mau uso da técnica e de vieses ideológicos. Após esse período, o uso da ECT voltou a crescer, embora ainda ocorra grande estigma com relação a ela.

ABORDAGEM MÉDICA

Os casos dos pacientes candidatos à ECT são sempre muito complexos. Por isso, o médico que vai avaliar o paciente para o procedimento precisa fazer uma avaliação completa tanto dos aspectos psiquiátricos e médicos gerais quanto de fatores ambientais e psicossociais. Todos esses fatores interferem na realização do procedimento e nos seus resultados, podendo facilitar, dificultar e, em casos extremos, impossibilitar a realização do tratamento com ECT. Conforme recomendação da American Psychiatric Association (APA) para a prática de ECT, a avaliação para o procedimento deve cumprir ao menos estes cinco objetivos:

- Obter uma história clínica/psiquiátrica detalhada e com revisão da indicação do procedimento.
- Revisar as condições médicas preexistentes, os tratamentos prévios e a necessidade de consultoria médica.
- Se o médico que realiza essa avaliação não for o mesmo que aplica o procedimento, o primeiro deve recomendar/inserir no prontuário condições que possam influenciar a qualidade do procedimento ou o aumento de riscos.

- Revisar os riscos-benefícios e as outras opções viáveis de tratamento.
- Iniciar o processo de consentimento informado[10].

Ao avaliar a história psiquiátrica, é importante rever o diagnóstico para o qual a ECT está sendo indicada e o motivo pelo qual essa opção terapêutica está sendo considerada no momento. Devem-se pesquisar as características do episódio atual, os riscos presentes e as tentativas de tratamento já realizadas. Também é importante investigar episódios prévios do transtorno no paciente e como eles responderam aos tratamentos anteriores, principalmente nos casos que já tenham realizado ECT[11]. Esse, também, é um momento para esclarecer o paciente e familiares a respeito do procedimento. Devemos ainda, ativamente, abordar mitos sobre a ECT, bem como desfazer ideias irrealistas sobre os resultados do tratamento. Na maioria dos casos, é possível atrasar o início do tratamento em poucos dias, caso o paciente e a família prefiram refletir, buscar mais informações ou uma segunda avaliação antes do início de uma série de ECT.

Para a avaliação das condições médicas gerais, a anamnese e o exame físico completo devem analisar o estado clínico global do paciente com ênfase nas condições cardiológicas, respiratórias e neurológicas subjacentes. Dentre as condições cardiológicas, a história prévia e/ou recente de infarto agudo do miocárdio, o uso de próteses metálicas e marca-passos, além da presença de doenças em tratamento como hipertensão arterial, insuficiência cardíaca e arritmias, devem ser rigorosamente avaliados, tanto quanto a seu estágio como aos medicamentos em uso para seu controle[12]. Dentre as doenças respiratórias, a presença de quadros crônicos e situações de agudização, como crises de asma ou exacerbação de doença pulmonar obstrutiva crônica (DPOC), podem requer estabilização prévia ao procedimento eletroconvulsivo. Doenças neurológicas graves, como acidente vascular encefálico ou situações que proporcionem aumento da pressão intracraniana, são situações que aumentam o risco, porém não contraindicam absolutamente o procedimento[13]. Quando alguma dessas condições estiver presente, a discussão do caso com a equipe torna-se ainda mais necessária. Muitos autores valorizam o uso de *checklists*, assim como em outros procedimentos cirúrgicos, visando à padronização da avaliação e consequentemente redução da morbimortalidade[14].

A avaliação pré-anestésica é obrigatória. O anestesista deve estar atento ao tipo de anestésico a ser utilizado, assim como sua dose. A maioria dos fármacos utilizados para induzir a perda da consciência tem efeito anticonvulsivante. Assim, as doses devem ser tituladas com cuidado, visto que a superdosagem pode reduzir a eficiência do procedimento e subdoses podem causar uma hipnose insuficiente, fazendo com que o paciente esteja parcialmente consciente durante o procedimento. O mesmo cuidado deve ser tomado com as doses dos relaxantes musculares. Doses altas podem resultar em relaxamento excessivamente prolongado. Nesses casos o paciente pode recobrar a consciência ainda incapaz de movimentar os músculos respiratórios ou realizar qualquer movimento espontâneo, inclusive não conseguindo se comunicar. Os relatos de pacientes que passaram por uma experiência como essa são de intenso sofrimento. Por outro lado, um relaxamento muscular insuficiente aumenta o risco de dores musculares, fraturas de membros e arcada dentária[15].

A avaliação dos medicamentos em uso pelo paciente também é fundamental, e os antidepressivos e antipsicóticos devem ser mantidos (em geral), pois têm efeito sinérgico com a ECT. As doses matinais devem ser administradas após a sessão, para preservar o jejum pré-operatório (NPO). O uso de betabloqueadores e anticonvulsivantes pode necessitar de suspensão, pois parecem reduzir o tempo de crise convulsiva e, com isso, podem acarretar redução da eficiência do procedimento. O uso de lítio durante o ECT está associado a maior risco de sintomas confusionais e convulsões espontâneas após o procedimento. Embora a evidência desses efeitos adversos seja controversa e haja dados na literatura sugerindo que pode ser seguro manter o lítio durante o ECT, a recomendação-padrão é suspender esse medicamento ao menos dois dias antes do procedimento[16]. O uso de benzodiazepínicos é controverso, porém a maioria da literatura recomenda sua suspensão na noite anterior ao procedimento[17,18]. Os medicamentos de uso não psiquiátrico devem ser avaliados caso a caso, sempre objetivando manter a estabilidade clínica do paciente.

Concluindo a avaliação, deve ser fornecido o termo de consentimento informado para o paciente antes do procedimento. No caso de impossibilidade deste, um familiar ou responsável deve fornecer o consentimento. Nesse documento devem constar a natureza e a gravidade do quadro psiquiátrico, seu provável curso sem ECT, informações sobre o procedimento (riscos e benefícios) e as alternativas terapêuticas, incluindo a opção de não tratar o problema[19]. Durante o procedimento, diversas situações devem ser antecipadas e tratadas se ocorrerem; apesar de raras, as principais situações são as expostas no Quadro 1.

Quando abordamos os efeitos colaterais da ECT, as alterações cognitivas continuam a ser o maior desafio da prática clínica. Acredita-se que a ECT não tenha efeitos sobre a aprendizagem implícita (aprendizado de habilidades e capacidade sensoperceptiva), tendo efeitos diversos nas memórias explícitas verbais e não verbais, assim como na episódica e semântica[21]. Dentre as alterações cognitivas agudas, além do déficit de memória, alterações na atenção e, por vezes, orientação do paciente são comuns, porém costumam remitir espontaneamente em horas ou poucos dias. Caso essas alterações sejam prolongadas, podem ser preditores de alterações cognitivas permanentes[21,22]. Quando alterações cognitivas mais graves ou de duração mais longa são identificadas du-

Quadro 1 Manejo de situações durante a eletroconvulsoterapia

Situação	Manejo
Depressão respiratória devido à anestesia	Suporte ventilatório até a estabilização do paciente.
Paciente agitado	Benzodiazepínicos ou agentes anestésicos, como o propofol, são passíveis de uso.
Crise convulsiva prolongada (> 2-3 minutos)	Fazer uso de anticonvulsivantes, manter o monitoramento cardiológico, ventilar (não hiperventilar) e revisar fatores estimuladores de crise prolongada antes da próxima sessão.
Crise hipertensiva	Geralmente transitória; em casos de persistência, betabloqueadores podem ser necessários.
Arritmias	Geralmente transitórias e benignas. Em caso de arritmias com potencial risco ao paciente, seu tratamento deve ser individualizado para o tipo de arritmia diagnosticada.
Estado confusional pós-ictal	Transitório e sem necessidade de tratamento.
Náuseas	Antieméticos (metoclopramida, ondansetrona).
Dores musculares	Analgésicos comuns.
Dores de cabeça	Analgésicos comuns.

Fonte: adaptado de Kellner et al., 2018[20].

rante uma série de ECT, sugere-se aumentar o espaçamento entre as sessões ou mesmo interromper o tratamento. Essas medidas reduzem significativamente o risco de alterações cognitivas permanentes. As alterações em memória anterógrada (lembrança de eventos recentemente apreendidos) em geral se resolvem espontaneamente semanas após o término do tratamento, contudo alterações em memória retrógrada (eventos gravados semanas ou meses antes do procedimento) podem perdurar por meses após a última sessão de ECT, sendo a recuperação incompleta possibilidade a alguns pacientes[22]. Anteriormente ao procedimento, o uso de testes cognitivos e a avaliação de fatores dos pacientes podem auxiliar o médico a elaborar critérios preditores de resultados cognitivos. *Status* cognitivo global pré-procedimento, idade do paciente e presença de depressão bipolar são fatores associados a uma pior resposta cognitiva[23]. Pulsos quadrados breves e ultrabreves e estímulos unilaterais ao invés de bilaterais também parecem reduzir a incidência de efeitos cognitivos, mantendo a eficácia do procedimento[24,25].

Abordagem da equipe de enfermagem

O paciente, quando admitido para procedimento ambulatorial ou durante internação, deve passar por uma avaliação da equipe de enfermagem, pré-procedimento, a qual visa verificar:

- Sinais vitais.
- Tempo em jejum.
- Revisão de fármacos em uso.
- Revisão de reações alérgicas prévias.
- Retirada de próteses e adornos móveis.

Ao entrar na sala de procedimento, o paciente deve ter suas vestes trocadas por um avental, assim como posicionar os eletrodos para eletroencefalograma (EEG) e eletrocardiograma (ECG). Um acesso venoso periférico deve estar disponível para a aplicação de indutores anestésicos e outros fármacos, se necessários[26].

Após o procedimento, a equipe de Enfermagem deve ficar atenta aos riscos inerentes ao quadro confusional pós-ECT (risco de queda e risco de aspiração após início da realimentação). Deve-se também atentar para o risco de crises convulsivas pós-ECT. Atualmente, o paciente deve ser mantido em unidade de recuperação até a normalização dos seus sinais vitais e retomada da consciência, conduta que por si só já minimiza esses riscos.

INDICAÇÕES

Mais frequentemente a ECT é utilizada em casos de pacientes que não responderam a tratamento medicamentoso e psicoterápico adequados. Porém, pode ser opção terapêutica de primeira linha em determinados casos: quando há necessidade de uma melhora clínica rápida – esbatimento de risco de suicídio agudo e grave, psicose puerperal, risco de inanição e desnutrição na depressão ou em quadros psicóticos; impossibilidade ou recusa de tratamento farmacológico por via oral; contraindicação a psicofármacos (idosos e gestantes); casos que já apresentaram resposta eficaz com uso prévio de ECT; preferência do paciente[10]. Em alguns casos, pode ser necessário tratamento de manutenção com ECT. Apesar de existirem recomendações práticas, ainda não há evidências claras ou consensos a respeito de indicações de ECT de manutenção[27].

- Transtornos depressivos: a depressão é o transtorno psiquiátrico que mais recebe indicação de ECT, especialmente quando há resistência a fármacos[28]. Conforme recentes metanálises, em casos refratários ao tratamento farmacológico, a ECT demonstra superioridade ao uso de antidepressivos tricíclicos, inibidores da monoaminoxidase (IMAO), lítio, além de ECT simulada[29,30]. Um estudo comparou ECT com inibidores seletivos de recaptação de serotonina (ISRS) – paroxetina –, apontando superioridade do procedimento[31]. Não existem estudos comparando a ECT com outros ISRS ou com outras classes de antidepressivos, como venlafaxina ou mirtazapina. A ECT também demonstra ser mais eficaz que a estimulação magnética transcraniana de repetição (EMTr), na redução de sintomas depressivos e pensamentos de suicídio. As taxas de remissão em transtornos depressivos variam entre 60% e 80%, quando usada como tratamento de primeira linha em casos de depressão severa[30], podendo chegar a taxas maiores em casos de depressão psicótica[28]. A presença de sintomas psicóticos, catatonia e idade avançada prediz melhor resposta à ECT[32,33]. Pacientes sem história de resistência farmacológica e com episódio mais curto de depressão também têm maiores taxas de resposta e remissão quando submetidos à ECT[28]. Taxas mais baixas são vistas em pacientes deprimidos com transtorno de personalidade *borderline* comórbido[34] e aqueles com episódios depressivos de longa duração[32,33].

- Transtorno de humor bipolar (THB): a ECT é eficaz em todos os subtipos de episódios de humor no THB, bem como em casos de THB refratário[35,36]. Uma resposta eficaz é encontrada em até 80% dos casos[36], com maiores índices em pacientes catatônicos[37], sendo a duração longa de um episódio o principal marcador de baixa resposta[38]. Alguns dados apontam para o risco de virada maníaca com o uso de ECT em pacientes com episódio depressivo, contudo estudos recentes têm demonstrado que esse risco é muito baixo e que os sintomas se esbateriam em poucos dias[37,39]. A ECT no THB deve ser considerada especialmente em casos de refratariedade tratamento farmacológico. Porém, pode ser considerada como primeira opção em casos nos quais existam sintomas graves, especialmente ameaçadores à vida, como risco de heteroagressão[10,35].
- Esquizofrenia: atualmente a ECT é considerada terceira linha de tratamento da esquizofrenia, já que, em casos refratários a outros antipsicóticos, a clozapina demonstra superioridade[40]. Quando há contraindicação ou falha com a clozapina, a ECT é uma boa opção de potencialização de tratamento, especialmente no controle da exacerbação de sintomas psicóticos agudos, agitação psicomotora grave, risco grave de auto e heteroagressão e em casos de catatonia comórbida[41]. Em casos refratários, a ECT combinada com antipsicóticos demonstra eficácia superior no controle dos sintomas crônicos, mostrando melhora em até 80% dos pacientes[42].
- Síndromes psicóticas agudas: em casos de sintomas psicóticos agudos, especialmente naqueles que apresentam agitações psicomotoras graves e risco de hetero ou autoagressão, a ECT demonstra resultados benéficos. Pacientes jovens, com início agudo de sintomas psicóticos positivos, sem alterações proeminentes de humor e resistentes ao uso de fármacos, de-

monstram ser mais responsivos à ECT do que aqueles com diagnóstico de esquizofrenia, podendo apresentar remissão completa dos sintomas com ECT[43,44].

- Transtorno esquizoafetivo: os dados a respeito do uso de ECT no transtorno esquizoafetivo provém, em sua maioria, de relatos e séries de casos. No único estudo prospectivo sobre o tema, a ECT de manutenção mostrou-se eficaz em pacientes refratários, resultando em diminuição da necessidade de internação – e altas mais precoces[45]. Alguns autores sugerem que o subtipo depressivo parece ser mais responsivo a ECT[9,19].
- Risco de suicídio: a presença de risco alto de suicídio deve ser um marcador para que a ECT seja considerada opção terapêutica precoce. Pensamentos de suicídio e ideação suicida parecem responder ao procedimento em até 80% dos pacientes[46,47]. Além disso, a ECT traz rápido alívio nos sintomas da psicopatologia principal, como depressão grave, sintomas maníacos e psicóticos.
- Catatonia: dados de estudos observacionais apontam que a ECT é eficaz e segura em casos de catatonia, trazendo resposta rápida a mais de 80% dos casos, independentemente se a causa é orgânica ou psiquiátrica[47,48]. Contudo, faltam dados oriundos de ensaios clínicos randomizados (ECR) que corroborem tais achados. A ECT é recomendada quando não há resposta após 72 horas de doses adequadas de benzodiazepínicos, ou quando há necessidade de resposta urgente[10], além de ser o tratamento de escolha em casos de catatonia maligna[49].
- Síndrome neuroléptica maligna (SNM): o papel da ECT no tratamento da SNM se dá quando as medidas iniciais não se mostraram eficazes, tendo impacto tanto na melhora da SNM quanto no quadro psicótico que motivou o uso do antipsicótico. Tais medidas seriam: suspensão dos antipsicóticos, manejo de balanço hídrico e de possíveis distúrbios hidroeletrolíticos, bem como tentativa de manejo farmacológico (bromocriptina e dantroleno)[48,50].
- Transtornos neuropsiquiátricos: achados mais recentes têm delineado possíveis indicações para ECT, como agitação psicomotora em síndromes demenciais[51]; sintomas motores e comorbidades psiquiátricas na doença de Parkinson[52]; e epilepsia, principalmente o *status* epiléptico refratário[53]. Contudo, uma recente revisão sistemática apontou que a ECT para *status* epiléptico refratário possui estimativas de efeitos muito incertas[54].
- Contraindicações: não há contraindicações absolutas para a ECT, mas algumas comorbidades clínicas podem exigir avaliação prévia mais detalhada. Especialmente pacientes com história de lesões intracranianas ou pressão intracraniana elevada, infarto agudo do miocárdio recente, doença cardíaca grave e descompensada, acidente vascular cerebral (hemorrágico ou isquê-

mico) recente, escore ASA (American Society of Anesthesiologists) classe 4 ou 5, aneurisma vascular, descolamento de retina e feocromocitoma devem ser monitorados e outros médicos devem ser consultados, sobretudo os da equipe anestésica e de outras especialidades relevantes, para que um plano individual de monitoramento seja construído.

EXAMES COMPLEMENTARES

Após a indicação da ECT, a necessidade de exames complementares deve ser guiada por elementos retirados da história clínica e do exame físico. Exames laboratoriais ou de imagem não são necessários para pacientes sem comorbidades ou com problemas que não acarretem riscos à indução anestésica. Contudo, exames de imagem cerebral estão indicados em casos com suspeita de distúrbio neurológico durante a avaliação clínica. Exames de imagem de coluna lombar estão caindo em desuso devido à melhora do relaxamento muscular possibilitado pela anestesia, contudo o paciente com doença osteomuscular pré-existente pode ser candidato a esses exames. Sugere-se que os pacientes tenham uma medida de sua função cognitiva pré-procedimento, porém poucos centros aplicam tais testes rotineiramente. O ECG é recomendável a todos os pacientes pré-procedimentos e obrigatório nos maiores de 50 anos. Nos casos de indivíduos com doença renal, ou outra condição que possa alterar eletrólitos, estes devem ter seus níveis pré-ECT avaliados[55].

TÉCNICA

Existem dois tipos de aparelhos de ECT comercializados no Brasil, regulamentados pela Agência Nacional de Vigilância Sanitária (Anvisa). Ambos utilizam corrente alternada, e as opções de pulso breve e ultrabreve são de fabricação norte-americana: Thymatron (Somatis Inc) e Mecta (Mecta Corp). Os modelos podem oferecer, além do módulo de tratamento, um módulo de monitoração (EEG, EMG, ECG) e armazenagem dos dados. Os aparelhos Mecta permitem ajuste de corrente de 0,5 A a 0,9 A, enquanto os da Thymatron possuem corrente fixa em 0,9 A. O ajuste dos três parâmetros básicos (duração do pulso, frequência e carga) está presente em ambas as marcas.

A monitorização com EEG faz parte dos equipamentos mínimos necessários, assim como a oximetria, a monitorização eletrocardiográfica e de pressão arterial[9]. As sessões devem ocorrer em local com todo o aparato necessário para anestesias gerais, além de equipe completa: anestesista, psiquiatra, enfermeiro e técnico de enfermagem. O jejum de 6 a 8 horas é necessário devido à anestesia e ao procedimento[9].

Deve-se determinar o posicionamento dos eletrodos – bilateral ou unilateral – conforme aspectos do caso, como idade, diagnóstico e gravidade. Conforme uma recente metanálise[56], a eficácia desses dois posicionamentos é semelhante. A primeira escolha é a ECT unilateral direita (RUL) de alta potência. Essa preferência, ao menos em casos de depressão, foi corroborada pela APA após um estudo de não inferioridade que mostrou ser esse posicionamento tão eficaz quanto o bilateral e com menos efeitos adversos cognitivos[25]. Os posicionamentos bilaterais mais usados são o bitemporal ou bifrontotemporal. Existe ainda o posicionamento bifrontal e o posicionamento LART (*left anterior right temporal*), que consiste no eletrodo à esquerda ficar na posição supraorbital e o da direita na posição temporal clássica[9].

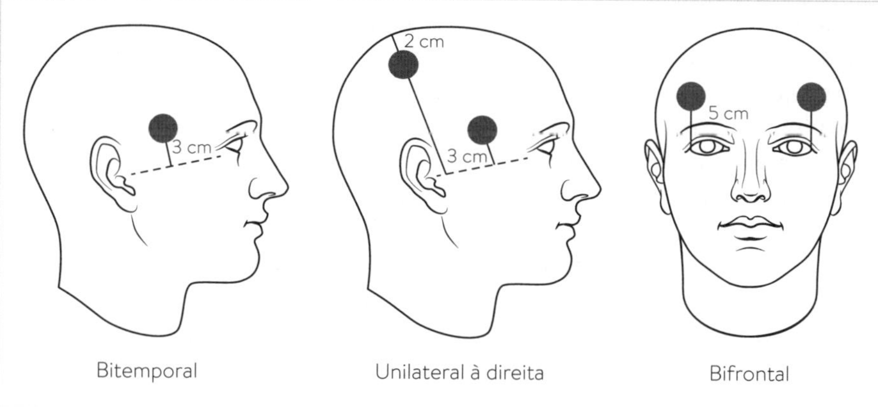

Figura 1 Posicionamento dos eletrodos
Fonte: adaptada pelos autores.

Goldman foi um dos primeiros a desenvolver o posicionamento unilateral, com a finalidade de evitar as áreas corticais relacionadas à fala. Thenon, na Argentina, foi o primeiro a descrever um menor prejuízo mnêmico dessa técnica. No posicionamento unilateral, um dos eletrodos é colocado na região frontotemporal direita (por ser o hemisfério não dominante da maioria das pessoas), e o outro pode ser colocado em diferentes partes, homolateralmente. A posição mais utilizada é a de D'Elia, na qual o segundo eletrodo é colocado com o centro a 2 cm à direita do vértex[9].

O anestesista inicia administrando um anestésico geral. Na maior parte das vezes, usa-se o tiopental ou etomidato, podendo-se utilizar também o propofol ou a cetamina. Após a infusão do anestésico, deve-se garrotear um dos membros logo antes da aplicação do relaxante muscular, inflando o manguito a uma medida 10 a 20 mmHg acima da T.A. sistólica. Esse procedimento impede que o relaxante muscular atinja o membro garroteado e permite a verificação da atividade motora da convulsão nesse membro. O relaxante muscular intravenoso preconizado é a succinilcolina (0,75 a 1,5 mg/kg). A atropina ou o glicopirrolato podem ser utilizados para prevenir a bradicardia e diminuir a secreção das vias aéreas[57]. O suporte de oxigênio é realizado durante todo o período da anestesia, exceto durante o estímulo, para prevenir hipóxia e diminuir a perda de memória pós-ECT. Para evitar que o paciente tenha fraturas dentárias ou lesões orais, deve-se colocar um bloqueador de mordidas.

Aplica-se então o estímulo, com a dose previamente titulada, e verifica-se a convulsão através do traçado de EEG e da manifestação motora. Se a crise durar mais de 180 segundos, deverá ser interrompida com a aplicação de um benzodiazepínico intravenoso. Se um estímulo não resultar em convulsão, o contato entre os eletrodos e a pele (impedância) deve ser verificado, e a intensidade do estímulo pode ser aumentada em 25 a 100%. Deve-se atentar para o fato de que alguns pacientes podem tardar de 20 a 40 segundos para apresentar convulsão[58]. Os parâmetros do estímulo podem ser regulados conforme o modelo do aparelho, sendo estes: corrente, duração do pulso, frequência.

A corrente determina a intensidade do estímulo, sendo medida em amperes. A corrente utilizada em ECT é alternada e bidirecional. Mais frequentemente, utilizam-se correntes entre 0,8 e 0,9 A. Apenas 10% da corrente atinge o tecido cerebral, devido à resistência craniana.

A duração do pulso corresponde ao tempo em que a corrente está ligada e é medida em milésimos de segundos (ms). Os aparelhos modernos utilizam pulsos breves (de 0,5 a 2 ms) ou ultrabreves (menores de 0,5 ms). Existe discussão na literatura sobre as vantagens e desvantagens dos pulsos ultrabreves sobre os breves. Uma revisão sistemática de 2015 encontrou que o pulso breve unilateral foi mais eficaz do que o ultrabreve, com um NNT de 12,1. Apesar de maior número de efeitos colaterais cognitivos, a eficácia do pulso breve se mostrou bastante superior ao ultrabreve[59].

A frequência refere-se à repetição dos pulsos ao longo do tempo e é medida em Hertz (Hz). Como os pulsos são bidirecionais, a frequência é medida em pares de pulsos por segundo. Assim, uma frequência de 10 Hz consiste em 20 pulsos (10 para cada lado, alternadamente) por segundo. Os aparelhos disponíveis comercialmente oferecem uma variação de 10 a 140 Hz. Não sabemos se existe uma frequência ideal, mas alguns conceitos da neurofisiologia são úteis. O período refratário absoluto do neurônio dura em torno de 1 ms[9]. Frequências muito altas podem, portanto, ser ineficazes, assim como muito baixas, por não despolarizarem a membrana. Estima-se que a frequência ideal esteja em torno de 12,5 a 30 Hz.

A duração do estímulo, medida em segundos, junto com a frequência, definirá o total de pulsos fornecidos. Ex.: uma frequência de 20 Hz (40 pulsos) com duração de 2 segundos representará um total de 80 pulsos. Os aparelhos atuais utilizam estímulos com durações que variam de 0,5 a 8 segundos[9].

Escalpo, crânio e cérebro oferecem impedância à passagem da corrente. O aparelho mede a impedância estática antes do estímulo e regula a voltagem proporcionalmente à resistência para oferecer a corrente do estímulo desejada. Por isso, devemos nos atentar a detalhes que alteram a impedância, como a interface pele-eletrodo e a distância entre os eletrodos. Excessos na impedância (mau contato entre pele-eletrodo) podem causar queimaduras na pele (por excesso de corrente). Para melhorar a impedância, a limpeza da pele do escalpo com álcool é necessária[9].

A titulação da dose, guiada pela carga, em milicoulombs, é o método preconizado para definir a dose de estímulo elétrico. Essa dose é estabelecida a partir do limiar convulsígeno, que é a dose mínima necessária para atingir uma crise generalizada. A titulação deve ocorrer na primeira sessão, levando-se em conta diversos dados do paciente, como sexo, medicações utilizadas, idade, posição dos eletrodos e doses anteriores. Aplicam-se estímulos progressivamente maiores até que ocorra a convulsão generalizada, devendo-se atentar para um intervalo entre os estímulos, de no mínimo 20 segundos, respeitando-se os parâmetros cardiovasculares de cada paciente[9]. As doses utilizadas nas sessões seguintes dependem do posicionamento dos eletrodos. Para posicionamento bilateral, deve ser utilizada uma dose próxima ao limiar (1,5 a 2,5 vezes o limiar); para unilateral, uma carga de 6 vezes o limiar[9].

Para avaliar a efetividade da dose, é fundamental a correta monitorização da crise. Convulsões muito curtas são menos eficazes. Convulsões muito longas aumentam efeitos colaterais cognitivos, sem acréscimo de benefício. Quando a convulsão é muito curta, pode ser aplicado um novo estímulo na mesma sessão. Tradicionalmente, considera-se que a crise tem de durar ao menos 20 segundos para ser eficaz, mas esse valor é arbitrário. Mais recentemente, a APA reduziu esse tempo para 15 segundos, porém também é um valor arbitrário. A melhora clínica também deve ser observada como parâmetro, além da duração das crises. O EEG para ECT utiliza dois eletrodos frontais. Normalmente, a manifestação motora é mais curta ou tem no máximo a mesma duração da manifestação central, por isso a monitoração motora não é suficiente para avaliar e garantir a qualidade terapêutica da convulsão induzida. Também não é suficiente para avaliar a presença de crises prolongadas, que poderão ter efeitos cognitivos deletérios e não ter manifestação motora[9]. As manifestações autonômicas confirmam a generalização das crises e devem ser monitoradas pelo seu potencial de complicações. O uso de medicamentos concomitantes e os anestésicos podem aumentar ou diminuir essas manifestações. O estímulo elétrico sempre causará uma descarga parassimpática. Com a generalização da crise, ocorre liberação simpática, com aumento da frequência cardíaca e da pressão arterial. Geralmente, são manifestações passageiras que retornam ao nível basal após cessada a crise.

A ECT é aplicada geralmente de duas a três vezes por semana, em dias alternados. A eficácia dessas frequências é a mesma, porém se leva mais tempo para atingir o número de sessões na frequência bissemanal. Contudo, nessa frequência os para-efeitos na área cognitiva também podem ser menores quando comparados a três vezes por semana[57]. O número de sessões vai depender da resposta do paciente, dos efeitos colaterais e do diagnóstico. Usualmente, para episódio depressivo podem-se fazer de seis a doze sessões (podendo-se atingir até 20 sessões), para mania, de oito a vinte sessões, para esquizofrenia, mais de quinze, enquanto para catatonia e *delirium*, tanto curta duração como de uma a quatro sessões[57]. Porém, devemos individualizar o número de sessões. Uma maneira bastante aceita é continuar até o paciente obter a resposta terapêutica máxima, o que ocorre quando ele deixa de melhorar após dois tratamentos sucessivos. A troca de uni para bilateral poderá ser considerada se a resposta terapêutica não aparecer entre seis e dez sessões.

CASOS ESPECIAIS

Gestação e período pós-natal

As indicações de ECT no período gestacional e puerperal não diferem das utilizadas fora do período periparto[28,42]. Pode ser indicada a gestantes ou puérperas com depressão severa, episódio maníaco ou estados mistos, catatonia, episódios psicóticos, especialmente psicose pós-parto, bem como catatonia[60]. Levando-se em conta os riscos do uso de psicofármacos durante a gestação, a ECT é uma alternativa eficaz e segura para a díade mãe-bebê[10,28,60]. Os riscos de complicações para a mãe e para o bebê mostram-se muito baixos, estando mais relacionados ao procedimento anestésico[61-63]. Algumas complicações obstétricas do procedimento, relatadas em poucos casos, podem ser: sangramento vaginal, aumento da contratilidade uterina, arritmia ou bradicardia fetal, todas complicações transitórias e não oferecendo risco para a díade mãe-bebê[28]. Além disso, não há aumento de risco de abortamento ou de malformações congênitas ou desenvolvimento atípicos nos bebês[64]. Junto à equipe obstétrica, pediátrica e anestésica devem ser discutidos possíveis ajustes, dependendo da idade gestacional, no procedimento anestésico, incluindo posicionamento lateral esquerdo da paciente, adequada pré-oxigenação, redução de incidência de hiperventilação, uso pré-anestésico de bloqueador H2 ou antiácido e intubação em vez do uso da máscara de Venturi[65]. A ECT durante a gestação deve ser feita preferencialmente em locais que possuam suporte obstétrico, já que pode ser necessário realizar monitoramento da frequência cardíaca do bebê, utilizando Doppler ou cardiotocografia.

Crianças e adolescentes

As evidências para a indicação e aplicação de ECT na infância e adolescência são limitadas a relatos ou séries de casos, bem como estudos retrospectivos. Dessa forma, dados pertinentes à população adulta acabam sendo extrapolados para o uso de ECT em crianças e adolescentes. As evidências disponíveis indicam que os perfis de eficácia e segurança da ECT em adolescentes é semelhante à dos adultos[66,67]. A eficácia em crianças e adolescentes é de 50% a 60% nas síndromes psicóticas e de 75% a 100% nos transtornos do humor[68]. Dentre os adolescentes, as principais indicações são transtornos psicóticos, diferentemente dos adultos, em quem a maioria das indicações são transtornos de humor[66,67].

A American Academy of Child and Adolescent Psychiatry (AACAP) publicou recomendações para uso de ECT em adolescentes. Essas orientações são extremamente semelhantes às pertinentes à população adulta, incluindo as indicações referentes aos diagnósticos nos quais a ECT demonstra eficácia[68]. As indicações mais comuns de ECT na infância e adolescência incluem depressão refratária, transtorno de humor bipolar, síndrome psicótica aguda, esquizofrenia, refratariedade ou intolerância ao uso de antipsicóticos, sintomas de humor ou psicóticos durante gestação na adolescência, além de catatonia, automutilações e auto ou heteroagressividade no transtorno do espectro autista[69-71]. Nesse grupo, pode haver maior ansiedade prévia ao procedimento, o que pode exigir o uso de medicações ansiolíticas pré-operatórias e indução anestésica inalatória, que por sua vez podem impactar no limiar convulsivo[70]. A população pediátrica apresenta maior incidência de cefaleia e tempo de convulsão prolongada[72]. Não há estudos evidenciando prejuízo objetivo de memória entre adolescentes. A AACAP recomenda que todas as crianças e adolescentes recebam avaliação formal da memória antes do início das sessões de ECT, no término e após seis meses do tratamento[68].

Déficit intelectual e transtorno do espectro autista (TEA)

A ECT pode ser indicada em transtornos do neurodesenvolvimento, como deficiência intelectual (DI) e TEA, em casos que apresentam comorbidades que podem responder a esse tipo de intervenção. As indicações de ECT nesses pacientes são as mesmas dos pacientes que não possuam DI ou TEA. Dessa forma, pacientes que apresentam sintomas graves e refratários a esquemas medicamentosos adequados (risco de hetero/autoagressão, risco de suicídio, agitação psicomotora, risco de exposição moral, sintomas psicóticos), ou com efeitos colaterais intoleráveis ou impossibilidade do uso de fármacos, podem se beneficiar da ECT. Comportamentais de automutilações severas ou catatonia grave em pacientes com DI e/ou TEA também podem se beneficiar de ECT[73,74].

Idosos

A ECT é segura, eficaz e bem tolerada em pacientes com idade avançada[75]. Esses casos apresentam resposta aumentada a esse tipo de tratamento, bem como maior impacto em sua qualidade de vida[76]. A ECT é particularmente eficaz em idosos com depressão[33]. O estudo do CORE (Consórcio de Pesquisa sobre ECT) mostrou 90% de remissão na depressão em ECT bitemporal, com estímulos de 1,5 vez o limiar convulsivante em idosos acima de 65 anos[76]. O prejuízo de memória em pacientes idosos é comparável ao dos demais grupos etários, e idosos com prejuízo cognitivo prévio não devem ser contraindicados para receber esse tipo de intervenção[75]. Porém, idosos possuem maior prevalência de comorbidades médicas, o que pode indicar necessidade de melhor avaliação e apropriados manejos destas. Devido à idade mais avançada e presença de outras doenças, o risco de *delirium* é maior nesse grupo[65]. O limiar convulsivante geralmente está aumentado no idoso, e a hiperventilação pode auxiliar a diminuí-lo. O etomidato pode ser utilizado como anestésico para favorecer a indução[77]. É interessante considerar um ajuste de duração de pulso menor (na faixa ultrabreve) para essa faixa etária, visto que idosos apresentam reserva funcional cognitiva menor, e evitar maior prejuízo cognitivo. Nesse sentido, o estudo PRIDE avaliou o uso de pulso ultrabreve nos idosos e demonstrou taxa de remissão de 70%, com baixo índice de efeitos colaterais cognitivos[77,78].

CONSIDERAÇÕES FINAIS

Apesar do constante desenvolvimento de novos tratamentos em psiquiatria, a ECT permanece sendo uma ferramenta essencial no arsenal terapêutico para o tratamento dos transtornos psiquiátricos graves e refratários. Diversos fatores, incluindo custo, complexidade, preocupações com os riscos de efeitos cognitivos, além de preconceitos e estigmatização do procedimento, continuam causando subutilização da técnica. A indicação criteriosa e a aplicação adequada, seguindo todos os padrões cientificamente estabelecidos combinados com o engajamento dos profissionais para esclarecer os pacientes e a população em geral, fortalecem seu uso e reduzem barreiras existentes. Apesar da vasta experiência e evidência científica em torno da ECT, há espaço para avanços. Estudos futuros devem avaliar modificações na técnica visando aumentar a eficácia e reduzir efeitos adversos. A identificação de novos preditores de resposta, principalmente biomarcadores, auxiliarão na personalização da indicação e na melhora da eficiência e aceitação da ECT.

REFERÊNCIAS BIBLIOGRÁFICAS

1. Minelli A, Abate M, Zampieri E, Gainelli G, Trabucchi L, Segala M, et al. Seizure adequacy markers and the prediction of electroconvulsive therapy response. J ECT. 2016;32(2):88-92.
2. Leiknes KA, Jarosh-von Schweder L, Høie B. Contemporary use and practice of electroconvulsive therapy worldwide. Brain Behav. 2012;2(3):283-344.
3. Jaffe R. The practice of electroconvulsive therapy: recommendations for treatment, training, and privileging: a task force report of the American Psychiatric Association, 2nd ed. Am J Psychiatry. 2002;159:331.
4. Surya S, Rosenquist PB, McCall WV. Electroconvulsive therapy: introduction and technical aspects. Neuromodulation Psychiatry. 2015;429:53.
5. Baran B, Bitter I, Ungvári GS, Nagy Z, Gazdag G. O advento do tratamento psiquiátrico moderno: a terapia convulsiva de László Meduna. Arch Clin Psychiatry São Paulo. 2008;35:165-9.
6. Sakel M. Neue Behandlung der Morphinsucht. (Eine Insulinkur beseitigt die Abstinentenzerscheinungen durch Ausgleich des während der Entziehung gestörten Gleichgewichtes im vegetativen Nervensystem) (in German). 1933;143:506-34.
7. Meduna L. Autobiography. Convulsive Ther. 1985;43:121-38.
8. Cerletti U, Bini L. L'elettroshock. Archivio Generale di Neurologia, Psichiatria e Psicoanalisi. 1938;19:266-8.
9. Rosa MA, Rosa MO. Fundamentos da eletroconvulsoterapia. Porto Alegre: Artmed; 2015.
10. Weiner RD, Coffey CE. The practice of electroconvulsive therapy: recommendations for treatment, training and privileging. 2. ed. American Psychiatric Association; 2001.
11. Brunner I, Grözinger M. Brief vs. ultrabrief pulse ECT: focus on seizure quality. Eur Arch Psychiatry Clin Neurosci. 2018;268:831-8.
12. Fuenmayor AJ, el Fakih Y, Moreno J, Fuenmayor AM. Effects of electroconvulsive therapy on cardiac function in patients without heart disease. Cardiology. 1997;88(3):254-7.
13. Sundsted KK, Burton MC, Shah R, Lapid MI. Preanesthesia medical evaluation for electroconvulsive therapy: A review of the literature. J ECT. 2014;30(1):35-42.
14. Woodcock HM, Cornish J, Vaughan J-J, O'Neill-Kerr A, Sabih I. The development and use of a modified WHO checklist for use in electroconvulsive therapy. J ECT. 2015;31(2):83-6.
15. Soehle M, Bochem J. Anesthesia for electroconvulsive therapy. Curr Opin Anaesthesiol. 2018;31(5): 501-5.
16. Dolenc TJ, Rasmussen KG. The safety of electroconvulsive therapy and lithium in combination: a case series and review of the literature. J ECT. 2005;21(3):165-70.
17. Jahangard L, Haghighi M, Bigdelou G, Bajoghli H, Brand S. Comparing efficacy of ECT with and without concurrent sodium valproate therapy in manic patients. J ECT. 2012;28(2):118-23.
18. Tsuchiyama K, Nagayama H, Yamada K, Isogawa K, Katsuragi S, Kiyota A. Predicting efficacy of electroconvulsive therapy in major depressive disorder. Psychiatry Clin Neurosci. 2005;59(5):546-50.

19. Mankad M. Informed consent for electroconvulsive therapy: finding balance. J ECT. 2015;31(3):143-6.
20. Kellner CH. Handbook of ECT: a guide to electroconvulsive therapy for practitioners. Cambridge University Press; 2018.
21. Petersen JZ, Miskowiak KW. Cognitive side effects of electroconvulsive therapy. Ugeskr Laeger. 2018;180(18):V09170688.
22. Sackeim HA, Prudic J, Fuller R, Keilp J, Lavori PW, Olfson M. The cognitive effects of electroconvulsive therapy in community settings. Neuropsychopharmacology. 2007;32(1):244-54.
23. Martin DM, Gálvez V, Loo CK. Predicting retrograde autobiographical memory changes following electroconvulsive therapy: relationships between individual, treatment, and early clinical factors. Int J Neuropsychopharmacol. 2015;18(12):pyv067.
24. Loo CK, Sainsbury K, Sheehan P, Lyndon B. A comparison of RUL ultrabrief pulse (0.3 ms) ECT and standard RUL ECT. Int J Neuropsychopharmacol. 2008;11(7):883-90.
25. Semkovska M, Keane D, Babalola O, McLoughlin DM. Unilateral brief-pulse electroconvulsive therapy and cognition: effects of electrode placement, stimulus dosage and time. J Psychiatr Res. 2011;45(6):770-80.
26. Cita B. A nurse's guide to electroconvulsive therapy. Nursing. 2012;42(10):41-4.
27. Gill SP, Kellner CH. Clinical practice recommendations for continuation and maintenance electroconvulsive therapy for depression: outcomes from a review of the evidence and a consensus workshop held in Australia in may 2017. J ECT. 2019;35(1):14-20.
28. Ferrier IN, Waite J. The ECT handbook. Cambridge University Press; 2019.
29. UK ECT Review Group. Efficacy and safety of electroconvulsive therapy in depressive disorders: a systematic review and meta-analysis. Lancet. 2003;361(9360):799-808.
30. Kho KH, van Vreeswijk MF, Simpson S, Zwinderman AH. A meta-analysis of electroconvulsive therapy efficacy in depression. J ECT. 2003;19(3):139-47.
31. Folkerts HW, Michael N, Tölle R, Schonauer K, Mücke S, Schulze-Mönking H. Electroconvulsive therapy vs. paroxetine in treatment-resistant depression: a randomized study. Acta Psychiatr Scand. 1997;96(5):334-42.
32. Dombrovski AY, Mulsant BH, Haskett RF, Prudic J, Begley AE, Sackeim HA. Predictors of remission after electroconvulsive therapy in unipolar major depression. J Clin Psychiatry. 2005;66(8):1043-9.
33. van Diermen L, van den Ameele S, Kamperman AM, Sabbe BCG, Vermeulen T, Schrijvers D, et al. Prediction of electroconvulsive therapy response and remission in major depression: meta-analysis. Br J Psychiatry. 2018;212(2):71-80.
34. Feske U, Mulsant BH, Pilkonis PA, Soloff P, Dolata D, Sackeim HA, et al. Clinical outcome of ECT in patients with major depression and comorbid borderline personality disorder. Am J Psychiatry. 2004;161(11):2073-80.
35. Kessler U. Electroconvulsive Therapy in Bipolar Disorder Depression. In: Ferrier IN, Waite J. The ECT Handbook. Cambridge University Press; 2019.
36. McAllister-Williams RH. ECT in Mania (and Mixed States). In: Ferrier IN, Waite J. The ECT Handbook. Cambridge University Press; 2019.
37. Perugi G, Medda P, Toni C, Mariani MG, Socci C, Mauri M. The role of electroconvulsive therapy (ECT) in bipolar disorder: effectiveness in 522 patients with bipolar depression, mixed-state, mania and catatonic features. Curr Neuropharmacol. 2017;15(3):359-371.
38. Perugi G, Medda P, Barbuti M, Novi M, Tripodi B. The role of electroconvulsive therapy in the treatment of severe bipolar mixed state. Psychiatr Clin North Am. 2020;43:187-97.
39. Versiani M, Cheniaux E, Landeira-Fernandez J. Efficacy and safety of electroconvulsive therapy in the treatment of bipolar disorder: a systematic review. J ECT. 2011;27(2):153-64.
40. Siskind D, McCartney L, Goldschlager R, Kisely S. Clozapine v. first- and second-generation antipsychotics in treatment-refractory schizophrenia: systematic review and meta-analysis. Br J Psychiatry. 2016;209(5):385-92.

41. Grover S, Sahoo S, Rabha A, Koirala R. ECT in schizophrenia: a review of the evidence. Acta Neuropsychiatr. 2019;31(3):115-27.
42. Painuly N, Chakrabarti S. Combined use of electroconvulsive therapy and antipsychotics in schizophrenia: the Indian evidence. A review and a meta-analysis. J ECT. 2006;22(1):59-66.
43. Suzuki K, Awata S, Takano T, Ebina Y, Takamatsu K, Kajiwara T, et al. Improvement of psychiatric symptoms after electroconvulsive therapy in young adults with intractable first-episode schizophrenia and schizophreniform disorder. Tohoku J Exp Med. 2006;210(3):213-20.
44. Keshtkar M, Ghanizadeh A, Firoozabadi A. Repetitive transcranial magnetic stimulation versus electroconvulsive therapy for the treatment of major depressive disorder, a randomized controlled clinical trial. J ECT. 2011;27(4):310-4.
45. Swoboda E, Conca A, König P, Waanders R, Hansen M. Maintenance electroconvulsive therapy in affective and schizoaffective disorder. Neuropsychobiology. 2001;43(1):23-8.
46. Fink M, Kellner CH, McCall WV. The role of ECT in suicide prevention. J ECT. 2014;30(1):5-9.
47. Taylor MA, Fink M. Catatonia in psychiatric classification: a home of its own. Am J Psychiatry. 2003;160(7):1233-41.
48. Sienaert P, van Harten P, Rhebergen D. The psychopharmacology of catatonia, neuroleptic malignant syndrome, akathisia, tardive dyskinesia, and dystonia. Handb Clin Neurol. 2019;165:415-28.
49. Unal A, Altindag A, Demir B, Aksoy I. The use of lorazepam and electroconvulsive therapy in the treatment of catatonia: treatment characteristics and outcomes in 60 patients. J ECT. 2017;33(4):290-3.
50. Morcos N, Rosinski A, Maixner DF. Electroconvulsive therapy for neuroleptic malignant syndrome: a case series. J ECT. 2019;35(4):225-30.
51. van den Berg JF, Kruithof HC, Kok RM, Verwijk E, Spaans H-P. Electroconvulsive therapy for agitation and aggression in dementia: a systematic review. Am J Geriatr Psychiatry. 2018;26(4):419-34.
52. Borisovskaya A, Bryson WC, Buchholz J, Samii A, Borson S. Electroconvulsive therapy for depression in Parkinson's disease: systematic review of evidence and recommendations. Neurodegener Dis Manag. 2016;6(2):161-76.
53. Singh J, Cousins DA. ECT in Neuropsychiatric Disorders. In: Ferrier IN, Waite J. The ECT Handbook. Cambridge University Press; 2019.
54. Zeiler FA, Matuszczak M, Teitelbaum J, Gillman LM, Kazina CJ. Electroconvulsive therapy for refractory status epilepticus: A systematic review. Seizure. 2016;35:23-32.
55. Tavares AR, Volpe FM. Medical evaluation before electroconvulsive therapy. N Engl J Med. 2009;360(26):2791.
56. Kolshus E, Jelovac A, McLoughlin DM. Bitemporal v. high-dose right unilateral electroconvulsive therapy for depression: a systematic review and meta-analysis of randomized controlled trials. Psychol Med. 2017;47(3):518-30.
57. Sadock BJ, Sadock VA, Ruiz P. Compêndio de psiquiatria: ciência do comportamento e psiquiatria clínica. Porto Alegre: Artmed; 2017.
58. Mayberg HS, Lozano AM, Hamani C, Holtzheimer P. Neuromodulation in psychiatry. John Wiley & Sons; 2016. p. 467-9.
59. Tor P-C, Bautovich A, Wang M-J, Martin D, Harvey SB, Loo C. A systematic review and meta-analysis of brief versus ultrabrief right unilateral electroconvulsive therapy for depression. J Clin Psychiatry. 2015;76(9):e1092-8.
60. Yonkers KA, Wisner KL, Stewart DE, Oberlander TF, Dell DL, Stotland N. The management of depression during pregnancy: a report from the American Psychiatric Association and the American College of Obstetricians and Gynecologists. Gen Hosp Psychiatry. 2009;31(5):403-13.
61. Sinha P, Goyal P, Andrade C. A meta-review of the safety of electroconvulsive therapy in pregnancy. J ECT. 2017;33(2):81-8.
62. Leiknes KA, Cooke MJ, Jarosch-von Schweder L, Harboe I, Høie B. Electroconvulsive therapy during pregnancy: a systematic review of case studies. Arch Womens Ment Health. 2015;18(1):1-39.

63. Pompili M, Lester D, Dominici G, Longo L, Marconi G, Forte A, et al. Indications for electroconvulsive treatment in schizophrenia: a systematic review. Schizophr Res. 2013;146(1-3):1-9.
64. Ward HB, Fromson JA, Cooper JJ, De Oliveira G, Almeida M. Recommendations for the use of ECT in pregnancy: literature review and proposed clinical protocol. Arch Womens Ment Health. 2018;21(6):715-22.
65. Weiss A, Hussain S, Ng B, Sarma S, Tiller J, Waite S. Royal Australian and New Zealand College of Psychiatrists professional practice guidelines for the administration of electroconvulsive therapy. Aust N Z J Psychiatry. 2019;53(7):609-23.
66. Bloch Y, Levcovitch Y, Bloch AM, Mendlovic S, Ratzoni G. Electroconvulsive therapy in adolescents: similarities to and differences from adults. J Am Acad Child Adolesc Psychiatry. 2001;40(11):1332-6.
67. Lima NN, Nascimento VB, Peixoto JA, Moreira MM, Neto ML, Almeida JC. Electroconvulsive therapy use in adolescents: a systematic review. Ann Gen Psychiatry. 2013;12(1):17.
68. Ghaziuddin N, Kutcher SP, Knapp P. Practice parameter for use of electroconvulsive therapy with adolescents. J Am Acad Child Adolesc Psychiatry. 2004;43(12):1521-39.
69. Reddy PS, Roberts N. Electroconvulsive Therapy. Can J Psychiatry. 2015;60(1):35-6.
70. Franklin AD, Sobey JH, Stickles ET. Anesthetic considerations for pediatric electroconvulsive therapy. Paediatr Anaesth. 2017;27(5):471-9.
71. Oliphant RYK, Smith EM, Sharma AN. Electroconvulsive therapy in children and adolescents. In: Ferrier IN, Waite J. The ECT handbook. Cambridge University Press; 2019.
72. Ghaziuddin N, Walter G. Electroconvulsive therapy in children and adolescents. Oxford University Press; 2013.
73. Wachtel LE, Shorter E, Fink M. Electroconvulsive therapy for self-injurious behaviour in autism spectrum disorders: recognizing catatonia is key. Curr Opin Psychiatry. 2018;31(2):116-22.
74. Park SE, Grados M, Wachtel L, Kaji S. Use of electroconvulsive therapy in autism. Child Adolesc Psychiatr Clin N Am. 2020;29(3):455-65.
75. Geduldig ET, Kellner CH. Electroconvulsive therapy in the elderly: new findings in geriatric depression. Curr Psychiatry Rep. 2016;18(4):40.
76. O'Connor MK, Knapp R, Husain M, Rummans TA, Petrides G, Smith G, et al. The influence of age on the response of major depression to electroconvulsive therapy: a C.O.R.E. Report. Am J Geriatr Psychiatry. Fall 2001;9(4):382-90.
77. Watson S, Newby J, Laws P. ECT in Older Adults. In: Ferrier IN, Waite J. The ECT handbook. Cambridge University Press; 2019.
78. Kellner CH, Husain MM, Knapp RG, McCall WV, Petrides G, Rudorfer MV. A novel strategy for continuation ect in geriatric depression: phase 2 of the PRIDE Study. Am J Psychiatry. 2016;173(11):1110-8.

13
Síndromes cerebrais orgânicas na internação psiquiátrica

Bruno Lodi
Lucas Porcello Schilling
Rafael Saidelles
André Luis Palmini
Luis Souza Motta

DESTAQUES

- A avaliação clínica pode diferenciar o delirium de outros transtornos neuropsiquiátricos com alteração da sensopercepção.
- A prevalência média de pacientes psiquiátricos que possuem condição neurológica costuma ser baixa, com poucas referências bibliográficas.
- Os transtornos neurológicos podem gerar riscos importantes para o paciente, como incapacidade e dependência funcional.
- Os pacientes que apresentem quadros de agitação psicomotora refratária ou falha em terapêutica ambulatorial requerem internação hospitalar.
- A recuperação do episódio agudo depende de certos fatores, como investigação clínica diagnóstica e manejo medicamentoso e ambiental.
- A avaliação neurológica na internação requer anamnese e exame clínico detalhados e, em alguns casos, exames complementares como análise de liquor, neuroimagem e eletroencefalograma.
- Principais distúrbios cerebrais encontrados na internação psiquiátrica: delirium, quadros demenciais, infecções do sistema nervoso central, encefalites e manifestações neuropsiquiátricas associadas a doenças sistêmicas.

PONTOS IMPORTANTES

- Este capítulo apresenta um estudo sobre as principais síndromes cerebrais orgânicas em unidade de internação psiquiátrica. O tema é desenvolvido a partir das principais condições neurológicas que podem mimetizar quadros psiquiátricos, enfatizando a importância da triagem e avaliação inicial para as principais síndromes cerebrais orgânicas, bem como da avaliação clínica detalhada, observando a necessidade de suporte em unidade clínica.
- A avaliação de quadros neuropsiquiátricos é uma abordagem comum nas internações psiquiátricas devido à alta demanda de pacientes idosos apresentando alterações cognitivas e de comportamento, as quais não são mais bem explicadas apenas por condições psiquiátricas prévias ou agudas. Na internação psiquiátrica, um dos fatores de desfecho de caso desfavorável é o diagnóstico de transtorno psiquiátrico de origem orgânica, além de idade ≥ 60 anos e baixa sociabilidade[1].
- Os principais distúrbios cerebrais orgânicos que, por vezes, são diagnosticados em ambiente de internação psiquiátrica são o *delirium*, quadros demenciais, infecções do sistema nervoso central, encefalites imunomediadas e manifestações neuropsiquiátricas associadas a doenças sistêmicas. Apesar de ser um assunto relevante na prática hospitalar, carece de dados específicos das taxas em unidade de internação psiquiátrica.

DADOS RELEVANTES

- As principais manifestações psiquiátricas nesses casos costumam ser: alteração do comportamento, sintomas depressivos, agitação psicomotora e alucinações, predominantemente visuais.
- O risco de *delirium* é elevado em pacientes idosos, principalmente nos internados em unidades de terapia intensiva (UTI).
- Depressão é o diagnóstico psiquiátrico mais comum em pacientes com HIV internados.
- A psicose lúpica ocorre em cerca de 5% dos pacientes no primeiro ano da doença.
- Os principais indicativos para a internação de pacientes com síndrome cerebral orgânicas são: alterações súbitas com prejuízo clínico significativo, impossibilidade de manejo domiciliar e ambulatorial, além de quadros de agitação graves.

DIAGNÓSTICO E AVALIAÇÃO

A avaliação inicial dos distúrbios neuropsiquiátricos deve ter enfoque no tempo de início e na progressão e nas características dos sintomas, levando em consideração que, muitas vezes, são decorrentes da descompensação orgânica, quadros psiquiátricos prévios ou efeitos colaterais de medicações. A anamnese detalhada, o exame clínico minucioso e a revisão de exames são fundamentais antes de estabelecer a terapêutica do paciente. Nos idosos, maior atenção é requerida na exclusão da possibilidade de *delirium*, diferenciando de distúrbio decorrente de progressão de quadro demencial ou agudização de patologia psiquiátrica prévia. A seguir, abordaremos algumas das síndromes cerebrais orgânicas mais comuns em ambientes de internação.

DELIRIUM

Delirium é uma condição aguda frequente em pacientes idosos internados por motivos clínicos, cirúrgicos, oncológicos terminais e em UTI[2]. A principal característica é o prejuízo da consciência, geralmente cursando com alterações globais das funções cognitivas, frequentemente com desfechos desfavoráveis, como aumento da mortalidade.

Epidemiologia

A prevalência do *delirium* na comunidade é baixa (de 1 a 2%), mas o início desse quadro geralmente leva o paciente à emergência. Em cenários de emergência, o *delirium* está presente em 8 a 17% de todos os idosos e 40% dos pacientes que procedem de asilos. Nas enfermarias gerais e geriátricas, cerca de 29 a 64% dos casos apresentam *delirium*. A apresentação em UTI eleva o risco de óbito entre duas e quatro vezes, tanto no ambiente hospitalar quanto no ambulatorial. Além disso, o comprometimento cognitivo é comum em mais de 50% dos pacientes cirúrgicos que desenvolvem *delirium*[3]. A etiologia costuma ser multifatorial, e dentre os principais fatores de risco é possível citar[4]:

- Estados de baixa perfusão/oxigenação.
- Infecções.
- Dor.
- Falência de órgãos.
- Privação sensorial e de luz.
- Isolamento.
- Imobilidade.

- Alterações do sono e do ritmo circadiano.
- Distúrbios metabólicos e hidroeletrolíticos.
- Intoxicação e abstinência (álcool e outras substâncias).
- Distúrbios neurológicos.
- Deficiência nutricional (B1, B2 , B12).
- Sexo masculino.
- Idade > 65 anos.

Quadro 1 Principais causas de *delirium* devido à condição médica geral

Sistema nervoso central	Trauma cranioencefálico, convulsão/estado pós-ictal, encefalopatia hipertensiva, doença degenerativa, ataque isquêmico cerebral, acidente vascular cerebral, hematoma/hemorragia subdural, hemorragia subaracnóidea, vasculites, doença de Parkinson, esclerose múltipla, hidrocefalia, infecções (meningite, encefalite, abscesso, neurossífilis e HIV) tumores cerebrais primários e mestástases cerebrais
Distúrbio metabólico/ endócrino	Uremia, insuficiência hepática, anemia, hipoxemia, hipo ou hiperglicemia, avitaminoses (B1, B6, B12, folato), hipervitaminoses (A, D), endocrinopatias (hiper/hipotireoidismo), distúrbio hidroeletrolítico, desequilíbrio acidobásico e síndromes paraneoplásicas
Sistema cardiopulmonar	Infarto do miocárdio, insuficiência cardíaca congestiva, arritmia cardíaca, choque e insuficiência respiratória
Infecções sistêmicas	Bacteriemia, fúngicas, virais e sepse
Insuficiências de órgãos	Cardíaca, pulmonar, hepática, renal e pancreática
Doenças neoplásicas	• Intracranianas: metastáticas, meníngeas, carcinomatose. • Extracraniana: síndrome paraneoplásica.
Outras etiologias	Desregulação térmica (hipotermia/hipertermia), radiação, estado pós-operatório, imunossupressão, fraturas e privação sensorial

Fonte: adaptado de Caixeta et al., 2016[5].

Diagnóstico

O diagnóstico de *delirium* é realizado por meio da avaliação clínica do paciente, incluindo exame físico completo e revisão de exames laboratoriais, analisando sinais de descompensação clínica (como desidratação, sinais de sepse e hipoxemia) e observando a utilização de alguma medicação possivelmente contribuinte para o quadro. Em algumas situações especiais, podem ser necessários exames de imagem, como tomografia computadorizada (TC) do crânio, ressonância magnética (RM) do crânio e punção lombar para melhor elucidação do quadro.

Quadro 2 Critérios diagnósticos (DSM-5) para *delirium*

A – Perturbação da atenção (capacidade reduzida para direcionar, focar, manter e mudar a atenção) e da consciência (menor orientação para o ambiente).
B – A perturbação se desenvolve em um período breve de tempo (normalmente de horas a poucos dias), representa uma mudança da atenção e da consciência basais e tende a oscilar quanto à gravidade ao longo de um dia.
C – Perturbação adicional na cognição (déficit de memória, desorientação, linguagem, capacidade visuoespacial ou percepção).
D – As perturbações dos critérios A e C não são mais bem explicadas por outro transtorno neurocognitivo preexistente, estabelecido ou em desenvolvimento e não ocorrem no contexto de um nível gravemente diminuído de estimulação, como no coma.
E – Há evidências a partir da história, do exame físico ou de achados laboratoriais de que a perturbação é uma consequência fisiológica direta de outra condição médica, intoxicação ou abstinência de substância (devido a uma droga de abuso ou a um medicamento), de exposição a uma toxina ou de que ela se deva a múltiplas etiologias.
Especificar se: Agudo: duração de poucas horas a dias. Persistente: duração de semanas ou meses. **Especificar se:** Hiperativo: o indivíduo tem um nível hiperativo de atividade psicomotora que pode ser acompanhado de oscilação de humor, agitação e/ou recusa a cooperar com os cuidados médicos. Hipoativo: o indivíduo tem um nível hipoativo de atividade psicomotora que pode estar acompanhado de lentidão e letargia que se aproxima do estupor. Nível misto de atividade: o indivíduo tem um nível normal de atividade psicomotora mesmo com a perturbação da atenção e da percepção. Inclui pessoas cujo nível de atividade oscila rapidamente.

Fonte: American Psychiatric Association, 2013[43].

Tratamento farmacológico

O manejo inicial procura identificar a causa provável do quadro e tentar tratá-la prontamente. Assim, de modo geral, recomenda-se:

- Suspender imediatamente a substância suspeita de causar o quadro e manter o paciente em ambiente iluminado, com poucos estímulos.
- Medidas ambientais para orientar o paciente (como relógio e calendário) nos períodos de lucidez.

- Garantir a segurança do paciente, utilizando contenção mecânica, quando necessário.

Caso não ocorram controle dos sintomas comportamentais e/ou agitação por meio das medidas ambientais, podem-se utilizar os antipsicóticos, sendo o de escolha o haloperidol (0,5 a 1 mg por via oral, 2 vezes/dia, com dosagens mais frequentes quando necessário, ou 0,25-0,5 mg por via intramuscular, com dose adicional a cada 30-60 minutos, se necessário). Sempre que possível, opta-se pela via oral, especialmente nos pacientes idosos. Os antipsicóticos atípicos são uma alternativa, sendo os principais indicados: risperidona 0,5 mg, olanzapina 2,5 a 5 mg ou quetiapina 25 mg, em duas tomadas ao dia.

Os benzodiazepínicos são considerados segunda linha de tratamento, e, quando indicados, prefere-se o uso da medicação de curta ação (como o lorazepam), devendo ser reservados aos casos de *delirium* por abstinência de sedativos ou álcool, doença de Parkinson ou síndrome neuroléptica maligna[6].

Uma metanálise demonstrou que o haloperidol associado ao lorazepam forneceu a melhor taxa de resposta em geral para o tratamento do *delirium* em comparação ao grupo controle. Para a prevenção do *delirium*, os grupos de cloridrato de ramelteon, olanzapina, risperidona e dexmedetomidina apresentaram taxas de ocorrência de *delirium* significativamente menores que o grupo controle. Nesse estudo, nenhum dos tratamentos farmacológicos esteve significativamente associado a maior risco de mortalidade em comparação ao placebo[7].

A Sociedade Americana de Geriatria, em parceria com a Escola de Cirurgiões, lançaram lançou a diretriz de prática clínica para prevenção e tratamento do *delirium* pós-operatório, destacando as estratégias de prevenção não farmacológicas (mobilidade, orientações, higiene do sono, oxigenação adequada, hidratação e nutrição), educação dos profissionais de saúde, avaliação médica da etiologia do *delirium*, otimização do tratamento da dor (preferencialmente sem opioides) e a orientação de evitar medicações associadas à precipitação do *delirium*. Como exemplos de causas de precipitação, podemos citar altas doses de opioides, de anti-histamínicos ou de diidropiridínicos. No *delirium* hipoativo, o uso de benzodiazepínicos e antipsicóticos deve ser evitado, e, no *delirium* com agitação, os benzodiazepínicos não são primeira escolha e também devem ser evitados[8].

INFECÇÕES DO SISTEMA NERVOSO CENTRAL

As infecções do sistema nervoso central (SNC) são potencialmente graves e podem ser causadas por patógenos como bactérias, vírus ou fungos. O reconhecimento e o tratamento rápido dessas condições são cruciais para um bom desfecho, visto que existe grandes morbidade e mortalidade. As infecções do

SNC incluem meningites, encefalites e abcessos cerebrais. O diagnóstico dessas doenças é tipicamente realizado pela identificação da síndrome clínica, avaliação de análise sorológica e liquórica e neuroimagem.

A meningite infecciosa é um quadro de inflamação das meninges causado pela invasão do espaço subaracnóideo por patógenos. A encefalite ocorre em um contexto similar, porém, por definição, ocorre inflamação do parênquima cerebral. Os pacientes com meningite e encefalite geralmente têm instalação do quadro dentro de horas a dias e podem cursar com náuseas, vômitos, cefaleia, fotofobia, confusão e febre. Entretanto, o que caracteriza encefalite clinicamente é a presença de manifestações neurológicas focais, através de déficits motores ou sensoriais, distúrbios da linguagem ou do movimento, crises convulsivas, assim como alteração do estado mental – podendo ocorrer rebaixamento do nível de consciência, confusão, desorientação e alteração comportamental[9].

Infecções bacterianas

A infecção do SNC por bactérias, manifestada como meningite, consiste em quadro de grande morbi-mortalidade, acometendo todas as faixas etárias, e apresenta diferentes micro-organismos envolvidos, de acordo com a idade. Os organismos causadores mais comuns de meningite bacteriana em pessoas de 15 a 50 anos são *Streptococcus pneumoniae* e *Neisseria meningitidis*. Em adultos com mais de 50 anos, os patógenos mais relevantes são *S. pneumoniae* e bacilos Gram-negativos entéricos; no entanto, a importância de infecções por *Listeria monocytogenes* e *H. influenzae* é cada vez mais reconhecida nessa faixa etária[10].

O quadro clínico das meningites bacterianas é composto por três síndromes principais: síndrome de hipertensão intracraniana (cefaleia intensa, náuseas, vômitos e confusão mental); síndrome toxêmica (sinais gerais de toxemia, incluindo febre alta, *delirium* e mal-estar); e síndrome de irritação meníngea (cefaleia holocraniana e rigidez nucal). Os sinais clássicos de irritação meníngea são rigidez nucal e os sinais de Brudzinski (flexão passiva do pescoço, que resulta em flexão da perna sobre a coxa) e Kernig (extensão passiva do joelho, acompanhada por dor e limitação da extensão da perna)[11]. Os diagnósticos diferenciais incluem meningite viral e outras formas de meningites infecciosas (fúngica e tuberculosa, por exemplo), assim como causas não infecciosas de meningites, como doenças autoimunes, medicamentos (como trimetoprima e anti-inflamatórios não esteroidais) e neoplasias (carcinomatose meníngea), bem como outras causas de cefaleia (como hemorragia subaracnóidea, enxaqueca e quadros virais simples).

A confirmação diagnóstica das meningites bacterianas é feita por exames complementares, sendo a análise do líquido cefalorraquidiano (LCR) imprescindível para estabelecer o diagnóstico, identificar o organismo causador e realizar testes de suscetibilidade aos antimicrobianos *in vitro*[12]. Os exames de sangue iniciais devem incluir hemograma completo, duas hemoculturas aeróbicas de volume apropriado (idealmente, antes do início da terapia antimicrobiana), dosagem de eletrólitos, ureia, creatinina e glicose séricos. Além disso, estudos de coagulação podem ser indicados, especialmente se petéquias ou lesões purpúricas forem observadas, o que chama atenção para possível meningococcemia[13]. Todo paciente com suspeita de meningite deve coletar LCR, a menos que a punção lombar (PL) seja contraindicada. Deve ser tomado especial cuidado em indicar PL em pacientes com possível elevação da pressão intracraniana e risco de herniação cerebral, distúrbios da coagulação e suspeita de abscesso epidural espinhal. Dessa forma, em adultos nas seguintes situações clínicas, deve-se indicar TC de crânio antes de proceder à PL[14]:

- Estado imunocomprometido.
- História de lesão expansiva prévia no SNC.
- Crise convulsiva em paciente não previamente epiléptico.
- Papiledema no fundo de olho.
- Rebaixamento do nível de consciência.
- Déficit neurológico focal.

Quadro 3 Valores de referência para o liquor e principais diferenças entre meningite bacteriana aguda e meningite viral

Parâmetros	Valores de referência	Meningite bacteriana	Meningite viral
Pressão de abertura (mmH_2O)	50-180	> 180	< 180
Celularidade (mm^3)	≤ 5	1.000-5.000	100-1.000
% polimorfonucleares	0	≥ 80%	Incomum
Proteína (mg/dL)	≤ 45	100-500	50-100
Glicose (mg/dL)	45-80	≤ 40	Normal
Relação glicose LCR/soro	0,6	< 0,4	< 0,6

Na análise do LCR, devem ser solicitadas contagem de células e diferencial, concentração de proteínas e glicose (deve-se sempre comparar com as concentrações de glicose sérica), microscopia por Gram e cultura para bactérias, assim como outros testes, a depender da suspeita clínica (VDRL, pesquisa e cultura para fungos, sorologias e testes de PCR – reação em cadeia da polimerase – para patógenos etc.).

Além da possível identificação do agente etiológico por culturas ou PCR, a análise do padrão de celularidade, proteinorraquia e glicorraquia nos auxilia a diferenciar etiologicamente as infecções do SNC.

O LCR é sugestivo de meningite bacteriana quando apresenta, em termos gerais, as seguintes características:

- Pleocitose, geralmente > 500 células/μL, com predomínio de polimorfonucleares (> 80%).
- Glicose < 40 mg/dL e lactato aumentado.
- Elevada concentração de proteína (usualmente > 200 mg/dL).

Haja vista ser uma emergência médica, o tratamento antimicrobiano deve ser iniciado antes de se conhecer o agente etiológico. No Quadro 4, seguem recomendações para terapia empírica baseada nas condições clínicas associadas e nos prováveis agentes etiológicos.

Infecções virais

As infecções virais do SNC resultam nas síndromes clínicas de meningite asséptica ou encefalite, sendo o acometimento ou não de funções cerebrais o principal diferencial clínico dessas condições. Essa distinção tem importância devido ao curso normalmente "benigno" e autolimitado das meningites virais em contraste com a grande morbimortalidade das encefalites virais, que necessitam de diagnóstico e tratamento precoces[9].

As etiologias mais comuns de encefalite são infecciosas, autoimunes e pós-infecciosas. A cada ano, nos Estados Unidos, aproximadamente 7 pacientes por 100 mil habitantes são hospitalizados com encefalite. A causa é desconhecida em aproximadamente metade desses casos. Dos casos com causa conhecida, 20% a 50% são atribuídos a vírus[16]. Um estudo retrospectivo demonstrou que os motivos principais para a apresentação hospitalar em pacientes com encefalite pelo vírus herpes-simples – causa viral não epidêmica mais prevalente – foram crises convulsivas (32%), comportamento anormal (23%), alteração do nível de consciência (13%) e confusão ou desorientação (13%), sendo importante diagnóstico diferencial com patologias psiquiátricas[17].

A encefalite viral pode ocorrer como uma complicação rara de infecções comuns (por exemplo, infecções por herpesvírus) ou como uma apresentação característica de vírus raros (por exemplo, contágio pelo vírus da raiva). A encefalite pode ser a única manifestação neurológica da infecção, ou ocorrer em associação a meningite, mielite, radiculite ou neurite[18].

Quadro 4 Terapia antimicrobiana empírica

Situações clínicas	Agentes etiológicos	Antibióticos de escolha
Crianças e adultos com MBA adquirida na comunidade	*S. pneumoniae*, *N. meningitidis*	Cefalosporina de 3ª ou 4ª geração + vancomicina*
Otite, mastoidite, sinusite	*Streptococcus* sp., *Staphylococcus aureus*, *Haemophilus* sp., enterobactéria, anaeróbio Gram-negativo	Cefalosporina de 3ª ou 4ª geração + vancomicina* + metronidazol
Adultos > 50 anos, portadores de doenças crônicas, gestantes	*S. pneumoniae*, *N. meningitidis*, bacilo Gram-negativo, *Listeria monocytogenes*, *H. influenzae*	Cefalosporina de 3ª ou 4ª geração + vancomicina* + ampicilina
Endocardite	*Streptococcus bovis*, *S. aureus*, *Streptococcus viridans*, *Enterococcus*, bactérias do grupo HACEK	Cefalosporina de 3ª ou 4ª geração + vancomicina
Imunodeprimidos	*S. pneumoniae*, *H. influenzae*, *L. monocytogenes*	Cefalosporina de 3ª ou 4ª geração + vancomicina* + ampicilina
Pós-neurocirurgia	Estafilococos, bacilo Gram-negativo	Vancomicina + meropenem; ou vancomicina + ceftazidima
Dispositivos intraventriculares	Estafilococos, bacilo Gram-negativo, anaeróbios	Vancomicina + meropenem + metronidazol; ou vancomicina + ceftazidima + metronidazol

MBA: meningite bacteriana aguda; grupo HACEK: bacilos Gram-negativos de crescimento lento que estão presentes normalmente na flora oral e da orofaringe, podendo causar endocardite. Fazem parte desse grupo *Haemophilus* sp., *Aggregatibacter* sp., *Cardiobacterium hominis*, *Eikenella corrodens* e *Kingella kingae*.
* Situações em que a vancomicina é indicada para cobertura de *S. pneumoniae* resistente às cefalosporinas de terceira geração – incidência ainda baixa em nosso meio.
Fonte: adaptado de Gagliardi e Takayanagui, 2019[15].

As manifestações clínicas dependem da região cerebral acometida pelo processo inflamatório. Em geral, ocorrem quadro febril agudo e alteração do nível de consciência, podendo evoluir de confusão mental para torpor e coma. Outras manifestações frequentes são cefaleia, sinais neurológicos focais (hemiparesia, parestesias e afasia), crises convulsivas, disfunção cognitiva (desorientação e déficit amnéstico) e distúrbios do comportamento e da personalidade (irritabilidade e agressividade). Movimentos involuntários, ataxia e mioclonias são ocasionalmente relatados[11].

Um grande número de etiologias pode causar encefalopatia e mimetizar encefalite, como doenças vasculares, infecções ou inflamações sistêmicas sem acometimento direto do SNC, exposição a toxinas ou desequilíbrios hidroeletrolíticos e metabólicos. Tendo em vista o amplo diagnóstico diferencial, devem ser feitas história clínica minuciosa e investigação de todas essas etiologias diante do paciente com suspeita de encefalite.

Em adição aos estudos de investigação de encefalopatia, todos os pacientes com suspeita de encefalite devem realizar hemoculturas e testagem para HIV. A punção lombar é recomendada em todos os indivíduos, exceto se houver contraindicação.

Em respeito à neuroimagem, a RM é preferível em relação à TC devido à maior sensibilidade e especificidade na avaliação de encefalite. Imagem de tórax também deve ser realizada, pois a presença de infiltrados focais pode ser sugestiva de certos patógenos (infecções fúngicas ou micobacterianas, por exemplo).

A suspeição diagnóstica baseia-se na presença de encefalopatia, caracterizada por alteração do estado mental (definida redução ou alteração do nível de consciência, letargia ou mudança de personalidade), de pelo menos 24 horas, associada a febre, pleocitose no liquor ou achados compatíveis com encefalite em RM ou eletroencefalograma[19]. São critérios diagnósticos para encefalites:

- Critério principal (obrigatório): estado mental alterado, consistindo em alteração do nível de consciência, letargia ou mudança de personalidade por 24 horas sem causa alternativa identificada.
- Critérios menores (dois necessários para possível; três necessários para encefalite provável/confirmada):
  - Febre (38 °C).
  - Crises epilépticas de início recente.
  - Achados neurológicos focais novos.
  - Contagem de leucócitos no LCR > 5 células/mm^3.
  - Neuroimagem demonstrando anormalidade do parênquima cerebral sugestiva de encefalite.
  - Eletroencefalograma demonstrando anormalidade consistente com encefalite.

Uma grande variedade de vírus diferentes pode infectar o SNC. A maioria dos vírus é capaz de causar meningite ou encefalite, embora, em geral, um determinado vírus tenha maior probabilidade de causar uma síndrome do que outra. O vírus herpes-simples (HSV) é a causa não epidêmica mais comum de encefalite infecciosa na maioria dos países. A encefalite por HSV é causada quase exclusivamente por HSV-1, exceto em populações neonatais onde predomina o HSV-2, e segue uma distribuição de idade bimodal, com picos na primeira infância e após os 50 anos – a maioria dos casos ocorre nessa faixa etária mais avançada.

Os casos de encefalite por HSV podem resultar de infecção primária ou reativação viral, embora a fisiopatologia da infecção do SNC ainda não tenha sido totalmente elucidada. A encefalite por HSV geralmente começa unilateralmente e tem predileção seletiva por áreas do lobo temporal anterior e medial, lobo frontal inferior, tálamo e córtex insular. A maioria dos pacientes apresenta sintomas inespecíficos, incluindo febre, cefaleia, confusão e alteração comportamental. Apresentações menos frequentes incluem afasia, crises epilépticas, acometimento de nervos cranianos e outros déficits neurológicos focais. A encefalite do tronco cerebral (rombencefalite) é possível, mas incomum. As manifestações clínicas geralmente evoluem ao longo de alguns dias, com cerca de 1/3 dos pacientes entrando em coma. Apesar desse quadro, o prognóstico da encefalite por HSV melhorou dramaticamente na era do aciclovir. A mortalidade é agora relatada como inferior a 15%, embora muitos sobreviventes tenham epilepsia ou déficits neuropsiquiátricos como sequelas. O aciclovir intravenoso reduz a morbidade e mortalidade na encefalite por HSV, com o tratamento precoce conferindo benefício adicional.

O vírus varicela-zóster (VZV) é a segunda principal causa de encefalite viral após HSV. Em adultos, uma encefalite por VZV comumente ocorre em pacientes idosos ou imunocomprometidos como manifestação de reativação viral. Cerca de 2/3 dos adultos demonstram uma erupção cutânea associada ao zóster. Causas menos comuns incluem enterovírus, vírus Epstein-Barr, HIV, vírus do herpes humano-6 e vírus *zika*[19].

Não existem terapias específicas para a maioria das infecções virais do SNC. Entretanto, diante de encefalite sem explicação aparente, o tratamento empírico para infecção pelo HSV-1 com aciclovir (10 mg/kg por via intravenosa a cada 8 horas) deve sempre ser iniciado o mais rápido possível[20].

ENCEFALITES AUTOIMUNES

Nas últimas décadas, um número crescente de casos de encefalite não infecciosa, principalmente imunomediadas, foi identificado, incluindo as síndromes de encefalite paraneoplásica clássicas, frequentemente associadas a anticorpos contra proteínas neuronais intracelulares (proteínas onconeuronais) e as síndromes de encefalite associadas a anticorpos contra proteínas da superfície celular neuronal/proteínas sinápticas. Estas últimas são frequentemente chamadas de "encefalites autoimunes". Enquanto as síndromes de encefalite paraneoplásica são invariavelmente relacionadas ao câncer, as de encefalite autoimune podem ocorrer na presença ou ausência de câncer[21,22].

Apesar de poderem causar alguns sintomas semelhantes aos das encefalites infecciosas, frequentemente ocorrem sem febre ou pleocitose no liquor. De forma geral, os sinais e sintomas costumam ter evolução subaguda, instalando-se em dias a semanas, com aumento do número ou gravidade dos sintomas, podendo chegar a quadros graves com disautonomia, *status epilepticus* e coma. Grande parte dos pacientes com encefalites imunomediadas apresenta encefalopatia com confusão mental, crises convulsivas e outras alterações cognitivas (principalmente comprometimento da memória de trabalho). No entanto, existem manifestações que auxiliam a direcionar para uma síndrome específica, como discinesias orofaciais (anti-NMDAR), crises distônicas faciobraquiais (encefalite límbica associada ao anticorpo anti-LGI1) e déficits neurológicos multifocais (ADEM), por exemplo. De forma geral, os principais sintomas psiquiátricos presentes são irritabilidade, depressão, psicose, agitação, agressividade, comportamento sexual inapropriado, compulsão, medo e crises de pânico. Devem chamar atenção o surgimento desses sintomas e sua evolução rápida (ao longo de 3 meses) em um paciente sem história psiquiátrica relevante[15,23,24].

Os critérios diagnósticos atuais baseiam-se fortemente na presença de anticorpos específicos (como anti-Hu e anti-GAD para encefalite límbica) e na resposta à imunoterapia. A dosagem desses anticorpos ainda é de difícil acesso em nosso meio; sendo assim, são sempre um desafio diagnóstico e terapêutico, principalmente para equipes não especializadas em tais patologias.

A seguir, são apresentados critérios básicos para ter um mínimo de certeza diagnóstica acerca de quatro dos tipos mais comuns de encefalites imunomediadas, a fim de auxiliar a conduta na prática, baseada apenas em ferramentas mais acessíveis, como RM, LCR e eletroencefalograma. De forma geral, após a exclusão das causas mais prevalentes, devemos suspeitar de encefalite autoimune na presença destes dois itens:

- Instalação subaguda de: déficit de memória de trabalho (curto prazo); ou sintomas psiquiátricos (por exemplo, alteração de humor marcante); ou alteração do estado mental (rebaixamento do nível de consciência ou alteração de personalidade).
- E pelo menos um dos seguintes achados:
  - Déficit neurológico focal novo (por exemplo, paresia, perda visual etc.).
  - Evento epiléptico novo, seja crise convulsiva motora ou crises não motoras com ruptura de contato.
  - LCR com pleiocitose (> 5 leucócitos/mm^3).
  - RM sugestiva de encefalite (hiperintensidade na sequência FLAIR no lobo temporal ou múltiplas áreas compatíveis com desmielinização/inflamação em substância cinzenta e/ou branca).

A seguir, um breve resumo dos pontos fundamentais das quatro principais apresentações:

Quadro 5 Apresentação das encefalites e suas características

	Sintomas de início recente	Curso	Neuroimagem	Outros achados/ observações
Encefalite límbica	Déficit de memória de trabalho; ou crises epilépticas; ou alteração psiquátrica	Subagudo (menos de 3 meses de evolução rápida)	Hipersinal em lobo temporal na RM encefálica	Pleocitose no LCR; ou EEG com atividade epiléptica ou ondas lentas em lobo temporal
ADEM	Encefalopatia não relacionada a febre; déficits neurológicos multifocais	Monofásico – sem nova alteração clínica ou radiológica nos 3 meses seguintes	RM com lesões difusas, > 1 cm, principalmente em substância branca; padrão de realce pelo contraste em "anel incompleto"	Encefalopatia que ocorre tipicamente após infecção ou vacinação, em crianças ou adultos jovens
Encefalite de tronco de Bickerstaff	Rebaixamento do nível de consciência; oftalmoplegia bilateral; ataxia	Progressão em menos de 1 mês	--	Costuma ser monofásico e de bom prognóstico
Encefalite anti-NMDA	Rebaixamento do nível de consciência; alteração cognitiva ou comportamental; afasia; crises epilépticas; distúrbios do movimento; disautonomia; hipoventilação central	Instalação subaguda (menos de 3 meses)	RM pode ser normal, ter achados inespecíficos ou padrão semelhante ao da encefalite límbica	EEG anormal; ou LCR com pleocitose ou bandas oligoclonais

ADEM: encefalomielite disseminada aguda; EEG: eletroencefalograma; LCR: líquido cefalorraquidiano; NMDA: N-metil D-Aspartato; RM: ressonância magnética.
Fonte: adaptado de Graus e Dalmau, 2019[21].

A abordagem diagnóstica consiste inicialmente em afastar hipóteses mais frequentes: causas infecciosas, cerebrovasculares, encefalopatia séptica ou metabólica, intoxicação exógena ou medicamentosa, desordens epilépticas, quadros reumatológicas e neoplasias intracranianas[24,42]. A seguir, sugestões de exames diante da suspeita de encefalite:

- Hemograma, VHS, PCR, hepatograma, eletrólitos, função tireoidiana, HIV, VDRL.
- Radiografia de tórax.
- LCR básico, com investigação para as principais infecções (VZV, HSV etc.) e para quadros imunes (bandas oligoclonais e índice de IgG); no Brasil, avaliar investigação para arboviroses (dengue, *zika* e *chikungunya*).
- RM de encéfalo.
- Eletroencefalograma.

O tratamento baseia-se inicialmente em suporte e estabilização clínica, como garantir via aérea em caso de rebaixamento do nível de consciência, manejo de edema cerebral e *status epilepticus* caso ocorram, entre outros. Além disso, a partir de uma suspeita forte de etiologia autoimune, são empregadas imunoterapias: pulsoterapia com metilprednisolona, imunoglobulina humana intravenosa, plasmaférese ou uma combinação destas. Em casos refratários, podem ser utilizados, como segunda linha, ciclofosfamida ou rituximabe. Sempre se deve realizar investigação de neoplasias, e, em caso de estarem presentes, o tratamento específico do tumor é passo importante para o prognóstico do paciente[25,42].

MANIFESTAÇÕES NEUROPSIQUIÁTRICAS EM DOENÇAS AUTOIMUNES REUMATOLÓGICAS

O envolvimento neurológico está associado a morbidade significativa em pacientes com doenças reumatológicas autoimunes e pode ser considerado marcador de doença com alta atividade. As características mais proeminentes de envolvimento neurológico em doenças reumatológicas incluem isquemia cerebral, polineuropatia e sintomas psiquiátricos. Devemos suspeitar de patologia autoimune associada quando houver sinais e sintomas de envolvimento multissistêmico. O Quadro 6 resume as principais doenças reumatológicas e as principais síndromes neurológicas associadas.

LÚPUS ERITEMATOSO SISTÊMICO

O lúpus eritematoso sistêmico (LES) é uma doença autoimune que acomete múltiplos sistemas, incluindo pele, articulações, rins e sistema nervoso. O lúpus neuropsiquiátrico é uma das manifestações mais importantes do LES e inclui síndromes acometendo os sistemas nervosos central, periférico e autonômico, assim como desordens psiquiátricas. Devido aos critérios diagnósticos variados associados a essas condições, o American College of Rheumatology (ACR) formulou definições de caso e recomendações de testes diagnósticos para as síndromes neuropsiquiátricas associadas ao LES[29]. Quando as definições de caso do ACR são usadas para determinar a prevalência de manifestações neu-

Quadro 6 Principais síndromes neurológicas associadas

Doença autoimune	Quadro geral	Manifestações neuropsiquiátricas
Lúpus eritematoso sistêmico	Doença crônica que pode afetar praticamente qualquer órgão do corpo. Sintomas psiquiátricos são a forma mais comum de envolvimento neurológico.	Psicose; declínio cognitivo; risco aumentado de AVC; epilepsia; desmielinização do SNC; neuropatia periférica; miopatia
Síndrome de Sjögren	A síndrome de Sjögren é caracterizada histologicamente por infiltrados linfocíticos nas glândulas lacrimais e salivares, resultando em olhos secos e boca seca.	Declínio cognitivo; meningite asséptica; epilepsia; desmielinização do SNC; neuropatia periférica
Artrite reumatoide	Doença caracterizada por inflamação crônica e progressiva das articulações. Pode ocorrer um amplo espectro de manifestações neurológicas concomitantemente.	Encefalopatia; meningite asséptica; risco aumentado de AVC; neuropatia periférica; estenose de canal medular cervical
Esclerodermia	Doença multissistêmica caracterizada pelo espessamento da pele, doença vascular e esclerose em órgãos, afetando mais comumente pele, pulmão e rim.	Epilepsia; neuropatia periférica; miopatia
Espondilite anquilosante	Artropatia que afeta predominantemente o esqueleto axial. Normalmente começa nas articulações sacroilíacas, posteriormente envolvendo o restante da coluna.	Risco aumentado de AVC; estenose de canal medular

(continua)

Quadro 6 Principais síndromes neurológicas associadas (*continuação*)

Doença autoimune	Quadro geral	Manifestações neuropsiquiátricas
Vasculites sistêmicas	São caracterizadas por envolvimento de múltiplos órgãos, e a apresentação da doença é frequente com sintomas constitucionais significativos, assim como marcadores inflamatórios (VHS e PCR) elevados. Os sintomas neurológicos dependem do calibre de vaso acometido por cada síndrome específica: • Vasculite de pequenos vasos: vasculite leucocitoclástica, púrpura de Henoch-Schönlein etc. • Vasculite de vasos médios: granulomatose de Wegener, poliarterite nodosa, Churg-Strauss, vasculite Reumatoide. • Vasculite de grandes vasos: arterite de células gigantes, arterite de Takayasu, angiite primária do SNC.	• Neuropatia periférica e de nervos cranianos, oftalmoplegia, AVC e meningite asséptica: podem ocorrer na granulomatose com poliangiite (Wegener), condição que afeta primariamente rins e pulmões. • Risco elevado de AVC: ocorre principalmente nas vasculites de grandes vasos (de Takayasu e de células gigantes), e eventualmente nas que acomentem vasos médios (por exemplo, poliarterite nodosa). • Encefalopatia e crises epilépticas: podem ser a manifestação inicial de diversas formas de vasculites. Neuropatia periférica ocorre com frequência, principalmente naquelas com acometimento de vasos de médio e pequeno calibre. • Desmielinização do SNC e trombose venosa cerebral: podem ocorrer na síndrome de Behcet, caracterizada por úlceras orais e genitais dolorosas e recorrentes com quadro inflamatório sistêmico.

AVC: acidente vascular cerebral; SNC: sistema nervoso central.
Fonte: adaptado de Pavlakis, 2020[26]; Sofat et al., 2006[27]; Voss e Stangel, 2012[28].

rológicas e psiquiátricas, a seguinte ordem é observada (ordem decrescente de prevalência): disfunção cognitiva, cefaleia, transtorno do humor, doença cerebrovascular, convulsões, polineuropatia, ansiedade e psicose. Há controvérsias sobre os fatores responsáveis pelas manifestações psiquiátricas, atribuídas à patofisiologia da doença em si, efeito iatrogênico dos corticosteroides e estresse psicossocial acarretado por doença crônica. Devido à inexistência de um teste diagnóstico sensível e específico, este se baseia em história clínica, exame físico reumatológico, neuroimagem, testes sorológicos, testagem neuropsicológica, presença de atividade da doença e exclusão de outras etiologias possíveis para determinado sintoma. Uma das pistas diagnósticas é que os quadros psiquiátricos mais exuberantes normalmente ocorrem nos primeiros 2 anos após a abertura do quadro de LES[30].

Psicose lúpica

A psicose orgânica ocorre em cerca de 5% dos pacientes com LES geralmente no primeiro ano de diagnóstico. Em um estudo de 36 pacientes com eventos psicóticos primários, descobriu-se que 61% dos episódios ocorreram no primeiro ano após o diagnóstico de LES[31]. Apesar de não ser o distúrbio neuropsiquiátrico mais prevalente, merece especial destaque, devido à implicação terapêutica nesse diagnóstico etiológico diante do paciente em psicose. Durante a avaliação de qualquer paciente psicótico, a doença sistêmica orgânica deve ser considerada. A psicose do LES pode se manifestar por paranoia, com alucinações visuais e auditivas. A recuperação é completa, mas as recaídas não são incomuns.

Fazem parte da abordagem inicial diante do paciente com suspeita de manifestações neuropsiquiátricas associadas ao LES:

- Confirmar o diagnóstico de LES conforme os critérios da ACR.
- Anamnese e exame físico cuidadosos – excluir outras doenças sistêmicas ou medicações como fatores de confusão.
- Dependendo da manifestação específica:
  - AVC – TC/RM de crânio; investigação de coagulopatia (principalmente síndrome antifosfolípide); ecocardiograma; avaliação de vasos cervicais/carótidas.
  - Crises epilépticas – eletroencefalograma.
  - Neuropatia – eletroneuromiografia.
  - Psicose – RM de crânio; eletroencefalograma; punção lombar.
  - Alterações cognitivas: testagem neuropsicológica.
  - Meningite/febre: punção lombar.

Admite-se que a psicose lúpica possa ser desencadeada tanto pelo uso de corticosteroides para tratamento do quadro sistêmico como por acometimento do SNC pelo LES. Uma revisão sistemática constatou que os distúrbios neuropsiquiátricos induzidos por glicocorticoides foram dose-dependentes, com um risco aumentado com dose equivalente de prednisona ≥ 40 mg/dia. Os sintomas ocorrem com maior frequência durante as primeiras 6 semanas de tratamento e são mais comuns em mulheres do que em homens. Os sintomas neuropsiquiátricos geralmente remitem com a descontinuação dos glicocorticoides[32].

Já em casos em que a psicose ocorre devido ao envolvimento orgânico (ativo) pelo LES, o tratamento é feito com corticosteróodes, normalmente com boa resposta, e deve ser iniciado o mais rápido possível, para evitar danos permanentes. A prednisona (1 a 2 mg/kg/dia) administrada por algumas semanas em doses divididas geralmente é suficiente. Se nenhuma melhora for observada dentro de 2 a 3 semanas, uma tentativa de terapia citotóxica (por exemplo, pulso de ciclofosfamida) é necessária.

MANIFESTAÇÕES NEUROPSIQUIÁTRICAS EM PACIENTES COM HIV

O vírus da imunodeficiência humana (HIV) afeta permanentemente o sistema imunológico, destruindo células específicas (CD4) e deixando o organismo vulnerável a quadros infecciosos e diversas doenças. Na ausência de tratamento antirretroviral, o vírus pode ocasionar a síndrome da imunodeficiência adquirida (AIDS).

Epidemiologia

No mundo existiam cerca de 37,9 milhões de pessoas convivendo com HIV até o fim de 2018[33], sendo que dados mais recentes revelam que no Brasil, de 1980 a 2019, foram registrados 633.462 casos de AIDS em homens e mulheres[34]. Com o advento do uso dos antirretrovirais, a população infectada pelo HIV obteve melhora significativa na expectativa de vida e, assim, o aumento da prevalência dos transtornos neurocognitivos. Além da infecção pelo HIV, múltiplos fatores clínicos e psicossociais estão envolvidos no comprometimento neurocognitivo, muitas vezes dificultando o diagnóstico e a intervenção terapêutica. As comorbidades mais prevalentes podemos classificar em[35]:

- Sociais: exposição crônica a traumas, baixa escolaridade, pobreza.
- Psiquiátricas: abuso de substância, depressão e outras doenças psiquiátricas.
- Físicas: doenças cardiovasculares, diabetes, coinfecção com hepatite C, distúrbios do sono.
- HIV: viremia, ativação imunológica e terapia antirretroviral.

O tratamento do HIV feito com antirretrovirais pode apresentar inúmeras interações medicamentosas, sendo preciso verificar sempre que houver uso concomitante de psicotrópicos e antirretrovirais. As interações podem ser consultadas em recursos *on-line* atualizados, como *sites* e aplicativos. Também são observados diversos efeitos colaterais neuropsiquiátricos no uso de antirretrovirais – os medicamentos mais envolvidos nesses casos são descritos no Quadro 7[36].

Quadro 7 Efeitos neuropsiquiátricos dos antirretrovirais

Medicamentos	Efeitos colaterais
Abacavir	Relatos de depressão, ansiedade, pesadelos, alucinações auditivas, com resolução após suspensão
Ritonavir	Insônia e alterações psicológicas. Devido à interação pela inibição do citocromo P450, maior incidência de efeitos colaterais
Nevirapina	Alucinações, sonhos vívidos, depressão com psicose e delírios
Tenofovir	Pesadelos, insônia e tontura, quando adicionados ao esquema com efavirenz, com melhora após a retirada de uma das medicações
Raltegravir	Casos de depressão e distúrbios do sono, com melhora após troca da medicação
Efavirenz	Associado a quadros de confusão, depressão, insônia, tontura, agitação, pesadelos, alucinações e comportamentos ilusórios, psicóticos, paranoicos e maníacos

Fonte: adaptado de Dalwadi et al., 2018[36].

Diagnóstico

Os critérios de diagnósticos psiquiátricos no HIV são os mesmos dos pacientes não infectados, entretanto é fundamental avaliar toda a terapia medicamentosa, excluindo possíveis efeitos colaterais e interações medicamentosas. A análise dos exames laboratoriais e de imagem faz parte da abordagem e do manejo dos casos. Depressão é o quadro psiquiátrico com taxas prevalentes mais altas nos países em desenvolvimento, comparado aos desenvolvidos, e mais comum em indivíduos HIV positivo internados, causando impacto no curso das doenças e na adesão ao tratamento[37]. Nas psicoses, geralmente encontramos como causa intoxicação ou abstinência de substâncias, *delirium*, distúrbios de humor com psicose ou esquizofrenia. Dentre os diagnósticos diferenciais, é possível encontrar transtorno psiquiátrico primário, alterações neurológicas causadas por doenças e câncer no SNC, complicações neuropsiquiátricas da hepatite C e anormalidades endócrinas[38].

Tratamento

Consiste no tratamento da causa que ocasionou a desordem neuropsiquiátrica ou manejo dela na impossibilidade de resolução, como nos casos de demência. No que diz respeito aos psicofármacos, sempre levar em consideração a interação medicamentosa com os antirretrovirais e doses semelhantes aos não infectados pelo vírus. As classes de medicamentos antipsicóticos, os representantes com mais estudos e as interações relevantes são apresentadas a seguir.

Antipsicóticos

Quadro 8 Interações medicamentosas de antipsicóticos com antirretrovirais

Medicamentos	Interações
Olanzapina	Possui concentração plasmática reduzida pelo aumento da atividade CYP1A2 e UDP-gliconil-transferase. Em alguns casos de diminuição da substância ativa, pode-se considerar o aumento da dose, como no caso da interação entre olanzapina e ritonavir. Com relação à clozapina, nessa mesma situação é contraindicada, pelo risco aumentado de agranulocitose.
Amissulprida	Devido à sua eliminação renal predominante, é vantajosa em casos de alterações hepáticas existentes.
Ziprasidona	Geralmente é bem tolerada nos tratamentos.
Risperidona, quetiapina, clorpromazina, haloperidol e pimozida	A associação de antirretrovirais a inibição da CYP pelo ritonavir e determinados psicofármacos promove um aumento da substância ativa, podendo causar toxicidade.
Clozapina	Possui concentração plasmática reduzida pelo aumento da atividade CYP1A2 e UDP-gliconil-transferase.

Antidepressivos

A classe de escolha costuma ser a dos inibidores seletivos da recaptação da serotonina (ISRS). Uma vez que se considera a ocorrência do aumento dos níveis plasmáticos decorrente da interação dos inibidores da protease e a maioria dos ISRS metabolizados por enzimas do citocromo p450(CYP2D6), recomenda-se iniciar com doses menores que as habituais.

Benzodiazepínicos

Pode ocorrer o risco aumentado de depressão respiratória e sedação excessiva com a maioria dos benzodiazepínicos, decorrente da interação dos inibidores da transcriptase reversa análogos de nucleosídeo (ITRN) e inibidores de protease (IP). Na administração do ritonavir com alprazolam, midazolam e triazolam, ocorre inibição enzimática do CYP3A, aumentando os níveis plasmáticos e efeitos colaterais.

Estabilizadores de humor

Dentre os principais, podem-se citar como opções mais seguras o carbonato de lítio e o ácido valproico. O carbonato de lítio apresenta menor risco de interações com os antirretrovirais, entretanto pode ser menos tolerado em

Quadro 9 Interações medicamentosas dos antidepressivos e antirretrovirais

Medicamentos	Interações
Citalopram	Possui poucas interações, porém tem aumento dos níveis em combinação com lopinavir/ritonavir, o que não parece ocorrer como o escitalopram.
Fluoxetina	Possui boas tolerância e eficácia, porém tem níveis aumentados em combinação com amprenavir, delavirdina, indinavir, lopinavir/ritonavir, nelfinavir, efavirenz, saquinavir e ritonavir e diminuídos em combinação com a nevirapina.
Fluvoxamina	Aumenta a concentração dos IP e diminui a eliminação da nevirapina. É um potente inibidor da CYP1A2.
Paroxetina	Aumenta a concentração dos IP, podendo ocasionar toxicidade, e tem concentração aumentada com o uso de lopinavir/ritonavir e ritonavir.
Sertralina	Mínimo efeito inibitório no sistema enzimático que metaboliza os antirretrovirais, com poucas interações medicamentosas.
Tricíclicos (imipramina, clomipramina, amitriptilina)	Níveis aumentados em combinação com o lopinavir/ritonavir e ritonavir.
Trazodona	Aumenta potencialmente a dose com IP, como o ritonavir, e ITRN.
Venlafaxina	Inibição mínima no sistema enzimático, embora diminua os níveis plasmáticos de indinavir.
Duloxetina	Possui risco de elevação das enzimas hepáticas.
Bupropiona	Risco aumentado de convulsões na vigência de interação com ritonavir e efavirenz.

IP: inibidores da protease; ITRN: inibidores da transcriptase reversa análogos de nucleosídeo.

estágios mais avançados da doença. Requer acompanhamento terapêutico com exames de litemia regulares para evitar o risco de intoxicação, nos casos de litemia acima de 1,5 mEq/L. Nos casos de administração de antibióticos em vigência de hipoalbuminémia, pode ocorrer aumento da concentração do ácido valproico. Necessitam de acompanhamento com dosagem sérica do ácido valproico, carga viral, enzimas hepáticas e CD4+[39].

AVALIAÇÃO E EXAMES COMPLEMENTARES

Nas síndromes cerebrais orgânicas, durante a avaliação é imprescindível levar em consideração a idade do paciente, histórico de uso de patologias prévias, uso de substâncias, história familiar, medicações em uso e tempo de evolução da doença. Os exames costumam auxiliar tanto nos diagnósticos diferenciais quanto na elucidação dos diagnósticos, principalmente no casos de exames específicos, como marcadores biológicos, sorologias e exames de imagem. O Quadro 10 traz os principais exames laboratoriais de rastreio, assim como os principais tipos de alterações e a aplicabilidade nos diagnósticos diferenciais neuropsiquiátricos.

Quadro 10 Exames laboratoriais de rastreio na avaliação neuropsiquiátrica

Exames	Alterações encontradas	Diagnósticos diferenciais
Hemograma	Anemias, quadros infecciosos, leucopenias, leucoses, trombocitopenias etc.	*Delirium* em quadros tóxico-infecciosos, em anemias graves e leucoses, linfopenia em síndromes de imunodepressão, mielotoxicidade associada a psicofármacos (carbamazepina, clozapina, fenotiazinas etc.)
T4 livre e TSH	Hipotireoidismo ou hipertireoidismo (clínicos ou subclínicos)	Quadros depressivos associados ao hipotireoidismo (ou mesmo ao hipertireoidismo), quadros de irritabilidade e/ou mania associados ao hipertireoidismo. Demência associada ao hipotireoidismo
Sorologia para lues	Neurossífilis	Quadros maníacos, depressivos ou demenciais associados a neurossífilis
Sorologia para AIDS	Encefalopatia: atentar-se para possíveis infecções (ou tumores) associados à AIDS	*Delirium*, demências, quadros maníacos, depressivos, de estupor ou psicóticos associados à encefalopatia da AIDS ou a infecções do SNC associadas a ela
AST, ALT, gama-GT	Hepatopatias em geral; hepatopatias ou hepatotoxicidade associadas ao álcool ou a psicofármacos	*Delirium* ou demência associados a hepatopatias. Hepatotoxicidade de psicofármacos como ácido valproico, carbamazepina etc. Suspeita de abuso ou de dependência ao álcool
Glicemia	Diabetes *mellitus*, hiper ou hipoglicemia	Hiperglicemia: fadiga, fraqueza, desânimo, polidipsia, poliúria; hipoglicemia: agitação psicomotora, episódios de agressividade, *delirium*
Cortisol sérico	Síndrome de Addison/ síndrome de Cushing	Quadros psicóticos, depressivos ou maníacos
Ureia e creatinina	Nefropatias e nefrotoxicidade	*Delirium*. Nefrotoxicidade associada a psicofármacos
Dosagem de vitamina B12	Síndromes carenciais associadas à deficiência de vitamina B12	Quadros de *delirium* ou demência associados à deficiência de vitamina B12
Dosagens ou *screenings* para álcool, canabinoides, cocaína e opioides	Abuso e/ou dependência de álcool e/ou drogas	Diagnóstico diferencial de quadros psicóticos, maniformes ou *delirium* induzidos por drogas (em contraposição a quadros psiquiátricos primários)

Fonte: adaptado de Botega, 2012[40].

Quadro 11 Exames de imagem complementares

Exames de imagem	Achados esperados em síndromes cerebrais orgânicas
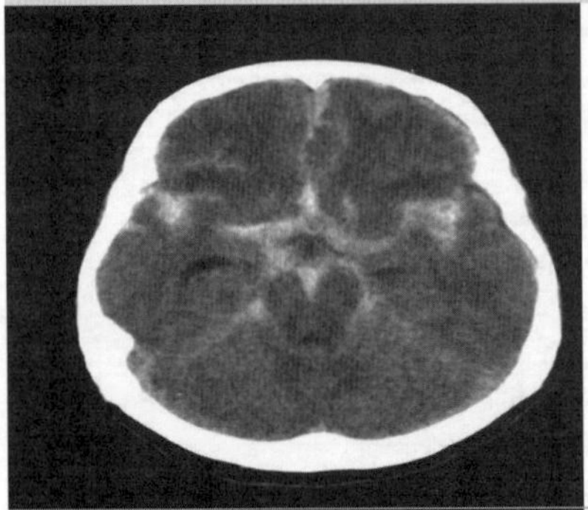	**Hemorragia subaracnóidea:** apresentação clínica de cefaleia em padrão de trovoada (atingindo intensidade máxima em até 1 minuto), podendo ocorrer déficits neurológicos focais e estado confusional agudo, com rebaixamento do nível de consciência. O exame inicial é a tomografia de crânio: • O sangue agudo é hiperdenso (brilhante) na tomografia. • Presença de sangue nas cisternas basais e nos sulcos.
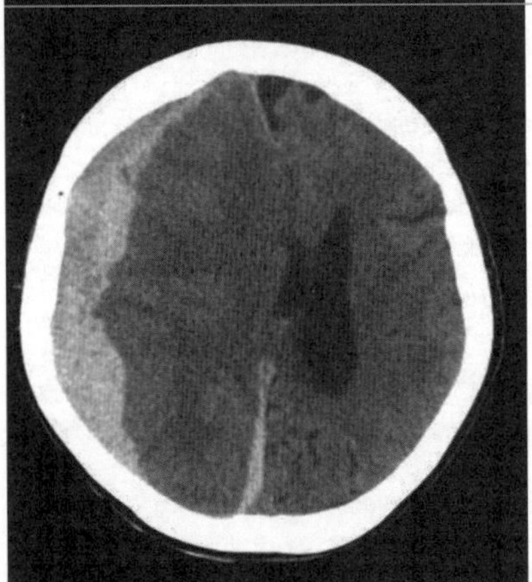	**Hematoma subdural:** pode apresentar-se de forma aguda (normalmente associado com trauma cranioencefálico), ou de forma subaguda, manifestando-se como estado confusional. É uma causa clássica de "pseudodemência". Deve ser suspeitado principalmente se uso de anticoagulantes. O exame inicial é a tomografia de crânio: • Na fase aguda é hiperdenso, tornando-se hipodenso na fase crônica. • É tipicamente unilateral; não limitado por suturas; preenche reflexões durais (foice cerebral, tentório). • Lâmina com concavidade para o córtex cerebral.
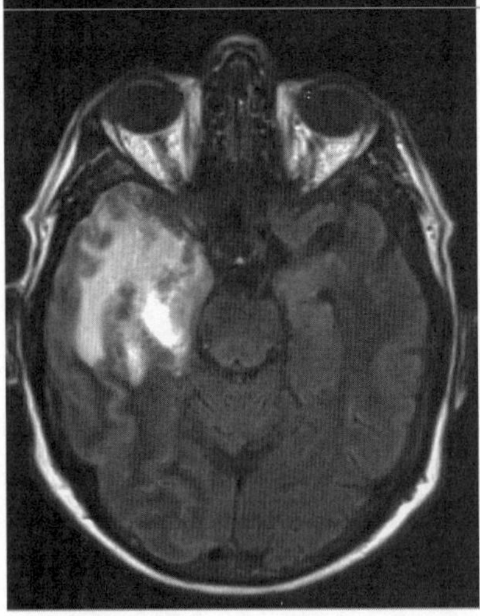	**Encefalite herpética:** no paciente adulto imunocompetente, o padrão é bastante típico e se manifesta como envolvimento assimétrico bilateral do sistema límbico, lobos temporais mediais, córtices insulares e lobos frontais inferolaterais. Os gânglios da base são normalmente poupados, ajudando a distinguir de um infarto da artéria cerebral média. O exame de escolha é a ressonância magnética: • Na foto ao lado, hipersinal na sequência T2 FLAIR acometendo o lobo temporal mesial. • Outros diagnósticos são encefalite límbica e outras encefalites virais, sendo importante o curso clínico, achados de eletrocardiograma e líquido cefalorraquidiano (PCR para diferenciar de outros patógenos virais).

(continua)

Quadro 11 Exames de imagem complementares (*continuação*)

Exames de imagem	Achados esperados em síndromes cerebrais orgânicas
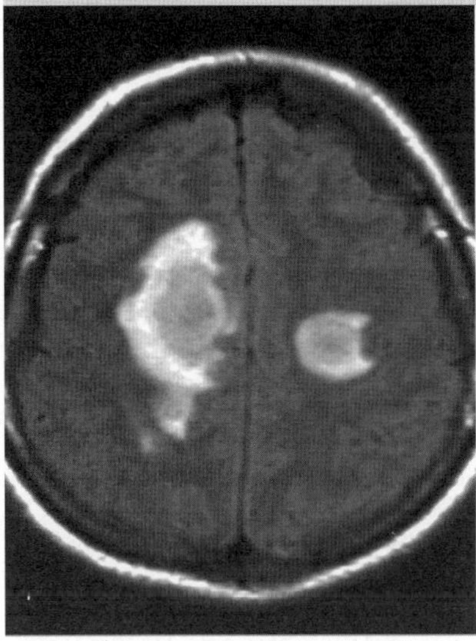	**ADEM (encefalomielite disseminada aguda):** a apresentação varia desde pequenas lesões puntiformes até lesões tumefativas, que têm menor efeito de massa do que se esperaria para seu tamanho, distribuídas na substância branca supratentorial ou infratentorial. Em comparação com a esclerose múltipla, o envolvimento da interface caloso-septal é incomum. As lesões são geralmente bilaterais, mas assimétricas. O envolvimento do córtex cerebral, massa cinzenta subcortical – especialmente o tálamo – e o tronco cerebral não são muito comuns, mas se presentes são úteis para distinguir da esclerose múltipla. • O exame de escolha é a ressonância de crânio. • Na imagem, regiões de hipersinal, assimétricas, com edema circundante situado em localizações subcorticais, visto na sequência T2 FLAIR.

Fonte: adaptado de Radiopaedia, 2020[41].

Em determinados casos, há necessidade de outros exames específicos, como punção lombar, cintilografia de perfusão cerebral (SPECT) e PET-CT.

PLANEJAMENTO E CRITÉRIOS DE ALTA

O plano de alta deve ser individualizado, levando em consideração a patologia, sintomas e sequelas existentes no pós-alta, visando estabelecer a continuidade dos cuidados que ocorreram durante a internação. Do ponto de vista clínico, a possibilidade de alta é aventada quando o quadro se encontra estável, viabilizando a ida do paciente para casa com segurança, respeitando os tratamentos propostos. No momento da alta, é importante o esclarecimento quanto a patologia, prognóstico e terapêutica necessária, para que, nos casos precisos, o familiar e/ou cuidador possam adotar os devidos cuidados na administração medicamentosa e na qualidade de vida diária do paciente.

CONSIDERAÇÕES FINAIS

As síndromes cerebrais orgânicas são condições que ocorrem com menor frequência em ambiente de internação psiquiátrica, entretanto requerem muita atenção para o manejo e tratamento adequados. Geralmente o diagnóstico ocorre na presença conjunta das equipes de Psiquiatria e Neurologia, além de ser preciso realizar uma avaliação clínica detalhada, muitas vezes com necessidade de exames complementares.

REFERÊNCIAS BIBLIOGRÁFICAS

1. Dalgalarrondo P, Botega NJ, Banzato CEM. Pacientes que se beneficiam de internação psiquiátrica em hospital geral. Rev Saúde Pública. 2004;37(5):629-34.
2. Sadock BJ, Sadock VA, Ruiz P, Kaplan HI. Kaplan & Sadock's synopsis of psychiatry: behavioral sciences, clinical psychiatry. Wolters Kluwer; 2015.
3. Inouye SK, Westendorp RG, Saczynski JS. Delirium in elderly people. Lancet. 2014;383(9920):911-22.
4. Maldonado JR. Delirium pathophysiology: an updated hypothesis of the etiology of acute brain failure. Int J Geriatr Psychiatry. 2018 Nov;33(11):1428-57.
5. Caixeta L, organizador. Psiquiatria geriátrica. Porto Alegre: Artmed; 2016.
6. Cordioli AV, Gallois CB, Isolan L. Psicofármacos: consulta rápida. Porto Alegre: Artmed; 2015.
7. Wu Y-C, Tseng P-T, Tu Y-K, Hsu C-Y, Liang C-S, Yeh T-C, et al. Association of delirium response and safety of pharmacological interventions for the management and prevention of delirium: a network meta-analysis. JAMA Psychiatry. 2019;76(5):526-35.
8. Oh ES, Fong TG, Hshieh TT, Inouye SK. Delirium in older persons: advances in diagnosis and treatment. JAMA. 2017;318(12):1161-74.
9. Giovane RA, Lavender PD. Central nervous system infections. Prim Care. 2018;45(3):505-18.
10. Davis LE. Acute Bacterial Meningitis. Continuum (Minneap Minn). 2018;24(5, Neuroinfectious Disease):1264-83.
11. Neto JPB, Takayanagui OM, editores. Tratado de neurologia da Academia Brasileira de Neurologia. Elsevier; 2013.
12. Brouwer MC, Thwaites GE, Tunkel AR, van de Beek D. Dilemmas in the diagnosis of acute community-acquired bacterial meningitis. Lancet. 2012;380(9854):1684-92.
13. Thomas AE, Baird SF, Anderson J. Purpuric and petechial rashes in adults and children: initial assessment. BMJ. 2016;352:i1285.
14. Tunkel AR, Hartman BJ, Kaplan SL, Kaufman BA, Roos KL, Scheld WM, et al. Practice guidelines for the management of bacterial meningitis. Clin Infect Dis. 2004;39(9):1267-84.
15. Gagliardi RJ, Takayanagui, OM. Tratado de neurologia da Academia Brasileira de Neurologia. Rio de Janeiro: GEN/Guanabara Koogan; 2019.
16. Tyler KL. Acute Viral Encephalitis. N Engl J Med. 2018;379(6):557-66.
17. Baldwin KJ, Cummings CL. Herpesvirus infections of the nervous system. Continuum (Minneap Minn). 2018;24(5, Neuroinfectious Disease):1349-69.
18. Lyons JL. Viral Meningitis and Encephalitis. Continuum (Minneap Minn). 2018;24(5, Neuroinfectious Disease):1284-97.
19. Venkatesan A, Murphy OC. Viral encephalitis. Neurol Clin. 2018;36(4):705-24.
20. Tunkel AR, Glaser CA, Bloch KC, Sejvar JJ, Marra CM, Roos KL, et al. The management of encephalitis: clinical practice guidelines by the Infectious Diseases Society of America. Clin Infect Dis. 2008;47(3):303-27.
21. Graus F, Dalmau J. Paraneoplastic neurological syndromes in the era of immune-checkpoint inhibitors. Nat Rev Clin Oncol. 2019;16(9):535-48.
22. Goodfellow JA, Mackay GA. Autoimmune encephalitis. J R Coll Physicians Edinb. 2019;49(4):287-94.
23. Schieveld JNM, Strik JJMH, van Kraaij S, Nicolai J. Psychiatric manifestations and psychopharmacology of autoimmune encephalitis: A multidisciplinary approach. Handb Clin Neurol. 2019;165:285-307.

24. Graus F, Titulaer MJ, Balu R, Benseler S, Bien CG, Cellucci T, et al. A clinical approach to diagnosis of autoimmune encephalitis. Lancet Neurol. 2016;15(4):391-404.
25. Dutra LA, Abrantes F, Toso FF, Pedroso JL, Barsottini OGP, Hoftberger R. Autoimmune encephalitis: a review of diagnosis and treatment. Arq Neuropsiquiatr. 2018;76(1):41-9.
26. Pavlakis PP. Rheumatologic Disorders and the nervous system. Contin. Lifelong Learn. Neurol. Continuum (Minneap Minn). 2020;26(3):591-610.
27. Sofat N, Malik O, Higgens CS. Neurological involvement in patients with rheumatic disease. QJM. 2006;99(2):69-79.
28. Voss EV, Stangel M. Nervous system involvement of connective tissue disease: mechanisms and diagnostic approach. Curr Opin Neurol. 2012;25(3):306-15.
29. The American College of Rheumatology nomenclature and case definitions for neuropsychiatric lupus syndromes. Arthritis Rheum. 1999;42(4):599-608.
30. Alessi H, Dutra LA, Braga Neto P, Pedroso JL, Toso FF, Kayser C, et al. Neuropsychiatric lupus in clinical practice. Arq Neuropsiquiatr. 2016;74(12):1021-30.
31. Ward MM, Studenski S. The time course of acute psychiatric episodes in systemic lupus erythematosus. J Rheumatol. 1991;18(4):535-9.
32. Bhangle SD, Kramer N, Rosenstein ED. Corticosteroid-induced neuropsychiatric disorders: review and contrast with neuropsychiatric lupus. Rheumatol Int. 2013;33(8):1923-32.
33. Unaids. Estatísticas globais sobre HIV 2019. [internet]. [acesso em 24 de fevereiro de 2021]. Disponível em: https://unaids.org.br/estatisticas/
34. Brasil. Ministério da Saúde. Boletim de Aids e DST HIV/Aids. Brasília: Ministério da Saúde; 2018.
35. Tedaldi EM, Minniti NL, Fischer T. HIV associated neurocognitive disorders: the relationship of HIV infection with physical and social comorbidities. Biomed Res Int. 2015;2015:641913.
36. Dalwadi DA, Ozuna L, Harvey BH, Viljoen M, Schetz JA. Adverse neuropsychiatric events and recreational use of efavirenz and other HIV-1 antiretroviral drugs. Pharmacol Rev. 2018;70(3):684-711.
37. Rezaei S, Ahmadi S, Rahmati J, Hosseinifard H, Dehnad A, Aryankhesal A, et al. Global prevalence of depression in HIV/AIDS: a systematic review and meta-analysis. BMJ Support Palliat Care. 2019;9(4):404-12.
38. Munjal S, Ferrando SJ, Freyberg Z. Neuropsychiatric aspects of infectious diseases: an update. Crit Care Clin. 2017,33(3).681-712.
39. Moreira A-L, Pereira MCG, Telles-Correia D. Psicofármacos e VIH. Psilogos. 2013;11:43-56.
40. Botega NJ. Prática psiquiátrica no hospital geral: interconsulta e emergência. Porto Alegre: Artmed; 2012.
41. Radiopedia. Radiopaedia.org, the wiki-based collaborative Radiology resource. Disponível em: https://radiopaedia.org/
42. Venkatesan, A. & Geocadin, R. G. Diagnosis and management of acute encephalitis: a practical approach. Neurology: Clinical Practice. 2014;4:206-15.
43. American Psychiatric Association (APA). Diagnostic and statistical manual of mental disorders, 5.ed (DSM-5). Artlington: APA; 2013.

14
Consultoria

Ana Sfoggia
Bruno Mombach Piffero
Mariana Paim Santos
Paulo Roberto Zimmermann
Patricia Fuhro Vilas Boas

DESTAQUES

- Neste capítulo, apresentamos os pontos mais relevantes para a compreensão de como realizar o atendimento em interconsulta psiquiátrica.
- Pacientes com transtornos mentais comórbidos apresentam maior morbimortalidade, levando a um maior risco de aumento da duração da internação, de complicações e reinternações.
- A interconsulta psiquiátrica pode ocorrer por consultoria psiquiátrica, solicitada pelo médico assistente, e por Psiquiatria de Ligação, parte de uma rede hospitalar.
- Estima-se que cerca de 5% dos pacientes vistos em consultoria necessitarão de transferência para uma unidade psiquiátrica.
- Os pacientes encaminhados a uma unidade psiquiátrica são aqueles que possuem riscos, como risco de suicídio, de auto ou heteroagressão, incapacidade de autogestão, exposição moral, entre outros.
- Os principais motivos para a solicitação de interconsulta psiquiátrica são, no geral, sintomas psiquiátricos atuais (sintomas depressivos, ansiosos e confusionais), sintomas físicos inexplicados, autolesão, avaliação de risco de suicídio e dependência química.

PONTOS IMPORTANTES

- A saúde mental é comumente um desafio em pacientes clinicamente doentes, internados em hospitais gerais. Pacientes com transtornos mentais comórbidos apresentam morbidade e mortalidade aumentadas. Se essas comorbidades não são reconhecidas e tratadas, isso leva a um risco aumentado de internações prolongadas, reinternações, cronificação e complicações secundárias, levando a custos elevados, desfechos de tratamento negativos, qualidade de vida reduzida e sofrimento desnecessário dos pacientes[1].

(continua)

(continuação)

- O ramo da Psiquiatria que se dedica ao cuidado de questões de saúde mental do paciente hospitalar é a interconsulta psiquiátrica, a qual inclui a consultoria psiquiátrica e a psiquiatria de ligação. A consultoria psiquiátrica se refere ao tratamento para pacientes que estão sob os cuidados de outros especialistas, de forma episódica e conforme a solicitação do colega. Ligação implica contato de forma contínua, com serviços do hospital geral, sendo o profissional de saúde mental membro efetivo da equipe médica, participando de reuniões clínicas, atendendo os pacientes e lidando de forma mais intensa com aspectos da relação estabelecida entre equipe assistencial, paciente e instituição[2].

EPIDEMIOLOGIA

Estima-se que entre 20 e 40% dos pacientes internados por motivos não clínicos tenham alguma condição psiquiátrica[3,4] e quase a metade dos diagnósticos psiquiátricos não é feita por clínicos de outras especialidades[3]. Estudos mostram que a taxa de pacientes internados que utilizam o serviço de interconsulta psiquiátrica esteja algo entre 1 e 6%[5,6]. No Brasil, essa taxa é de cerca de 1%[7,8]. Um estudo realizado em nosso país avaliou 4.352 pacientes internados em enfermarias hospitalares, encontrando taxas de 27% de dependência de nicotina, 14% de depressão, 10% de abuso/dependência de álcool e de 5% de risco de suicídio[9]. Estudos prospectivos mostraram que quadros de *delirium* são bastante frequentes em unidades de terapia intensiva (UTI), ocorrendo em 31% das admissões[10]; em pacientes submetidos à ventilação mecânica, a incidência sobe para acima de 80%[11].

Nem todos os pacientes que tenham alguma condição psiquiátrica vão precisar de um serviço de interconsulta psiquiátrica. Porém, a discrepância é muito grande e há estudos que apontam que cerca de metade dos pacientes não avaliados pela Psiquiatria possa precisar ou de uma consulta ambulatorial ou de acompanhamento por interconsulta[12].

FACILITADORES E COMPLICADORES PARA O CHAMADO DA INTERCONSULTA PSIQUIÁTRICA

De acordo com uma revisão sistemática publicada por Chen[13], uma série de fatores institucionais da equipe assistente e do paciente pode dificultar o chamado da interconsulta psiquiátrica. Esses e outros fatores, presentes na nossa realidade, estão listados no Quadro 1.

Quadro 1 Complicadores para a chamada da interconsulta psiquiátrica

Instituição	Equipe assistente	Paciente
Comunicação falha entre equipes clínica e equipe psiquiátrica. Falta de estratégia institucional para prevenção de suicídio.	Médico jovem. Baixo reconhecimento de doença mental. Preconceito quanto a diagnósticos psiquiátricos. Crença de que o atendimento psiquiátrico é caro e pode ser substituído por outros profissionais mais baratos. Crença de que é capaz de tratar quadros psiquiátricos sem apoio do especialista. Interação pobre com colegas da Psiquiatria.	Psicose de origem orgânica.

Em nossa realidade, isso se soma às seguintes questões:

- Pressão institucional e dos seguros de saúde pelo menor tempo possível de permanência dos pacientes no hospital.
- Falta de equipes de Psiquiatria para a realização dos atendimentos em muitos hospitais.
- Falta de validação de que o atendimento em saúde mental traz economia, e não aumento dos gastos para o sistema de saúde como um todo.

Ainda, com alguma frequência, os próprios pacientes não querem ser avaliados por psiquiatras, por preconceito com a especialidade ou receio de suas queixas clínicas não serem validadas como sofrimentos "reais". Na mesma revisão, Chen encontrou que a especialidade da medicina interna, a percepção positiva em relação ao psiquiatra da interconsulta e o desconforto em avaliar e tratar o caso psiquiátrico são fatores que motivam o médico assistente a chamar a equipe de interconsulta. Além disso, os chamados são motivados pelo fato de o paciente ser jovem, ter história psiquiátrica prévia, viver em meio urbano e apresentar sintomatologia sugestiva de psicose de etiologia psiquiátrica.

MOTIVOS DE SOLICITAÇÃO

Os principais motivos para a solicitação da interconsulta psiquiátrica variam de acordo com o estudo e o local, mas, resumidamente, costumam ser: sintomas psiquiátricos atuais (em especial sintomas depressivos, ansiosos e confusionais), sintomas físicos inexplicados, autolesão, avaliação de risco de suicídio e uso abusivo de substâncias[6]. Dependendo da enfermaria, ocorrem diferenças nos motivadores do chamado, estando eles listados, no Quadro 2, por ordem de maior prevalência.

Quadro 2 Principais demandas da Consultoria Psiquiátrica conforme a enfermaria

Enfermarias	Principais motivos de solicitação de consultoria
Clínica	Depressão, *delirium*, ansiedade, abuso de substâncias, patologias de personalidade, demências, desordens somáticas ou sintomas médicos não explicados por diagnóstico clínico[14].
Cirúrgica	Risco de suicídio e agitação psicomotora[15].
UTI	Depressão, risco de suicídio, sintomas psicóticos, suspeita de componente psicológico e problemas de enfrentamento[16].
Pediatria	Risco de suicídio, assistência no diagnóstico e manejo de sintomas clínicos inexplicados, sintomas de ajustamento a doenças clínicas, avaliação para intervenção psicofarmacológica, *delirium*, não adesão a tratamentos e manejo de crianças em internações pediátricas que aguardam transferência para a internação psiquiátrica[17].
Gineco--obstétrica	Sintomas psiquiátricos atuais, histórico psiquiátrico, sintomas físicos não explicados e dificuldade de enfrentamento[18,19].

A interconsulta se inicia quando a equipe recebe o pedido de atendimento, o qual pode acontecer por solicitação do paciente, de seus familiares, por vontade do próprio médico, da equipe paramédica ou da instituição. Idealmente o pedido deve trazer um breve resumo do caso e a razão da solicitação, devendo ser respondido com a maior brevidade possível, dentro das primeiras 24 horas.

A seguir, é muito importante o contato pessoal ou telefônico com a equipe solicitante, com o objetivo de apresentar-se como interconsultor, coletar mais informações e iniciar um processo de comunicação que, se eficaz, trará muitos benefícios para todos. Atenção deve ser dedicada à equipe paramédica, a qual tem o maior tempo de contato com o paciente, sabendo muito sobre ele e sua família.

É importante observar como todos estão se relacionando entre si e como se comunicam. Em especial, se ficam lacunas que podem propiciar falhas nas informações ou mal-entendidos.

AVALIAÇÃO DO PACIENTE

Antes de conhecer o paciente, além de conversar com a equipe, deve-se proceder à análise do prontuário, coletando todas as informações faltantes, de forma a ter ciência de todos os itens listados no Quadro 3. Na falta de dados da história pregressa, temos a oportunidade de checá-los com o paciente e/ou seu familiar.

Quadro 3 Avaliação Inicial
Motivo da consultoria.
História da doença atual.
História clínica pregressa.
História psiquiátrica pregressa.
História familiar.
História psicossocial.
Medicações em uso e alergias.
Impressão clínica atual.
Tratamento atual.
Exames realizados.

Entrevista e exame do paciente

Por se tratar de uma avaliação em ambiente hospitalar, ela ocorrerá, na maioria das vezes, onde o paciente estiver, pois não se poderá levá-lo para uma sala de entrevistas. Muitas vezes haverá "colegas de quarto", não sendo possível alcançar a privacidade ideal. Ainda assim, é importante tentar o máximo de discrição dentro da situação possível. Deve-se falar em tom baixo, o suficiente para que o paciente escute. Idealmente se posiciona de costas para os outros leitos, formando um pequeno anteparo com o próprio corpo. Se houver familiar presente, é importante ouvi-lo também e, após, solicitar que se retire por uns instantes, para garantir mais privacidade para o paciente.

Na entrevista, deve-se adotar uma postura médica receptiva, questionadora, reflexiva e continente, buscando alcançar, junto com o paciente, a maior clareza possível sobre a sua história e sobre o que está lhe ocorrendo – considerando a situação tanto do ponto de vista de diagnóstico e seu manejo, quanto da compreensão dos aspectos emocionais do que ele está vivendo.

Se a condição clínica do paciente permitir, devem-se realizar uma anamnese completa e o exame do estado mental em detalhes – atentando-se sempre para a disposição do paciente, visto que com frequência a sua debilidade física pode determinar que façamos avaliações mais curtas, focadas apenas no essencial para aquele momento.

Do ponto de vista psicodinâmico, devem-se investigar traços de personalidade, mecanismos de defesa utilizados frente a situações de crise passadas e capacidade de resiliência em outros momentos estressantes da vida. Perguntas como "qual é a situação mais difícil que já vivenciou e como lidou naquele momento?" podem ser úteis para avaliar as estratégias de enfrentamento/*coping* nas adversidades.

Motivando uma interconsulta, pode-se encontrar uma série de reações dos pacientes diante da sua doença, como incapacidade em aceitar o diagnóstico e o tratamento, ansiedade, pânico, um sentimento de extrema dependência ou perda de controle, desilusão e culpa.

Instrumentos de avaliação

Em interconsulta, podemos utilizar instrumentos de avaliação de forma sistêmica, buscando rastrear doença psiquiátrica em todos os pacientes atendidos no hospital ou como instrumentos de auxílio para o diagnóstico de pacientes específicos e ainda como ferramenta para acompanhar a resposta do paciente ao tratamento. No Quadro 4, apresentamos algumas escalas usadas amplamente em vários países e que possuem, em sua ampla maioria, validação para uso no Brasil.

Quadro 4 Instrumentos de avaliação

Depressão	*Geriatric Depression Scale* (GDS)[20] *Patient Health Questionnaire* (PHQ)[21] *Geriatric Depression Scale* (GDS)[21] *Edinburgh Postnatal Depression Scale* (EPDS)[21]
Delirium	*Confusion Assessment Method* (CAM)[22] *Delirium Symptom Interview* (DSI)[22] *Delirium Triage Screen* (DTS)[22] *Brief Confusion Assessment Method* (Brief-CAM)[22] *Nursing Delirium-Rating Scale* (Nu-DESC)[22] *Richmond Agitation Sedation Scale* (RASS)[22] *Intensive Care Delirium Screening Checklist* (ICDSC)[22] *Delirium Detection Score* (DDS)[23] CAM-ICU-7 *Delirium Severity Scale*, derivado do CAM[23]
Risco de suicídio	*Ask Suicide Screening Questions*, PHQ-9[24] *Columbia-Suicide Severity Rating Scale*[24] *Suicide Behavior Questionnaire-Revised*, mas não houve superioridade[25]
Transtorno por uso de álcool	CAGE (*cut down/annoyed/guilty/eye-opener/questionnaire*)[26] *Alcohol Use Disorders Identification Test* (AUDIT)[27]
Gravidade da síndrome de abstinência alcoólica	*Clinical Institute Withdrawal Assessment for Alcohol Scale* (CIWA-Ar)[28]

Entrevista com a família

A entrevista familiar é uma etapa importante na interconsulta hospitalar, na medida em que auxilia a coleta de informações relevantes sobre o paciente e seus sofrimentos e ajuda a mapear com quais familiares será possível contar durante a estada do paciente no hospital e após a alta.

Cada família e cada membro familiar oferecerá respostas variadas com relação à mesma doença. O adoecer e a hospitalização repercutem em cada família impondo mudanças de responsabilidades e de papéis. É necessário considerar os significados culturais das doenças, as formas de encarar o adoecer como únicas de cada família e as hesitações sobre lidar com a doença e a morte.

Testes de laboratório

Não há consenso na literatura sobre quais testes de laboratório devem ser considerados em um paciente com sintomatologia psiquiátrica, mas acredita-se que uma primeira avaliação deva conter, pelo menos com os exames citados no Quadro 5.

Quadro 5 Exames complementares

Hemograma completo.
Glicemia de jejum.
Eletrólitos séricos.
Hormônio de estimulação da tireoide (TSH).
Função renal.
Função hepática.
Folato.
Vitamina B12.
Velocidade de hemossedimentação (VSG ou VHS).
Exame qualitativo de urina (EQU).
Eletrocardiograma.

A exclusão de alguns exames listados e a inclusão de outros devem ser guiados pela história e pela clínica apresentada pelo paciente.

DIAGNÓSTICO CLÍNICO

Para a realização do diagnóstico clínico, é tarefa do interconsultor coletar a história médica do paciente, conduzir o exame do estado mental, consultar os resultados dos exames laboratoriais e solicitar outros. Se for necessário, deve-se estabelecer uma hipótese diagnóstica clínica, os diagnósticos diferenciais, e sugerir um plano de tratamento.

Os diagnósticos psiquiátricos devem ser embasados na sintomatologia psiquiátrica apresentada e não devem ser realizados enquanto diagnóstico de exclusão, quando da falta de outros diagnósticos clínicos que justifiquem as queixas dos pacientes.

É de extrema importância a habilidade do interconsultor em procurar estabelecer a etiologia da sintomatologia. Muitos sintomas psiquiátricos podem ter etiologia orgânica, sendo alguns exemplos apresentados no Quadro 6, ou ser provocados pelo uso de medicações, exemplificadas no Quadro 7.

Quadro 6 Doenças clínicas apresentando sintomas psiquiátricos

Vasculares	Vasculites. Demência multi-infarto. Encefalopatia hipertensiva.
Infecciosas	Infeção urinária. Síndrome da imunodeficiência adquirida (AIDS). Abscesso cerebral. Meningites. Encefalites. Neurossífilis. Tuberculose.
Câncer	Tumor no sistema nervoso central. Tumores endócrinos. Síndromes paraneoplásicas.
Cerebrais	Hemorragia intracraniana. Epilepsia.
Metabólicas	Hipoxemia. Cetoacidose. Hiponatremia. Hiper/hipotireoidismo. Deficiência de vitamina B12. Feocromocitoma.
Degenerativas	Doença de Parkinson. Alzheimer. Pick.
Autoimunes	Artrite reumatoide. Lúpus. Síndrome de Sjögren.

Quadro 7 Medicamentos que podem ocasionar sintomas psiquiátricos

Medicamentos	Sintomas
Corticoides	Sintomas maníacos, depressivos, ansiosos ou psicose
Anticolinérgicos, como antipsicóticos de baixa potência, anti-histamínicos e antidepressivos tricíclicos	Sonolência, *delirium*
Isotretinoína	Sintomas depressivos
Imunossupressores, como tacrolimo e ciclosporina	Sintomas psicóticos
Metoclopramida	Acatisia
Alfainterferona	Sintomas depressivos
Antidepressivos	Sintomas maníacos em pacientes bipolares
Pramipexol	Jogo patológico, psicose
Amiodarona	Depressão
Clonidina	Depressão
Tamoxifeno	Depressão, psicose
Efavirenz	Ansiedade, depressão

DIAGNÓSTICO PSICODINÂMICO E MANEJO

O diagnóstico dos traços e da estrutura de personalidade do paciente é fundamental para a compreensão da sua linguagem e da sua forma de se relacionar com a equipe e o ambiente. Diante da percepção do seu adoecimento, o paciente lança mão de mecanismos de defesa, os quais podem auxiliar ou dificultar o tratamento clínico. É de extrema importância diagnosticar e respeitar esses mecanismos de defesa e ajudar o paciente a abrir mão daqueles que podem lhe trazer prejuízo no manejo de sua situação atual. Além disso, é necessário identificar os componentes saudáveis do psiquismo do paciente e avaliar não só a patologia, mas também os potenciais de saúde, muitas vezes decisivos. A capacidade de resiliência deve ser observada e ressaltada, sendo um aliado importante em momentos de hospitalização.

Atenção especial deve ser dada ao ressurgimento de conflitos latentes no paciente, tendo o cuidado de não acessar questões que possam provocar um aumento de ansiedade nesse momento de hospitalização. O foco deve ser no aqui e agora, podendo ser combinado com o paciente que outras questões poderão ser abordadas e trabalhadas após a alta, em consultório. Deve-se encorajar um entendimento realista da doença e suas consequências, estar preparado para discutir o efeito da doença nos planos de vida do paciente, proporcionar cuidado contínuo e, principalmente, estar disponível.

MANEJO PSICOFARMACOLÓGICO

O interconsultor deve ter amplo domínio dos psicofármacos, não podendo ficar restrito a alguns fármacos de cada categoria. A presença de comorbidades clínicas e de polifarmácia faz com que, em determinados pacientes, devemos ser bastante criativos e utilizar medicações que não seriam nem primeira nem segunda escolha em pacientes puramente psiquiátricos. Deve-se ter clareza das indicações, contraindicações, efeitos colaterais, interações medicamentosas e efeitos em outros sistemas orgânicos de cada medicação. Naturalmente, com frequência, é importante acessar a literatura pertinente de cada fármaco, na medida em que não é possível manter todo o conhecimento presente na memória o tempo inteiro.

O raciocínio clínico é muito importante, tentando sempre evitar interações farmacológicas e efeitos adversos ou usá-los a nosso favor. Com frequência, podem-se usar fármacos com ação anticolinérgica para ajudar em quadros diarreicos ou fármacos que aumentem o apetite para pacientes inapetentes pela situação clínica, por exemplo.

MANEJO DO AMBIENTE

O interconsultor psiquiátrico trabalha em um ambiente complexo, que reúne indivíduos das mais diversas culturas, classes sociais, crenças e estilos de personalidade, reunidos em prol do bom atendimento de seus pacientes com suas doenças. Além da diversidade individual, na realidade brasileira, em que a equipe e o paciente estão inseridos em um ambiente de estresse social e econômico, com todas as tensões entre famílias, hospitais e planos de saúde, a relação interdisciplinar é imprescindível para a tentativa de viabilizar o melhor atendimento.

É muito importante, diante dessa complexidade, estar atento à forma como todos se comunicam entre si, com o paciente e os familiares. Grande parte dos problemas de relacionamento entre as equipes e o paciente e familiares ocorre por falhas na comunicação. Nesse sentido, o consultor pode desempenhar basicamente dois papéis complementares: o de identificar as lacunas de compreensão e ajudar a preenchê-las e o de propiciar que essas lacunas sejam preenchidas preferencialmente pela própria equipe assistente e pelo paciente e seus familiares.

Assim como o paciente se utiliza mecanismos de defesa para enfrentar a sua doença, a família, o psiquiatra, o médico assistente e toda a equipe também fazem uso dos seus. O interconsultor deve estar atento para o mapeamento dessa dinâmica e pode auxiliar o médico a entender os mecanismos que o paciente utiliza e, frequentemente, os acionados na equipe. Isso aumenta a compreensão da situação, melhorando suas condições de tratar o doente.

O interconsultor precisa ser treinado no sentido de diagnosticar resistências, capacidades emocionais e potencialidades em si e nos outros, tentando aliviar as possíveis crises na relação médico-paciente, tornando-a mais operante no sentido terapêutico, mesmo diante de pacientes difíceis. No entanto, é muito importante ter clareza de que o nosso foco é o tratamento do paciente. Devemos evitar interpretações inadequadas, que só trariam mal-estar e evitação ao nosso trabalho.

PLANEJAMENTO DE ALTA E ACOMPANHAMENTO

A consultoria termina quando a questão para a qual o consultor foi requisitado é resolvida. Outras questões também podem ser identificadas pelo consultor e podem ser abordadas durante a interconsulta, ou também quando o paciente tem alta ou vai a óbito. Entretanto, o consultor não é obrigado a continuar a consultoria se as suas recomendações estão sendo ignoradas. Nesses casos, o consultor pode encerrar seu acompanhamento[14].

O consultor pode, ainda, orientar um acompanhamento psiquiátrico pós-alta, caso seja necessário, orientando o encaminhamento do paciente para um psiquiatra assistente, serviço de Psiquiatria ou sistema de saúde. Em alguns casos, o psiquiatra pode indicar a necessidade de uma internação psiquiátrica e ajudar no processo de transferência a uma unidade psiquiátrica.

Estima-se que cerca de 5% dos pacientes vistos em consultoria necessitarão de transferência para uma unidade psiquiátrica[29]. Os critérios para nortear a decisão de internação psiquiátrica são aqueles já discutidos no Capítulo 1 deste livro e são apresentados no Quadro 8.

Quadro 8 Situações que indicam internação psiquiátrica

Risco de suicídio.
Risco de auto ou heteroagressão.
Incapacidade de autogestão.
Exposição moral ou financeira.
Refratariedade ao tratamento.
Patologia de difícil controle.

Fonte: adaptado de Quevedo, 2014[30].

POPULAÇÕES ESPECIAIS

Dentre as populações especiais, incluem-se as crianças, as gestantes/puérperas e os idosos. Há três grupos discretamente distintos dos pacientes em geral, mas similares entre si em três aspectos: (1) grupos mais vulneráveis, na medida em que demandam um suporte familiar e social maior; (2) grupos de patologias pertinentes à faixa etária e variações hormonais; (3) uma farmacocinética peculiar, específica em cada grupo. A seguir, alguns dados de prevalência são apresentados, fugindo ao objetivo deste capítulo abordar as particularidades de cada grupo.

Crianças

Nos últimos anos, observa-se uma preocupação crescente com transtornos psiquiátricos em crianças e adolescentes. Nos Estados Unidos, o Centers for Disease Control and Prevention (CDC), em uma pesquisa nacional em 2016, encontrou 17% da população de menores de 18 anos sofrendo de algum transtorno da saúde mental[17]. Quando essas crianças são hospitalizadas, o atendimento em interconsulta psiquiátrica pode ajudar no manejo intra-hospitalar e em melhores desfechos clínicos e psiquiátricos.

Como nos adultos, o psiquiatra consultor é chamado para o atendimento de doenças neuropsiquiátricas de início agudo como *delirium* e catatonia e para sintomas depressivos e ansiosos prévios ou advindos do tratamento de doenças agudas ou crônicas, de múltiplas hospitalizações e procedimentos[31]. Muitas das solicitações são idênticas às das populações adultas, mas outras são exclusivas aos pacientes pediátricos, em diagnóstico ou em manejo. Transtornos alimentares e transtorno do déficit de atenção e hiperatividade são particularmente prevalentes em crianças. O tratamento da não adesão às medidas instituídas para doenças crônicas ou potencialmente letais, sintomas descritos como clinicamente não explicáveis, abuso infantil, autismo, sintomas relacionados ao diagnóstico e tratamento do câncer e risco de suicídio, são responsáveis pela maior parte das solicitações de interconsulta psiquiátrica[32].

Com frequência, em solicitações relacionadas à suspeita de abuso ou negligência, sejam eles físicos ou emocionais, a hospitalização pode se impor como o momento de denúncia, proporcionando o início de uma abordagem de maior cuidado para a criança e sua família.

Quanto ao risco de suicídio na população pediátrica com doença clínica severa, em 2016, Shaw e colegas, consistentemente com outros estudos recentes, encontraram-no como a maior causa de solicitação de consultoria psiquiátrica no hospital geral[33].

Idosos

Com o envelhecimento da população, a média de ocupação de leitos clínicos por idosos chega a 2/3, com até 60% desses pacientes apresentando transtorno psiquiátrico já na admissão[20]. Estudos recentes apontam para uma porcentagem de 30% dos pedidos de interconsulta psiquiátrica serem destinados a pacientes acima dos 65 anos. As principais patologias atendidas em regime de interconsulta nessa população em nosso meio e que encontra correspondência em vários outros são: *delirium*, síndromes demenciais, transtornos de humor, em especial episódios depressivos, transtornos mentais orgânicos e transtornos mentais devido ao uso de substâncias psicoativas[34]. A prevalência de *delirium* em pacientes internados em unidades pós-cirúrgicas varia de 11% a 51%, em unidades clínicas de 11% a 14% e 20% a 29% em unidades geriátricas[35].

Com as crescentes evidências de que os transtornos mentais não tratados impactam no tempo de internação, na qualidade de vida, nos desfechos clínicos e na mortalidade dos idosos, o acompanhamento da interconsulta em colaboração com as equipes assistentes torna-se vital nessa população.

Gestantes

O período perinatal oferece uma janela importante para o aparecimento de transtornos psiquiátricos na mulher em função de uma vulnerabilidade às variações hormonais dessa fase da sua vida reprodutiva. Os transtornos de humor e de ansiedade no período perinatal têm chamado atenção nos últimos anos, favorecendo medidas de rastreio, informação, pesquisa e de políticas de saúde pública por seu enorme impacto na vida mental materna, do feto, da criança e das famílias[36]. A depressão é uma das mais comuns complicações obstétricas, e a depressão pós-parto, a mais comum. Os riscos de depressão não tratada durante a gestação incluem parto prematuro, baixo peso ao nascer, aumento do uso de tabaco, álcool e drogas ilícitas e pior saúde materna geral. A doença psiquiátrica está associada a um risco elevado de mortalidade materna por suicídio, que é responsável por 20% das mortes durante a gestação e no primeiro ano pós-parto[37].

Durante internações clínicas e obstétricas, abre-se uma oportunidade para o trabalho colaborativo das equipes de obstetrícia e da interconsulta psiquiátrica para garantir uma melhor qualidade em saúde materna, familiar e das próximas gerações.

MOMENTO COVID-19

O fato deste capítulo ser escrito no atípico ano de 2020 torna necessária uma breve referência à pandemia da Covid-19 e à realidade específica, já que ainda não houve tempo para esse ano passar a ser história.

Desde os primeiros casos, nos debruçamos tentando estabelecer o cuidado universal ideal dentro do nosso hospital, entendido como o melhor manejo, que garanta o bom atendimento dos pacientes, o bom acolhimento dos colegas das equipes de saúde e a boa proteção dos profissionais da saúde mental, tentando evitar que se contaminem e que sejam vetores. Para reduzir a exposição presencial, foram alterados escalas e o tempo de permanência dos interconsultores no hospital. Passamos a oferecer e realizar consultas psiquiátricas, entrevistas com familiares e conversas com colegas através do telefone e das plataformas de vídeo.

Segundo editorial do General Hospital Psychiatry[38], essas e outras estratégias foram amplamente utilizadas pelo mundo. Em Wuhan, profissionais de saúde mental utilizaram uma modalidade de consulta psiquiátrica escrita que batizaram de "terapia de carta estruturada", a qual compreende a troca de comunicações estruturadas por escrito entre terapeutas e pacientes sendo tratados para a Covid-19.

Em nossa experiência, essas estratégias têm sido válidas, mas, por mais que a tecnologia trabalhe a nosso favor, nos deparamos, com frequência, com colegas que não abrem mão de uma conversa ou avaliação presencial, mesmo em pacientes confirmados para Covid e mesmo que não consigamos identificar o porquê da solicitação. As complexas inter-relações humanas, dentro do hospital, ganharam porções de medo, solidão, desamparo e vulnerabilidade. E é nossa responsabilidade tentar entender e manejar essas situações.

No mesmo editorial do General Hospital Psychiatry, relembram o papel do interconsultor de controlar comorbidades em saúde mental e gerenciar agitação comportamental em transtornos como *delirium* como a chave para maximizar o número de pacientes aptos a receber cuidados médicos de alta qualidade durante a pandemia. Há evidências de que o vírus SARS-CoV-2 pode causar manifestações neuropsiquiátricas[38]. Identificar e compreender essas manifestações são papéis importantes para psiquiatras dos serviços de interconsulta, muitos dos quais podem reconhecer sintomas sutis ou padrões ignorados por médicos não psiquiatras.

COMUNICAÇÃO DE MÁS NOTÍCIAS

Com alguma frequência, as equipes médicas solicitam o apoio da Psiquiatria para auxiliar na comunicação de más notícias, seja para falar em conjunto com o paciente/familiar, seja para se aconselhar de como fazê-lo. De maneira prática, podemos dividir esse momento em quatro itens: preparação, forma, conteúdo e desfecho.

- Preparação: o ideal é que a comunicação de más notícias seja feita pelo médico assistente, acompanhado de alguém da equipe, que possa servir de testemunha e memória do que foi dito, podendo auxiliar o médico, a família e o paciente em momentos posteriores à comunicação. Por outro lado, o paciente deve estar acompanhado por familiar ou alguém de confiança, que o auxilie a compreender e lembrar o que foi conversado. Se possível, devem estar em um ambiente com privacidade e todos sentados, o que aumenta a sensação de atenção para com o paciente.
- Forma: antes de começar a falar, é bastante importante que o médico pergunte ao paciente o que ele já sabe sobre sua doença e tratamento e o que mais ele deseja saber, fazendo uma avaliação da quantidade de informação já compreendida, do estilo de linguagem do paciente, da forma como lida com a informação e com o estresse resultante. A comunicação do médico deve ser adaptada ao linguajar do paciente/familiar, fazendo o uso de frases curtas e objetivas.
- Conteúdo: é importante iniciar a comunicação respondendo àquilo que o paciente deseja saber, diminuindo assim a ansiedade vinculada às suas dúvidas e, posteriormente, passar às informações necessárias para o prosseguimento do tratamento. Não é incomum que o paciente não traga nenhuma dúvida sobre a doença e só queira saber o que será feito de tratamento. Devemos respeitar essa vontade velada de não saber o diagnóstico, desde que consigamos envolver o indivíduo na terapêutica que virá a seguir.
- Desfecho: no final da conversa, é muito importante perguntar ao paciente/familiar o que entenderam do que foi dito, com o intuito de corrigir alguma distorção importante e de observar como o paciente acomodou aquelas informações no seu psiquismo. No entanto, algumas vezes, é surpreendente como, ao final de muito tempo de conversa, quase nada foi retido pelo paciente. Se não for um impeditivo ao tratamento, às vezes é melhor encerrar a conversa e voltar ao assunto em outros momentos, respeitando a necessidade de tempo do paciente para "digerir" conteúdos dolorosos.

IMPACTO DA CONSULTORIA PSIQUIÁTRICA E CONSIDERAÇÕES FINAIS

A interconsulta psiquiátrica reduz o tempo de internação. Dessa forma, há benefícios tanto para os pacientes quanto para os hospitais, visto que se reduz os custos com hospitalização[39]. Há evidências de que alguns serviços de interconsulta psiquiátrica são custo-efetivos e reduzem o tempo de internação, desde que as avaliações e condutas sejam realizadas precocemente, e as recomendações do interconsultor, seguidas pela equipe[40,41]. Outro dado relevante é o fato de a interconsulta poder contribuir para a adesão do paciente ao tratamento medicamentoso[42].

Um estudo demonstrou que a demora na avaliação da interconsulta psiquiátrica foi um preditor de maior tempo de internação, mesmo que a doença clínica de base estivesse controlada[43]. Com o objetivo de aumentar a efetividade do tratamento, existem modelos na Europa de interconsulta psiquiátrica onde há psiquiatras disponíveis para a interconsulta 24 horas, diariamente, aumentando a rapidez da avaliação psiquiátrica[44].

A aplicação de instrumentos de avaliação como rastreio contribui para a desospitalização, propiciando uma permanência mais curta e efetiva no hospital por meio da identificação e aplicação de intervenções precoces e preventivas[45]. Como exemplos, podemos citar a diminuição do risco de suicídio, tempo de hospitalização e melhora do desfecho clínico entre pacientes que apresentam sintomas depressivos e ansiosos, os quais foram rastreados precocemente[46], e a diminuição do tempo de ventilação, UTI e hospitalização entre pacientes rastreados precocemente para sintomas de *delirium*[47].

REFERÊNCIAS BIBLIOGRÁFICAS

1. Stein B, Müller MM, Meyer LK, Söllner W, CL Guidelines Working Group. Psychiatric and psychosomatic consultation-liaison services in general hospitals: a systematic review and meta-analysis of effects on symptoms of depression and anxiety. Psychother Psychosom. 2020;89(1):6-16.
2. Lipowski ZJ, Wise TN. History of consultation-liaison psychiatry. In: Wise MG, Rundell JR, editores. The American Psychiatric Publishing textbook of consultation-liaison psychiatry: psychiatry in the medically Ill. American Psychiatric Association Publishing; 2002. p. 3-12.
3. Wancata J, Windhaber J, Bach M, Meise U. Recognition of psychiatric disorders in nonpsychiatric hospital wards. J Psychosom Res. 2000;48(2):149-55.
4. Hansen MS, Fink P, Frydenberg M, Oxhøj M, Søndergaard L, Munk-Jørgensen P. Mental disorders among internal medical inpatients Prevalence, detection, and treatment status. J Psychosom Res. 2001;50(4):199-204.
5. Bourgeois JA, Hilty DM, Servis ME, Hales RE. Consultation-liaison psychiatry: advantages for healthcare systems. Dis Manag Health Out. 2005;13(2):93-106.
6. Huyse FJ, Herzog T, Lobo A, Malt UF, Opmeer BC, Stein B, et al. Consultation-liaison psychiatric service delivery: results from a European study. Gen Hosp Psychiatry. 2001;23(3):124-32.
7. Nakabayashi TIK. Caracterização do padrão de solicitações psiquiátricas em um hospital geral: estabilidade e mudanças em um período de 30 anos de um serviço de interconsulta. Ribeirão Preto. Tese [Doutorado em Ciências Médicas] – Faculdade de Medicina de Ribeirão Preto, Universidade de São Paulo; 2012.
8. Nakabayashi TIK, Guerra KA, Souza RM, Loureiro SR, Contel JOB, Cabrera CC, et al. Comparação entre solicitações psiquiátricas de dois hospitais gerais universitários brasileiros: uso do protocolo de registro de interconsulta em saúde mental. Cad Saúde Pública. 2010;26(6):1246-60.
9. Botega NJ, Mitsuushi GN, Azevedo RCS, Lima DD, Fanger PC, Mauro MLF, et al. Depression, alcohol use disorders and nicotine dependence among patients at a general hospital. Rev Bras Psiquiatr. 2010;32(3):250-6.

10. McNicoll L, Pisani MA, Zhang Y, Ely EW, Siegel MD, Inouye SK. Delirium in the intensive care unit: occurrence and clinical course in older patients. J Am Geriatr Soc. 2003;51(5):591-8.
11. Ely EW, Shintani A, Truman B, Speroff T, Gordon SM, Harrell Jr FE. Delirium as a predictor of mortality in mechanically ventilated patients in the intensive care unit. JAMA. 2004;291(14):1753-62.
12. Krautgartner M, Alexandrowicz R, Benda N, Wancata J. Need and utilization of psychiatric consultation services among general hospital inpatients. Soc Psychiatry Psychiatr Epidemiol. 2006;41(4):294-301.
13. Chen KY, Evans R, Larkins S. Why are hospital doctors not referring to consultation-liaison psychiatry?: a systemic review. BMC Psychiatry. 2016;16(1):390.
14. Stern TA, Fricchione GL, Cassem NH, Jelinek M, Rosenbaum JF, editor. Massachusetts General Hospital Handbook of General Hospital Psychiatry. Philadelphia: Saunders/Elsevier; 2018.
15. De Giorgio G, Quartesan R, Sciarma T, Giulietti M, Piazzoli A, Scarponi L, et al. Consultation-liaison psychiatry: from theory to clinical practice: an observational study in a general hospital. BMC Res Notes. 2015;8:475.
16. Devasagayam D, Clarke D. Evaluation of consultation–liaison psychiatry referrals from a critical care unit of an outer suburban hospital. Australas Psychiatry. 2016;24(2):168-72.
17. Becker JE, Smith JR, Hazen EP. Pediatric consultation-liaison psychiatry: an update and review. Psychosomatics. 2020;61(5):467-80.
18. Rigatelli M, Galeazzi GM, Palmieri G. Consultation-liaison psychiatry in obstetrics and gynecology. J Psychosom Obstet Gynaecol. 2002;23(3):165-72.
19. Judd F, Stafford L, Handrinos D, Laios L, Breadon C, Cornthwaite L, et al. Consultation-liaison psychiatry in a maternity hospital. Australas Psychiatry. 2010;18(2):120-4.
20. Mujic F, Cairns R, Mak V, Squire C, Wells A, Al-Harrasi A, et al. Liaison psychiatry for older adults in the general hospital: service activity, development and outcomes. BJPsych Bull. 2018;42(1):30-36.
21. Siu AL, US Preventive Services Task Force (USPSTF), Bibbins-Domingo K, Grossman DC, Baumann LC, Davidson KW, et al. Screening for depression in adults: US Preventive Services Task Force recommendation statement. JAMA. 2016;315(4):380-7.
22. De J, Wand APF. Delirium screening: a systematic review of delirium screening tools in hospitalized patients. Gerontologist. 2015;55(6):1079-99.
23. Khan B, Perkins AJ, Gao S, Hui SL, Campbell NL, Farber MO, et al. The Confusion Assessment Method for the ICU-7 Delirium Severity Scale: a novel delirium severity instrument for use in the ICU. Crit Care Med. 2017;45(5):851-7.
24. Substance Abuse and Mental Health Services Administration. National strategy for suicide prevention implementation assessment report. Rockville: Center for Mental Health Services, Substance Abuse and Mental Health Services Administration; 2017.
25. Thom R, Hogan C, Hazen E. Suicide risk screening in the hospital setting: a review of brief validated tools. Psychosomatics. 2020;61(1):1-7.
26. Masur J, Monteiro MG. Validation of the 'CAGE' alcoholism screening test in a Brazilian psychiatric inpatient hospital setting. Braz J Med Biol Res. 1983;16(3):215-8.
27. Méndez EB. Uma Versão Brasileira do AUDIT. Pelotas. Dissertação [Mestrado em Epidemiologia] – Universidade Federal de Pelotas; 1999.
28. Wong J, Saver B, Scanlan JM, Gianutsos LP, Bhakta Y, Walsh J, et al. Wong, J. et al. The ASAM Clinical Practice Guideline on Alcohol Withdrawal Management. J Addict Med. 2020;14(3S Suppl 1):1-72.
29. Botega NJ. Prática psiquiátrica no hospital geral: interconsulta e emergência. Porto Alegre: Artmed; 2017.
30. Quevedo J. Emergências psiquiátricas. Porto Alegre: Artmed; 2014.
31. Knapp PK, Harris ES. Consultation-liaison in child psychiatry: a review of the past 10 years. Part I: Clinical findings. J Am Acad Child Adolesc Psychiatry. 1998;37(1):17-25.
32. Lynch F, Kehoe C, MacMahon S, McCarra E, McKenna R, D'Alton A, et al. Paediatric Consultation Liaison Psychiatry Services (PCLPS): what are they actually doing? Ir Med J. 2017;110(10):652.

33. Shaw RJ, Pao M, Holland JE, DeMaso DR. Practice patterns revisited in pediatric psychosomatic medicine. Psychosomatics. 2016;57(6):576-85.
34. Bambarén CY, Zimmermann PR, Sfoggia A. Characteristics of requests for psychiatric consultation--liaison in elderly hospitalized in a university hospital in southern of Brazil. PAJAR. 2015;3(1):8-14.
35. Bellelli G, Morandi A, Di Santo SG, Mazzone A, Cherubini A, Mossello E, et al. 'Delirium day': a nationwide point prevalence study of delirium in older hospitalized patients using an easy standardized diagnostic tool. BMC Med. 2016;14:106.
36. Hoffman MC, Wisner KL. Psychiatry and obstetrics: an imperative for collaboration. Am J Psychiatry. 2017;174(3):205-7.
37. Khalifeh H, Hunt IM, Appleby L, Howard LM. Suicide in perinatal and non-perinatal women in contact with psychiatric services: 15 year findings from a UK national inquiry. Lancet Psychiatry. 2016;3(3):233-42.
38. Shalev D, Shapiro PA. Epidemic psychiatry: the opportunities and challenges of Covid-19. Gen Hosp Psychiatry. 2020;64:68-71.
39. Nogueira-Martins LA, Botega NJ. Interconsulta psiquiátrica no Brasil: desenvolvimentos recentes. Rev Assoc Bras Psiquiatr & Rev Latinoam Psiquiatr. 1998;20(3):105-11.
40. Wood R, Wand APF. The effectiveness of consultation-liaison psychiatry in the general hospital setting: a systematic review. J Psychosom Res. 2014;76(3):175-92.
41. Wand AP, Wood R, Fossey MJ, Aitken P. Standards, efficiency and effectiveness in consultation-liaison psychiatry. Aust N Z J Psychiatry. 2015;49(2):104-5.
42. Leentjens AFG, Boenink AD, Sno HN, van Schijndel RJMS, van Croonenborg JJ, et al. The guideline "consultation psychiatry" of the Netherlands Psychiatric Association. J Psychosom Res. 2009;66(6):531-5.
43. Kishi Y, Meller WH, Kathol RG, Swigart SE. Factors affecting the relationship between the timing of psychiatric consultation and general hospital length of stay. Psychosomatics. 2004;45(6):470-6.
44. NHS England, National Institute for Health and Care Excellence & National Collaborating Centre for Mental Health. Achieving better access to 24/7 urgent and emergency mental health care. Part 2: Implementing the evidence-based treatment pathway for urgent and emergency liaison mental health services for adults and older adults – guidance. 2016.
45. Lücke C, Gschossmann JM, Schmidt A, Gschossmann J, Lam PA, Schneider CE, et al. A comparison of two psychiatric service approaches: findings from the consultation vs. liaison psychiatry-study. BMC Psychiatry. 2017;17(1):8.
46. Wolf M, Arolt V, Burian R, Diefenbacher A. Psychiatric and psychosomatic consulation-liaison: an overview. Nervenarzt. 2013;84(5):639-47; quiz 648-9.
47. Wu Y-C, Tseng P-T, Tu Y-K, Hsu C-Y, Liang C-S, Yeh T-C, et al. Association of delirium response and safety of pharmacological interventions for the management and prevention of delirium: a network meta-analysis. JAMA Psychiatry. 2019;76(5):526-35.

15

Cuidados baseados em medidas: o uso de escalas e instrumentos

Kyuana Azeredo de Lima
Robert Andrés Velásquez Loperena
Gabriel Mazina Smaniotto
Lucas Spanemberg

PONTOS IMPORTANTES

- O cuidado baseado em medidas tem se mostrado valor incremental em relação ao cuidado usual.
- Os instrumentos de avaliação auxiliam no rastreamento de patologias, mensuração de gravidade, tomada de decisões e acompanhamento do tratamento.
- Escalas de avaliação não são instrumentos de diagnóstico, porém podem complementar a avaliação clínica usual.

INTRODUÇÃO

O uso de instrumentos de avaliação psicométrica é relativamente novo na prática assistencial em saúde mental. Com a propagação de estudos e a necessidade de avaliação de resultados, a mensuração de sintomas, efeitos adversos, percepção de melhora, satisfação com o tratamento e outras dimensões vêm sendo valorizadas. Um impulso importante para o uso de escalas de medida veio com o *Sequenced Treatment Alternatives to Relieve Depression* (STAR*D), o maior estudo já feito para avaliar tratamentos sequenciais para depressão. O STAR*D descreveu protocolos de tratamento baseados em medidas, nos quais eram rotinizados a mensuração dos sintomas e efeitos colaterais em cada consulta e o uso de um manual de tratamento, que descrevia quando e como modificar as doses de medicamentos com base nessas medidas[1]. Assim, o cuidado baseado em medidas (CBM) é o uso de medidas para guiar a tomada de decisões baseadas em evidências na prática clínica.

Contudo, o uso de instrumentos de medida não é uma prática comum na assistência em saúde mental. Pesquisas mostram que menos de 20% dos clínicos se engajam com o CBM e menos de 5% o usam rotineiramente (em cada consulta)[2]. Apesar de vários estudos terem mostrado vantagens no CBM sobre o tratamento usual (sem o uso de instrumentos) em desfechos como melhora do prognóstico de pacientes[3], custos[4,5] e tempo de resposta ao tratamento[6], várias barreiras têm sido identificadas para a implementação e adesão a essa estratégia. Assim, questões relacionadas aos clínicos (como a falta de conhecimento, receios quanto a validade das medidas, tempo de aplicação e interpretação), às instituições (como a falta de uma cultura de avaliação, falta de treinamentos), aos sistemas de saúde (como a falta de incentivo e a falta de consenso sobre o uso) e aos próprios pacientes (como receios quanto à confidencialidade e falta de tempo para preencher as escalas) afetam a adesão a esse tipo de cuidado[2,7]. Contudo, a necessidade de cada vez maior de incorporar à prática ferramentas auxiliares para mensurar resultados tem aumentando a demanda e a adesão ao uso de escalas. O próprio Manual Diagnóstico e Estatístico da American Psychiatric Association (APA), em sua quinta versão (DSM-5)[8], inovou orientando o uso de escalas de avaliação e apresentando uma série de medidas, tanto no próprio DSM-5 quanto no *site* da APA.

Em ambientes de internação, uma série de barreiras citadas anteriormente (como a falta de tempo e a falta de incentivos para o uso) está menos presente, e o uso de avaliações objetivas não só é mais viável como também desejável. Uma vez que tanto as gestões institucionais quanto os planos de saúde e o setor público cada vez mais têm a necessidade de medir resultados e indicadores, o uso de instrumentos psicométricos é de grande valia e traz vantagens com relação ao cuidado que usa apenas a impressão clínica subjetiva. Assim, este capítulo visa revisar os principais instrumentos que podem ser utilizados em ambientes de cuidado terciário em saúde mental, a fim de familiarizar clínicos e gestores com as medidas mais utilizadas e validadas.

PARTICULARIDADES DOS INSTRUMENTOS DE AVALIAÇÃO PSICOMÉTRICA

Os instrumentos de avaliação psicométrica atuam de forma complementar ao diagnóstico clínico na identificação de particularidades psíquicas e comportamentais que podem se manifestar de maneira subjetiva durante a entrevista psiquiátrica[9,10]. Auxiliam, também, a mensurar a gravidade dos sintomas, planejar o tratamento e acompanhar a efetividade das intervenções realizadas[10,11].

A seleção pelo uso de determinada escala deve ser realizada de maneira individualizada, evitando o uso indiscriminado, o qual pode causar equívocos no tratamento[10]. Certas condições devem ser consideradas durante a escolha do instrumento, como adequação ao público-alvo, confiabilidade (precisão do instrumento), validade (capacidade de medir o efeito de interesse), sensibilidade, acesso e custo do material, domínio do instrumento (aplicação e interpretação dos resultados) e capacidade de compreensão e nível de alfabetização do paciente (instrumento autoaplicável *versus* efetuada por profissional)[9,10,12]. Além de orientar o profissional, os instrumentos de avaliação podem servir para psicoeducar o paciente acerca dos sintomas, psicopatologia e avanços ou retrocessos no tratamento[12]. O Quadro 1 aborda as principais informações a serem consideradas na escolha do questionário psicométrico.

Quadro 1 Instrumentos de avaliação psicométrica e considerações na escolha do instrumento

Instrumentos de avaliação psicométrica
• Complementam o diagnóstico, mas não o substituem.
• Auxiliam na avaliação de resposta ao tratamento proposto, mensuração de gravidade e acompanhamento em longo prazo.
Considerações na escolha do instrumento
• O instrumento deve se propor a avaliar sinais e sintomas disfuncionais sugestivos de patologias psiquiátricas conforme detectados em consulta (avaliação de desordem específica ou mais abrangente). Evitar o uso indiscriminado dos instrumentos.
• Conhecer a efetividade do instrumento e intervalos propostos para aplicação.
• Escalas autoaplicáveis ou efetuadas por profissional: avaliar a capacidade cognitiva do paciente para compreensão e realização do instrumento e observar se o indivíduo apresenta tendência a subestimar ou superestimar sintomas, fato que pode gerar respostas equivocadas ou imprecisas.
• Considerar se a escala é de domínio público ou se possui direitos autorais.
• A escala deve ser validada antes de ser empregada fora do ambiente e idioma original.
• Ponderar custos na aquisição do instrumento, treinamento do profissional e disponibilidade do paciente.

Fonte: adaptado de Gorenstein et al., 2015[10].

ENTREVISTAS CLÍNICAS ESTRUTURADAS

As entrevistas clínicas estruturadas são roteiros de entrevista sistematizados que visam organizar e padronizar a realização do diagnóstico psiquiátrico. Esses instrumentos são extensamente utilizados em pesquisas, particularmente em ensaios clínicos randomizados, aumentando a confiabilidade diagnóstica e homogeneizando os resultados. São considerados, porém, muito sensíveis, com maior chance de diagnósticos positivos e de encontrarem múltiplas comorbidades psiquiátricas, não sendo muito utilizados na prática clínica em geral. Recomendamos que os clínicos possam conhecer esses instrumentos, os quais podem auxiliar em casos de diagnósticos difíceis e em ambientes acadêmicos. Os instrumentos mais conhecidos são a Entrevista Clínica Estruturada para o DSM (SCID) e o *Mini International Neuropsychiatric Interview* (MINI).

Entrevista Clínica Estruturada para o DSM

O SCID tem como objetivo a realização de diagnóstico das desordens mentais conforme critérios do *Manual diagnóstico e estatístico de transtornos mentais* (DSM)[10]. O instrumento foi desenvolvido para contemplar os critérios diagnósticos do DSM-III, sendo que suas versões subsequentes acompanharam a publicação do DSM-III-R, DSM-IV e DSM-5[8,13-15].

O SCID pode ser utilizado na prática clínica e em ambiente de pesquisa[10]. Seu formato é de entrevista semiestruturada, composta de perguntas abertas agrupadas conforme os critérios diagnósticos do DSM. Conforme as respostas, o roteiro do questionário pode ser alterado enquanto o entrevistador elabora hipóteses diagnósticas; assim, algumas perguntas que não se encaixam a um possível transtorno mental no indivíduo são desconsideradas, o que permite uma aplicação mais ágil do instrumento[10,16]. As versões disponíveis compreendem SCID-I/P (versão paciente – pesquisa), SCID-I/NP (não paciente) e SCID-CV (versão clínica)[10].

O primeiro módulo do SCID-I/P é o de revisão geral, que busca identificar se os sintomas afetam o funcionamento global do indivíduo. É composto de dados demográficos, informações sobre escolaridade e profissão, história da doença atual, tratamentos prévios e atual, uso de substâncias psicoativas, vida social e lazer. Os demais módulos têm como enfoque o rastreio dos principais transtornos, sendo o módulo A: episódios de humor; B: sintomas psicóticos e associados; C: transtornos psicóticos; D: transtornos de humor; E: transtornos por uso de substância; F: transtornos de ansiedade; G: transtornos somatoformes; H: transtornos alimentares; I: transtornos de ajustamento; J: opcional – transtorno de estresse agudo, transtorno depressivo menor, transtorno misto de ansiedade e depressão e sintomas de episódio de humor prévio[10,16].

A aplicação do instrumento requer treinamento para o desenvolvimento de habilidades na condução da entrevista, a fim de que o diagnóstico obtido seja adequado e confiável. As respostas fornecidas pelos participantes são interpretadas conforme o julgamento clínico do entrevistador e, quando possível, de acordo com registros médicos prévios ou informações colhidas com pessoas próximas[10,16]. O instrumento pode ser utilizado em pacientes com diagnóstico psiquiátrico prévio ou pessoas sem patologias diagnosticadas. O SCID foi elaborada para uso em adultos, mas, com um ligeira alteração na linguagem das perguntas, o questionário pode ser aplicado em adolescentes, além de haver uma versão específica para crianças - KID-SCID[10,17].

O SCID-I para o DSM-III-R foi testado através de um estudo multicêntrico com 592 participantes (com e sem distúrbios psiquiátricos). A confiabilidade teste-reteste demonstrou valores de Kappa acima de 0,60 (satisfatório) em diversas categorias para diagnóstico psiquiátrico atual e ao longo da vida[18]. As adaptações para outras línguas mantiveram índices de confiabilidade semelhante aos do instrumento original[10].

Mini International Neuropsychiatric Interview

O MINI é uma entrevista diagnóstica padronizada que avalia os principais transtornos mentais referentes ao DSM-IV e à CID-10[19]. O instrumento é dividido em 19 módulos (de A a P), que abrangem episódio depressivo maior, transtorno distímico, risco de suicídio, episódio maníaco/hipomaníaco, transtorno de pânico, agorafobia, fobia social, transtorno obsessivo-compulsivo, transtorno de estresse pós-traumático, dependência de álcool, dependência de substâncias, síndrome psicótica, anorexia nervosa, bulimia nervosa, transtorno de ansiedade generalizada e transtorno de personalidade antissocial.

A entrevista possui duração média de 15 minutos, e os questionamentos com respostas dicotômicas (sim/não) são aplicados por um profissional experiente[20]. É utilizado em ambiente de cuidados primários, em ensaios clínicos multicêntricos e estudos epidemiológicos. As versões disponíveis são a MINI-Screen (em atenção primária), a MINI-Plus (versão mais detalhada), e a MINI-Kid (avaliação em crianças e adolescentes)[19].

A validade e a aplicabilidade do instrumento no Brasil foram investigadas por 25 residentes de Medicina de Família e Comunidade por meio da aplicação do MINI em 120 pacientes com mais de 15 anos. Concomitante a isso, o SCID foi aplicado por um psiquiatra sem acesso aos resultados do MINI[21]. O desfecho das entrevistas foi analisado conforme níveis de concordância para transtornos mentais considerando as categorias diagnósticas e os diagnósticos específicos mais comuns. O estudo demonstrou boa qualidade psicométrica verificada através de coeficientes kappa: 0,65 a 0,85; sensibilidade: 0,75 a 0,92; especificidade: 0,90 a 0,99; valor preditivo positivo: 0,60 a 0,86; valor preditivo negativo: 0,92 a 0,99; precisão: 0,88 a 0,98[21].

O MINI apresenta várias versões e pode ser utilizado de maneira completa ou modular. Ele é útil, por exemplo, como complemento da avaliação clínica, que pode utilizar os módulos de interesse (por exemplo, episódio depressivo ou transtorno do pânico) a fim de reforçar a avaliação e ajudar no diagnóstico diferencial. Não o indicamos como método substituição da entrevista clínica usual.

INSTRUMENTOS DE TRIAGEM GERAL

A utilização de instrumentos de triagem geral tem como objetivo a detecção e intervenção precoce dos transtornos psiquiátricos[10]. Estimula-se o rastreio, principalmente, em ambientes de atenção primária, uma vez que aproximadamente 50% da população irá manifestar alguma desordem mental ao longo da vida[22]. Os questionários são padronizados e sistematizados e se destacam pelo baixo custo, rapidez e simplicidade de aplicação. É importante ressaltar que auxiliam na identificação dos transtornos mentais, contudo não servem de diagnóstico[10].

General Health Questionnaire (GHQ)

O instrumento foi desenvolvido em 1972 por Goldberg,[23] com o intuito de rastrear transtornos mentais não severos na população adulta[10,24]. A versão adaptada e validada para o Brasil foi produzida em 1994 por Pasquali e colaboradores[24]. O questionário aborda sintomas somatoformes, ansiedade e depressão sem sintomas psicóticos, sendo distribuído entre 60 itens (versão original)[10]. Outras versões reduzidas foram validadas e são bastante utilizadas em estudos epidemiológicos com consideráveis amostras populacionais (versões: 30, 28, 20 e 12 itens)[10].

A confiabilidade do instrumento foi avaliada por Goldberg através do método teste-reteste com 120 indivíduos que responderam ao GHQ-60. Os resultados foram variáveis conforme o tipo de aplicação do questionário, variando entre 0,51 e 0,9 com fator geral (severidade da doença) de 0,95[10,12]. Um estudo feito no Brasil referente à aplicação do GHQ-60 em 902 participantes demonstrou uma elevada consistência interna (alfa de Cronbach > 0,8) com fator geral em torno de 0,95[10]. Outro estudo brasileiro, realizado por Borges e Argolo, buscou avaliar a estrutura do GHQ-12 numa amostra de 158 desempregados e 288 empregados (n = 446) e teve como fator geral um coeficiente alfa de Cronbach > 0,8[25].

O processo de validação do GHQ-12 no Brasil foi efetuado por meio da aplicação do instrumento em serviços de atenção básica em comparação ao questionário *Clinical Interview Schedule* (CIS), considerado padrão-ouro. Demonstrou que diferentes pontos de corte poderiam resultar em mudanças nos valores de sensibilidade e especificidade – quanto menor o ponto de corte, maior a sensibilidade[10].

Quadro 2 Instrumentos de triagem mais utilizados

	GHQ-12	SRQ-20	ETS-N1
Validade	Valores de sensibilidade e especificidade variam conforme o ponto de corte estabelecido[10]. Ponto de corte 2/3: S: 91% e E:71%[10]. Ponto de corte 3/4: S: 85% e E: 79%[32].	**Estudo da década de 1980:** Ponto de corte: varia de 5/6 a 10/11, conforme análise temporal, cultural e local[29]. Ponto de corte 7/8 para mulheres e 5/6 para homens: S: 83% e E: 80%[29]. **Estudo de 2008:** Ponto de corte: 7/8 independente do sexo. S: 86,33% e E: 89,31%[26].	Pouco avaliada. Considerada clinicamente útil e viável por clínicos[31].
Confiabilidade	Teste-reteste: 0,51 a 0,9[12]. Consistência interna (alfa de Cronbach): 0,77 - 0,93[12].	Consistência interna (alfa de Cronbach): 0,86[26].	Confiabilidade teste-reteste de boa a excelente em testes de campo[30].
Interpretação	Últimos 15 dias[10]. Quanto maior o escore, maior a gravidade[10]. Ponto de corte 3/4[32].	Últimos 30 dias. Escores para rastreio de transtorno de humor, ansiedade e somatização[10]. Respostas do tipo sim/não, sendo que cada resposta afirmativa corresponde a 1 ponto[25]. Interpretação conforme a soma dos valores: 8 ou mais: caso suspeito; 7 ou menos: caso não suspeito.	Últimas 2 semanas. Um escore leve ou maior (≥ 2) em algum item dentro de um domínio (exceto para uso de substância, ideação suicida e psicose, onde o corte é um escore maior ou igual a muito leve ou ≥ 1) pode servir como guia para investigação adicional e acompanhamento para determinar se é necessária uma avaliação mais detalhada.

(continua)

Quadro 2 Instrumentos de triagem mais utilizados (*continuação*)

	GHQ-12	SRQ-20	ETS-N1
Público-alvo	Adultos, sem sintomas psicóticos[10]. Uso clínico e em estudos epidemiológicos[10].	Uso clínico e em estudos comunitários, principalmente, em países em desenvolvimento devido ao baixo custo e fácil aplicação[26]. Instrumento de pesquisa mais utilizado no rastreio de transtornos psíquicos no Brasil na década de 1990[33].	Adultos, como triagem para a avaliação de psicopatologia.
Aplicação	Autoaplicável[10]. Duração de 5 minutos (12 itens)[10]. Não é uma escala de domínio público[10].	Autoaplicável[10]. Duração de 5 a 15 minutos (20 itens)[10]. Domínio público.	Autoaplicável, ou aplicada por um informante (23 itens). Domínio público.
Críticas e limitações	Não foi produzida para ser aplicada em pacientes psicóticos ou menores de idade[10,12]. Não é uma escala diagnóstica[10].	Sugere-se o uso em maiores de 14 anos[10]. Não deve ser usada em pacientes psicóticos[26]. Não é uma escala diagnóstica[10].	Sem estudos de validade e confiabilidade.

Self-Reporting Questionnaire (SRQ)

Na década de 1970, a Organização Mundial da Saúde propôs um Estudo Colaborativo em Estratégias para Atendimento em Saúde Mental, com intuito de avaliar e validar instrumentos de baixo custo para rastreio de transtornos psiquiátricos em países em desenvolvimento, inicialmente em ambientes de atenção primária, e, assim, promover estratégias de assistência a esses pacientes[10,26]. Entre os instrumentos propostos, Harding et al. apresentaram o SRQ com 30 questões, divididas em: 20 acerca de sintomas psicossomáticos, 5 sobre transtorno por uso de álcool, 4 a respeito de sintomas psicóticos e 1 sobre convulsões tônico-clônicas[26,27]. A versão reduzida SRQ-20[28] tem sido mais usada e se diferencia pela exclusão dos questionamentos sobre quadros psicóticos e convulsões devido à baixa sensibilidade em questionários autoaplicáveis[26].

A validação do SRQ-20 no Brasil ocorreu na década de 1980. O instrumento foi comparado ao CIS e apresentou 83% de sensibilidade e 80% de especificidade para rastreio de psicopatologias considerando um ponto de corte de 7/8 para mulheres e 5/6 para homens[29]. Em 2008, um novo estudo foi efetuado em Santa Cruz (RS), a fim de verificar o ponto de corte mais adequado na aplicação da SRQ-20 e avaliar as 5 questões acerca dos transtornos por abuso/dependência de álcool pertencentes ao SRQ-30, denominados como SRQ – A[26]. Participaram da pesquisa 485 indivíduos, os quais responderam ao SRQ-20 e SRQ-A e foram submetidos a Entrevista Clínica Estruturada para o DSM-IV-TR por psiquiatra. A análise da aplicação do SRQ-20 demonstrou um novo ponto de corte de 7/8 independente do sexo, com sensibilidade de 86,33% e especificidade de 89,31%. O SRQ-A apresentou um coeficiente alfa de Cronbach de confiabilidade interna de 0,90 e análise fatorial de 72,99% de variabilidade, o que define boa qualidade psicométrica, apesar de baixa sensibilidade (68,2%), porém elevada especificidade (94,1%)[26].

Escala Transversal de Sintomas de Nível 1 do DSM-5

A Escala Transversal de Sintomas do Nível 1 (ETS-N1) do DSM-5 é um instrumento de 23 itens que avalia dimensionalmente 13 domínios da psicopatologia, incluindo depressão, raiva, mania, ansiedade, sintomas somáticos, ideação suicida, psicose, memória e uso de substância, entre outros[8]. O instrumento pode ser preenchido por autorrelato pelo paciente ou por um informante e refere-se a um período de 2 semanas.

Na versão para adultos do instrumento autoaplicável, cada item é classificado em uma escala de 5 pontos (0 = nada ou de modo algum; 1 = muito leve ou raramente; 2 = leve ou vários dias; 3 = moderado ou mais da metade dos dias; 4 = grave ou quase todos os dias). O instrumento, disponibilizado no apêndice do DSM-5, apresenta pontos de corte que, quando alcançados, orientam a uma investigação clínica aprofundada ou ao uso de escalas adicionais de nível 2, orientadas no site da APA. Os testes de campo detectaram uma confiabilidade teste-reteste de boa a excelente[30], e os clínicos consideraram o instrumento útil e viável[31].

INSTRUMENTOS DE AVALIAÇÃO DE DEPRESSÃO

Escala de Depressão de Hamilton (HAM-D)

O instrumento foi elaborado na década de 1960, inicialmente para uso em pacientes hospitalizados que já possuíam diagnóstico de transtorno de humor[10,34]. A escala é multidimensional e auxilia na determinação da gravidade dos sintomas depressivos sem intuito diagnóstico[34], fundamenta-se nos critérios de depressão do DSM e tem como enfoque a avaliação dos sintomas cognitivos e somáticos (50% da pontuação na escala); em virtude disso, possui mais sensibilidade para detectar alterações naqueles que apresentam depressão grave[10]. Pacientes com comorbidades físicas podem apresentar aparente melhora nas pontuações, conforme recuperação do quadro clínico, o que pode ser um fator de confusão, já que a escala avalia a magnitude do episódio depressivo[10].

É uma escala considerada "padrão-ouro", que possui ampla utilização em ensaios clínicos, principalmente para avaliação da eficácia dos psicofármacos[10,34], e contribui para avaliar o tipo de depressão[34]. As versões corriqueiramente empregadas possuem 17 e 21 itens, sendo a versão mais ampla utilizada para casos mais graves e específicos[10]. Os elementos avaliados abrangem questões sobre alterações de humor, função cognitiva, características somáticas, motoras e sociais, além de sintomas ansiosos.

O autor das escalas não determinou os pontos de corte a serem utilizados para mensurar a gravidade dos sintomas[34]. Em diferentes estudos encontrados na literatura, não se observa um consenso acerca do ponto de corte preciso para determinação de gravidade[34]. O questionário contendo 17 itens, por convenção, define pontuações maiores de 23 como paciente muito grave, 22 a 19 depressão grave, 18 a 14 grau moderado, 13 a 8 grau leve e abaixo de 7 pontos indivíduo normal[10].

Apesar da existência de estudos internacionais que apontem boa qualidade psicométrica, ainda há poucos estudos brasileiros que avaliem a adaptação transcultural dentro do contexto brasileiro, uma vez que no Brasil só existem versões traduzidas[10,34]. Um estudo realizado no sul do país para avaliar as propriedades psicométricas da escala de HAM-D traduzida selecionou 231 indivíduos, 45% destes diagnosticados com depressão, 7,8% com bipolaridade e 46,7% sem patologias psiquiátricas. O item 17 ("consciência da doença") foi excluída por apresentar baixa carga fatorial. Foi encontrado um ponto de corte de 9 para triagem de pacientes com possível depressão, diferente da escala original. As propriedades psicométricas, contudo, foram adequadas para uso no país[34].

Escala de Depressão de Beck

O Inventário de Depressão de Beck foi criado em 1961 por Beck e colaboradores para triar, quantificar e mensurar a intensidade dos sintomas depressivos[10]. A primeira versão traduzida e adaptada para o Brasil foi a BDI-IA por Jurema Cunha, em 2001[10]. Em 1996, o questionário foi reformulado para se enquadrar aos critérios de depressão maior estabelecidos pelo DSM-IV, sendo então construída a variante BDI-II, amplamente utilizada até então[35-37].

O instrumento possui 21 itens que abordam questões somatovegetativas e cognitivo-afetivas como sentimentos de tristeza, perda de prazer, culpa, pessimismo, choro fácil, irritabilidade, autoestima, ideação suicida, agitação, falta de energia, cansaço, mudanças no padrão do sono, alteração de apetite, autocrítica, desvalorização e desinteresse por sexo[10]. O somatório total dos itens pode variar entre 0 e 63 pontos, conforme a severidade dos sintomas[10].

A versão revisada apresenta boa confiabilidade, conforme avaliação dos autores da BDI-II, sendo sua consistência interna (alfa de Cronbach) em uma amostra com 500 pacientes psiquiátricos e 120 universitários de 0,92 e 0,93, respectivamente[10,38]. Nas versões traduzidas, a consistência interna foi considerada ótima, sendo os coeficientes alfa de Cronbach entre 0,83 e 0,95[10]. A confiabilidade teste-reteste (estabilidade ao longo do tempo) determinada pelo autor foi de 0,93 (coeficiente de correlação intraclasse – r de Pearson) em universitários[10,38]. Conforme reaplicação do questionário em estudos internacionais, a confiabilidade teste-reteste esteve entre 0,73 e 0,96[10].

A avaliação das propriedades psicométricas da versão em português foi realizada na cidade de São Paulo, com uma amostra não clínica de idades variadas proveniente da comunidade[10]. A confiabilidade foi de 0,90, e o coeficiente de correlação intraclasse, de 0,89[35,36].

Para a validação da BDI-II, foram estabelecidos pontos de corte obtidos através da análise das curvas *receiver operating characteristics* (ROC), as quais definiram a intensidade da depressão naqueles que já possuíam diagnóstico: 0 a 13, depressão mínima; 14 a 19, depressão leve; 20 a 28, depressão moderada; 29 a 63, depressão grave[10].

A validação da versão em português foi feita em comparação à entrevista semiestruturada SCID-I (padrão-ouro) em uma amostra de adultos de São Paulo, que demonstrou o melhor ponto de corte para a detecção da depressão como 10/11, sendo observadas sensibilidade de 70% e especificidade de 84,4%[36]. O ponto de corte deve ser considerado conforme o tipo de amostra: se clínica, utilizar os pontos de corte de acordo com Beck e colaboradores; se não clínica, considerar um limiar mais baixo, devido a maior sensibilidade do instrumento[10].

Como os demais instrumentos autoaplicáveis, o BDI-II pode revelar escores maximizados, minimizados ou falsos, assim a aplicação do questionário em ambiente clínico ou não clínico pode gerar resultados diferentes[10]. Aqueles que apresentam sintomas físicos podem apresentar escores elevados, mesmo que não apresentem sintomas depressivos.

Patient Health Questionnaire-9 (PHQ-9)

O PHQ-9 é um instrumento de rastreio para episódio depressivo maior em cuidados primários extraído do PRIME-MD (*The Primary Care Evaluation on Mental Disorders*)[39,40]. O questionário é composto de 9 perguntas autoaplicáveis, as quais correspondem aos critérios para depressão maior conforme o DSM-IV. Cada item possui 4 respostas (de 0 a 3) que refletem a frequência dos sintomas nas últimas 2 semanas[41].

Metanálises sobre o desempenho do PHQ-9 como um instrumento de triagem demonstram que o ponto de corte recomendado deve equilibrar sensibilidade e especificidade[41]. Um estudo de validação do PHQ-9 aplicou o instrumento em 6 mil pacientes provenientes de clínicas de atenção primária e de Ginecologia/Obstetrícia[34]. A validade do critério foi analisada com uma amostra de 580 pacientes submetidos a uma entrevista independente estruturada com profissional de saúde mental (MHP). O estudo demonstrou uma sensibilidade e especificidade de 88% quando utilizada a pontuação de PHQ ≥ 10[39,40].

Pesquisas em atenção primária revelaram que o PHQ-9 pode superestimar a gravidade da depressão quando comparado com outros instrumentos de autorrelato e subdiagnosticar casos leves, o que acarreta menos encaminhamentos para a psicoterapia e aumento do uso de psicofármacos como tratamento de primeira linha[42]. Assim, o uso do PHQ-9 é válido, porém deve estar associado a uma adequada avaliação clínica, a fim de definir o melhor tratamento a ser oferecido a cada indivíduo, independente das pontuações.

INSTRUMENTOS DE AVALIAÇÃO DE MANIA

A avaliação de estados maníacos nem sempre é uma tarefa fácil. A despeito de quadros maníacos clássicos geralmente não trazerem dúvidas e apresentarem uma exuberância clínica que facilita a avaliação, quadros de hipomania e de apresentação mista frequentemente mitigam outras condições ou podem trazer dificuldades de identificação. Assim, o uso de escalas de avaliação facilita o mapeamento de sintomas, a identificação das principais dimensões alteradas, além de propiciar uma métrica para estratificar sintomas, ajudar nas decisões clínicas e avaliar a resposta ao tratamento. A seguir, apresentaremos as principais escalas de avaliação de sintomas maníacos em nosso meio.

Quadro 3 Escalas de avaliação de depressão

	HAM-D	BDI-II	PHQ-9
Validade	Não há um estudo específico de validade pelo desenvolvedor da escala; porém, quando comparado a outros instrumentos para depressão, se mostra apropriado[34].	A validação da versão em português com uma amostra de adultos na cidade de São Paulo demonstrou melhor ponto de corte de 10/11 com S: 70% e E: 84,4%[36].	Ponto de corte $\geq$ 10: S: 88% e E: 88%[39,40].
Confiabilidade	Boa qualidade psicométrica conforme estudos internacionais, porém poucos estudos que avaliem o uso do instrumento no contexto brasileiro[10,34].	Boa confiabilidade para a versão revisada e traduzida[10]. Coeficiente alfa de Cronbach versão revisada[10]: • Estudantes universitários: 0,93. • Pacientes psiquiátricos: 0,92. Coeficiente alfa de Cronbach versões traduzidas[10]: entre 0,83 e 0,95.	Excelente confiança interna. Coeficiente alfa de Cronbach: 0,89[34].
Domínios avaliados	**Escala com 17 itens[10]:** alterações de humor, função cognitiva, características somáticas, motoras, sociais e sintomas ansiosos. Sintomas cognitivos e somáticos: 50% da pontuação. Sintomas ansiosos: 16%. Alterações de humor: 8%. * O instrumento deve ser aplicado mediante diagnóstico prévio de depressão[10].	**Escala com 21 itens[10]:** alterações somatovegetativas e cognitivo-afetivas como sentimentos de tristeza, perda de prazer, culpa, pessimismo, choro fácil, irritabilidade, autoestima, ideação suicida, agitação, falta de energia, cansaço, mudanças no padrão do sono, alteração de apetite, autocrítica, desvalorização e desinteresse por sexo[10].	**Escala com 9 itens** que representam os critérios para depressão maior conforme o DSM-IV[41]. Humor deprimido, anedonia, dificuldade para dormir, cansaço ou falta de energia, mudança no apetite ou peso, sentimento de culpa ou inutilidade, problemas de concentração, sensação de lentidão ou inquietação e pensamentos suicidas[40].

(continua)

Quadro 3 Escalas de avaliação de depressão (*continuação*)

	HAM-D	BDI-II	PHQ-9
Interpretação	Sintomas nos últimos 7 dias[10]. **Escala com 17 itens:** pontuação total de 50 pontos, variando cada item de 0 a 4[10]. Os pontos de corte não foram definidos pelo autor da escala[34]. Ponto de corte utilizado[10]: • > 23: paciente muito grave. • 22 a 19: depressão grave. • 18 a 14: grau moderado. • 13 a 8: grau leve. • < 7 pontos: indivíduo normal * Se dúvida na intensidade do sintoma, indica-se pontuar o mais intenso.	Sintomas nas últimas 2 semanas[35]. **Escala com 21 itens:** pontuação total de 63 pontos, variando cada item de 0 a 3 conforme a severidade dos sintomas[10]. Amostras clínicas[10]: • 0 a 13: depressão mínima. • 14 a 19: depressão leve. • 20 a 28: depressão moderada. • 29 a 63: depressão grave. Amostras não clínicas[10]: • 0 a 10: sem depressão. • 11 ou mais: possível caso de depressão.	Sintomas nas últimas 2 semanas[41]. **Escala com 9 itens:** pontuação total de 0 a 27[41]. • 0-4 pontos: sem depressão. • 5-9 pontos: transtorno depressivo leve. • 10-14 pontos: transtorno depressivo moderado. • 15-19 pontos: transtorno depressivo moderadamente grave. • 20 a 27 pontos: transtorno depressivo grave.
Público-alvo	Adultos (18 a 59 anos)[10]. Uso clínico e ensaios randomizados[10].	Maiores de 13 anos[35]. Uso clínico e ensaios randomizados[10].	Adolescentes, adultos e idosos. Uso clínico e ensaios randomizados.
Aplicação	Por profissional[10]. Duração de 15 a 30 minutos[34]. Escala de domínio público[10].	Autoaplicável[10]. Duração de 5 a 10 minutos[35]. Não é de domínio público[10].	Autoaplicável[34]. Duração de pouco mais de 1 minuto[34]. Escala de domínio público[41].
Críticas e limitações	Ausência de consenso acerca do ponto de corte preciso para determinação de gravidade[34]. Diversos formatos da escala, porém poucos estudos que mensurem sua validade[10]. Não há uma versão adaptada a população brasileira[34]. Poucos estudos brasileiros acerca dos padrões psicométricos[10]. Não é uma escala diagnóstica[10].	Por ser autoaplicável, o BDI-II pode revelar escores maximizados, minimizados ou falsos[10]. Indivíduos com sintomas físicos podem apresentar escores elevados, mesmo que não apresentem sintomas depressivos[10]. Não é uma escala diagnóstica[10].	Pode superestimar a gravidade em alguns casos e subdiagnosticar casos leves[42]. Não é uma escala diagnóstica[34].

Escala de Avaliação de Mania de Young (YMRS – *Young Mania Rating Scale*)

A YMRS é a escala de avaliação de sintomas maníacos mais utilizada na prática clínica e em ensaios clínicos. Publicada inicialmente em 1978[43], foi validada para o português brasileiro por Vilela e colaboradores[44], que encontraram consistência interna adequada e uma correlação forte com um instrumento que avalia o mesmo construto (validade concorrente). A versão brasileira manteve o ponto de corte, mas foram acrescentadas perguntas-guia, a definição operacional dos itens e um detalhamento mais aprofundado nos pontos de ancoragem, a fim de facilitar a sua aplicação sistemática.

A escala é constituída de 11 itens que avaliam os sintomas centrais de um episódio maníaco, podendo ser aplicada em pacientes ambulatoriais e naqueles internados. Alguns itens, como irritabilidade, velocidade e quantidade da fala e conteúdo do pensamento, têm peso dobrado, sendo pontuados de 0 a 8, em múltiplos de 2. O mesmo ocorre com o item comportamento disruptivo, mas em uma variação de escore de 0 a 6. Essa diferença de peso visa compensar avaliações prejudicadas pela ausência de cooperação de pacientes mais graves quanto ao relato de sintomas apresentados. O escore total da escala varia de 0 a 58 e é obtido pela soma dos escores de cada item individual.

É indicada para pacientes adultos entre 18 e 60 anos, não sendo uma escala diagnóstica, e pode ser preenchida por um profissional de saúde treinado após uma entrevista semiestruturada de cerca de 30 minutos. A interpretação do resultado se dá pela soma dos escores individuais dos itens, representando um indicador de gravidade do quadro maníaco. As seguintes pontuações são orientadas: sintomas mínimos (≤ 19 pontos); sintomas leves (20 a 25 pontos); sintomas moderados (26 a 37 pontos); sintomas graves (≥ 38 pontos). A escala é de uso livre para clínicos e ambientes acadêmicos.

Questionário de Autoavaliação de Hipomania (*Symptom Checklist Hypomania* – HCL-32)

O Questionário de Autoavaliação de Hipomania é um instrumento autoaplicável de 32 itens, que visa incrementar o diagnóstico de hipomania, uma vez que muitas vezes o quadro não é percebido pelo clínico em pacientes com transtornos de humor. Os itens apresentam respostas dicotômicos, que identificam a presença ou ausência de cada um dos sintomas; um escore ≥ 18 identifica com alta probabilidade um estado maníaco[45]. O instrumento é validado para o português brasileiro, apresentando capacidades psicométricas adequadas[46]. Uma limitação é sua característica de ser de autorrelato, o que pode ter

Quadro 4 Instrumentos de avaliação de mania

	YMRS	HCL-32	MDQ
Validade	A validade concorrente foi de 0,70, aferida pelo coeficiente de Pearson entre os escores totais da YMRS e Brief Psychiatric Rating Scale[44].	Considera-se adequada a pontuação ≥ 18 para discriminar o TB de TDM com S: 75% e E: 58%[10].	Ponto de corte estabelecido na versão brasileira: ≥ 8[10]. S: 91% e E: 70%. Valor preditivo positivo: 0,82. Valor preditivo negativo: 0,84.
Confiabilidade	Versão adaptada para o Brasil[10]: • Consistência interna satisfatória. • Alfa de Cronbach[44] = 0,67 para a escala como um todo e α = 0,72 para cada item padronizado.	Boa consistência interna na versão brasileira com alfa de Cronbach de 0,86[10].	Versão adaptada para o Brasil: alfa de Cronbach[48] = 0,76.
Domínios avaliados	**Escala com 11 itens[10]:** investiga os sintomas centrais do episódio maníaco: humor elevado, atividades e energia aumentadas, interesse sexual, sono, irritabilidade, fala (velocidade e quantidade), linguagem (distúrbio do pensamento), conteúdo do pensamento, comportamento disruptivo agressivo, aparência, *insight* (discernimento).	**Escala com 32 itens[10]**: avalia estado de humor atual, níveis de atividade e energia, sintomas de hipomania, mensuração de gravidade dos sintomas e impacto funcional, duração e período de ocorrência dos sintomas.	Primeira seção[10] com 13 perguntas que englobam os critérios do DSM-IV. Segunda seção com avaliação dos sintomas conforme o período em que ocorrem. Terceira seção avalia o prejuízo psicossocial.

(continua)

Quadro 4 Instrumentos de avaliação de mania (*continuação*)

	YMRS	HCL-32	MDQ
Interpretação	Sintomas nas últimas 48 horas, com enfoque na observação direta no momento da entrevista. **Escala com 11 itens[10]:** escala ordinal com pontuação total de 0 a 58, variando cada item de 0 a 4 O escore total indica a gravidade do episódio maníaco: • Até 19: sintomas mínimos. • 20 a 25: sintomas leves. • 26 a 37: sintomas moderados. • A partir de 38: sintomas graves.	**Escala com 32 itens[45]:** escala dicotômica (sim: presente ou típico em mim/não: sintoma não presente ou não típico). Escore ≥ 18: alta probabilidade de um estado maníaco[45].	Escala dicotômica. Escore ≥ 8 pontos – na versão brasileira, foi considerado mais adequado para rastreio de sintomas maníacos[10].
Público-alvo	Adultos (18 a 60 anos)[10]. Uso clínico e ensaios randomizados[10]. A versão brasileira permite uso livre desde que seus autores sejam citados[10].	Escala de domínio público[10]. Uso em populações clínicas e não clínicas[10].	Adultos[10]. Uso em populações clínicas e pesquisas espidemiológicas[10].
Aplicação	Por profissional[10]. Duração de 30 minutos[10].	Autoaplicável[10]. Duração de 10 minutos[10].	Autoaplicável[10]. Duração de 10 minutos[10].
Críticas e limitações	Escala validada no Brasil[10]: • Não está habilitada para uso em crianças e adolescentes; • Não possui um ponto de corte testado de forma objetiva, devido à ausência de seguimento longitudinal dos pacientes. • Não foi investigada sua capacidade discriminatória para sintomas maníacos em outras condições psiquiátricas que não o transtorno bipolar. Não é uma escala diagnóstica[10].	Escassez de pesquisas com a HCL no Brasil[10]. A escala não discrimina os diferentes subtipos do transtorno bipolar[10]. Por ser de autorrelato, pode ter limitações em pacientes muito comprometidos. Não é uma escala diagnóstica[10].	São necessários estudos de validação adicionais na população geral e serviços primários[10]. Não é uma escala diagnóstica[10].

limitações em pacientes muito comprometidos. O instrumento é de domínio público, não necessitando de autorização para uso clínico.

Questionário de Transtornos do Humor (*Mood Disorder Questionnaire*, ou MDQ)

O Questionário de Transtornos do Humor consiste em um instrumento autoaplicável dividido em três partes. A primeira inclui 13 perguntas provenientes de critérios do DSM-IV, com respostas dicotômicas (sim e não). A segunda parte avalia a concomitância temporal dos sintomas. Por fim, examina-se o prejuízo psicossocial. Tanto a versão original do instrumento[47] quanto a versão validada para o português do Brasil[48] apresentam adequadas propriedades psicométricas. Um escore de ≥ 8 pontos foi encontrado como o mais adequado para o rastreio de sintomas maníacos. Ele pode ser respondido em cerca de 10 minutos, o que fez com que fosse frequentemente utilizado em estudos epidemiológicos e serviços de saúde. Como toda escala, não faz diagnóstico e apresenta as limitações habituais de instrumentos de autorrelato.

INSTRUMENTOS DE AVALIAÇÃO DE SINTOMAS PSICÓTICOS

Sintomas psicóticos caracterizam transtornos mentais graves, por isso são frequentes em cenários de internação psiquiátrica. A despeito de sua identificação basear-se em avaliação clínica não estruturada, com o padrão-ouro sendo um clínico experiente, escalas de avaliação de sintomas são úteis e cada vez mais usadas como ferramentas auxiliares. Sugerimos o uso rotineiro de alguma das escalas de avaliação de sintomas psicóticos a seguir na rotina da assistência em unidades de internação, para caracterizar melhor a sintomatologia, gerar um registro métrico da avaliação e acompanhar a progressão dos sintomas e o efeito do tratamento.

Escala Breve de Avaliação Psiquiátrica (BPRS)

Esta é a escala mais antiga para avaliar sintomas psicóticos, criada em 1962 por Overall e Gorham[49]. Em 1965, teve uma mudança e desde então tem 18 itens, ou sintomas. Possui várias versões, sendo que a de Bech[50], também chamada de versão expandida (BPRS-E)[51] com 24 itens, e a Ancorada (BPRS-A)[52] foram traduzidas para o português. A BPRS-E possui 24 itens, e a BPRS-A, 18 itens. A versão Ancorada é utilizada no Brasil para avaliar pacientes em tratamento com antipsicóticos de segunda geração, de acordo com a última versão dos Protocolos Clínicos e Diretrizes Terapêuticas (PCDT) para o tratamento da esquizofrenia do Ministério da Saúde.

A BPRS-A avalia a gravidade, frequência e intensidade de 18 sintomas, e a pontuação varia de 0 a 6. Os graus de gravidade são determinados de acordo com a frequência e intensidade dos sintomas, sendo a pontuação final a soma dos 18 itens, podendo ser de 0 a 108. Os sintomas avaliados são: 1) preocupação somática, 2) ansiedade, 3) retraimento afetivo, 4) desorganização conceitual, 5) sentimentos de culpa, 6) tensão, 7) maneirismos e postura, 8) ideias de grandeza, 9) humor depressivo, 10) hostilidade, 11) desconfiança, 12) comportamento alucinatório, 13) retardo motor, 14) falta de cooperação com a entrevista, 15) alteração do conteúdo do pensamento/delírios, 16) afeto embotado, 17) excitação e 18) desorientação.

A BPRS é uma das escalas mais utilizadas no mundo e pode auxiliar na avaliação da melhora e na estratificação da gravidade[10].

Escala das Síndromes Positivas e Negativas (PANSS)

O instrumento foi criado em 1987, por Kay e colaboradores[53], com o intuito de mensurar a gravidade dos sintomas de esquizofrenia. A validação da escala no Brasil ocorreu em 2014 e demonstrou que o questionário tinha consistência interna semelhante à das versões em outros idiomas[54]. A PANSS possui 30 itens que abordam sintomas positivos, negativos e psicopatologia geral. Deve ser aplicada em pessoas com mais de 18 anos apresentando sintomas psicóticos ou com diagnóstico de esquizofrenia prévio[10]. A escala é executada por um profissional treinado, e seu preenchimento é baseado na entrevista com paciente e terceiros[10].

Desde sua criação, a PANSS é usada mundialmente em estudos clínicos para avaliar a eficácia do tratamento com antipsicóticos. Quando considerados casos de esquizofrenia, a resposta geralmente é definida como redução em 20% da gravidade da escala, contudo os pontos de corte podem variar[10]. Não está disponível gratuitamente, e seus direitos autorais pertencem ao The PANSS Institute (TPI).

Escala de Gravidade das Dimensões de Sintomas de Psicose Avaliada pelo Clínico (GDSP)

Foi incluída no apêndice do DSM-5 sobre instrumentos de avaliação, fazendo parte do conjunto de instrumentos sugeridos pela APA para quantificar a gravidade dimensional dos sintomas[8]. Ainda que esteja disponível na versão em português do DSM-5, os autores não apresentam dados sobre validade e confiabilidade. Inclui avaliação de delírios, alucinações, discurso desorganizado, comportamento psicomotor anormal e sintomas negativos, além de escalas

Quadro 5 Instrumentos de avaliação de sintomas psicóticos

	BPRS-A	PANSS	GDSP
Validade	Não possui estudos de validade de critério e concorrente[10].	Apenas um estudo avaliou a estrutura fatorial da versão brasileira. O resultado foi a extração de 5 componentes (positivo, negativo, desorganização, excitação e depressão) que equivaleram a uma variância de 58,44%[54].	Ainda não há dados sobre sua validade e confiabilidade.
Confiabilidade	Alta na avaliação de certos itens, como alterações do pensamento (coeficiente de correlação intraclasse [CCI] = 0,85), hostilidade e desconfiança (CCI = 0,87) ou ansiedade e depressão (CCI = 0,91), contudo menor para retraimento afetivo ou retardo motor (CCI = 0,62)[10].	Estudos brasileiros demonstraram boa confiabilidade em itens da síndrome positiva, contudo, no que diz respeito aos itens da síndrome negativa, apenas embotamento afetivo e pensamento estereotipado apresentaram bons índices de confiabilidade[10].	Ainda não há dados sobre sua validade e confiabilidade.
Domínios avaliados	**Escala com 18 itens[10]:** 1) preocupação somática. 2) ansiedade. 3) retraimento afetivo. 4)desorganização conceitual. 5) sentimentos de culpa. 6) tensão. 7) maneirismos e postura. 8) ideias de grandeza.	**Escala com 30 itens[10]:** questionamentos sobre sintomas positivos, negativos e psicopatologia geral.	**Escala de 8 itens[8]:** avalia sintomas de delírios, alucinações, discurso desorganizado, comportamento psicomotor anormal, sintomas negativos. Além disso, são fornecidas ao paciente escalas para avaliação dimensional do prejuízo cognitivo, depressão e mania. Útil para avaliar quadros psicóticos em transtorno do humor.

(continua)

Quadro 5 Instrumentos de avaliação de sintomas psicóticos

	BPRS-A	PANSS	GDSP
	9) humor depressivo. 10) hostilidade. 11) desconfiança. 12) comportamento alucinatório. 13) retardo motor. 14) falta de cooperação com a entrevista. 15) alteração do conteúdo do pensamento/delírios. 16) afeto embotado. 17) excitação. 18) desorientação.		
Interpretação	Avalia os sintomas nos últimos 7 dias. **Escala com 18 itens[10]:** escore total com pontuação de 0 a 108, variando cada item de 0 a 6. Composta por questões subjetivas (relato do paciente) e objetivas (observação do entrevistador). A gravidade é avaliada conforme frequência e intensidade do sintoma.	Avalia os sintomas nos últimos 7 dias. **Escala com 30 itens[10]:** escore total com pontuação de 30 a 210 pontos. Pontuação por item de 1 (ausência de sintomas) a 7 (muito grave). Permite observação direta da afetividade, da cognição, da atenção, da sensopercepção e das funções interativas. Considera as informações fornecidas por cuidadores e relatadas pelo paciente Deve-se escolher a pontuação de maior valor quando há diferença entre a resposta fornecida, a observação de comportamento e o relato do cuidador.	Avalia os sintomas nos últimos 7 dias. **Escala de 8 itens[8]:** cada item da escala varia entre 0 a 4 pontos. A pontuação é determinada conforme a gravidade observada no julgamento clínico.

(continua)

Quadro 5 Instrumentos de avaliação de sintomas psicóticos

	BPRS-A	PANSS	GDSP
Público-alvo	Pessoas com quadros psicóticos e indivíduos com diagnóstico de esquizofrenia[10]. Uso clínico e ensaios randomizados[10].	Adultos (maiores de 18 anos). Pessoas com quadros psicóticos e indivíduos com diagnóstico de esquizofrenia[10]. Uso clínico e ensaios randomizados[10].	Pacientes com quadros psicóticos ou diagnóstico de esquizofrenia.
Aplicação	Por profissional[10]. BPRS-A – disponível no *site* da Secretaria de Saúde de Goiás[55].	Por profissional[10]. Duração de 30 a 40 minutos[10].	Por profissional.
Críticas e limitações	Não é uma escala diagnóstica[10].	Não está disponível gratuitamente[10]. Seus direitos autorais pertencem ao The PANSS Institute (TPI).	Carece de dados de validade e confiabilidade.

de avaliação dimensional do prejuízo cognitivo, depressão e mania, sendo útil para avaliar quadros psicóticos em transtorno do humor. É uma escala com 8 itens que pode ser preenchida pelo clínico no momento da avaliação clínica, classificando a gravidade de cada sintoma conforme vivenciada pelo indivíduo durante os últimos 7 dias. Cada item é pontuado em uma escala de 5 pontos (0 = não presente; 1 = incerto; 2 = presente, mas leve; 3 = presente e moderado; 4 = presente e grave), com uma definição específica de cada nível de pontuação. Os itens são preenchidos com base no julgamento clínico, selecionando o nível que descreve com mais precisão a gravidade da condição do paciente.

Uma vez que a escala se presta a um acompanhamento longitudinal do paciente, pode ser preenchida ao longo do tempo, em intervalos regulares, que podem variar com a avaliação clínica, a instabilidade dos sintomas ou o *status* do tratamento. Um escore consistentemente elevado em um domínio pode indicar áreas problemáticas que justificam avaliação, tratamento e acompanhamento mais aprofundados. Como em outras escalas, o julgamento clínico deve orientar a tomada de decisão.

INSTRUMENTOS DE AVALIAÇÃO USO ÁLCOOL E DROGAS

Questionário CAGE

O questionário CAGE (acrômio das expressões em inglês *cut down*, *annoyed*, *guilty* e *eye-opener*) foi elaborado por Ewing para identificar transtorno por uso de álcool em uma amostra de pacientes internados por dependência alcoólica[56]. O instrumento exige apenas uma resposta positiva entre os quatro questionamentos apresentados para aventar a possibilidade de dependência alcoólica. As respostas são dicotômicas (sim/não), com pontuação entre 0 e 4, sendo a duração para aplicação em torno de 30 a 60 segundos. Pode ser autoaplicado, efetuado por um profissional durante a anamnese ou por leigos treinados[57].

O questionário não define um período a ser levado em conta para guiar as respostas[58], contudo na maioria dos trabalhos para validação do instrumento foi usado como padrão-ouro o DSM-IV[14], que define o período de 12 meses para diagnóstico de abuso e dependência alcoólica. A validação do CAGE para o português foi elaborado por Masur e Monteiro[58] em uma amostra de pacientes internados em hospital psiquiátrico. O instrumento foi validado para uso hospitalar, em atenção primária e ambulatórios especializados[10]. Os quatro itens do CAGE são: 1) Alguma vez você sentiu que deveria diminuir a quantidade de bebida ou parar de beber?; 2) As pessoas o(a) aborrecem porque criticam o seu modo de beber?; 3) Você se sente culpado(a) pela maneira como costuma beber?; e 4) Você costuma beber pela manhã para diminuir o nervosismo ou a ressaca?.

Clinical Institute Withdrawal Assessment of Alcohol Scale (CIWA)

A CIWA-Ar é uma escala desenvolvida por Sullivan e colaboradores em 1989[59], que classifica a gravidade dos sintomas de abstinência alcoólica. É composta de 10 questionamentos, que avaliam náuseas e vômitos, tremores, sudorese, ansiedade, agitação, distúrbios táteis, distúrbios auditivos, distúrbios visuais, dores de cabeça e orientação no tempo e espaço. As respostas estão em formato de escala Likert de 0 a 7 pontos, exceto para o item orientação e turvação do sensório, no qual a pontuação varia de 0 a 4[60]. A pontuação total varia de 0 a 67, sendo que valores ≤ 8 indicam abstinência leve, entre 9 e 15 abstinência moderada e acima de 15, abstinência grave[60].

O instrumento é amplamente utilizado e ajuda a definir o manejo a cada reavaliação. A ferramenta foi desenvolvida em centros de desintoxicação voluntária e sua validade e confiabilidade foram pouco avaliadas em ambientes de internação[61]. Uma avaliação retrospectiva de 479 prontuários submetidos a triagem e tratamento de abstinência através do CIWA-Ar, dos quais 118 pertenciam a um serviço de Traumatologia e 361 eram provenientes do serviço de medicina interna, demonstrou uma consistência interna aceitável, resultando em alfa de Cronbach de 0,74 e 0,82, respectivamente[61]. O estudo revelou que a ferramenta pode não ser confiável para avaliar pacientes gravemente feridos ou doentes.

Teste de Triagem do Envolvimento com Álcool, Tabaco e Outras Substâncias (ASSIST)

O instrumento foi desenvolvido em 1997 por pesquisadores internacionais especialistas na área com o apoio da Organização Mundial da Saúde[62]. Visa ao rastreio de adolescentes e adultos que realizam uso abusivo ou apresentam dependência de substâncias. O questionário possui 8 questões que abordam o uso de tabaco, álcool, maconha, cocaína, estimulantes, sedativos, inalantes, alucinógenos e opiáceos, assim como uma categoria específica para o consumo de outras drogas não abordadas no decorrer das perguntas[10]. O ASSIST pode ser autoaplicado ou aplicado por um entrevistador em cerca de 7 a 9 minutos. As perguntas se referem ao uso de substâncias ao longo da vida, mas com maior ênfase nos últimos 3 meses, com boa aplicabilidade tanto em ambiente de atenção primária como em secundária.

Quadro 6 Instrumentos de avaliação do uso de álcool

	CAGE	CIWA-Ar
Validade	Diversos estudos utilizando o DSM-IV como padrão-ouro demonstram que o instrumento teve uma variação de sensibilidade, considerando um ponto de corte ≥ 2 de 0,60 (em ambulatório) e 0,98 (em hospital)[67].	A escala revisada, quando comparada à CIWA original, demonstra validade sem perda de exatidão ou precisão (β = 0,99, t = 36,72, $p < 0{,}01$, R2 = .98)[61].
Confiabilidade	Confiabilidade teste-reteste em grupos com abuso ou dependência alcoólica (TDA)[68]: • Pacientes ambulatoriais: 0,80. • Amostra da comunidade sem histórico psiquiátrico: 0,95.	Análise psicométrica do CIWA-Ar em estudo retrospectivo[61]: alfa de Cronbach de 0,74 (serviço de Traumatologia) e 0,82 (serviço de Medicina Interna).
Interpretação	Escala com 4 itens[10]: escala dicotômica (sim/não) com pontuação variando de 0 a 4. Alguns estudos orientam que, em locais com baixa prevalência de etilismo, a presença de uma resposta positiva já é sugestiva de dependência alcoólica[10]. Estudos realizados em unidades psiquiátricas defendem como ponto de corte duas ou mais respostas positivas[68].	**Escala com 10 itens[60]:** escala do tipo Likert com pontuações variando de 0 a 7, exceto por um item – orientação e turvação do sensório –, no qual a pontuação varia de 0 a 4. Pontuação total entre 0 e 67. • ≤ 8 = abstinência leve; pontuação < 10 em geral não requer medicação adicional para abstinência. • 9 a 15 = abstinência moderada; • > 15 = abstinência grave.
Público-alvo	Uso hospitalar, em atenção primária e ambulatórios especializados[10].	Pacientes em abstinência alcoólica.
Aplicação	Pode ser autoaplicável, aplicada por profissional durante anamnese ou por leigos treinados[57]. Duração de 30 a 60 segundos[10].	Por profissional. Duração de 5 minutos[60].
Críticas e limitações	Não é uma escala diagnóstica[10].	

O cálculo das pontuações difere conforme cada pergunta e fornece um escore de risco relacionado a frequência do uso e situações associadas ao consumo nos últimos 3 meses. De acordo com as pontuações, é classificado como baixo risco (não faz uso ou faz uso pouco frequente), risco moderado (uso nocivo ou problemático) e alto risco (escore acima de 27 – alto risco de dependência). O instrumento apresenta confiabilidade de boa a excelente, com valores de kappa médios entre 0,61 e 0,78[62]. Em um estudo multicêntrico realizado em sete países, os pontos de corte determinados pela curva ROC demonstraram especificidade entre 50% e 96% e sensibilidade entre 54 e 97%[10,63].

Escala de Gravidade de Dependência (ASI)

A ASI foi um instrumento desenvolvido por McLellan e colaboradores em 1979[64], a fim de averiguar a evolução do tratamento em um estudo sobre o abuso de substâncias. A escala já passou por diversas revisões, sendo a mais atual a ASI-6[65]. Essa versão excluiu itens de baixa confiabilidade presentes na ASI-5 e adicionou informações sobre o uso de substância psicoativa (SPA) nos últimos 6 meses. A ASI é uma entrevista semiestruturada que investiga o impacto do consumo em sete áreas – médica, ocupação/sustento, álcool, outras SPA, legal, familiar/social e psiquiátrica. As questões se baseiam nos últimos 30 dias e nas condições há 6 meses. As respostas refletem o grau de preocupação do indivíduo com sua situação, variando de 0 a 4 pontos[10].

A entrevista pode ser aplicada em qualquer usuário de substâncias em âmbito ambulatorial ou de internação com o auxílio de um profissional treinado, costuma ter duração de 45 a 60 minutos e é de domínio público[10]. Orienta-se a reaplicação regular, a fim de monitorizar sinais de melhora ou piora. O instrumento apresenta medida de confiabilidade interna com índice de alfa de Cronbach entre 0,64 e 0,95[65]. Devido a precocidade no consumo de SPA, foi desenvolvido um instrumento específico para adolescentes com mais de 12 anos, o *Teen-Addiction Severity Index* (T-ASI), que já tem validação no Brasil[66].

ESCALAS DE PERSONALIDADE E OUTRAS ESCALAS

A definição de personalidade patológica e sua avaliação estruturada é um dos campos mais explorados e mais polêmicos dentro da psicopatologia. Diversas escolas teóricas, modelos heurísticos e estudos empíricos têm explorado o tema, com soluções que muitas vezes não encontram acolhimento na clínica e são pouco utilizadas. A chegada do DSM-5 trouxe um modelo alternativo disruptivo de avaliação de personalidade patológica, rompendo a lógica dos até então consagrados diagnósticos categóricos, e propondo um modelo híbrido (categórico-dimensional), oriundo de pesquisas empíricas amplamente replicadas[8]. Contudo, o modelo apresentou grandes desafios, uma vez que implica o uso de uma ferramenta para a avaliação do nível de funcionamento da personalidade (critério A) e uma escala para avaliação dos traços disfuncionais da personalidade (critério B), tornando a avaliação onerosa e complexa. Enquanto a Escala do Nível de Funcionamento da Personalidade (ENFP) avalia dimensões do funcionamento do *self* (identidade e autodirecionamento) e interpessoal (empatia e intimidade), caracterizando a patologia estrutural da personalidade, o Inventário de Personalidade do DSM-5 (PID-5) avalia 5 domínios e 25 facetas de traços dimensionais da personalidade, informando sobre a especificidade de características relativamente estáveis e patológicas do indivíduo.

Enquanto concordamos com as críticas feitas ao modelo alternativo do DSM-5, sugerimos que o PID-5 tenha um papel importante na assistência em um ambiente de internação. Testamos o instrumento completo em centenas de pacientes[69] e, mais recentemente, aplicamos a versão reduzida de 100 itens em pacientes selecionados. Esse instrumento se mostrou extremamente útil em pacientes com transtornos de personalidade e mesmo em alguns com transtornos de humor, mas com traços disfuncionais de personalidade. Uma vez que o instrumento é autoaplicável, gerando escores que podem ser comparados com médias normativas, é possível discutir seus resultados com os pacientes, o que pode gerar importantes *insights* neles e, em alguns casos, identificações esclarecedoras. Não é incomum que pacientes revelem uma grande curiosidade e aumentem o repertório de informações sobre seus comportamentos patológicos a partir das discussões dos resultados com os clínicos, servindo de importante momento de psicoeducação.

Uma vez que a aplicação de versões completas (220 itens) e mesmo versões mais breves (como a de 100 itens) podem onerar muito tempo para a assistência, sugerimos uma recente versão mais curta, já harmonizada com as definições da CID-11[70]. O paciente é convidado e responder aos itens, e os escores podem ser computados em uma planilha, convertendo os escores encontrados em escores Z, a partir das médias e desvios-padrões normativos (disponível da tese de Oliveira, 2016)[71]. Escores $Z > 1,5$ são considerados patológicos, e quanto maior o escore Z encontrado maior a disfunção do domínio ou traço em questão.

Outras dimensões de sintomas (como ansiedade e agressividade), de problemas (como traumas na infância, nível de funcionalidade) e de percepções (nível de funcionalidade, qualidade de vida, satisfação com o tratamento) são passíveis de serem mensuradas com instrumentos validados. Contudo, sugerimos que a implementação dessas avaliações seja progressiva, iniciando com a escalas de sintomas mais usuais (como depressão, mania e psicose) e dimensões de interesse de cada serviço. A assistência clínica evoluirá para métodos de mensuração integrados com a rotina assistencial, e isso está a serviço do aumento da qualidade e de melhores resultados clínicos para usuários.

Considerações finais

A assistência em saúde mental classicamente é feita de maneira não estruturada ou semiestruturada, frequentemente prescindindo do uso de instrumentos de avaliação. Com a evolução da psicometria e a necessidade de maior precisão na avaliação, de mensuração de resultados e de padronização de processos, o uso de escalas e instrumentos de avaliação tem ganhado importância, particularmente em ambientes de internação psiquiátrica. Planos de saúde, gestões clínicas, acreditações e modelos de cuidados tendem a valorizar cada vez mais o cuidado que incorpore medidas de avaliação, sendo que o uso delas melhora resultados clínicos e tem valor incremental para pacientes. O fomento a uma cultura avaliativa que considera o uso adicional de escalas de avaliação deve acontecer em ambientes de cuidado e de formação.

REFERÊNCIAS BIBLIOGRÁFICAS

1. Trivedi MH, Rush AJ, Wisniewski SR, Nierenberg AA, Warden D, Ritz L, et al. Evaluation of outcomes with citalopram for depression using measurement-based care in STAR*D: implications for clinical practice. Am J Psychiatry. 2006;163(1):28-40.
2. Lewis CC, Boyd M, Puspitasari A, Navarro E, Howard J, Kassab H, et al. Implementing measurement-based care in behavioral health: a review. JAMA Psychiatry. 2019;76(3):324-35.
3. Shimokawa K, Lambert MJ, Smart DW. Enhancing treatment outcome of patients at risk of treatment failure: meta-analytic and mega-analytic review of a psychotherapy quality assurance system. J Consult Clin Psychol. 2010;78(3):298-311.
4. Lambert MJ, Whipple JL, Hawkins EJ, Vermeersch D. Is It Time for clinicians to routinely track patient outcome? a meta-analysis. Clin Psychol Sci Pract. 2003;10:288-301.
5. Delgadillo J, Overend K, Lucock M, Groom M, Kirby N, McMillan D, et al. Improving the efficiency of psychological treatment using outcome feedback technology. Behav Res Ther. 2017;99:89-97.
6. Bickman L, Kelley SD, Breda C, de Andrade AR, Riemer M. Effects of routine feedback to clinicians on mental health outcomes of youths: results of a randomized trial. Psychiatr Serv. 2011;62(12):1423-9.
7. Waldrop J, McGuinness TM. Measurement-based care in psychiatry. J Psychosoc Nurs Ment Health Serv. 2017;55(11):30-5.
8. American Psychiatric Association. Diagnostic and statistical manual of mental disorders (DSM-5®). Arlington: American Psychiatric Association; 2013.
9. Streiner DL, Norman GR, Cairney J. Health measurement scales: a practical guide to their development and use. OUP Oxford; 2014.
10. Gorenstein C, Wang Y-P, Hungerbühler I, organizadores. Instrumentos de avaliação em saúde mental. Porto Alegre: Artmed; 2015.
11. Trauer T, editor. Outcome measurement in mental health: theory and practice. Cambridge University Press; 2010.
12. Bowling A. Measuring health: a review of quality of life measurement scales. Open University Press; 2004.
13. Volkmar FR. DSM-III. In: Volkmar FR, editor. Encyclopedia of autism spectrum disorders. Springer; 2013. p. 999-1001.
14. American Psychiatric Association. DSM-IV: Diagnostic and statistical manual of mental disorders. American Psychiatric Association; 1994.

15. American Psychiatric Association. Diagnostic and statistical manual of mental disorders, DSM-III-R. American Psychiatric Association; 1987.
16. First MB, Williams JB, Karg RS, Spitzer RL. Entrevista clínica estruturada para os transtornos do DSM-5: SCID-5-CV Versão Clínica. Porto Alegre: Artmed; 2017.
17. Roelofs J, Muris P, Braet C, Arntz A, Beelen I. The Structured Clinical Interview for DSM-IV Childhood Diagnoses (Kid-SCID): first psychometric evaluation in a Dutch sample of clinically referred youths. Child Psychiatry Hum Dev. 2015;46(3):367-75.
18. Williams JB, Gibbon M, First MB, Spitzer RL, Davies M, Borus J, et al. The Structured Clinical Interview for DSM-III-R (SCID). II. Multisite test-retest reliability. Arch Gen Psychiatry. 1992;49(8):630-6.
19. Sheehan DV, Lecrubier Y, Sheehan KH, Amorim P, Janavs J, Weiller E, et al. The Mini-International Neuropsychiatric Interview (M.I.N.I.): the development and validation of a structured diagnostic psychiatric interview for DSM-IV and ICD-10. J Clin Psychiatry. 1998;59 Suppl 20:22-33;quiz 34-57.
20. Amorim P. Mini International Neuropsychiatric Interview (MINI): validação de entrevista breve para diagnóstico de transtornos mentais. Braz J Psychiatry. 2000;22(3):106-15.
21. de Azevedo Marques, J. M. & Zuardi, A. W. Validity and applicability of the Mini International Neuropsychiatric Interview administered by family medicine residents in primary health care in Brazil. Gen Hosp Psychiatry. 2008;30(4):303-10.
22. Wittchen H-U, Mühlig S, Beesdo K. Mental disorders in primary care. Dialogues Clin Neurosci. 2003;5(2):115-28.
23. Goldberg D, Williams P. A User's Guide to the General Health Questionnaire. NFER-Nelson; 1988.
24. Pasquali L, Gouveia VV, Andriola WB, Miranda FJ, Ramos ALM, Moraes AL. Questionário de saúde geral de Goldberg (QSG): adaptação brasileira. Psicol Teor Pesqui. 1994;10(3):421-37.
25. Gouveia VV, Chaves SSS, Oliveira ICP, Dias MR, Gouveia RSV, Andrade PR. A utilização do QSG-12 na população geral: estudo de sua validade de construto. Psicol Teor Pesqui. 2003;19:241-8.
26. Gonçalves DM, Stein AT, Kapczinski F. Avaliação de desempenho do Self-Reporting Questionnaire como instrumento de rastreamento psiquiátrico: um estudo comparativo com o Structured Clinical Interview for DSM-IV-TR. Cad. Saúde Pública. 2008;24(2):380-90.
27. WHO Expert Committee on Mental Health & World Health Organization. Organization of mental health services in developing countries: sixteenth report of the WHO Expert Committee on Mental Health [meeting held in Geneva from 22 to 28 October 1974]. Genebra: World Health Organization; 1975.
28. Beusenberg M, Orley JH, World Health Organization. A User's guide to the self-reporting questionnaire (SRQ). World Health Organization; 1993.
29. Mari JJ, Williams P. A validity study of a psychiatric screening questionnaire (SRQ-20) in primary care in the city of Sao Paulo. Br J Psychiatry. 1986;148:23-6.
30. Narrow WE, Clarke DE, Kuramoto SJ, Kraemer HC, Kupfer DJ, Greiner L, et al. DSM-5 field trials in the United States and Canada, Part III: development and reliability testing of a cross-cutting symptom assessment for DSM-5. Am J Psychiatry. 2013;170(1):71-82.
31. Mościcki EK, Clarke DE, Kuramoto SJ, Kraemer HC, Narrow WE, Kupfer DJ, et al. Testing DSM-5 in routine clinical practice settings: feasibility and clinical utility. Psychiatr Serv. 2013;64(10):952-60.
32. Mari JJ, Williams P. A comparison of the validity of two psychiatric screening questionnaires (GHQ-12 and SRQ-20) in Brazil, using Relative Operating Characteristic (ROC) analysis. Psychol Med. 1985;15(3):651-9.
33. Santos KOB, Araújo TM, Oliveira NF de. Estrutura fatorial e consistência interna do Self-Reporting Questionnaire (SRQ-20) em população urbana. Cad. Saúde Pública. 2009;25(1):214-22.
34. Freire MA, Figueiredo VLM, Gomide A, Jansen K, Silva RA, Magalhães PVS, et al. Escala Hamilton: estudo das características psicométricas em uma amostra do sul do Brasil. J Bras Psiquiatr. 2014;63:281-9.

35. Beck AT, Steer RA, Brown GK. BDI-II - Inventário de depressão de Beck - Manual. Casa do Psicólogo; 2011.
36. Gomes-Oliveira MH, Gorenstein C, Neto FL, Andrade LH, Wang YP. Validation of the Brazilian Portuguese Version of the Beck Depression Inventory-II in a community sample. Rev Bras Psiquiatr. 2012;34(4):389-94.
37. Beck AT, Steer RA, Brown GK. BDI-II – Beck depression inventory: manual. San Antonio: Psychological Corporation; 1996.
38. Nunes ARA. A depressão à prova no BDI- II: Estudo das características psicométricas do instrumento numa amostra de estudantes universitários. Instituto Superior de Psicologia Aplicada; 2009.
39. Kroenke K, Spitzer RL, Williams JBW. The PHQ-9: validity of a brief depression severity measure. J Gen Intern Med. 2011;16(9):606-13.
40. Santos IS, Tavares BF, Munhoz TN, Almeida LSP, Silva NTB, Tams BD, et al. Sensibilidade e especificidade do Patient Health Questionnaire-9 (PHQ-9) entre adultos da população geral. Cad. Saúde Pública. 2013;29(8):1533-543.
41. Zimmerman M. Using the 9-Item Patient Health Questionnaire to Screen for and Monitor Depression. JAMA. 2019.
42. Zimmerman M, Martinez J, Friedman M, Boerescu DA, Attiullah N, Toba C. How can we use depression severity to guide treatment selection when measures of depression categorize patients differently? J Clin Psychiatry. 2012;73(10):1287-91.
43. Young RC, Biggs JT, Ziegler VE, Meyer DA. A rating scale for mania: reliability, validity and sensitivity. Br J Psychiatry. 1978;133:429-35.
44. Vilela JAA, Crippa JAS, Del-Ben CM, Loureiro SR. Reliability and validity of a portuguese version of the Young Mania Rating Scale. Braz J Med Biol Res. 2005;38(9);1429-39.
45. Angst J, Adolfsson R, Benazzi F, Gamma A, Hantouche E, Meyer TD, Skeppar P, et al. The HCL-32: towards a self-assessment tool for hypomanic symptoms in outpatients. J Affect Disord. 2005;88(2):217-33.
46. Soares OT, Moreno DH, Moura EC de, Angst J, Moreno R. A. Reliability and validity of a Brazilian version of the Hypomania Checklist (HCL-32) compared to the Mood Disorder Questionnaire (MDQ). Braz J Psychiatry. 2020;32(4):416-23.
47. Hirschfeld RM, Williams JB, Spitzer RL, Calabrese JR, Flynn L, Keck PE Jr, et al. Development and validation of a screening instrument for bipolar spectrum disorder: the Mood Disorder Questionnaire. Am J Psychiatry. 2000;157(11):1873-5.
48. Castelo MS, Carvalho ER, Gerhard ES, Costa CMC, Ferreira ED, Carvalho AF. Validity of the Mood Disorder Questionnaire in a Brazilian psychiatric population. Rev Bras Psiquiatr Sao Paulo Braz. 2010.
49. Overall JE, Gorham DR. The Brief Psychiatric Rating Scale. Psychol Rep. 1963;10:799-812.
50. Crippa JAS, Sanches RF, Hallak JEC, Loureiro SR, Zuardi AW. Factor structure of Bech's version of the Brief Psychiatric Rating Scale in Brazilian patients. Braz J Med Biol Res. 2002;35(10):1209-13.
51. Velligan D, Prihoda T, Dennehy E, Biggs M, Shores-Wilson K, Crismon ML, et al. Brief psychiatric rating scale expanded version: How do new items affect factor structure? Psychiatry Res. 2005;135(3):217-28.
52. Romano F, Elkis H. Traduçao e adaptaçao de um instrumento de avaliaçao psicopatológica das psicoses: a Escala breve de avaliaçao psiquiátrica-versao ancorada (BPRS-A). J Bras Psiquiatr. 1996;45(1):43-9.
53. Kay SR, Fiszbein A, Opler LA. The positive and negative syndrome scale (PANSS) for schizophrenia. Schizophr Bull. 1987;13(2):261-76.
54. Higuchi CH, Ortiz B, Berberian AA, Noto C, Cordeiro Q, Belangero SI, et al. Factor structure of the Positive and Negative Syndrome Scale (PANSS) in Brazil: convergent validation of the Brazilian version. Rev Bras Psiquiatr Sao Paulo Braz. 2014;36:336-9.

55. Goiás. Secretaria de Estado da Saúde. Escala Breve de Avaliação Psiquiátrica – BPRS. (Ancorada com sugestão de perguntas). [acesso em 27 de fevereiro de 2021]. Disponível em: http://www.sgc.goias.gov.br/upload/links/arq_279_avalicacao.pdf
56. Ewing JA. Detecting alcoholism. The CAGE questionnaire. JAMA. 1984;252(14):1905-7.
57. Fiellin DA, Reid MC, O'Connor PG. Screening for alcohol problems in primary care: a systematic review. Arch Intern Med. 2000;160(13):1977-89.
58. Masur J, Monteiro MG. Validation of the 'CAGE' alcoholism screening test in a Brazilian psychiatric inpatient hospital setting. Braz J Med Biol Res. 1983;16(3):215-8.
59. Sullivan JT, Sykora K, Schneiderman J, Naranjo CA, Sellers EM. Assessment of alcohol withdrawal: the revised clinical institute withdrawal assessment for alcohol scale (CIWA-Ar). Br J Addict. 1989;84(11):1353-7.
60. Bakhla AK, Khess CRJ, Verma V, Hembram M, Praharaj SK, Soren S. Factor Structure of CIWA-Ar in Alcohol Withdrawal. J Addict. 2014.
61. Higgins J, Bugajski AA, Church D, Oyler D, Parli S, Halcomb P, et al. A psychometric analysis of CIWA-Ar in Acutely Ill and Injured Hospitalized Patients. J Trauma Nurs. 2019;26(1):41-9.
62. WHO ASSIST Working Group. The Alcohol, Smoking and Substance Involvement Screening Test (ASSIST): development, reliability and feasibility. Addiction. 2002;97(9):1183-94.
63. Gryczynski J, Kelly SM, Mitchell SG, Kirk A, O'Grady KE, Schwartz RP. Validation and performance of the Alcohol, Smoking and Substance Involvement Screening Test (ASSIST) among adolescent primary care patients. Addiction. 2015;110(2):240-7.
64. McLellan AT, Luborsky L, Woody GE, O'Brien CP. An improved diagnostic evaluation instrument for substance abuse patients. The Addiction Severity Index. J Nerv Ment Dis. 1980;168(1):26-33.
65. Kessler F, CacciolaII J, Alterman A, Faller S, Souza-Formigoni ML, Cruz MS, et al. Psychometric properties of the sixth version of the Addiction Severity Index (ASI-6) in Brazil. Braz J Psychiatry. 2012;34(1):24-33.
66. Kaminer Y, Bukstein O, Tarter RE. The Teen-Addiction Severity Index: rationale and reliability. Int J Addict. 1991;26(2):219-26.
67. Aertgeerts B, Buntinx F, Kester A. The value of the CAGE in screening for alcohol abuse and alcohol dependence in general clinical populations: a diagnostic meta-analysis. J Clin Epidemiol. 2004;57(1):30-9.
68. Mayfield D, McLeod G, Hall P. The CAGE questionnaire: validation of a new alcoholism screening instrument. Am J Psychiatry. 1974;131(10):1121-3.
69. Lugo V, Oliveira SES, Hessel CR, Monteiro RT, Pasche NL, Pavan G, et al. Evaluation of DSM-5 and ICD-11 personality traits using the Personality Inventory for DSM-5 (PID-5) in a Brazilian sample of psychiatric inpatients. Personal Ment Health. 2019;13(1):24-39.
70. Bach B, Kerber A, Aluja A, Bastiaens T, Keeley JW, Claes L, et al. International Assessment of DSM-5 and ICD-11 Personality Disorder Traits: Toward a Common Nosology in DSM-5.1. Psychopathology. 2020;53(3-4):179-88.
71. Oliveira SE. Structural and dimensional personality assessment: psychometric and clinical application studies [Avaliação Estrutural e Dimensional da Personalidade: Estudos Psicométricos e de Aplicação Clínica]. Porto Alegre. Tese [Doutorado em Psicologia] ¬– Universidade Federal do Rio Grande do Sul; 2016.

16

Emergências psiquiátricas no hospital geral

Alícia Souza de Andrade
Lucas Primo
Pedro Marques da Rosa
Tamara Marrega
Sayra Catalina Coral Castro

DESTAQUES

- Identificar urgências e emergências psiquiátricas.
- Garantir a segurança do paciente, dos familiares e da equipe.
- Avaliar efetivamente e estratificar os riscos.
- Reconhecer as principais causas de sintomas psiquiátricos na emergência.
- Ter um plano de intervenção prático e adequado.

PONTOS IMPORTANTES

- O conceito de emergência psiquiátrica caracteriza-se por mudança de comportamento, pensamentos e sentimentos que colocam a vida do paciente ou de pessoas ao seu redor em risco ou em risco social iminente. São situações em que essas pessoas precisam ser imediatamente atendidas, diferentemente de uma situação de urgência, que necessita de assistência em curto período de tempo. Segundo uma pesquisa realizada no Australian Institute of Health and Welfare, 3,6% das apresentações sintomáticas de emergência estão relacionadas à saúde mental. Tentativas de suicídio, agitação psicomotora, traumas emocionais, sintomas ansiosos e transtornos conversivos são situações psiquiátricas frequentemente encontradas em uma emergência de hospital geral. Um estudo realizado no Rio de Janeiro, que avaliou casos de tentativas de suicídio na emergência, observou que os transtornos mentais mais frequentes são: episódio depressivo (38,9%), dependência de substâncias psicoativas (21,9%), transtorno de estresse pós-traumático (20,8%), dependência de álcool (17,7%) e esquizofrenia (17,7%)[1]. No Quadro 1 há alguns exemplos de emergências e urgências psiquiátricas comuns em atendimento no hospital geral[2].

Quadro 1 Exemplos de emergências e urgências psiquiátricas

Emergência	Urgência
Juízo crítico comprometido ou severa dificuldade de autogestão	Comportamento inadequado
Tentativa de suicídio ou suicídio	Quadros agudos de ansiedade
Mania ou estupor depressivo	Síndromes conversivas
Violência	Sintomas psicóticos
Autolesão intencional	Traumas emocionais

Fonte: adaptado de Quevedo e Carvalho, 2014[2].

Para uma avaliação breve e efetiva, como é preconizado no atendimento de emergência, o uso de protocolos deve ser considerado. Dentro do contexto da emergência, deve-se garantir uma triagem com objetivos em ordem de prioridade, sendo o primeiro: a segurança do paciente, familiares e equipe; o segundo, uma avaliação efetiva com estratificação de riscos; o terceiro, um plano de intervenção prático e adequado. Antes de qualquer avaliação psiquiátrica, devem-se excluir condições clínicas de urgência e emergência que possam levar a uma alteração do comportamento, pensamento ou da consciência[3,4]. Durante a abordagem psiquiátrica inicial, alguns dados devem ser avaliados, confirmados e documentados, como[3,4]:

- Identificação do paciente.
- Sinais vitais.
- História da doença atual.
- Exame do estado mental completo.
- Comorbidades clínicas e medicamentos em uso atual.
- Investigação de potenciais comportamentos de risco (suicídio, auto/heteroagressão, exposição moral e agitação psicomotora).
- História familiar.
- História patológica pregressa.
- Perfil psicossocial.
- Exames laboratoriais, se houver.
- Plano de conduta médica.

Estipulado o plano de conduta médica, deve-se preparar e alertar à equipe multidisciplinar qual risco foi identificado e qual será o plano terapêutico para o paciente. A seguir, abordaremos algumas das situações de urgência e emergência mais comuns em cenários hospitalares, revisando a sua abordagem.

AGITAÇÃO PSICOMOTORA

A agitação psicomotora (APM) é um estado de atividade verbal e inquietação motora excessiva associada a tensão mental, irritabilidade e maior responsividade aos estímulos[5,6]. Essas características marcantes podem variar de intensidade leve a grave. É essencial detectar sinais precoces de AMP, a fim de evitar episódios de agressão e violência, sendo potencial ameaça à segurança do paciente, familiares e equipe assistencial[6-8].

A etiologia pode variar amplamente, incluindo condições clínicas (por exemplo, *delirium* hiperativo) e causas psiquiátricas, como a descompensação de transtornos psicóticos, transtornos de humor, particularmente em fase maníaca ou estados mistos, intoxicação ou abstinência de substâncias psicoativas e alterações comportamentais dos quadros demenciais[9,10].

Com relação ao diagnóstico, embora episódios de violência e agressão possam acontecer em indivíduos sem um transtorno mental preestabelecido, a presença deste é sabidamente um fator de risco para APM, especialmente em transtornos mentais graves, como esquizofrenia, transtorno bipolar e uso de substâncias. Pesquisas apontam que um distúrbio mental é provavelmente apenas um fator preditivo de agressão e que o uso inapropriado de substâncias está mais relacionado à incidência de violência[11,12]. Além disso, outros diagnósticos, como acatisia, transtornos de personalidade, encefalopatia de Wernicke, demência e manifestações comportamentais ligadas a condições médicas gerais, também estão associados a maior incidência de agitação. O manejo inicial deve envolver técnicas de descalonamento verbal, seguidas de intervenções farmacológicas e, como último recurso, manejo com restrições físicas (contenção motora/mecânica)[6,8].

A APM é causa de preocupação persistente para os profissionais da área da saúde, sendo um tópico de consideráveis interesse e desenvolvimento[6,8]. Nesse contexto, objetivamos auxiliar nas abordagens de avaliação e tratamento dos pacientes com APM.

Trata-se de uma apresentação cada vez mais frequente nos serviços de emergência, com um amplo diagnóstico diferencial[13]. Estudos recentes sugerem que até 10% de todos os atendimentos nos serviços de emergência estejam relacionados a intervenções psiquiátricas para AMP[5-7]. No Brasil, os quadros de agitação com ou sem agressividade correspondem a 24% das emergências psiquiátricas[6,8]. No entanto, os eventos de APM podem acontecer no contexto da internação psiquiátrica e atendimentos ambulatoriais. Pesquisas apontam que 25% dos pacientes com esquizofrenia e 15% daqueles com transtornos de humor poderiam manifestar ao menos dois episódios de APM grave por ano[10,11]. Um estudo transversal na Itália, com registros de 630 pacientes esquizofrênicos hospitalizados, mostrou que a prevalência de APM grave foi de 23,7%, particularmente em pacientes jovens, com menor tempo de diagnóstico de doença e uso recente de substâncias psicoativas[10,11]. Em pacientes com quadros demenciais, a APM ocorre com frequência entre 13% e 50%, e a taxa cresce à medida que a gravidade do declínio cognitivo aumenta e há outras condições médicas gerais[14,15].

Durante a avaliação da APM, o primeiro passo consiste em uma análise da capacidade do paciente em colaborar. Seguidamente, procedemos à obtenção de uma anamnese completa, incluindo o motivo da queixa primária, padrão de uso e abuso de substâncias e curso de desenvolvimento. O uso de substâncias e de medicamentos deve ser sempre revisado. O uso inadequado de benzodiazepínicos, por exemplo, é muito prevalente em sala de emergência em nosso meio[16]. Além disso, é essencial um bom exame do estado mental, além do exame físico e neurológico e do estabelecimento de diagnóstico diferencial[5,10]. O início da APM nem sempre é previsível, podendo ser de rápida evolução no curso da avaliação médica ou até antecedê-la. Em alguns casos, doenças orgânicas representam uma causa ou um fator de risco associado[10].

Os exames físico e neurológico detalhados são dependentes do grau de colaboração do paciente e nem sempre são possíveis. A observação do paciente pode render informações valiosas para elucidar uma causa orgânica subjacente[5]. É importante notar que a APM se apresenta, além da manifestação de transtornos psiquiátricos, como consequência não específica de quadros orgânicos potencialmente graves. Portanto, alguns achados requerem investigação adicional, como agitação em pacientes com idade superior a 45 anos, evidência de trauma, alterações neurológicas e de sinais vitais ou primeiro episódio psicótico[5,10]. Exames laboratoriais de rotina não são indicados, devendo a solicitação de exames ser guiada pelas principais hipóteses diagnósticas. Exames de neuroimagem devem ser solicitados quando há suspeita de causa neurológica ou em primeiro episódio psicótico.

A triagem na APM é, inicialmente, instaurada no primeiro contato com o paciente agitado, com a finalidade da tentativa de estabelecimento de diálogo. O objetivo, neste momento, é a identificação da severidade da agitação. Devem ser mantidos em salas de espera apenas os pacientes que são responsivos às instruções da equipe. Pacientes sonolentos, aparentemente sedados e violentos, que podem necessitar de contenção, devem ser encaminhados para a emergência por meio de ambulância[5,6,13]. A preservação da segurança do paciente e da equipe que o assiste é o passo inicial da avaliação. O ambiente físico deve ser adequado ao gerenciamento da possível crise. Devem estar disponíveis vias adequadas de entrada e saída e eliminação de estímulos sensoriais (sons altos, cores brilhantes e calor/frio excessivos).

Quadro 2 Exames complementares de acordo com diagnósticos diferenciais da agitação psicomotora

Albumina	*Status* nutricional
Amilase, gamaglutamiltransferase, lipase	Doenças pancreáticas, do trato biliar e intoxicação alcoólica aguda
Transaminases, bilirrubinas	Hepatopatias
Exame qualitativo de urina/ urina tipo 1	Infecções, transtornos metabólicos
CPK	Síndrome neuroléptica maligna, lesão ao SNC, musculatura esquelética ou miocárdio
Exames toxicológicos	Confirmação de abuso de substâncias
Eletrocardiograma	Arritmias e síndrome coronariana aguda
Eletrólitos	Distúrbios eletrolíticos, especialmente como causa de *delirium*
Punção lombar	Infeções do SNC, neoplasias do SNC, hipertensão intracraniana, doenças desmielinizantes e hemorragia subaracnoide
Creatinina e ureia	Lesão renal aguda, urolitíase, intoxicação (lítio)
Função tireoidiana	Hiper ou hipotireoidismo
Glicose	Hipo ou hiperglicemia, diagnóstico diferencial de *delirium*
Hemograma	Anemia, leucocitose ou leucopenia, trombocitose ou trombocitopenia
Neuroimagem (TC ou RM)	Diagnóstico diferencial de *delirium* e outras síndromes cerebrais orgânicas
Radiografia de tórax	Cardiopatias e doenças pulmonares
Tempo de protrombina	Coagulopatias, hepatopatias
Beta-HCG	Gravidez
Vitamina B12 e folato	Anemia megaloblástica

CPK: creatinofosfoquinase; TC: tomografia computadorizada; RM: ressonância magnética; SNC: sistema nervoso central. Fonte: adaptado de Baldaçara et al., 2019[5].

Alguns fatores são identificados como sugestivos de desordens físicas subjacentes em pacientes agitados e incluem[5,6]:

- Sinais vitais alterados em pacientes com idade superior a 45 anos.
- Presença de sinais neurológicos focais; lesão evidente na cabeça.
- Envolvimento com substâncias; história de doença física prévia.
- Diminuição de consciência e perda de memória.
- Presença de alucinações visuais.
- Sinais físicos como sudorese, palidez e tremor.

- Cefaleia intensa; intolerância ao calor.
- Perda de peso involuntária; dispneia.
- Convulsões.
- Psicose súbita.

Escalas de agitação podem ser utilizadas com a finalidade de realizar avaliações objetivas e monitoramento. Sendo a agitação uma condição de caráter dinâmico que pode evoluir desfavoravelmente para agressão e violência, ressalte-se a importância da identificação precoce de possível escalada.

Tratamento não farmacológico

O descalonamento é um manejo frequentemente recomendado como medida preventiva ou abordagem inicial na prevenção do agravamento do estado do paciente, sendo preferível, quando possível, a opções como contenção farmacológica ou mecânica[7,8]. A primeira etapa do manejo verbal é tentar compreender o que está levando a pessoa ao estado de APM, pois frequentemente a orientação e explicação da situação podem cessar o episódio. O ambiente deve despertar a atenção da equipe, para que seja menos estimulante para a agitação, e aumentar a segurança dos envolvidos. Quando possível, devem ser afastados objetos que possam ser atirados ou utilizados como armamento – uma rota de escape deve ser providenciada, caso seja necessária. Em locais com equipes assistenciais grandes, é preferível que apenas uma pessoa faça o manejo verbal, com voz calma, porém assertiva, clara e audível. O indivíduo responsável pelo manejo deve informar ao paciente que ele está em um local seguro e que a sua intenção é a segurança de todos. Algumas técnicas de comunicação podem ser úteis, como:

- Ventilação: permitir que o paciente expresse sua frustração, raiva e medos.
- Redirecionamento: apontar soluções alternativas ao problema relatado pelo paciente.
- Repouso: oferecer ao paciente um local com menos estímulo, como um local quieto e com menor circulação de pessoas.

Além disso, existem abordagens como o projeto BETA[7], que apresenta 10 domínios para o descalonamento do paciente agitado:

- Respeitar o espaço pessoal.
- Evitar escalonamento iatrogênico.
- Estabelecer contato verbal (entendendo-se a interação de apenas uma pessoa com o paciente).

- Ser breve e conciso.
- Identificar sentimentos e desejos.
- Ouvir com cuidado o que está sendo dito pelo paciente.
- Concordar ou "concordar em discordar".
- Estabelecer regras e limites claros.
- Oferecer opções e otimismo.
- Esclarecer as condutas ao paciente e à equipe.

Tratamento farmacológico

O tratamento da APM exige um diagnóstico sindrômico acurado. O manejo específico do *delirium* e o uso de substâncias serão reportados em outros capítulos. Para o tratamento da APM por transtornos psicóticos, deve-se adotar, conforme a gravidade da agitação, desde o manejo comportamental e verbal, até o uso de psicofármacos e o uso de contenção mecânica[5-8].

Devido às diferenças de tratamento – tanto farmacológico como não farmacológico –, é de fundamental importância o diagnóstico diferencial entre agitação decorrente de transtornos psicóticos, *delirium* e uso de substâncias. Os transtornos psicóticos mais comumente associados à agitação são a esquizofrenia e a fase maníaca do transtorno de humor bipolar, marcados pela presença de alterações da sensopercepção (mais comumente alucinações auditivas) e do pensamento (por exemplo, delírios paranoides). Pacientes em mania também se apresentam com o humor eufórico ou irritado, pensamento acelerado e frequentemente fuga de ideias. Nesses indivíduos, pela alta frequência do uso de fármacos antipsicóticos, é necessário o diagnóstico diferencial com acatisia. A acatisia é o sintoma extrapiramidal mais comum associado a bloqueadores dopaminérgicos, caracterizada pela urgência em se mexer e incapacidade de permanecer sentado. Ao contrário da psicose, deve ser tratada com redução da dose ou substituição do fármaco causador por outro com menor incidência de sintomas extrapiramidais[17].

Com relação ao uso de substâncias, as mais associadas à APM são o álcool, os estimulantes (cocaína e derivados) e os opioides. Os estimulantes normalmente se apresentam com APM durante a intoxicação aguda, manifestando-se com consciência hiperalerta, aumento da vigilância, sensação de euforia, bem-estar e autoconfiança. A descarga adrenérgica decorrente do uso de estimulantes costuma causar hipertensão, taquicardia, vasoconstrição coronariana (podendo levar a infarto agudo do miocárdio), convulsões e cefaleia. Já no uso de álcool e opioides, especial atenção deve ser dada ao período de abstinência, em que a APM pode ocorrer e cursar com risco à vida. O diagnóstico e o manejo do uso de substâncias serão abordados em seção específica deste capítulo[18].

O *delirium* é uma condição de alteração da consciência e atenção, ligado a condições médicas gerais, que se desenvolve por um curto período de tempo (dias a horas), tendendo a flutuar ao longo do dia. Costuma apresentar outros distúrbios da cognição (por exemplo, memória, orientação, linguagem ou percepção) e pode se apresentar nas formas de *delirium* hipoativo (diminuição do comportamento psicomotor) ou hiperativo (APM). Devido ao diferente manejo, tanto farmacológico como não farmacológico, da APM nos transtornos psicóticos, na abstinência e no *delirium*, o Quadro 3 apresenta algumas características clínicas que podem auxiliar no diagnóstico diferencial dessas condições.

No caso da necessidade do uso de fármacos tranquilizantes, sugerimos a abordagem por etapas, conforme indicado no Quadro 4. As duas principais classes de fármacos utilizadas no manejo da APM são os antipsicóticos e os benzodiazepínicos. No caso do uso de antipsicóticos, caso seja possível a administração de antipsicóticos atípicos (por exemplo, olanzapina), estes são preferíveis, devido à menor incidência de efeitos extrapiramidais. O monitoramento de efeitos extrapiramidais, assim como do rebaixamento do nível de consciência, deve ser sempre realizado, com fins de evitar superdosagens de medicação. Além disso, em indivíduos com desidratação, idosos e com baixo peso corporal, deve sempre ser considerada uma dosagem menor. O uso de anticolinérgicos, como o biperideno, concomitantemente com o uso dos antipsicóticos, não é recomendado. Deve-se também atentar para a via de administração das medicações: caso o paciente não aceite medicação oral, os antipsicóticos, como o haloperidol, não devem ser utilizados por via intravenosa, pelo maior risco de arritmias fatais. Já os benzodiazepínicos não costumam ser utilizados por via intramuscular, por conta de uma absorção errática. No caso de uso de benzodiazepínicos por via venosa, há a necessidade de monitorização dos sinais vitais do paciente, pelo risco de rebaixamento grave da consciência. O Quadro 5 apresenta os principais fármacos utilizados para APM em transtornos psicóticos[17].

O uso de clorpromazina intramuscular (IM) está associado a *status epilepticus* e hipotensão grave e súbita, sem eficácia superior à do haloperidol, não sendo indicado quando há opções mais adequadas. Há pouca evidência que apoie a levomepromazinavia por via oral (VO) em pacientes com APM[6], mas seu uso pode ser considerado alternativa terapêutica.

Pacientes em intoxicação aguda por substâncias depressoras do sistema nervoso central (por exemplo, álcool, benzodiazepínicos e opioides) devem ser medicados com antipsicóticos (por exemplo, haloperidol oral ou intramuscular), sendo o uso de benzodiazepínicos não recomendado, pelo risco de agravamento de depressão respiratória. Já em caso de abstinência alcoólica ou intoxicação por substâncias estimulantes do sistema nervoso central, os ben-

Quadro 3 Diagnóstico diferencial entre condições comumente associadas à agitação psicomotora

	Transtornos psicóticos	Abstinência de substâncias	*Delirium*
Contexto	Indivíduos com diagnóstico prévio de transtorno psiquiátrico, porém podem se apresentar como primeiro surto psicótico.	Histórico recente de uso de substâncias, porém frequentemente não relatado de modo espontâneo.	Indivíduos com idade avançada (acima de 65 anos), prejuízo cognitivo e/ou demência, histórico de fraturas (especialmente quadril) e doença clínica grave (com ou sem necessidade de CTI).
Alterações clínicas associadas	Não costuma haver alterações clínicas associadas, exceto aquelas associadas à própria agitação (taquicardia, hipertensão etc.)	Em abstinência de álcool, é comum a apresentação com náuseas, vômitos, sudorese, cefaleia, tremores de extremidades, taquicardia e hipertensão. O pico dos sintomas costuma ocorrer nas primeiras 10 a 30 horas de abstinência, mas podem durar até cerca de 72 horas. Convulsões podem ocorrer entre 12 e 48 horas. Na abstinência por opioides, é comum ocorrer rinorreia, lacrimejamento, mialgias, artralgias, midríase, piloereção, bocejos, sudorese, náuseas, vômitos e diarreia. A abstinência de opioides de curta ação costuma ocorrer entre 6 e 12 horas após o último uso e de 24 a 48 horas após o uso de metadona, porém em ambos os casos a abstinência pode durar dias.	Por definição, há alguma alteração clínica associada, como desidratação, constipação, hipóxia, infecções (tanto periféricas como do SNC), imobilidade, polifarmácia (em especial opioides e medicações com ação anticolinérgica), dor, desnutrição, alteração do sensório (privação sensorial) etc. No caso da não identificação inicial da causa, a busca ativa dessas condições é necessária ao estabelecimento da etiologia do *delirium*, que frequentemente pode ser multifatorial.

(cotinua)

Quadro 3 Diagnóstico diferencial entre condições comumente associadas à agitação psicomotora (*continuação*)

	Transtornos psicóticos	Abstinência de substâncias	*Delirium*
Alterações do exame do estado mental	Normalmente não há alterações do nível de consciência. É comum a presença de alucinações auditivas referidas pelo paciente ou inferidas através do comportamento (por exemplo, de solilóquios). O pensamento está frequentemente delirante (delírios paranoides, místicos ou de referência). Nos episódios de mania, o humor está elevado, expansivo ou irritável, frequentemente com aceleração do pensamento, ideias grandiosas e, por vezes, com fuga de ideias.	Pode haver flutuação do nível de consciência. São comuns a sensação de ansiedade e/ou fissura pela substância. Alucinações costumam se apresentar como táteis (coceiras, sensação de insetos picando o corpo, formigamento), visuais (pequenos animais) e auditivas (mais frequentemente sons diversos do que vozes). O afeto pode ser disfórico. Em indivíduos usuários de álcool, atentar-se para o diagnóstico diferencial com encefalopatia de Wernicke, caracterizado pela tríade confusão mental, ataxia e nistagmo, que frequentemente pode se iniciar após reposição de soro glicosado sem a devida reposição de tiamina (vitamina B1).	Há, por definição, alteração da atenção (dificuldade em dirigir, focar ou sustentar a atenção). Há frequente flutuação do nível de consciência, cursando normalmente com desorientação no tempo e no espaço. A orientação deve ser sempre testada objetivamente, e não apenas inferida pela entrevista. Podem ocorrer alucinações visuais que costumam ocorrer em períodos fixos do dia (como ao anoitecer ou próximo do horário de dormir).
Plano terapêutico	Não há evidências de que fármacos com apresentação intramuscular tenham maior início de ação do que pela via oral. Em pacientes que aceitam medicação oral, esta via é preferida.	Questionar ativamente sobre o uso de substâncias na admissão e instituir tratamento precoce. Deve-se usar o uso profilático de tiamina em indivíduos com alta suspeita ou risco para encefalopatia de Wernicke.	Deve-se evitar o uso de benzodiazepínicos ou fármacos com ação anticolinérgica (ex.: clorpromazina), pelo risco de piora do *delirium*. O uso de contenção mecânica deve ser feito apenas em último caso, associado a um risco até quatro vezes maior da piora do *delirium*.

CTI: centro de terapia intensiva; SNC: sistema nervoso central. Fonte: adaptado de National Collaborating Centre for Mental Health, 2015[17].

Quadro 4 Etapas de tratamento farmacológico para agitação psicomotora

	Etapa 1	Etapa 2	Etapa 3
Nível de agitação	Leve ou moderadamente excitado, um pouco agitado, ficando irracional ou hostil	Moderado ou muito excitado, hostil, possivelmente aflito ou amedrontado, porém aceitando pela via oral	Recusando medicação por via oral, hostil, aflito e amedrontado, altamente excitado e com risco de agressão para si ou outros
Via de administração	Oral	Oral	Intramuscular
Opções de medicações	Antipsicóticos (preferencialmente atípicos) ou benzodiazepínicos (preferencialmente de curta ação)	Antipsicóticos (preferencialmente atípicos) e benzodiazepínicos	Antipsicótico em apresentação intramuscular, associado ou não a fármacos com ação histaminérgica (por exemplo, prometazina)
Considerações	Usar doses menores em populações especiais (*vide* anteriormente) e monitorar efeitos adversos. Caso seja ineficaz, partir para a etapa 2	Utilizar a oportunidade de realizar o manejo verbal apropriado e fornecer espaço para o paciente falar sobre o episódio. Caso seja ineficaz, partir para a etapa 3	Avaliar sintomas extrapiramidais e não administrar anticolinérgico (por exemplo, biperideno) concomitante

Fonte: adaptado de National Collaborating Centre for Mental Health, 2015[17].

zodiazepínicos se tornam a medicação de escolha. Em casos de *delirium*, além de abordagem à causa subjacente, recomenda-se risperidona ou haloperidol[6,9].

Gestantes compõem um grupo com risco potencialmente elevado para agitação, devido a um agravamento de quadro psiquiátrico prévio, alterações medicamentosas ou pela gravidez *per se*. A risperidona é uma medicação de primeira linha, assim como o haloperidol[6,9,10]. O uso de benzodiazepínicos, embora seja relativamente seguro em casos agudos, é controverso em situações de uso prolongado, podendo ser um fator de risco para malformações e síndromes de dependência[5,6].

A APM em pacientes idosos deve levantar a suspeita de quadro de *delirium*, sobretudo se na presença de alterações da atenção, orientação ou nível de consciência. Quando necessária a medicação, doses menores devem ser usa-

Quadro 5 Fármacos e suas ações, doses e considerações

Via oral	Receptores	Dose média	Considerações	Contraindicações
Antipsicóticos				
Olanzapina	$D_{1\text{-}4}$, $5HT_2$, M_1, α_1	5 a 10 mg a cada 2 horas, com dose máxima de 30 mg em 24 horas	Primeira linha no manejo da esquizofrenia e transtorno bipolar pelo potencial sedativo	Glaucoma de ângulo fechado, quadros demenciais, doenças isquêmicas vasculares, obesidade e diabetes *mellitus* (relativo no tratamento de manutenção). Efeito anticolinérgico: atenção em pacientes com hiperplasia prostática benigna ou íleo paralítico
Risperidona	D_2, $5HT_{2A}$	2 a 3 mg repetida a cada 2 horas, com dose máxima de 6 mg em 24 horas	Menor potencial sedativo do que olanzapina	Insuficiência renal ou hepática grave
Haloperidol	D_2	5 mg repetida a cada 2 horas com dose máxima de 20 mg em 24 horas	Maior incidência de sintomas extrapiramidais (acatisia e distonia agudas). Pode-se usar prometazina 25 mg por via oral concomitante	Doença de Parkinson, depressão grave do sistema nervoso central
Benzodiazepínicos – via oral				
Lorazepam	GABA A	1 a 2 mg a cada 2 horas, com dose máxima de 10 mg em 24 horas	Em pacientes com agitação leve a moderada induzida por abstinência alcoólica ou intoxicação por cocaína. Ponderar uso em idosos (menor dose)	Adição, doença de Alzheimer, esclerose múltipla, insuficiência hepática (porém sendo um dos mais seguros benzodiazepínicos, por ser menos hepatotóxico)
Clonazepam	GABA A	1 mg a cada 2 horas, com dose máxima de 4 mg em 24 horas	Não apresenta evidência em monoterapia e associa-se a risco de acumulação. Ponderar uso em idosos (menor dose)	

(continua)

Quadro 5 Fármacos e suas ações, doses e considerações (*continuação*)

Via oral	Receptores	Dose média	Considerações	Contraindicações
Diazepam	GABA A	10 a 60 mg	Em pacientes com agitação leve a moderada induzida por abstinência alcoólica ou intoxicação por cocaína. Ponderar uso em idosos (menor dose)	Adição, insuficiência renal grave
Via intramuscular	Receptores	Dose média	Considerações	Precauções
Antipsicóticos				
Haloperidol	D_2	1 ampola 5 mg/mL a cada 30 minutos, com dose máxima de 20 mg em 24 horas	Maior incidência de sintomas extrapiramidais (acatisia e distonia agudas). Pode-se usar prometazina 50 mg/2 mL por via intramuscular concomitante	Doença de parkinson, depressão grave do sistema nervoso central
Benzodiazepínicos – via parenteral				
Midazolam	GABA A	2,5 a 10 mg	Midazolam intramuscular em monoterapia apresenta boa eficácia inicial, porém sua meia-vida curta pode ser uma ressalva em sua aplicação	Insuficiência respiratória, hipersensibilidade a benzodiazepínicos, glaucoma de ângulo fechado, miastenia *gravis*, insuficiência hepática
Outros				
Prometazina (Fenergan®)	H_1, M_1	25 a 150 mg	Efeitos anticolinérgicos e efeitos sedativos	Hipersensibilidade ao fármaco, portadores de discrasias sanguíneas, história de agranulocitose devido a outras fenotiazinas, quadros demenciais

Fonte: adaptado de National Collaborating Centre for Mental Health, 2015[17].

das, sendo os benzodiazepínicos associados a mais desfechos negativos, como depressão do sistema nervoso central, respiratória e risco de quedas. Também é recomendado avaliar quanto a quadro demencial associado, uma vez que há relação entre mortalidade aumentada e uso de antipsicóticos[6,10].

A combinação de haloperidol com benzodiazepínicos aparenta ser superior à administração isolada de um desses medicamentos, atingindo sedação superior sem diferença nos efeitos adversos[6,10]. A associação haloperidol e prometazina também se mostra superior à administração isolada desses fármacos, tendo sedação mais prolongada quando comparada à combinação haloperidol e benzodiazepínico. A olanzapina não tem indicação para uso associado a benzodiazepínicos devido, à possibilidade de paraefeitos graves cardiorrespiratórios[6,9].

Quadro 6 Combinações farmacológicas possíveis e interações medicamentosas contraindicadas

Combinação de fármacos: • Antipsicótico típico + anti-histamínico: haloperidol + prometazina. • Antipsicótico típico + benzodiazepínico: haloperidol + midazolam. • Antipsicótico atípico + benzodiazepínico: risperidona oral + clonazepam oral.
Interações medicamentosas: • Olanzapina + benzodiazepínico: bradicardia, hipotensão e depressão respiratória.

Fonte: adaptado de Baldaçara et al., 2019[6]; Patel et al., 2018[9].

Contenção mecânica

O uso da contenção mecânica deve ser considerado quando as técnicas de manejo verbal e comportamental são insuficientes, estando indicadas nas situações em que há risco iminente para o paciente ou para outros. Ela deve ser realizada por uma equipe treinada e deve envolver, no mínimo, cinco profissionais de saúde, incluindo um líder responsável pelo manejo verbal concomitante. Os profissionais devem se posicionar para a contenção de cada membro do paciente e evitar o uso de adornos, como colares, que possam ser alvo de dano pelo indivíduo. Este deve ser sempre contido em posição supina; porém, quando não é possível, deve permanecer na posição prona pelo menor tempo possível. A contenção nunca deve ser feita de maneira a interferir na respiração ou circulação do paciente (como aplicando pressão na caixa torácica, pescoço ou abdome, ou obstruindo a boca ou o nariz). O objetivo da contenção deve ser sempre preservar a dignidade e segurança do paciente, e ela deve ser desfeita assim que este não estiver mais apresentando riscos a si próprio ou à equipe. Segundo o *guideline* brasileiro para agitação motora, a contenção mecânica comumente é indicada, além de casos de APM, para confusão mental, auto e heteroagressividade, falha de resposta a técnicas menos invasivas, risco de queda, comportamento suicida ou alto risco de fuga – como regra, indicada somente quando outras terapêuticas não apresentam sucesso[1].

TRANSTORNOS DE SINTOMAS NEUROLÓGICOS FUNCIONAIS

Os transtornos de sintomas neurológicos funcionais, ou transtornos conversivos, no passado classificados como diversos tipos de "histeria de conversão", são distúrbios neuropsiquiátricos caracterizados por sintomas que afetam a função sensorial ou motora, como paralisias sem correlação neurológica, cegueira funcional ou crises não epilépticas psicogênicas (CNEP)[19-21]. O termo "transtorno de conversão" foi mencionado pela primeira vez na literatura por Sigmund Freud (1856-1939), e o termo "histeria" desapareceu do *Manual diagnóstico e estatístico de transtornos mentais*, 3ª edição (DSM-III), em 1980, devido a uma associação pejorativa à hipótese do "útero errante"[19,22]. No DSM-5, divulgado em 2013, o transtorno conversivo passou a ser nomeado como transtorno de sintomas neurológicos funcionais e faz parte dos tópicos do transtorno de sintomas somáticos e transtornos relacionados[19,22,23]. Nos serviços de emergência, são frequentes manifestações como queda no chão, desmaios, hiperatividade motora, associados a importantes dramaticidade, inadequação, gritos ou gemidos[24].

Estima-se que até um quarto de todos os pacientes de um hospital geral apresentem sintomas individuais de conversão, dos quais 5% cumprem com os critérios diagnósticos do transtorno baseados no DSM-5[21,22]. Esses números aumentam nos serviços de neurologia, nos quais 20% dos atendidos apresentam sintomas de conversão. Outras pesquisas apontam uma incidência populacional de 11 em 100 mil, aumentando para 22 em 100 mil nos ambientes psiquiátricos[22]. O transtorno de conversão pode ocorrer ao longo da vida e é mais comum em mulheres, principalmente naquelas com história de abuso/trauma durante a infância (não necessariamente sexual). Além disso, existe uma significativa associação de eventos estressantes na época do início dos sintomas[22,23].

A compreensão dos transtornos de conversão ainda é complexa e continua em evolução. O neurologista e fundador da psicanálise, Sigmund Freud, acreditava que os sintomas funcionais que não podiam ser explicados por doenças neurológicas ou outras condições médicas subjacentes refletiam um conflito inconsciente, apontando possíveis falhas do mecanismo de defesa psíquica. Nesse sentido, a palavra "conversão" refere-se à substituição de um sintoma somático por uma ideia reprimida[19,22]. Os sintomas dos transtornos conversivos geralmente têm uma apresentação súbita, e o estabelecimento pode muitas vezes ser associado a um evento estressante[22,23]. Modelos cognitivos postulam um sistema executivo defeituoso com percepções errôneas da consciência[24,25]. Nesse sentido, foram identificados déficits atencionais, problemas com a memória de trabalho e aumento da impulsividade associada ao processamento de novos dados sensoriais com erros de interpretação. Por outra parte, pesquisas com indivíduos com quadros conversivos mostraram níveis maiores nas escalas de ansiedade, alexitimia e desregulação emocional[25-27].

Estudos apontam que o diagnóstico dos transtornos neurológicos funcionais é confiável na maior parte das ocorrências, com uma taxa de erro diagnóstico de aproximadamente 4%[22]. Testes extensivos fornecem impressões diagnósticas incertas, aumentam os custos e são improdutivos. Testes desnecessários podem causar lesões iatrogênicas e mostrar achados incidentais que podem levar aos médicos a iniciar testes ou procedimentos adicionais provavelmente desnecessários. Pacientes com um transtorno neurológico funcional apresentam aumento em outras condições psiquiátricas, como transtornos depressivos, transtornos de ansiedade, TEPT (transtorno de estresse pós-traumático) e hipocondria (transtorno por ansiedade de doença)[25,27,28].

Os sintomas frequentemente persistem ou pioram com o tempo. O diagnóstico precoce e em idades mais jovens são os fatores que interferem no curso do transtorno e na resposta ao tratamento[22,25].

Quadro 7 Critérios diagnósticos de acordo com o DSM-5

A. Um ou mais sintomas de função motora ou sensorial alterados.
B. Achados físicos que evidenciam incompatibilidade entre o sintoma e as condições médicas ou neurológicas encontradas.
C. O sintoma ou déficit não é mais bem explicado por outro transtorno mental ou médico.
D. O sintoma causa sofrimento ou prejuízo significativo no funcionamento social ou ocupacional ou em outras áreas importantes de funcionamento, ou indica avaliação médica.
Especificadores: • Episódio agudo: sintomas presentes por menos de 6 meses; • Persistente: sintomas que ocorrem por 6 meses ou mais. Especifique se: • Com estressor psicológico (especifique estressor); • Sem estressor psicológico.

Fonte: adaptado de American Psychiatric Association, 2013[23].

Tratamento não farmacológico

As condutas gerais de abordagem na emergência incluem manter um ambiente adequado no atendimento, seguro e acolhedor. A postura do profissional de saúde deve ser tranquila e de interesse, com escuta empática e acolhedora, informando sempre aos pacientes que o médico sabe que os sintomas não são voluntários, nem intencionais. Devem-se evitar intervenções diagnósticas e terapêuticas invasivas. O diagnóstico precisa ser discutido com o paciente no primeiro encontro, informando-o sempre de que os sintomas são reais, apesar da falta de um diagnóstico definitivo orgânico e fornecendo reforço positivo quando os sintomas melhoram espontaneamente.

Tratamento farmacológico

Não há indicação formal de nenhum psicofármaco para o tratamento dos transtornos conversivos na emergência. O uso recorrente de medicação oral ou injetável reforça comportamentos de uso abusivo e inapropriado, principalmente de benzodiazepínicos. Apenas nos casos de transtornos comórbidos, como crise de ansiedade, APM ou risco de auto/heteroagressão, considera-se uso de intervenções farmacológicas. Relatos com uso parcimonioso de benzodiazepínicos orais (lorazepam, alprazolam, clonazepam) podem auxiliar nas apresentações agudas de emergência. Finalmente o paciente e o familiar/acompanhante devem ser orientados sobre a importância do tratamento ambulatorial por meio de intervenções como a terapia cognitivo-comportamental (TCC), com o objetivo de treinar habilidades de gerenciamento de estresse e novas respostas comportamentais[22,24,27]. No caso das CNEP, existem evidências benéficas com CBT (terapia comportamental dialética)[21,22,24]. Outras técnicas bastante usadas, porém menos estudadas, têm sido as terapias psicodinâmicas e terapias de exposição prolongada nos casos de TEPT comórbido[22,26,27]. São sugeridos também o acompanhamento com profissionais de fisioterapia e terapia ocupacional. Intervenções de estimulação transcraniana do córtex pré-frontal dorsolateral direito têm mostrado efeitos favoráveis[25,26,28]. Os tratamentos farmacológicos ambulatoriais são individualizados e obedecem à presença de transtornos comórbidos. Devido ao aumento de sintomas depressivos, ansiosos e TEPT, é frequente o uso dos inibidores seletivos de recaptação de serotonina, como sertralina, escitalopram e fluoxetina[28].

TRAUMA EMOCIONAL

Com alguma frequência, pacientes expostos a situações de traumas emocionais recentes (por exemplo, acidentes graves, abuso sexual, violência ou desastres) procuram atendimento em locais de pronto atendimento, de modo que o profissional deve saber avaliar e orientar o local de atenção correto. A grande maioria dos que passaram por traumas emocionais graves não desenvolve sintomas psiquiátricos duradouros, apesar do alto nível de estresse presente em algumas horas a dias após o evento. Sendo assim, o objetivo do manejo de pacientes com relato de trauma é o auxílio nos sintomas significativos decorrentes do estresse agudo, bem como a identificação de fatores de risco para transtorno de estresse agudo e TEPT e a sua prevenção quando necessário.

As reações de indivíduos após sofrerem trauma emocional é bastante diversa e podem envolver alterações cognitivas, emocionais, comportamentais e somáticas, como insônia, medo, palpitações, evitações, alterações do humor, embora a maioria desses sintomas seja transitória e não configure um transtorno mental. De acordo com o DSM-5, três transtornos merecem atenção especial após situação traumática: transtorno de adaptação, transtorno de estresse agudo e TEPT[23].

O transtorno de adaptação é caracterizado quando algum estressor importante, porém não necessariamente com risco à vida, ocorre dentro de 3 meses após o evento, sem ultrapassar 6 meses. Ele pode ocorrer após a demissão de um emprego ou uma separação conjugal, porém ocorre um sofrimento intenso, desproporcional à situação, além de prejuízo significativo no funcionamento do indivíduo. Para o transtorno de estresse agudo e para o TEPT, é necessário que o trauma represente uma ameaça concreta de morte, lesão grave ou violência sexual, tanto vivenciado como testemunhado e ocorrido com alguém próximo ou exposto de forma repetida a detalhes do evento traumático. Os sintomas associados ao trauma no estresse agudo devem permanecer por pelo menos 3 dias e persistir até 1 mês, enquanto no estresse pós-traumático os sintomas devem durar mais de 1 mês para o diagnóstico estar caracterizado[23]. Para a abordagem dessas situações, sugerimos o fluxograma de avaliação de trauma adaptado, recomendado pela OMS, que inclui, além dos primeiros cuidados psicológicos, recomendações para evitar o uso inapropriado precoce de medicamentos (Quadros 8 e 9).

Quadro 8 Manejo de indivíduos com possível estresse agudo

Primeira abordagem de estresse. • Ouvir o paciente. Não o pressionar a falar sobre o trauma. • Avaliar necessidades do momento, como abrigo para a noite, e conectar o indivíduo com familiares, ou pessoas próximas.
Avaliar outros estressores concomitantes, como abuso e negligência.
Oferecer psicoeducação sobre ocorrência de sintomas após o trauma – na maioria das pessoas, eles ficam menos intensos com o tempo.
Não prescrever benzodiazepínicos e antidepressivos para o manejo do estresse.
Não utilizar técnicas de *debriefing* para o trauma (falar extensivamente sobre o evento).
Assegurar atendimento para o paciente dentro de 1 mês após o evento estressor.

Fonte: adaptado de World Health Organization, 2013[29].

Quadro 9 Manejo de indivíduos com possível transtorno de estresse pós-traumático
Avaliar outros estressores concomitantes, como abuso e negligência.
Psicoeducação sobre o trauma.
Caso exista a possibilidade, referenciar paciente para psicoterapia, como terapia cognitivo-comportamental focada no trauma ou dessensibilização e reprocessamento por movimento ocular.
Manejo do estresse, como respiração diafragmática e relaxamento muscular progressivo.
Em adultos, considerar o uso de antidepressivos.
Referenciar paciente para reavaliação em 2 a 4 semanas.

Fonte: adaptado de World Health Organization, 2013[29].

MANEJO DA ANSIEDADE

Os transtornos de ansiedade estão relacionados à elevada utilização de serviços de saúde, geralmente por maior gravidade e frequência de afecções de saúde física, por sintomas psicossomáticos ou até mesmo por reações exacerbadas frente aos problemas[30]. Eles podem cursar com episódios do transtorno de pânico, em que o medo do paciente está relacionado às suas sensações corporais (palpitação, tremores, precordialgia, sudorese, entre outros). Os sintomas podem ser confundidos com sinais e sintomas clínicos, o que faz o paciente procurar uma emergência e realizar exames complementares para diagnósticos diferenciais[3,31]. Esses diagnósticos podem ser clínicos (tireoidopatias, feocromocitoma e síndrome coronariana aguda, por exemplo), psiquiátricos (outros transtornos mentais) ou estar associados ao uso de substâncias psicoativas (cocaína, anfetamina, entre outros). Cerca de 43% dos pacientes com transtorno de pânico vão ao pronto-socorro no seu primeiro atendimento e 15% destes chegam ao atendimento emergencial de ambulância[31].

Um estudo sobre transtorno de pânico e a utilização do serviço de emergência da Academic Emergency Medicine observou que os pacientes que procuram a emergência oito vezes ou mais tinham uma chance três vezes maior de terem transtorno de pânico[31,32]. Outro estudo, realizado no Australian Institute of Health and Welfare, mostrou que 26,7% das condições relacionadas à saúde mental na Austrália eram decorrentes de "transtornos neuróticos relacionados ao estresse e transtornos somatoformes".

Além do transtorno de pânico, o transtorno de ansiedade generalizada (TAG) pode gerar sintomas psicossomáticos que podem ser confundidos com problemas de saúde física. O paciente com TAG tem uma preocupação excessiva e de difícil controle, levando à busca de garantias por meio de consultas médicas[30]. Na emergência de um hospital geral, o tratamento do diagnóstico psiquiátrico relacionado aos sintomas ansiosos e de pânico é focado em abordar e manejar os sintomas vigentes no momento da avaliação. O tratamento para a causa psiquiátrica de base deverá ser realizado de forma eletiva, ambulatorialmente ou na internação psiquiátrica, dependendo da gravidade do quadro[2].

Durante a conduta médica, pode-se optar por medidas não farmacológicas derivadas da TCC, como técnicas de respiração diafragmática ou manejo verbal sobre as possíveis causas da ansiedade. Para orientações básicas de treinamento de algumas dessas técnicas, o *site* do Projeto TELEPSI (https://telepsi.hcpa.edu.br) oferece uma seção com diversos vídeos de psicoeducação como material de apoio para pacientes. Em alguns casos, os pacientes não necessitam de tratamento farmacológico na emergência. Caso seja necessário, os medicamentos recomendados são os benzodiazepínicos, como diazepam (5 a 10 mg), lorazepam (0,5 a 2 mg), alprazolam (0,25 a 1 mg) e clonazepam (0,25 a 2 mg). Deve-se atentar para sintomas ansiosos relacionados ao trauma emocional, pois o tratamento farmacológico contraindica benzodiazepínicos no transtorno de estresse agudo ou pós-traumático, optando-se, nesses casos, por fármacos antiadrenérgicos, como propanolol, ou neuromoduladores, como topiramato[33]. O tratamento emergencial dos sintomas ansiosos pode não ser efetivo no manejo do diagnóstico em médio e longo prazo[2,11].

Quadro 10 Manejo dos sintomas ansiosos na emergência

Manejo do ataque de pânico na emergência
Excluir causas orgânicas, como síndrome coronariana aguda, pneumonia, arritmia, entre outros.
Caso o paciente tenha vertigem, alteração do nível de consciência e liberação de esfíncter, a investigação clínica deve continuar.
Excluídas causas orgânicas, inicia-se o tratamento para os sintomas ansiosos.
O profissional de saúde deve orientar sobre o caráter não letal da crise e providenciar um local tranquilo e seguro. Em caso de hiperventilação, técnicas de respiração calma e controlada devem ser orientadas.
Caso a crise persista, o tratamento deve ser medicamentoso, com uso de benzodiazepínicos.
Quando a crise cessa, com tratamento farmacológico ou manejos práticos, deve-se encaminhar o paciente ao especialista (psiquiatra) para atendimento ambulatorial, de longo prazo e preventivo (evitar novas crises).

Fonte: adaptado de Oliveira et al., 2017[32].

SÍNDROME NEUROLÉPTICA MALIGNA

A síndrome neuroléptica maligna (SNM) é uma condição clínica emergencial, desencadeada pelo uso de substâncias antagonistas da dopamina, composta por sintomas como oscilação do nível de consciência, febre, disautonomia e rigidez muscular. Estudos comprovam que cerca de 0,01 a 3,3% da população que faz uso de agentes antipsicóticos desenvolve SNM[34]. Um estudo realizado nos Estados Unidos em 2016 mostrou que a mortalidade estimada dessa síndrome está entre 10% e 20%, sendo o tratamento precoce imprescindível para a redução dessa taxa[35].

O início dos sintomas pode variar entre horas e dias após o início da medicação. Assim que o diagnóstico for consolidado, deve-se suspender o fármaco e dar suporte clínico, visto que a síndrome geralmente é autolimitada. O tempo médio de recuperação após a retirada dos antipsicóticos gira em torno de 10 dias. O uso de antipsicóticos deve ser realizado com cautela, mesmo que muitos indivíduos não tenham recorrência da síndrome[36]. O Quadro 11 mostra os critérios diagnósticos presentes na síndrome, os fatores de risco associados e as alterações de exames complementares.

Quadro 11 Características clínicas e epidemiológicas da síndrome neuroléptica maligna

Diagnóstico	Fatores de risco	Exames laboratoriais
Mudança do *status* mental	Agitação psicomotora	Aumento da creatinoquinase, tipicamente com níveis > 1.000 UI/L
Rigidez muscular, geralmente generalizada e intensa	Desidratação	Leucocitose, tipicamente entre 10.000 e 40.000
Hipertermia (> 38°C)	Deficiência de ferro	Alterações das enzimas hepáticas
Instabilidade autonômica	Episódio de SNM prévio	Acidose metabólica
Taquicardia	Uso de antipsicóticos de alta potência e de primeira geração e vias parenterais de administração	Mioglobinúria (resultado de rabdomiólise)
Labilidade da pressão arterial	Catatonia	Redução do ferro sérico
Taquipneia	Abuso de substâncias	Hipocalcemia
Arritmias	Doenças clínicas agudas	Hipercalemia
Diaforese	Retirada de medicações antiparkinsonianas	Hipomagnesemia

Fonte: adaptado de American Psychiatric Association, 2013[23]; Wijdicks, 2020[36]; Gurrera et al., 2011[37].

O suporte clínico tem, como objetivos, manter a estabilidade cardiorrespiratória, podendo fazer uso de ventilação mecânica, agentes antiarrítmicos ou marca-passos; manter a volemia por hidratação intravenosa e níveis de eletrólitos adequados; alcalinização da urina associada à hidratação pode ser necessária quando a creatinoquinase estiver muito elevada, para prevenir insuficiência renal aguda; controlar a temperatura corporal com antitérmicos e cobertores de resfriamento; controlar a pressão arterial; administrar heparina ou heparina de baixo peso molecular para prevenir trombose venosa profunda; usar benzodiazepínicos (por exemplo, clonazepam, lorazepam 0,5 a 1 mg) para controlar a agitação, se necessário; e usar medicamentos para rigidez muscular. Os fármacos que podem atuar nesse cenário são: bromocriptina (2,5 a 5mg VO a cada 8 horas), amantadina (100 a 200 mg a cada 12 horas) e dantroleno (1 a 2,5 mg/kg via intravenosa, podendo ser repetido até a dose máxima de 10 mg/kg/dia). Casos de rebaixamento do sensório, instabilidade hemodinâmica e má evolução a despeito de medidas iniciais devem ser tratados em unidade de terapia intensiva (UTI)[36].

EMERGÊNCIAS PSIQUIÁTRICAS NO CONTEXTO DA COVID-19

Em janeiro de 2020, o surto de Covid-19 se tornou uma emergência de saúde pública de interesse internacional[26]. A Covid-19 é uma doença causada por uma cepa do coronavírus associada a sintomas gripais, com alta taxa de disseminação. Por essa taxa elevada de contaminação, foram instaladas políticas de isolamento social, o que acarretou piora de alguns sintomas psiquiátricos preexistentes ou até mesmo novos sintomas.

Na pandemia, os psiquiatras estão cuidando de pacientes com transtornos mentais graves, auxiliando na psicoeducação, para evitar a disseminação do vírus, na prevenção de sintomas psiquiátricos diante do estresse ou trauma e fornecendo atendimento de saúde mental em serviços de emergência[38]. Além de lidar com os sintomas clínicos da Covid-19, o medo, o isolamento, o trauma e o estresse podem piorar transtornos psiquiátricos preexistentes e até mesmo gerar novos sintomas, devido ao sofrimento mental. As condições psiquiátricas podem sobrecarregar os serviços de emergência e o sistema de saúde como um todo[31,32].

Há evidência de que alguns pacientes infectados pelo vírus cursam com sintomas psicóticos, mesmo sem nenhum histórico psiquiátrico. O tratamento desses sintomas está associado ao uso de antipsicóticos em doses baixas[39]. Além disso, foram documentadas condições como sintomas depressivos, ansiosos, ataques de pânico e sintomas de estresse pós-traumático[40]. Um estudo com 1.508 participantes observou que 20,8% dos pacientes com Covid-19 tiveram sintomas de ansiedade severa e 27,5% sintomas de depressão severa[41]. Dessa forma, os psiquiatras devem se atentar para esses sintomas e auxiliar tanto na prevenção da Covid-19 e das consequências psiquiátricas da pandemia quanto no tratamento dos sintomas relacionados à saúde mental. Intervenções psicoterápicas transdiagnósticas, ofertadas de maneira remota, podem ser opções importantes para o manejo de situações agudas que necessitem de atendimento especializado. O Projeto TELPSI, iniciativa do Hospital de Clínicas de Porto Alegre e do Ministério da Saúde, disponibiliza atendimentos remotos desde abril de 2020, com diversas modalidades de psicoterapias breves (psicoeducação, TCC e terapia interpessoal [TIP]). Além disso, o site do TELEPSI (https://telepsi.hcpa.edu.br) oferece vídeos de psicoeducação para usuários e treinamentos de psicoterapia e avaliação psicoterápica para profissionais. O projeto é gratuito e conta com a participação e o endosso de diversas instituições, como a UFRGS, PUC-RS, UFCSPA, USP, UNIFESP, OPAS, APRS, CENESPI e SBP, entre outras[42].

CONSIDERAÇÕES FINAIS

O treinamento de profissionais para o atendimento psiquiátrico em ambiente de emergência é um desafio e uma necessidade para o sistema de saúde. Mesmo emergências não especializadas recebem uma alta demanda de usuários com transtornos ou quadros psiquiátricos, sendo fundamental que o médico seja capaz de avaliar e intervir de maneira inicial nas condições mais prevalentes. A desvalorização da saúde mental, com falta de programas de treinamento, falta de recursos humanos, falta de serviços de emergência especializados e de setores especializados dentro de emergências gerais, frequentemente está associada a iatrogenias, má assistência e imperícias. Este capítulo abordou brevemente algumas das condições mais prevalentes, revisando as evidências mais atuais. O estabelecimento de diretrizes, protocolos e avaliações sistemáticas dentro do sistema de saúde para o atendimento de situações de urgência e emergência no país pode trazer informações valiosas sobre a demanda e os cuidados e as barreiras de implementação.

REFERÊNCIAS BIBLIOGRÁFICAS

1. Santos SA, Lovisi G, Legay L, Abelha L. Prevalência de transtornos mentais nas tentativas de suicídio em um hospital de emergência no Rio de Janeiro, Brasil. Cad. Saúde Pública. 2009;25:2064-74.
2. Quevedo J, Carvalho AF, organizadores. Emergências psiquiátricas. Porto Alegre: Artmed; 2014.
3. Quevedo J. Emergências psiquiátricas. Porto Alegre: Artmed; 2020.
4. Chanmugam A, Triplett P, Kelen G, editores. Emergency psychiatry. Cambridge University Press; 2013.
5. Baldaçara L, Ismael F, Leite V, Pereira LA, Santos RM, Gomes Júnior VP, et al. Brazilian guidelines for the management of psychomotor agitation. Part 1. Non-pharmacological approach. Rev Bras Psiquiatr Sao Paulo Braz. 2019;41(2):153-67.

6. Baldaçara L, Diaz AP, Leite V, Pereira LA, Santos RM, Gomes Júnior VP, et al. Brazilian guidelines for the management of psychomotor agitation. Part 2. Pharmacological approach. Rev Bras Psiquiatr Sao Paulo Braz. 2019;41(2):324-35.
7. Richmond JS, Berlin JS, Fishkind AB, Holloman Jr GH, Zeller SL, Wilson MP, et al. Verbal de-escalation of the agitated patient: consensus statement of the American Association for Emergency Psychiatry Project BETA De-escalation Workgroup. West J Emerg Med. 2012;13(1):17-25.
8. Du M, Wang X, Yin S, Shu W, Hao R, Zhao S, et al. De-escalation techniques for psychosis-induced aggression or agitation. Cochrane Database Syst Rev. 2017;4(4):CD009922.
9. Patel MX, Sethi FN, Barnes TR, Dix R, Dratcu L, Fox B, et al. Joint BAP NAPICU evidence-based consensus guidelines for the clinical management of acute disturbance: de-escalation and rapid tranquillisation. J Psychopharmacol. 2018;32(6):601-40.
10. Gottlieb M, Long B, Koyfman A. Approach to the agitated emergency department patient. J Emerg Med. 2018;54(4):447-57.
11. Cordioli AV, Gallois CB, Isolan L. Psicofármacos: consulta rápida. Porto Alegre: Artmed; 2015.
12. Reus VI, Fochtmann LJ, Eyler AE, Hilty DM, Horvitz-Lennon M, Jibson MD, et al. The American Psychiatric Association Practice guideline on the use of antipsychotics to treat agitation or psychosis in patients with dementia. Am J Psychiatry. 2016;173(5):543-6.
13. Mantovani C, Migon MN, Alheira FV, Del-Ben CM. Management of the violent or agitated patient. Braz J Psychiatry. 2010;32 Suppl 2:S96-103.
14. Wolf MU, Goldberg Y, Freedman M. Aggression and agitation in dementia. Continuum (Minneap Minn). 2018;24:783-803.
15. Dimitriou T-D, Verykouki E, Papatriantafyllou J, Konsta A, Kazis D, Tsolaki M. Non-pharmacological interventions for agitation/aggressive behaviour in patients with dementia: a randomized controlled crossover trial. Funct Neurol. 2018;33(3):143-7.
16. Spanemberg L, Nogueira EL, Silva CTB, Dargél AA, Menezes FS, Cataldo Neto A. High prevalence and prescription of benzodiazepines for elderly: data from psychiatric consultation to patients from an emergency room of a general hospital. Gen Hosp Psychiatry. 2011;33(1):45-50.
17. National Collaborating Centre for Mental Health (UK). Violence and aggression: short-term management in mental health, health and community settings: updated edition. British Psychological Society; 2015.
18. National Clinical Guideline Centre. Alcohol use disorders: diagnosis and clinical management of alcohol-related physical complications. Royal College of Physicians; 2010.
19. Kanaan RA. Conversion disorder: who cares? Australas Psychiatry. 2018;26(4):344-6.
20. Agarwal HS. Conversion disorder manifesting as functional visual loss. J Emerg Med. 2019;57(1):94-6.
21. Perez DL, LaFrance WC. Nonepileptic seizures: an updated review. CNS Spectr. 2016;21(3):239-46.
22. Feinstein A. Conversion disorder. Continuum (Minneap Minn). 2018;24:861-72.
23. American Psychiatric Association. Diagnostic and statistical manual of mental disorders (DSM-5). Arlington: American Psychiatric Association; 2013.
24. Baizabal-Carvallo JF, Hallett M, Jankovic J. Pathogenesis and pathophysiology of functional (psychogenic) movement disorders. Neurobiol Dis. 2019;127:32-44.
25. Del Río-Casanova L, González-Vázquez AI, Justo A, Andrade V, Páramo M, Brenlla J, et al. The role of emotion dysregulation in Conversion Disorder. Actas Esp Psiquiatr. 2018;46(3):92-103.
26. Dar LK, Hasan S. Traumatic experiences and dissociation in patients with conversion disorder. J Pak Med Assoc. 2018;68(12):1776-81.
27. de Vroege L, Koppenol I, Kop WJ, Riem MME, van der Feltz-Cornelis CM. Neurocognitive functioning in patients with conversion disorder/functional neurological disorder. J Neuropsychol. 2020.
28. Espay AJ, Aybek S, Carson A, Edwards MJ, Goldstein LH, Hallett M, et al. Current concepts in diagnosis and treatment of functional neurological disorders. JAMA Neurol. 2018;75(9):1132-41.

29. WHO. Assessment and management of conditions specifically related to stress: mhGAP intervention guide module (version 1.0). Genebra: World Health Organization; 2013.
30. Horenstein A, Heimberg RG. Anxiety disorders and healthcare utilization: a systematic review. Clin Psychol Rev. 2020;81:101894.
31. Zane RD, McAfee AT, Sherburne S, Billeter G, Barsky A. Panic disorder and emergency services utilization. Acad Emerg Med. 2003;10(10):1065-9.
32. Oliveira LGM, Sguarezi JGD, Paulin LFRS. Crise de pânico: abordagem no pronto-socorro. Ens. USF. 2017;1: 25-33.
33. Stein MB. Pharmacotherapy for posttraumatic stress disorder in adults. Waltham: UpToDate; 2020.
34. Kiyingi M, Bongomin F, Kizito M, Kaddumukasa M. Neuroleptic malignant syndrome: early diagnosis saves lives in low-resource settings. Int Med Case Rep J. 2020;13:359-62.
35. Modi S, Dharaiya D, Schultz L, Varelas P. Neuroleptic malignant syndrome: complications, outcomes, and mortality. Neurocrit Care. 2016;24(1):97-103.
36. Wijdicks E. Neuroleptic malignant syndrome. Waltham: UpToDate; 2019.
37. Gurrera R, Caroff SN, Cohen A, Carroll BT, DeRoos F, Francis A, et al. An international consensus study of neuroleptic malignant syndrome diagnostic criteria using the Delphi Method. J Clin Psychiatry. 2011;72(9):1222-8.
38. Türközer HB, Öngür D. A projection for psychiatry in the post-Covid-19 era: potential trends, challenges, and directions. Mol Psychiatry. 2020;25(10):2214-9.
39. Parra A, Juanes A, Losada CP, Álvarez-Sesmero S, Santana VD, Martí I. Psychotic symptoms in Covid-19 patients. A retrospective descriptive study. Psychiatry Res. 2020;291:113254.
40. Spoorthy MS, Pratapa SK, Mahant S. Mental health problems faced by healthcare workers due to the Covid-19 pandemic: a review. Asian J Psychiatr. 2020;51:102119.
41. Galindo-Vázquez O, Ramírez-Orozco M, Costas-Muñiz R, Mendoza-Contreras LA, Calderillo-Ruíz G, Meneses-García A. Symptoms of anxiety, depression and self-care behaviors during the Covid-19 pandemic in the general population. Gac Med Mex. 2020;156(4):298-305.
42. Brasil. Ministério da Saúde. TelePSI. [internet]. [acesso em 20 de janeiro de 2021]. Disponível em: https://telepsi.hcpa.edu.br/.

17
Arteterapia e oficinas em ambiente hospitalar

Beatriz Freitas de Carvalho
Ivan Carlos Ferreira Antonello
João Guilherme de Almeida Jordani
Vera Wannmacher Pereira
Eloisa Elena Silveira Ferreira
Luiz Gustavo Guilhermano

DESTAQUES

- A arteterapia tem um papel marcante em diversos aspectos dentro da melhora e estabilização que uma unidade de internação psiquiátrica pode proporcionar ao paciente.
- A arte e a Psicologia se desenvolveram juntamente com a civilização e estão interligadas no processo de expressão de conflitos e alívio de sofrimento.
- As oficinas terapêuticas são previstas pela Rede de Atenção Psicossocial, do Sistema Único de Saúde (SUS), por meio dos Centros de Atenção Psicossocial (CAPS), e podem ser estendidas ao ambiente hospitalar.
- A arteterapia e as oficinas terapêuticas podem ser divididas entre: expressivas, geradoras de renda e alfabetização, tendo como objetivo não só expressar conflitos, mas reinserir o sujeito no contexto social durante e após a internação psiquiátrica.
- Nas oficinas expressivas, todo o processo de produção é considerado, não somente o produto final.
- Um planejamento estruturado do processo terapêutico deve ser elaborado, adaptando materiais e métodos às particularidades do ambiente hospitalar e dos sujeitos.

PONTOS IMPORTANTES

- Oficinas são recursos terapêuticos complementares que trazem benefícios a pacientes em tratamento. A arteterapia é uma atividade psicoterapêutica que faz uso de processos artísticos para promover a saúde mental, o autoconhecimento e a transformação pessoal.
- É consensual que as artes visuais têm grande importância na expressão de sentimentos íntimos para quem as pratica. A utilização de novas técnicas para perceber como o paciente está vivenciando experiências, internas e externas, torna-se crucial quando o intuito é uma abordagem holística sobre a sua profundidade intrapsíquica. Em questões terapêuticas, o diálogo não verbal pode tornar-se útil para o acesso ao inconsciente e a atividade catártica. Observa-se uma influência em reconstruir a autoestima e empoderar o paciente com recursos de autovalor e autoeficácia, facilitando a expressão de experiências, por vezes devastadoras, por meio do engajamento. Além disso, as oficinas têm papel ambiental, proporcionando uma estada mais agradável durante a internação, com possível aumento de interesse pelo tratamento instituído e melhora do convívio interpessoal com outros pacientes e com a equipe de enfermagem. Também promovem distração e alívio de preocupação e pensamentos negativos.
- Ampliando-se a compreensão a respeito do processo de saúde-doença, ampliam-se ainda as possibilidades de tratamento, compreendendo outros saberes. Várias oficinas terapêuticas são igualmente potenciais recursos de promoção da saúde. Na psiquiatria, integram a rotina organizadora dos Centros de Atenção Psicossocial (CAPS), podendo ter seu uso aplicado ao contexto das internações hospitalares. Podem ser coordenadas por qualquer membro da equipe de cuidado, principalmente por terapeutas ocupacionais.
- Além disso, esses recursos podem ser instrumentos de ressocialização e reinserção do indivíduo em um grupo social, devolvendo-lhe autonomia. São espaços seguros, acolhedores e que promovem reabilitação[1]. Essa prática pode facilitar a reinserção do indivíduo no mercado de trabalho, por meio das oficinas geradoras de renda, e proporcionar mecanismos de ressocialização[2].
- Os pacientes com psicopatologias graves, que requerem internação em unidades psiquiátricas, geralmente apresentam sintomas como comportamento desorganizado, afeto embotado, alterações do pensamento (discurso desorganizado e fala interrompida), falta de motivação e de metas e, frequentemente, apresentam déficits cognitivos, como diminuição da atenção e da memória. Essa sintomatologia, por sua vez, repercute negativamente, comprometendo o funcionamento psicossocial e ocupacional[3]. Embora, nos últimos 40 anos, tenham ocorrido avanços significativos na Medicina Psiquiátrica, particularmente nos aspectos psicofarmacológicos, alguns dos sintomas, particularmente nos casos de psicose, persistem na forma de sintomas residuais, apesar do tratamento farmacológico, sendo importante obter estratégias complementares para o plano terapêutico.

Quadro 1 Benefícios da arteterapia em ambiente hospitalar

Permite a ressocialização dos usuários.
Facilita a expressão de experiências através de engajamento significativo.
Melhora a autoestima e autoimagem.
Melhora a qualidade do atendimento do serviço e satisfação dos usuários.
Auxilia no estabelecimento de um vínculo entre terapeuta e paciente.
Proporciona melhora clínica.
Permite o manejo de experiências devastadoras, identificando sentimentos de forma não verbal, na maneira de lidar com emoções difíceis.
Promove o bem-estar, sensações de conforto e confiança para se expressar.
Permite distração e alívio de preocupação, ruminação e pensamentos negativos.
Cria uma interação complexa entre processos da mente e do corpo.

CONTEXTO HISTÓRICO

A arteterapia surgiu pela combinação de características dos campos da arte e da Psicologia, ambas a acompanhar o ser humano desde a sua origem. No entanto, protocolos terapêuticos rudimentares começaram a ser registrados somente a partir do século XVIII, momento em que alienistas buscaram utilizar símbolos como estímulos afetivos e trabalho físico ao ar livre como terapias alternativas para o tratamento de doentes mentais. Estas podem ser compreendidas como oficinas incipientes, que foram se desenvolvendo através da história[4].

O período entreguerras foi importante para a consolidação de duas vertentes dentro da Psiquiatria. De um lado, alguns defendiam práticas como a psicocirurgia, o choque insulínico e o eletrochoque; em contrapartida, houve o estabelecimento de atividades associadas à terapia ocupacional. A arteterapia começou a ganhar forma com os escritos da década de 1940. Em 1961, foi fundado o primeiro periódico sobre arteterapia, que posteriormente deu origem à revista americana de arteterapia[5]. Desde então, há uma busca por embasamento científico para a terapia ocupacional e para a arteterapia.

No Brasil, diversos nomes foram importantes para o desenvolvimento de oficinas terapêuticas. Um nome expoente no tema foi a psiquiatra alagoana Nise da Silveira, responsável por fundar, em 1946, a seção de terapêutica ocupacional e reabilitação (STOR), no Centro Psiquiátrico Pedro II, cujas oficinas, incluindo a de arteterapia, são cuidadosamente descritas em seus livros[6].

Por meio das conquistas da Reforma Psiquiátrica no Brasil, os CAPS estabeleceram-se na rede de cuidado de saúde mental, seguindo um modelo que busca desconstruir a perspectiva médico-asilar prévia da Psiquiatria e ampliar o entendimento do processo saúde-doença (mental). Com isso, busca-se também ampliar a forma de cuidar dos usuários de saúde mental. As oficinas terapêuticas, portanto, são componentes cruciais para a rotina dos CAPS.

A presença de oficinas no cuidado de saúde mental é amplamente previsto no âmbito das Redes de Atenção Psicossocial (RAPS). Essas oficinas são multidisciplinares e não se restringem à arteterapia ou terapia ocupacional, podendo ser desenvolvidas por qualquer profissional de saúde mental.

OFICINAS VOLTADAS À SAÚDE MENTAL

As atividades oferecidas pelas oficinas devem ser voluntárias, de acordo com o interesse e a necessidade de cada paciente. Podem ser individuais, coletivas e até contar com a participação de familiares. As técnicas são muitas e variam conforme a disponibilidade de materiais e de profissionais. As oficinas são divididas, de modo geral, em três categorias:

- Oficinas expressivas: de expressão plástica (pintura, argila, desenho, entre outras), expressão corporal (dança, ginástica e técnicas teatrais), expressão verbal (poesia, contos, leitura e redação de textos, de peças teatrais e de letras de música), expressão musical, fotografia e teatro;
- Oficinas geradoras de renda: podem servir como instrumentos de geração de renda por meio do aprendizado profissional, como culinária, marcenaria, costura, fotocópias, venda de livros, fabricação de velas, cerâmica, bijuterias, brechó, entre outros;
- Oficinas de alfabetização: para que usuários que não tiveram acesso ou que não puderam permanecer na escola possam exercitar a escrita e a leitura, como um recurso importante na (re)construção da cidadania[7].

Em um ambiente de internação psiquiátrica, nem todas as oficinas e técnicas podem ser aplicadas. Alguns fatores que podem orientar a escolha de determinada oficina são: tipo de internação (aguda ou crônica), idade média dos pacientes, perfil dos pacientes, risco apresentado (suicídio, auto ou heteroagressão, agitação psicomotora, fuga, entre outros) e motivo de internação. A escolha dos materiais também deve ser adaptada à circunstância.

ARTETERAPIA E PSICANÁLISE

O processo da terapia ocupacional é singular, e, com base nesse aspecto, a inter-relação não pode ser considerada como uma díade terapeuta/paciente, mas como uma tríade terapeuta/paciente/atividade[8]. Essa tríade ocorre de maneira subjetiva, em que é a inter-relação que ocasiona o próprio processo

Quadro 2 Sugestões de oficinas em ambiente hospitalar

Letras.
Artes.
Salão de beleza.
Educação física.
Artesanato (tricô, crochê, bordado).
Cinema.
Capoeira.
Alfabetização.
Teatro.
Ioga.
Mercearia.
Jardinagem.

terapêutico. Isso sugere que o produto e o trabalho de fazê-lo sejam considerados secundários, uma vez que o foco é a avaliação a partir da análise do ato de realizá-lo. Cabe ao terapeuta ocupacional identificar os mecanismos de defesa do paciente (como negação, projeção, dissociação, racionalização e sublimação), que são de natureza inconsciente, e, a partir desse reconhecimento, desenvolver estratégias individualizadas. Portanto, o valor não está na dinâmica do fazer a atividade, mas na psicodinâmica da ação do paciente, presente dessa forma como tríade no processo. Ainda, mais significante do que a atividade em si, é a relação que o executante estabelece com a atividade executada, expressando seus sentimentos, atitudes e ideias[8].

Diversos nomes reconhecidos da psicanálise também realizaram incursões sobre o tema. Freud, ao longo de sua obra, realizou diversas incursões no campo da arte. Seu interesse vai da tragédia clássica grega (explorando o mito do Édipo ou a história de Narciso) até ensaios sobre a psique de artistas como Leonardo da Vinci, Michelangelo, Goethe, Jensen e Dostoiévski, tendo inspirado muitos de seus seguidores a inserir a arte em seus estudos[9].

Lacan reconheceu a importância da arte na psicanálise, mas afirmou, na Universidade de Yale, em 1976, que a psicanálise só se aplica ao sujeito em tratamento, criticando a aplicação direta da psicanálise à obra de arte ou ao seu autor[10].

A psiquiatra Nise da Silveira, por sua vez, enviou a Carl Jung algumas obras de seu Museu de Imagens do Inconsciente, coletânea de trabalhos artísticos feitos por seus pacientes. As obras foram exibidas no II Congresso Internacional de Psiquiatria, em Zurique, em exposição intitulada *A esquizofrenia em imagens*, inaugurada pelo próprio Jung. O psicanalista interessou-se especialmente pelas mandalas, tendo realizado diversos comentários e interpretações sobre o tema[11].

Portanto, em uma oficina terapêutica, a arte pode ser vista como uma expressão do inconsciente do sujeito e uma via de acesso aos conflitos da psique. Entretanto, dependendo da circunstância em que é apresentada ao terapeuta, a arte pode ter seus significados explorados ou ser acolhida apenas como forma de expressão, descarga de tensão e alívio.

TÉCNICAS E MATERIAIS NA INTERNAÇÃO PSIQUIÁTRICA

Para exemplificar como conceber uma oficina de arteterapia, apresentamos um guia de planejamento hipotético que poderá ser utilizado caso desejado. É importante ressaltar que na arteterapia não se almeja o desenvolvimento de conhecimento técnico em artes, nem alcançar uma qualidade plástica, mas sim a construção de um autêntico método terapêutico.

Habilitar profissionais

A arteterapia é o campo de atuação de uma equipe multiprofissional que pode envolver psicólogos, médicos, terapeutas ocupacionais, artistas plásticos e oficineiros, desde que aptos e preparados para tal.

Garantir o conhecimento dos casos

Aspectos importantes no atendimento, como a anamnese, o consequente diagnóstico, a integração com a equipe e a compreensão global dos aspectos psicopatológicos do paciente, são importantes para conhecer cada caso. O terapeuta ocupacional, por meio da observação do paciente e seu comportamento durante a realização da atividade, auxiliará nas discussões quanto ao diagnóstico e à repercussão da terapêutica instituída, trazendo para o médico responsável aspectos apresentados no atendimento. Assim, a integração com a equipe, por meio de trocas de conhecimentos e observações do paciente em seus aspectos biológicos, psicológicos e laborais, irá colaborar para uma melhor qualidade do tratamento.

Aplicar instrumentos quantitativos

Para fins de avaliação interna do serviço oferecido ou para divulgação científica, diversos instrumentos e escalas podem ser utilizados como medida de resultados das oficinas terapêuticas. O estudo MATISSE, por exemplo, utilizou os seguintes instrumentos psicométricos: avaliação global do funcionamento, questionário de satisfação com os serviços de saúde mental, escala Morisky de aderência medicamentosa, EuroQol, Brief Symptom Inventory, Inventory of interpersonal Problems, entre outros[12].

Aplicar instrumentos qualitativos

Registrar fotografias e anotações, com termo de consentimento assinado pelo paciente, para posterior análise da composição e das imagens utilizadas e do contexto emocional no momento da construção da atividade.

Assegurar a construção de um ambiente acolhedor e apropriado

O ambiente deve ser terapeuticamente planejado, amplo, iluminado, com mesa, cadeiras, ferramentas e materiais adequados para a execução da atividade. O terapeuta funciona como um agente facilitador na relação de organização[13].

Definir os materiais utilizados

Em relação aos materiais, há uma vasta gama de possibilidades, dependendo da técnica utilizada. Porém, deve-se ter cuidado na escolha, devido aos riscos de hétero e autoagressão e suicídio, frequentemente presentes em uma internação psiquiátrica. Ainda, considerar a habilidade motora dos participantes da oficina é igualmente importante para a escolha de materiais. Também é preciso ter em mente o orçamento disponível para ser despendido. Contudo, os monitores podem utilizar de sua criatividade para solucionar a privação de recursos financeiros, evitando que esse fator seja um empecilho para a instituição das oficinas. Ao se deparar com corte de verbas para suas oficinas, Nise da Silveira comunicou: "Não tem papel? Então eu vou no arquivo e apanho jornais."[6]. Idealmente, a abundância de disponibilidades de ferramentas é de grande valor para a livre expressão e liberação de emoções.

Quadro 3 Materiais para oficinas de arteterapia

Oficinas	Materiais
Desenho	Lápis grafite, lápis de cor, carvão, nanquim, giz de cera, pastel seco, pastel oleoso e caneta hidrográfica
Pintura	Aquarela, tinta acrílica, tinta a óleo, tinta guache, papel, tecido e madeira
Colagem	Papéis coloridos, retalhos de tecido, jornais, fotografias, revistas e cola
Modelagem	Argila, massa de modelar, papel machê e massa de farinha

Definir o tempo destinado

Deve-se pensar sobre o tempo ideal a ser destinado para uma oficina de arteterapia, respeitando a rotina da instituição. Os protocolos para pacientes psiquiátricos costumam apresentar sessões semanais, variando de 1 hora e 30 minutos a 3 horas, porém não há consenso de quanto tempo idealmente traria benefícios.

Propor atividades

Existem diversos protocolos de arteterapia, muitos deles com base na ideia de que não se deveria adotar uma postura de conduzir as sessões com técnicas e atividades preestabelecidas, mas sim deixar um tempo destinado para o paciente realizar o trabalho que desejar com o material disponível. Alguns arteterapeutas adotam atividades de aquecimento, por meio de meditação guiada, exercícios lúdicos, percepção de sons e músicas antes de propriamente iniciar a oficina.

Avaliar o comportamento do paciente em relação ao profissional e ao material

Observação direta durante a sessão. Nise da Silveira defendeu a importância de observar com estima o processo de criação: "Aprendi não apenas examinando pinturas, mas vendo-as serem pintadas, olhando os rostos, as mãos de seus autores". Ela também ressalta a importância de o profissional desenvolver a sensibilidade e cautela para que a contemplação não seja vista de forma invasiva para pacientes mais fragilizados[6,14].

Estabelecer uma conversa sobre o trabalho produzido

Oportunidade para que o paciente comente seu trabalho, como se sentiu durante a atividade e que mudanças notou. Em um trabalho grupal, há a possibilidade de discutir sobre semelhanças e relatos da experiência, sempre tentando manter um espaço de acolhimento e respeito às diferenças.

DESAFIOS NA PRODUÇÃO E MANUTENÇÃO DAS OFICINAS

No cenário da internação psiquiátrica, encontramos diversas situações que podem afetar a instauração de oficinas com plena competência. A arteterapia ainda tem seu uso limitado em grande parte dos ambientes, devido a vários fatores, tanto de caráter em níveis de implementação como em níveis científicos de evidência. É necessário recursos financeiros para que materiais de oficinas sejam adquiridos, o que pode ser empecilho para diversas instituições. Da mesma forma, deve haver o recrutamento de profissionais ou voluntários capacitados para a realização de tais atividades.

O fato de o paciente estar ou não medicado pode assumir um papel relevante no desempenho das atividades. Efeitos colaterais das drogas psiquiátricas, como acatisia, discinesia tardia, parkinsonismo secundário, tremores de membros superiores, borramento da visão, sedação e dificuldade na concentração, podem dificultar a realização adequada da dinâmica proposta. Porém, pacientes psicóticos não medicados e com muita sintomatologia positiva (como agitação psicomotora, alucinações e delírios) apresentam grandes dificuldades na execução. Dessa forma, a integração com a equipe, por meio de trocas de conhecimentos e observações do paciente, em seus aspectos biológicos, psicológicos e laborais, irá colaborar para uma maior qualidade do tratamento.

As restrições em nível de evidência se dão devido à carência de estudos desse tema, a maioria deles relato de casos ou de natureza qualitativa. Há poucos ensaios clínicos randomizados, prejudicando a possibilidade de estabelecimento da eficácia. Pela subjetividade do tema, há certa dificuldade em arquitetar ferramentas objetivas de avaliação e medida, havendo uma escassez de instrumentos para medir desempenho e melhora. Os protocolos metodológicos são altamente variáveis, com diferentes abordagens arteterapêuticas, intervalo de tempo de avaliação diferentes e padrões quantificados distintos.

Dentre os estudos realizados, destaca-se o MATISSE, por mensurar o efeito da arteterapia em pacientes com esquizofrenia no Reino Unido[12]. Entretanto, em 1 ano de intervenção não foi possível identificar diferenças nos desfechos nas escalas e critérios utilizados entre os grupos controles e o grupo interven-

Quadro 4 Desafios da arteterapia em ambiente hospitalar
Falta de protocolos estruturados e objetivos.
Subjetividade dos conceitos de "arte" e "arteterapia" como um todo.
Baixa permanência dos pacientes em internações agudas e alta rotatividade.
Declínio cognitivo presente em algumas doenças mentais.
Situações de agitação psicomotora, risco de auto ou heteroagressão.
Riscos intrínsecos de alguns materiais (tintas tóxicas, tesouras e objetos pontiagudos).
Falta de políticas que assegurem a presença de profissionais treinados para esses contextos.
Ausência de treinamento e capacitação adequados das equipes de cuidado para essas oficinas.
Limitações relacionadas ao espaço e à segurança do paciente (em oficinas que necessitem de espaços abertos ou para atividade física).

ção. Outro ensaio clínico randomizado de menor porte não obteve resultados estaticamente significativos, contudo mostrou uma tendência promissora da intervenção arteterapêutica[15]. No entanto, ainda há a necessidade de pesquisas estruturadas com maior número amostral e a presença de grupo controle para a validação de protocolos.

RELATO DE EXPERIÊNCIA NO HOSPITAL SÃO LUCAS

No ano de 2016, em iniciativa conjunta entre o curso de graduação de Medicina e de Letras da PUC-RS, iniciaram-se as atividades interdisciplinares de leitura, de apoio à assistência e formação de recursos humanos, na Unidade de Internação Psiquiátrica (UIP) do Hospital São Lucas da PUC-RS. Essa iniciativa sedimentou uma parceria entre os dois cursos. As atividades foram compostas por estudos, oficinas de leitura e saraus com pacientes internados. O registro de atividades no ano seguinte possibilitou também a extensão para a pesquisa, aumentando assim o número de alunos envolvidos no projeto.

O modelo para o funcionamento consistiu, inicialmente, em convocar alunos de Letras e de Medicina interessados em participar de um grupo de leitura de textos para pacientes psiquiátricos, a exemplo do que já ocorria na Unidade de Pediatria desde 1997. Para isso, os professores envolvidos buscaram, em editais, bolsas de iniciação científica que contemplassem atividades de extensão além de pesquisa. Atualmente, o grupo conta com bolsistas e voluntários, assessorados por professores de Letras (áreas de Linguística e Literatura) e por professores de Medicina (áreas de Clínica Médica e Psiquiatria).

Os encontros do grupo geral acontecem uma vez por semana para discutir as dificuldades e a capacitação para a realização das atividades. Essas atividades são realizadas três vezes por semana em duplas ou trios de alunos com os pacientes que, sendo gentilmente convidados, aceitam participar. Há a leitura de narrativas de três diferentes gêneros (fábulas, mitos e crônicas), sequencialmente, uma por dia, havendo um repertório total de dezoito narrativas, o que tem se mostrado suficiente, haja vista a rotatividade de pacientes internados. Após a atividade de leitura, os pacientes recontam a história segundo seu entendimento, sendo avaliadas a compreensão da leitura e a consciência textual de cada um. A narrativa é discutida com o paciente passo a passo, e no final há um período aberto para que os pacientes falem. Finalmente, são solicitados para indicar músicas que gostariam de ouvir. Tudo ocorre na área de convivência dos pacientes dentro da UIP.

Uma vez ao mês, realiza-se um encontro de todos os envolvidos no projeto, com os pacientes e a equipe de assistência, para um sarau literário, em que se utilizam músicas, textos e brincadeiras (jogo da velha, passa anel, entre outros) referentes ao tema escolhido naquele mês. Além disso, os pacientes expõem sua produção no período, pois alguns gostam de desenhar, fazer colagens ou representações. Nesses saraus, observa-se, algumas vezes, que pacientes de difícil expressão durante as consultas se manifestam narrando textos e recitando poemas.

Em trabalho de conclusão do curso de Psiquiatria, o médico psiquiatra Vitor Rocco Torrez, que avaliou os pacientes por meio do uso de instrumentos para a autopercepção de melhora e de satisfação, concluiu que a percepção de melhora não foi diferente entre os que participavam ou não de oficinas[16]. No entanto, as oficinas mostraram alto nível de aprovação entre os participantes, e o grau de satisfação geral com a internação psiquiátrica foi maior em pacientes participantes de oficinas literárias do que entre os que não participaram.

Atualmente, fruto das atividades, o denominado Projeto Integrado de Medicina e Letras (PRIMEL) associou-se à Liga Acadêmica de Medicina Narrativa e História da Medicina (LAMNHM) e conta com um acervo de livros na área da UIP, tendo sedimentadas atividades culturais, conduzidas com o propósito de desenvolvimento dos acadêmicos. As atividades ocorrem quinzenalmente, e são convidadas pessoas que tenham em seu cotidiano a conversação entre a área de saúde e sua interface com as artes.

Quadro 5 Descrição do PRIMEL, realizado na internação psiquiátrica do Hospital São Lucas

PRIMEL	Descrição
Objetivos	Melhorar a qualidade da assistência na UIP e formar recursos humanos para a saúde e o bem-estar por meio da leitura
Atividades propostas	Oficinas e saraus literários
Composição do grupo de voluntários	Bolsistas de iniciação científica e alunos voluntários em programa de extensão e iniciação científica da universidade
Duração da oficina	Uma hora de oficina e 1 hora e 30 minutos a 3 horas de sarau
Periodicidade	Três vezes por semana as oficinas e uma vez por mês o sarau literário

CONSIDERAÇÕES FINAIS

A inclusão de uma oficina de arteterapia no contexto de uma internação psiquiátrica tem diversos benefícios, embora careça de evidências robustas. As oficinas terapêuticas já são largamente utilizadas no contexto dos CAPS do SUS. Sua implementação em uma unidade de internação psiquiátrica oferece diversos desafios, principalmente relacionados aos materiais e às técnicas utilizadas, que podem ser utilizados como instrumentos de auto ou heteroagressão, devendo os pacientes permanecer sob constante assistência.

Neste contexto, o produto final não é o único a ser analisado pelos terapeutas, mas toda a cadeia produtiva deve ser considerada, desde a escolha do material, o processo criativo, até o alcance do objetivo final do processo. A arteterapia não é diferente de nenhum outro tratamento ou processo de melhora da psicopatologia. Não é um processo linear e quase nunca segue um curso preestabelecido. Deve ser estruturado e protocolado previamente, mas construído em conjunto com o indivíduo, sendo seu significado único. Os usuários devem se sentir livres para se expressar e falar sobre seus sentimentos e ideias acerca do que produzem.

Além da arteterapia e das terapias expressivas, outras oficinas terapêuticas podem ser oferecidas aos usuários, incluindo aquelas que habilitem geração de renda (como artesanatos e trabalhos manuais) e oficinas que possibilitem alfabetização e exercitem capacidades do sujeito. Essas ações em saúde facilitam a inserção da pessoa em seu contexto social e favorecem sua autonomia durante e após a internação psiquiátrica.

REFERÊNCIAS BIBLIOGRÁFICAS

1. Azevedo DM, Miranda FAN. Therapeutic workshops as means of psychosocial rehabilitation: perception of family. Esc Anna Nery. 2011;15:339-45.
2. Ribeiro LA, Sala ALB, Oliveira AGB. As oficinas terapêuticas nos centros de atenção psicossocial. Rev Min Enferm. 2008;12(4):516-22.
3. Morris K, Reid G, Spencer S. Occupational therapy delivered by specialists versus non-specialists for people with schizophrenia. Cochrane Database Syst Rev. 2018;10(10):CD012398.
4. Sei MB. Arteterapia e psicanálise. São Paulo: Zagodoni; 2011.
5. Malchiodi CA, editor. Handbook of art therapy. New York: Guilford Press; 2012.
6. Mello LC. Nise da Silveira: caminhos de uma psiquiatra rebelde. Rio de Janeiro: Automática; 2014.
7. Brasil. Ministério da Saúde. Secretaria de Atenção à Saúde. Departamento de Ações Programáticas Estratégicas. Saúde mental no SUS: os centros de atenção psicossocial. Brasília: Ministério da Saúde; 2004.
8. Souza ACA, Galvão CRC. Terapia ocupacional: fundamentação & prática. Rio de Janeiro: Guanabara Koogan; 2007.
9. Freud S. Arte, literatura e os artistas. v. 1. São Paulo: Autêntica; 2015.
10. Borges S. Psicanálise entre artes. v. 1. São Paulo: Autêntica; 2017.
11. Carvalho SMM, Amparo PHM. Nise da Silveira: a mãe da humana-idade. Rev Latinoam Psicopatol Fundam. 2006;9(1):126-37.
12. Crawford MJ, Killaspy H, Kalaitzaki E, Barrett B, Byford S, Patterson Sue, et al. The MATISSE study: a randomised trial of group art therapy for people with schizophrenia. BMC Psychiatry. 2010;10:65.
13. Carlo MMRP, Bartalotti CC. Terapia ocupacional no Brasil: fundamentos e perspectivas. São Paulo: Plexus; 2001.
14. Silveira N. Imagens do inconsciente: com 271 ilustrações. Petrópolis: Vozes; 2015.
15. Maujean A, Pepping CA, Kendall E. A systematic review of randomized controlled studies of art therapy. Art Ther. 2014;31(1):37-44.
16. Torrez VR et al. Impact of literary workshops in patients of a general psychiatric hospital. [trabalho não publicado]. 2018.

18

Abordagem multidisciplinar na internação psiquiátrica

Alícia Souza de Andrade
Cristiane Camponogara Baratto
Melina Adriana Friedrich
Vanessa Santos Vieira

DESTAQUES

- A equipe multidisciplinar em ambiente de internação psiquiátrica costuma ser composta por médico psiquiatra, enfermeiro, técnicos de enfermagem, nutricionista, terapeuta ocupacional, assistente social e psicóloga.
- O planejamento do cuidado integrado otimiza o tratamento e diminui o tempo de internação.
- Pacientes apresentando sintomas clínicos, ortopédicos, ginecológicos, obstétricos ou em outra área da Medicina necessitam de atendimento de serviços médicos hospitalares especializados.
- Situações de vulnerabilidade e risco social necessitam ser acompanhados por profissionais do Serviço Social.

PONTOS IMPORTANTES

- O planejamento do cuidado com o paciente é fundamental para o funcionamento da internação psiquiátrica. O paciente deve ser avaliado de uma forma integral, com um olhar biopsicossocial por meio do trabalho de uma equipe multidisciplinar. As abordagens multi e interdisciplinar articularão todas as esferas da vida do paciente, deslocando a noção de doença mental como único objeto de intervenção, com uma clínica ampliada e compartilhada[1,2].

(continua)

(continuação)

- A psicologia na internação psiquiátrica aborda sentimentos que permitem que o paciente se posicione diante da própria existência por meio de atendimentos individuais e/ou atividades em grupo. Já a equipe de enfermagem está mais presente na prática diária da internação ao observar alterações de comportamento, sinais e sintomas de psicopatologia, efeitos adversos de medicamentos e outras condições clínicas (como o monitoramento dos sinais vitais). Populações especiais, como gestantes, idosos e crianças, requerem atenção específica para o manejo multidisciplinar desses pacientes durante a internação psiquiátrica. A equipe de Nutrição contribui na abordagem dos pacientes internados que necessitem de dietas restritas, seja por comorbidades clínicas, seja por questões relacionadas à própria doença psiquiátrica. Para pacientes internados, a fisioterapia pode ser essencial quando se trata de pessoas que possuem particularidades como dificuldade de locomoção, estarem acamadas ou terem problemas respiratórios. O Serviço Social possui um papel importante no trabalho multidisciplinar da internação psiquiátrica, intervindo nas demandas trazidas pelos usuários, fruto das múltiplas expressões da questão social, buscando a efetivação dos direitos sociais e a inclusão social do cidadão intra e extra-hospitalar[1].

PLANEJAMENTO DO CUIDADO INTEGRADO

No final do século XVIII, o manicômio tornou-se a instituição onde as pessoas taxadas como doentes mentais e loucas eram assistidas, modelo que tinha o discurso médico como dominante na condução dos casos[1]. Já em meados do século XX, questionamentos a respeito dessas práticas começam a emergir no mundo todo, impulsionando mudanças no sistema de assistência a essas pessoas, o que ficou conhecido como Reforma Psiquiátrica[1,2]. No Brasil, a Reforma Psiquiátrica iniciou seus questionamentos na década de 1970 e promoveu mudanças na assistência, como a valorização da inserção social e cidadania dos usuários, o desenvolvimento de redes de serviço em saúde mental extra-hospitalares e comunitários e a própria defesa da interdisciplinaridade[2,3]. Essas propostas, que foram sendo instituídas no Brasil, objetivavam, entre outras coisas, a redução das internações psiquiátricas asilares e uma rede substitutiva de serviços compostos por equipes interdisciplinares capazes de dar conta das demandas dos pacientes, de seus familiares e da comunidade. Assim, os manicômios foram dando lugar a esses serviços substitutivos, sendo os leitos de internação psiquiátrica destinados apenas à estabilização de crises agudas em hospitais gerais e/ou desintoxicação nos casos de abuso de substâncias psicoativas, abandonando o caráter asilar e de exclusão social que tinham anteriormente.

Nesse contexto, a crise pode ser entendida como um quadro de agudização da sintomatologia psiquiátrica que deve ser revertido com a maior agilidade possível, mas também como um momento que deve ser cuidadosamente investido em seu potencial transformador e criativo visando ao retorno à vida em sociedade. Para que tais objetivos sejam atingidos, a terapêutica não pode ser restrita a fármacos e privação ambiental. Outros recursos, como valorizar o poder terapêutico da escuta e da palavra, o poder da educação em saúde e do apoio psicossocial, devem ser incluídos e sistematizados no cuidado. A partir desses recursos, os conhecimentos de outras áreas sobre o funcionamento de um sujeito social, relacional e biológico se tornam importantes[4].

Uma breve elucidação sobre dois conceitos é necessária: o de multidisciplinaridade e o de interdisciplinaridade. O acompanhamento multidisciplinar se dá pela combinação e justaposição de profissionais de diferentes áreas, com qualificações e experiências complementares, trabalhando juntos em função da realização de um determinado trabalho. A interdisciplinaridade como estratégia envolve a troca real de conhecimentos e uma integração mais profunda e coordenada entre disciplinas. O indivíduo passa a ser visto de maneira integrada, ou seja, como multidimensional (biopsicossocial-espiritual), que se constrói por meio das relações que estabelece com o outro. A inclusão dos aspectos subjetivos dos usuários/pacientes no entendimento do sofrimento psíquico é, sem dúvida, uma parte importante da construção da integralidade da atenção.

É comum vermos em ambientes de cuidado à saúde mental que os indivíduos apresentam demandas relacionadas com comorbidades ou outros sintomas que causam desconfortos, como disfunções alimentares, problemas com sono e problemas clínicos como diabetes *mellitus*, hipertensão, entre outros. Também é comum que a pessoa esteja em situações de vulnerabilidade, como situação de rua, violência doméstica ou abuso de substâncias psicoativas. A partir do acompanhamento multidisciplinar, é possível que diferentes profissionais, como nutricionistas, neurologistas, psicólogos, terapeutas ocupacionais, assistentes sociais, educadores físicos, entre outros, planejem o tratamento mais adequado e integral a essas pessoas[5]. As práticas interdisciplinares dessa equipe não se esgotam apenas na comunicação entre os múltiplos atores inseridos nas atividades, mas aponta para uma discussão prática e metodológica na formulação das ações dos serviços, analisando todas as possibilidades terapêuticas e elegendo as mais adequadas a cada caso, conforme a necessidade de cada indivíduo. A escolha da terapêutica precisa envolver um conhecimento não só sobre o doente, mas também a respeito do seu modo de vida, seu trabalho, sua família, seu local de residência, seu desejo, entre outros fatores[3].

Diante de uma internação, toda a preocupação da equipe deve ocorrer no sentido de estabilizar a sintomatologia agudizada que se apresenta, reduzindo riscos e, assim que possível, promovendo o seu Plano Terapêutico Singular (PTS), como proposto pela cartilha HumanizaSUS, do Ministério da Saúde[6]. A internação em regime hospitalar é marcada pelas características da excepcionalidade e transitoriedade e só deve ocorrer quando outras formas de tratamento foram tentadas antes e resultaram frustradas[7]. Da mesma forma, sua duração deve ser condicionada apenas à necessidade terapêutica de permanência em ambiente hospitalar. No PTS estão inclusos o processo de alta hospitalar e a elaboração de uma rede de cuidados ao paciente, que chamamos de encaminhamento implicado, envolvendo contatos com a equipe da unidade de saúde de referência do paciente, como Centros de Atenção Psicossociais (CAPS), centros de convivência, locais para reinserção no mercado de trabalho ou de natureza escolar, serviços de assistência social ou de moradia. Isso considera que os diversos aspectos da vida do indivíduo estão encadeados e que, para um completo sucesso do cuidado, é necessário intervir em todas essas áreas a partir da escuta do que é demanda para ele. Isso pode contribuir, inclusive, para maior aceitação da condição clínica e adesão ao tratamento, já que as necessidades e os desejos do usuário estarão sendo respeitados e olhados como inter-relacionados. Um exemplo de atividade multidisciplinar essencial é o manejo dos efeitos adversos das medicações, muitas vezes necessárias para manter o tratamento farmacológico até alguma resposta terapêutica: permitir que o usuário fale sobre o que tem sentido com o uso dos psicofármacos, psicoeducá-lo quanto aos efeitos esperados e os colaterais, auxiliá-lo quanto a alterações nutricionais necessárias para manter o bom funcionamento corporal etc.

Como sugestões de como conduzir um cuidado integrado, multi e interdisciplinar, podemos considerar como elementos para intervenção: articular todas as esferas da vida do paciente, deslocando a noção de doença mental como único objeto de intervenção; clínica ampliada e compartilhada (HumanizaSUS); reuniões de equipe ou *rounds* para elaboração de PTS; elaboração de uma rede de cuidados pós-alta envolvendo outros serviços e atores por meio do encaminhamento implicado; permitir que o paciente participe do processo decisório do seu tratamento; oferecer cuidados especializados conforme a necessidade de cada caso; estudos de casos; e elaboração teórico-metodológica sobre o tratamento por parte de cada equipe.

Aconselha-se uma reunião semanal com toda a equipe que fornece cuidados ao paciente, para que se realize um planejamento em conjunto dos objetivos a serem atingidos durante a internação.

PAPEL DA PSICOLOGIA NA INTERNAÇÃO PSIQUIÁTRICA

A lei antimanicomial propõe a interdisciplinaridade e inclui o atendimento psicológico entre as modalidades de intervenção em instituições de saúde mental[7,8]. Especificamente no setor de internação psiquiátrica, o psicólogo deve unir os conhecimentos da psicologia hospitalar pela especificidade do ambiente onde acontece o cuidado, com as noções de saúde mental e reforma psiquiátrica, e deve estar envolvido na proposição das estratégias de cuidado a pacientes, familiares e dos próprios profissionais de saúde[9]. Esses profissionais devem trabalhar em redes, em equipes interdisciplinares, possibilitando trocas, ações coletivas e integradas, com o desafio de evitar o isolamento e a superposição de ações de ciências distintas[8].

A hora-assistencial do psicólogo deve contemplar: tempo destinado à preparação para atendimento, com leitura de prontuário; escolha e preparo de materiais; realização de procedimentos ou técnicas psicológicas; descarte/guarda de materiais; interconsultas; discussão de caso e reuniões de equipe; encaminhamento de demandas; evolução em prontuário; elaboração de documentos[10].

Dentre as principais atuações do psicólogo na internação psiquiátrica, destacamos:

- Realização de grupos psicoterapêuticos e de grupos psicoeducativos.
- Permitir que o sujeito se posicione diante da própria existência por meio de grupos ou atendimentos individuais.
- Trabalhar sentimentos quanto à internação, medicação e diagnóstico que possam surgir no momento na hospitalização.
- Dar suporte para o paciente elaborar a angústia e permitir espaços de fala sobre assuntos tabus.
- Estimular que as relações interpessoais não se enfraqueçam devido ao afastamento do paciente do seu contexto relacional.
- Auxiliar na comunicação do paciente com outros membros da equipe, visando ao desenvolvimento da autonomia dele quanto ao processo decisório do seu tratamento.
- Realizar a avaliação psicológica das fragilidades e potencialidades psíquicas de cada paciente, seja por meio de testagem psicológica, seja por meio de outros dispositivos disponíveis à profissão.
- Auxiliar a equipe na tomada de decisão sobre a condução do caso durante as reuniões de equipe ou *rounds*.
- Realizar a comunicação de notícias difíceis em conjunto com outros profissionais da unidade, caso necessário.
- Atuar no manejo de crise seguindo os protocolos criados na unidade.

CUIDADOS DA EQUIPE DE ENFERMAGEM

O papel da enfermagem na internação psiquiátrica é indispensável. O bom manejo do paciente durante a internação é essencial para a adesão ao tratamento e a melhora clínica. A equipe de enfermagem representa o profissional que se encontra integralmente na assistência à beira do leito e no ambiente. A equipe deve estar sempre em coerência entre os componentes do grupo assistente e os demais profissionais de saúde. Alguns casos de pacientes com doença crônica podem causar um sentimento de impotência à equipe, o que pode ser amenizado com uma boa relação entre a equipe médica e de enfermagem[11]. Essa relação pode ser aprimorada com reuniões frequentes multidisciplinares ou entre ambas as equipes.

Também é competência da equipe de enfermagem observar alterações de comportamento do paciente durante o tempo em que o médico não estiver presente, bem como manter uma rotina de aferição dos sinais vitais. Dentro das alterações comportamentais, podem-se observar a oscilação do humor e do afeto do paciente, a sensopercepção com testes de realidade, efeitos adversos medicamentosos e condições clínicas, como acatisia e alteração do nível de consciência. Com o relato da equipe de enfermagem sobre a alteração do padrão de convívio do paciente, o médico assistente pode usufruir das informações para um melhor manejo e tratamento durante a internação psiquiátrica[12].

Cuidados pessoais, como banho, alimentação, higiene e alterações de eliminações urinárias e intestinais, são supervisionados pela equipe de enfermagem. É essencial o registro diário desses cuidados[13], para a segurança do profissional que está avaliando o paciente e para comunicar à equipe médica qualquer alteração no padrão dessas ações. A rotina do ciclo circadiano também deve ser documentada, e, caso tenha alteração no padrão de sono, como insônia ou hipersonolência, de acordo com a prescrição médica, a equipe de enfermagem pode administrar ou retirar medicações que ajudam na correção desse ciclo naquele momento[12].

A enfermagem realiza contato com o paciente e familiar logo após a admissão, para reforçar as orientações médicas e administrativas, informar quanto à rotina da internação e realizar uma revista de pertences do paciente para evitar que ele esteja portando objetos potencialmente nocivos[11]. O manejo de cada indivíduo e suas especificações é avaliado pela equipe de enfermagem em conjunto com a equipe médica e, eventualmente, administrativa.

A elaboração do plano de cuidado é realizada em conjunto com o paciente, familiares e membros da equipe multidisciplinar, de forma individualizada em relação aos problemas de saúde mental, condição ou necessidades específicas. As intervenções são selecionadas com base da prática atual da enfermagem psiquiátrica e sendo as mais apropriadas para cada diagnóstico, incluindo o plano de orientações ao paciente e encaminhamentos necessários[14].

Algumas instituições ainda contam com o apoio da enfermagem psiquiátrica no cuidado a pacientes internados em unidades clínicas ou não psiquiátricas, por meio de consultorias, em geral solicitadas via sistema utilizado em cada serviço de saúde.

A consultoria de enfermagem em saúde mental objetiva a instrumentalização e o apoio a outros serviços de enfermagem no atendimento a indivíduos com transtornos ou sintomas psiquiátricos, diminuindo a ansiedade gerada em determinadas equipes, como também nos familiares e pacientes internados em unidades não psiquiátricas, possibilitando a permanência destes em unidades com esse perfil e diminuindo a necessidade de transferência de pacientes clínicos para unidades psiquiátricas. Sendo uma nova atuação da enfermagem, aprimora a assistência, o ensino e a pesquisa. Pode ser integrada à consultoria médica, resultando em uma prática multi e interdisciplinar, além de qualificar o atendimento oferecido na Instituição[15].

Populações especiais

A internação psiquiátrica pode ocorrer em diversas populações, como adultos, adolescentes, crianças, idosos e gestantes. De acordo com cada grupo, o manejo requer estratégias específicas, como cuidados diários de alimentação, hidratação e uso de artefatos adequados e essenciais para aquela população. O Quadro 1 exemplifica algumas estratégias, de acordo com as populações de idosos, crianças e gestantes.

Quadro 1 Manejo em uma internação psiquiátrica de acordo com grupos especiais

Idosos	Crianças	Gestantes
Observar ingesta hídrica e alimentar	Observar ingesta hídrica e alimentar	Atentar-se às alterações obstétricas
Atentar-se à dificuldade de deglutir e evitar a broncoaspiração	Estimular o desenvolvimento psicomotor em cada estágio de desenvolvimento	Ter um plano de ação se a paciente entrar em trabalho de parto
Cuidados com prótese dentária	Ambiente terapêutico diferenciado com opções lúdicas	Alinhar cuidados com equipe de Ginecologia e Obstetrícia
Avaliar risco/benefício do uso de utensílios como bengalas	Atenção à relação estabelecida entre o responsável acompanhante e a criança	Realizar a avaliação médica diária da paciente e do feto
Respeitar o estabelecido no Estatuto do Idoso	Respeitar o estabelecido no Estatuto da Criança e do Adolescente	Realizar articulação com serviços de assistência social e/ou judiciais no caso de internação involuntária para proteção ao nascituro

Fonte: adaptado de Gonçalves et al., 2011[5].

CUIDADOS DA NUTRIÇÃO

A dieta está intimamente relacionada à saúde mental e, de acordo com os nutrientes e alimentos ingeridos, pode ser um fator de risco ou um fator protetor para psicopatologias[16,17]. O papel do nutricionista no contexto da saúde mental é muito importante e deve estar presente no plano de tratamento do paciente internado em uma unidade psiquiátrica. Esse indivíduo pode apresentar mudanças no padrão alimentar devido a medicamentos, pela comorbidade apresentada ou pela presença de um transtorno alimentar que requer atenção específica, como no caso da bulimia, anorexia e compulsão alimentar. O plano nutricional deve ser discutido com a equipe assistente, tanto de enfermagem, quanto médica, em um modelo interdisciplinar e humanizado[18].

Os pacientes com comorbidades como diabetes *mellitus*, hipertensão arterial, desnutrição e outras afecções clínicas comprometidas pela dieta devem ser acompanhados com planos nutricionais específicos, como dieta com redução de sódio ou com maior aporte calórico. Outra condição clínica que exige um acompanhamento mais dedicado da equipe de nutrição e da equipe médica de Nutrologia é quando o paciente necessita de um tipo específico de ingestão de dieta. Os pacientes com alteração importante do nível de consciência, o que pode ocorrer como efeito adverso de alguma medicação ou condição médica (*delirium*, infecção, comprometimento vascular cerebral, entre outras), precisam ser avaliados cuidadosamente quanto à necessidade de nutrição nasoenteral ou até mesmo parenteral, de acordo com o grau de desnutrição[19]. Nos quadros de transtornos alimentares, é essencial a vigilância da ingesta nutricional do paciente pela equipe de enfermagem. O acompanhamento diário do nutricionista é essencial para um bom resultado terapêutico[19].

CUIDADOS DA FISIOTERAPIA

O profissional fisioterapeuta necessita compreender o quadro clínico do distúrbio apresentado pelo paciente que está prestes a atender, como também a relação neuroendócrina e os efeitos da medicação utilizada[20]. Traumas ocorridos após episódios de autolesão, rigidez ou fraqueza muscular, discinesia e hipomobilidade são demandas apresentadas por pacientes em internação temporária ou asilados[20]. Essas demandas podem ser decorrentes do uso de algumas medicações, como também associadas a doenças ou condições clínicas preexistentes.

A manutenção do estado de saúde e a reabilitação da capacidade funcional do paciente são objetivos buscados pelo tratamento fisioterápico. Isso pode incluir restauração da integridade física, social e mental do indivíduo por meio de recursos específicos do profissional, com o auxílio de ações como eletrotermofototerapia, cinesioterapia geral e respiratória, mobilizações articulares e segmentares e orientações gerais sobre a saúde física. A evolução da independência e melhora na qualidade de vida potencializa o tratamento do paciente psiquiátrico[20].

Embora a colaboração do profissional fisioterapeuta seja uma perspectiva em muitas unidades psiquiátricas, em outros hospitais ainda é uma realidade isolada. É desejável que disciplinas relacionadas à saúde mental sejam agregadas à grade curricular dos cursos de Fisioterapia, para capacitar mais profissionais nessa área, que busca a reabilitação psicossocial do paciente com transtorno mental[21].

O PAPEL DO ASSISTENTE SOCIAL NA INTERNAÇÃO PSIQUIÁTRICA

Os processos de cuidado dos sujeitos em saúde mental envolvem o conceito ampliado de saúde, portanto o usuário não pode ser visto isoladamente, descolado de fatores sociais, econômicos, culturais, étnicos raciais, psicológicos e comportamentais que influenciam o processo saúde-doença. Nesse sentido e no que diz respeito ao atendimento integral em saúde, é fundamental a leitura da realidade social em que o usuário está inserido para poder entender a historicidade em sua totalidade. O assistente social intervém na realidade social dos usuários, trabalhando com a identificação das demandas expressadas pela questão social, como a exclusão social, privação do seu convívio social, o desemprego, a miséria, o não acesso a medicamentos disponibilizados pelo SUS, a violência, o preconceito, entre outros desafios à inclusão dos usuários ao sistema para a viabilização dos direitos sociais. O Serviço Social pode e deve ser acionado quando houver situações como:

- Orientação a respeito de situações legais (previdência, benefícios e aposentadorias, por exemplo).
- Situação de caráter jurídico.
- Auxílios para acesso A recursos da rede de suporte social.

Na área da saúde mental, o maior desafio que o profissional enfrenta no seu cotidiano são as diversas formas de violação de direitos sociais[22]. Nessa perspectiva, os processos de trabalho do assistente social têm como objetivo a efetivação desses direitos. Para tanto, citam-se as principais ações do assistente social na internação psiquiátrica, utilizando para reconhecimento os Parâmetros de Atuação do Assistente Social na área da Saúde[23]:

- Realização de atendimentos individuais, grupos operativos e visita domiciliar.
- Acompanhamento do usuário e da família quando identificada situação de vulnerabilidade e risco social.
- Mediação de conflitos do usuário com a família.
- Fortalecimento de vínculos familiares.
- Democratização de informações por meio de orientações e encaminhamento a fim de viabilizar o direito do usuário.
- Identificação e trabalho a partir dos determinantes sociais da situação apresentada pelos usuários e familiares.
- Participação em reuniões e *rounds* visando à troca de informações e saberes com a equipe.
- Auxiliar na comunicação do paciente com outros membros da equipe, visando ao desenvolvimento da autonomia desse paciente quanto ao processo decisório do seu tratamento.
- Articulação da rede de serviços para a transição do cuidado após a alta hospitalar.
- Elaboração de relatórios, estudos e parecer social.
- Estímulo à participação em espaços de controle social.

OUTRAS ESPECIALIDADES MÉDICAS

Uma unidade de internação psiquiátrica em hospital geral costuma ser referência para pacientes psiquiátricos com comorbidades clínicas, embora demandas de outras especialidades médicas possam surgir durante o período da internação. O paciente deve ser avaliado de forma biopsicossocial, sendo necessário eventualmente o acompanhamento de outras especialidades médicas. O Quadro 2 apresenta a correlação de demandas para outras especialidades médicas.

EQUIPE MULTIDISCIPLINAR E MANEJO DE SITUAÇÕES DE CRISE

Todos os profissionais de saúde envolvidos na assistência podem eventualmente lidar com situações de crise na unidade psiquiátrica. São consideradas situações de crise os distúrbios do pensamento, sentimentos ou ações que envolvem risco de vida ou risco social grave, necessitando de intervenções imediatas e inadiáveis, por exemplo em situações de violência, suicídio, automutilação, autonegligência, juízo crítico muito comprometido, quadros agudos de

Quadro 2 Correlação de demandas de pacientes com a especialidade médica

Especialidade médica	Demanda
Clínica médica	Hipertensão arterial compensada. Diabetes *mellitus* compensado Intercorrências clínicas emergenciais. Dor abdominal. Síndrome neuroléptica maligna (unidade de tratamento intensivo).
Ginecologia e obstetrícia	Gestação. Manejo de sintomas do climatério. Infecções sexualmente transmissíveis. Sinais e sintomas relacionados ao sistema reprodutor feminino. Anticoncepção.
Endocrinologia	Diabetes *mellitus* descompensado Hiper ou hipotireoidismo. Hiper ou hipoparatireoidismo.
Cardiologia	Síndrome coronariana aguda. Endocardite. Miocardite. Alterações no eletrocardiograma. Hipertensão arterial descompensada.
Cirurgia	Dor abdominal – abdome agudo. Colecistite aguda.
Nefrologia	Alteração da função renal. Parada da eliminação de diurese.
Nutrologia	Paciente com indicação de alimentação nasoenteral. Paciente desnutrido.
Neurologia	Demências. Oscilação do nível de consciência. Parkinsonismo não medicamentoso. Encefalites.

Fonte: adaptado de Botega, 2017[11]; Stern et al., 2010[24]; Cordioli et al., 2015[25].

ansiedade e síndromes conversivas. O manejo nessas situações deve ter, como objetivos[25,26]:

- Estabilização do quadro: evitar o risco vital, reparar o dano (se houver), aliviar o sofrimento e prevenir a repetição do episódio.
- Estabelecer hipótese diagnóstica, caso ainda não haja uma, excluir causas orgânicas, encaminhar para o setor específico, caso haja necessidade, e orientar a família e/ou o paciente.
- Outros: exame clínico, estudos diagnósticos adicionais (avaliações complementares), exames complementares.

Para manejar situações de crise, o profissional deve adotar atitudes que não causem lesão ao paciente e à equipe; evitar se expor desnecessariamente; adotar uma atitude sóbria e empática; respeitar a dignidade do paciente. Como primeira tentativa, sempre se recomenda o manejo verbal. Nessa intervenção, os profissionais devem buscar manter o local tranquilo, falar de forma clara, respeitosa e direta, mostrando-se capaz de auxiliar o paciente; estimulá-lo a falar sobre suas angústias e medo, expressando-se pela fala e não pela agressividade contra si ou contra terceiros; deixar claro que dispõem de mecanismos capazes de conter a agitação, com a intenção de ajudá-lo, e não de medir força.

Além do manejo verbal, quando este não for capaz de conter a situação de crise, podem ser utilizados métodos como a contenção mecânica e a contenção química. O Quadro 3 apresenta sinais indicativos de iminência de crises a que todos os profissionais da equipe multidisciplinar devem estar atentos.

Quadro 3 Sinais indicativos de iminência de crise em ambiente de internação

Iminência de crise	Sinais	Conduta
Agitação psicomotora (APM)	Hostilidade. Agressividade verbal. Punhos e dentes cerrados, inquietação. Tendência à aproximação e inclinação em direção ao interlocutor durante o manejo verbal.	Manejo verbal. Contenção química. Contenção mecânica. Observar ingesta medicamentosa, se opção por via oral. Encaminhar o paciente à sala de observação ou leito próximo ao posto de enfermagem. Revisar indicação de internação. Revisar pontos de contenção e sinais vitais conforme protocolo institucional. Promover segurança e conforto no leito durante a contenção mecânica.
Ato autolesivo/ suicida	Isolacionismo. Ansiedade. Conduta observadora em relação à dinâmica da unidade. Histórico de ato autolesivo/suicida	Manejo verbal. Contenção química. Contenção mecânica. Encaminhar o paciente à sala de observação ou leito próximo ao posto de enfermagem. Revistar pertences/retirar objetos com potencialidade de risco. Retirar lençóis. Observar ingesta medicamentosa.

(continua)

Quadro 3 Sinais indicativos de iminência de crise em ambiente de internação (*continuação*)

Iminência de crise	Sinais	Conduta
Risco de suicídio	Mudança súbita no humor/comportamento. Frases como: "Seria melhor se eu não estivesse vivo" ou "Não faria falta". Isolacionismo. Conduta observadora em relação à dinâmica da unidade psiquiátrica. Comportamento suicida prévio.	Manejo verbal. Encaminhar o paciente à sala de observação ou leito próximo ao posto de enfermagem. Revistar pertences/retirar objetos potencialmente nocivos. Comunicar as equipes assistentes. Observar ingesta medicamentosa. Afastar o paciente de possíveis pontos de ancoragem ou de janelas. Presença de um funcionário dedicado a cuidar de perto do paciente.

Fonte: adaptado de Botega, 2017[11]; Stern et al., 2010[24].

POPULAÇÕES EM SITUAÇÃO DE VULNERABILIDADE SOCIAL

É frequente que, já no momento de acolhimento inicial para a admissão na internação, apareçam vulnerabilidades sociais de alguns pacientes. Estas podem ser de diversas ordens, como as relacionadas às fragilidades de vínculos familiares e afetivos, a invisibilidade governamental em casos de população de rua, situações de violência ou pacientes curatelados. Frequentemente ocorrem situações nas quais os usuários não estão previamente acompanhados por um serviço de apoio ou, quando estão, a rede não é capaz de dar o suporte adequado. Nesses casos, a atuação de alguns profissionais, como da psicologia e do serviço social, pode ser necessária, atuando na formação de redes de cuidado e no fortalecimento de vínculos existentes. Esse acompanhamento envolve, muitas vezes, a articulação de uma rede integrada e intersetorial, viabilizando aos usuários o acesso a informações sobre programas de geração de renda ou de moradia, bem como o acesso a benefícios transitórios ou continuados para o auxílio financeiro da família.

É um desafio, porém, quando as internações em leitos destinados à Psiquiatria ocorrem devido a mandados judiciais, situação indicativa de vulnerabilidade[3]. Essas internações, que podem ser compulsórias ou involuntárias, podem ocorrer tanto em casos de dependência química quanto em casos de outros transtornos mentais graves, em que a pessoa não identifica que está se colocando e colocando outros em risco. Casos assim ameaçam ainda mais a organização do serviço, principalmente porque, muitas vezes, não envolvem o comprometimento do paciente com o tratamento. Há de se tentar, uma vez que a internação involuntária já ocorreu, a sensibilização do paciente quanto aos motivos dessa terapêutica e das possibilidades de elaboração desse momento e dos posteriores à internação.

ASSISTÊNCIA AOS FAMILIARES

A equipe multiprofissional deve investir fortemente no trabalho com os familiares, pois a família tem um importante papel social e pode contribuir significativamente para o tratamento do paciente, sendo a base de apoio de que o usuário necessita. A intervenção familiar pode ser significativamente benéfica e ajudar a evitar uma reinternação[27]. É imprescindível coletar dados de como o paciente vive e quais e como são as suas relações interpessoais. Ao internar um paciente em uma unidade psiquiátrica, o ideal é que haja uma reunião com os familiares mais próximos e membros da equipe multidisciplinar (como médico, enfermeiro e assistente social). Esse encontro é válido para saber a compreensão que os familiares têm sobre internação psiquiátrica, adquirir informações de como o paciente se relaciona com os pares e observar, se possível, a dinâmica familiar em que esse indivíduo está inserido.

Uma situação particularmente sensível e frequentemente negligenciada é a identificação de dependentes ou filhos menores de idade de pacientes psiquiátricos internados. Vários estudos mostram que essas populações são mais suscetíveis para o desenvolvimento de psicopatologia, sendo uma população que deve ser avaliada e, quando necessário, encaminhada para tratamento[28-31]. Na Unidade de Internação Psiquiátrica do Hospital São Lucas, da PUC-RS, todos os filhos menores de 18 anos de usuários internados são avaliados por uma equipe de Psiquiatria Infantil, que frequentemente identifica problemas de saúde mental grave, prejuízos na qualidade de vida e até situações de risco de suicídio de filhos de pacientes[28]. Uma vez que não existem, no Brasil, políticas públicas voltadas a essas problemáticas, é de fundamental importância que a equipe multidisciplinar possa investigar ativamente qualquer sinal de violação de direitos, negligência ou psicopatologia em filhos de pacientes, encaminhando a informação à equipe médica assistente, a fim de avaliar essas situações.

Também é imprescindível o papel da equipe assistente na observação das demandas psicossociais dos familiares, sendo muitas vezes uma forma de comunicação de situações e preocupações que podem não ser expressas para a equipe médica. Uma vez identificada a demanda daqueles familiares, pode-se trabalhar na psicoeducação dessa rede de apoio.

Quando o paciente não possui rede de apoio bem estabelecida, o Serviço Social deve ser acionado para que entre em contato e articule essa rede. A família pode ter dificuldades psicossociais de assistir ao paciente psiquiátrico com sintomas graves, sendo necessário, por vezes, acionar os serviços de saúde ou assistência social de referência do território em que ele vive.

CONSIDERAÇÕES FINAIS

A equipe multidisciplinar em ambiente de internação psiquiátrica é essencial para o planejamento do cuidado biopsicossocial do paciente. A organização interdisciplinar é uma forma mais eficaz de otimizar o tratamento e diminuir o tempo de internação. Os pacientes podem apresentar sintomas clínicos que necessitam de cuidados diários e intensivos, em geral realizados pelo acompanhamento da equipe de enfermagem. Outras especialidades médicas também podem atuar, auxiliando nas comorbidades apresentadas pelo paciente durante a internação. Além disso, a assistência da nutrição, do serviço social, da psicologia e da fisioterapia é essencial para o manejo do tratamento complementar à internação psiquiátrica.

REFERÊNCIAS BIBLIOGRÁFICAS

1. Amarante P, coordenador. Loucos pela vida: a trajetória da reforma psiquiátrica no Brasil. Rio de Janeiro: Fiocruz; 1998.
2. Vasconcellos VC. Trabalho em equipe na saúde mental: o desafio interdisciplinar em um CAPS. SMAD, Rev. Eletrônica Saúde Mental Álcool Drog. 2010;6(1).
3. Queiroz MS, Delamuta LA. Saúde mental e trabalho interdisciplinar: a experiência do "Cândido Ferreira" em Campinas. Cienc. Saúde Coletiva. 2011;16:3606-12.
4. Campos GWS, Amaral MA. A clínica ampliada e compartilhada, a gestão democrática e redes de atenção como referenciais teórico-operacionais para a reforma do hospital. Ciênc Saúde Coletiva. 2007;12(4):849-59.
5. Chiaverini DH, organizador. Guia prático de matriciamento em saúde mental. Brasília: Ministério da Saúde; 2011.
6. Brasil. Ministério da Saúde. Cadernos HumanizaSUS: volume 3 - Atenção hospitalar. Brasília: Ministério da Saúde; 2013. [acesso em 8 de dezembro de 2020]. Disponível em: http://bvsms.saude.gov.br/bvs/publicacoes/cadernos_humanizasus_atencao_hospitalar.pdf
7. Brasil. Lei n. 10.216, de 6 de abril de 2001. Brasília: Diário Oficial da União; 2001.
8. Sant'Anna T, Brito V. A lei antimanicomial e o trabalho de psicólogos em instituições de saúde mental. Psicol Cienc Prof. 2006;26(3):368-83.
9. Hutz CS, Bandeira DR, Trentini CM, Remor E. Avaliação psicológica nos contextos de saúde e hospitalar. Porto Alegre: Artmed; 2019.
10. Brasil. Ministério da Saúde. Secretaria de Atenção à Saúde. Nota técnica n. 11/2019-CGMAD/DAPES/SAS/MS: esclarecimentos sobre as mudanças na Política Nacional de Saúde Mental e nas Diretrizes da Política Nacional sobre Drogas. 2019.
11. Botega NJ. Prática psiquiátrica no hospital geral: interconsulta e emergência. Porto Alegre: Artmed; 2017.
12. Rocha R. Enfermagem em saúde mental. São Paulo: Senac São Paulo; 2020.
13. Casher MI, Bess JD. Manual of Inpatient Psychiatry. Cambridge University Press; 2010.

14. Towsend MC. Enfermagem psiquiátrica: conceitos de cuidados. Rio de Janeiro: Guanabara Koogan; 2002.
15. Knöpker CC. A percepção dos enfermeiros acerca da consultoria de enfermagem psiquiátrica no HCPA. Porto Alegre. Monografia [Graduação em Nutrição] – Universidade Federal do Rio Grande do Sul; 2010.
16. Leite A. Nutrição e saúde mental: o papel da dieta na perturbação depressiva. Porto. Dissertação [Mestrado Integrado em Medicina] – Universidade do Porto; 2018.
17. Singh NN, Barber JW, Sant SV. Handbook of recovery in inpatient psychiatry. Springer; 2016.
18. Mattos ACE, Rocha LS, Rodrigues L. Dialogando sobre alimentação e nutrição na saúde mental: Ações promotoras de saúde por meio de oficinas de horticultura. Rev Assoc Bras Nutr. 2008;9(2):17-24.
19. Stern TA, Fricchione GL, Rosenbaum JF. Massachusetts General Hospital handbook of general hospital psychiatry. [e-book]. Elsevier Health Sciences; 2010.
20. Mannrich G. A saúde mental e as questões de reabilitação física. [internet]. Conselho Regional de Fisioterapia e Terapia Ocupacional, 11 de abril de 2014. [acesso em 7 de dezembro de 2020]. Disponível em: http://www.crefito10.org.br/conteudo.jsp?idc=1823
21. Silva S, Pedrao L, Miasso A. O impacto da fisioterapia na reabilitação psicossocial de portadores de transtornos mentais. SMAD, Rev. Eletrônica Saúde Mental Álcool Drog. 2012;8(1):34-40.
22. Appel N. O assistente social inserido na saúde mental e suas estratégias de intervenção. Jornada Internacional de Políticas Públicas, 2017, São Luís. São Luís, Maranhão: Universidade Federal do Maranhão; 2017.
23. Conselho Federal de Serviço Social. Parâmetros para atuação de assistentes sociais na política de saúde. Brasília, DF: CFESS; 2010.
24. Cordioli AV, Gallois CB, Isolan L. Psicofármacos: consulta rápida. Porto Alegre: Artmed; 2015.
25. Stern T, Fricchione G, Cassem N, Jellinek M. Handbook of general hospital psychiatric. W.B. Saunders Company; 2010.
26. Zeferino MT, Rodrigues J, Assis JT, organizadores. Crise e urgência em saúde mental: fundamentos da atenção à crise e urgência em saúde mental. Florianópolis: Universidade Federal de Santa Catarina; 2015.
27. Girón M, Fernández-Yañez A, Mañá-Alvarenga S, Molina-Habas A, Nolasco A, Gómez-Beneyto M. Efficacy and effectiveness of individual family intervention on social and clinical functioning and family burden in severe schizophrenia: a 2-year randomized controlled study. Psychol Med. 2010;40(1):73-84.
28. Ache AL, Moretti PF, Rocha GP, Recondo R, Pacheco MA, Spanemberg L, et al. Psychopathology and impairment of quality of life in offspring of psychiatric inpatients in southern Brazil: a preliminary study. Child Adolesc Psychiatry Ment Health. 2018;12:45.
29. Dean K, Stevens H, Mortensen PB, Murray RM, Walsh E, Pedersen CB. Full spectrum of psychiatric outcomes among offspring with parental history of mental disorder. Arch Gen Psychiatry. 2010;67(8):822-9.
30. Gottesman II, Laursen TM, Bertelsen A, Mortensen PB. Severe mental disorders in offspring with 2 psychiatrically ill parents. Arch Gen Psychiatry. 2010;67(3):252-7.
31. Weissman MM, Pilowsky DJ, Wickramaratne PJ, Talati A, Wisniewski SR, Fava M, et al. Remissions in maternal depression and child psychopathology: a STAR*D-child report. JAMA. 2006;295(12):1389-98.

19

O processo de alta hospitalar e transição de cuidados na internação psiquiátrica

Daniel Luccas Arenas
Kyuana Azeredo de Lima
Luis Souza Motta
Lucas Spanemberg

DESTAQUES

- O processo de alta hospitalar é multidisciplinar e envolve planejamento de cuidado integrado.
- A transição de cuidados após a internação precisa garantir o encaminhamento do usuário a serviços especializados.
- A nota de alta é um documento essencial e deve conter todas as informações essenciais.
- Um processo de alta mal conduzido aumenta o risco de reinternações.
- As limitações do sistema de saúde devem ser conhecidas e compensadas por processos de alta qualificada e gestão integral dos cuidados.

PONTOS IMPORTANTES

- A alta hospitalar constitui uma etapa de grande importância no processo terapêutico e é determinante na manutenção da estabilidade do quadro clínico dos pacientes e na prevenção de reinternações[1,2]. Como parte do processo terapêutico, é importante destacar que a alta não representa o final do cuidado, mas sim uma transição deste dentro de um contexto dinâmico e multidisciplinar. Dessa forma, é fundamental a valorização de um planejamento em conjunto com o paciente e seus responsáveis, assim como o envolvimento dos profissionais que executarão o cuidado pós-internação[3].

(continua)

(continuação)

- Como qualquer etapa de transição, a alta hospitalar envolve potenciais estressores relacionados às equipes de cuidado, usuários dos serviços de atenção em saúde mental e familiares[4]. Na perspectiva dos pacientes, o processo de alta pode representar um cenário de conflito, principalmente quando não se sentem envolvidos nas tomadas de decisões[5]. Esse conflito envolve tanto um alívio pela perspectiva da reintegração social e retomada de maior autonomia quanto uma tensão relacionada à reintrodução de estressores pré-admissão e à própria hospitalização ou ao processo de alta, como as alterações de rotina[5], o estigma relacionado à admissão em uma internação psiquiátrica[6,7], o sentimento de solidão[8] e a persistência de sintomas residuais em alguns casos[9].
- Dessa forma, é fundamental a manutenção de uma perspectiva abrangente de atenção voltada à pessoa[10] e um planejamento de alta elaborado junto ao paciente, familiares e rede de saúde mental, como forma de mitigar esses estressores e favorecer uma continuidade do processo terapêutico e de recuperação, além de evitar reinternações e gastos para o sistema de saúde[11,12]. Para esse planejamento, é necessário considerar questões e intervenções sociais, educacionais, culturais e terapêuticas.
- Neste capítulo, discutiremos um pouco sobre o planejamento de alta após uma internação psiquiátrica, sob a perspectiva da transferência de cuidados no cenário nacional e internacional.

EPIDEMIOLOGIA

Os principais transtornos que necessitam de cuidados em unidades de internação psiquiátrica são transtornos aditivos, transtornos de humor e transtornos psicóticos[13]. Uma grande porcentagem desses pacientes será submetida a novas hospitalizações ao longo da vida, devido à gravidade da sua doença e a questões estruturais e sociais que dificultam a realização de um cuidado adequado[1].

Estudos sugerem que a taxa de reinternação em unidades psiquiátricas é de 5-15% em um período de 30 dias após a alta[14-16]. No Brasil, as taxas de reinternações psiquiátricas em 1 ano variam de 36,5% a 55,7%, segundo dados disponíveis[17-19]. Em crianças e adolescentes, uma revisão sistemática com metanálise que incluiu 83.361 indivíduos encontrou uma taxa de reinternação de 13,2% em 1 ano, sendo os principais fatores associados à reinternação a presença de ideação suicida no início da internação, transtornos psicóticos, hospitalizações prévias e alta para seguimento em internação domiciliar[20].

Essas altas taxas de reinternação em um curto período de tempo caracterizam o fenômeno chamado de *revolving door* ou "porta giratória"[21], e o principal fator relacionado à sua ocorrência é a fragilidade dos sistemas de saúde em coordenar a assistência e oferecer apoio na transição de cuidados entre o hospital terciário e outros serviços de saúde mental[16]. Como consequências dessa transição mal planejada, podemos destacar, além dos gastos e das reinternações, o absenteísmo em consultas ambulatoriais de egressos[22], a não adesão à medicação[23] e o desmembramento do cuidado[24].

As principais características dos pacientes que apresentam reinternações são: presença de internações prévias, uso prévio de serviços de saúde, duração prolongada da doença, pior funcionalidade e prognóstico, falta de suporte social e familiar, falta de *insight* sobre sua condição, baixo nível educacional, desemprego, morar em grandes metrópoles, presença de doenças crônicas e planejamento de alta ausente ou inadequado[25]. Os principais diagnósticos relacionados com reinternações são transtornos aditivos, transtornos de humor, transtornos psicóticos e transtornos de personalidade[25].

Além do risco de reinternação, pacientes egressos de uma internação psiquiátrica apresentam outros riscos importantes de desfechos adversos quando comparados com a população em geral[26]. Dentre esses riscos, destaca-se o de suicídio em pacientes que foram internados por comportamento suicida, que é mais proeminente nos primeiros 3 meses após a alta hospitalar, mas que pode se prolongar por anos[27]. Outro desfecho negativo relevante é o maior risco de violência e falta de moradia nessa população[28].

O PROCESSO DE ALTA HOSPITALAR

O modelo de assistência de cuidado centrado no paciente busca criar um ambiente acolhedor, seguro e respeitável que seja facilitador na abordagem de medos e preocupações por meio de uma escuta ativa e com a participação plena do paciente no tratamento[1,2,29]. Nesse sentido, o planejamento de alta não se

Quadro 1 Dados relevantes

As principais patologias que necessitam de reinternação são transtornos aditivos, transtornos de humor e transtornos psicóticos[13].
As maiores taxas de reinternação ocorrem em pacientes apresentando internações prévias, uso prévio de serviços de saúde, duração prolongada da doença, pior funcionalidade e prognóstico, falta de suporte social, falta de *insight* sobre sua condição e planejamento de alta ausente ou inadequado[25].
Em crianças e adolescentes, os principais fatores associados à reinternação são a presença de ideação suicida no início da internação, transtornos psicóticos, hospitalizações prévias e alta para seguimento em internação domiciliar[20].
A ineficácia na transição de cuidados e a incapacidade de absorver as demandas dos pacientes após alta estão fortemente vinculadas às altas taxas de reinternações[16].

torna uma atitude unilateral, em que o médico assistente apenas define condutas a serem seguidas, mas um cuidado compartilhado em que as opiniões de equipes multidisciplinares, paciente e familiares possuem papel importante na tomada de decisões[2]. Um bom planejamento de alta hospitalar deve ser individualizado e está associado à diminuição nas taxas de reinternação[12], redução do tempo de permanência, maior sensação de bem-estar e adesão ao tratamento, assim como redução das taxas de falta de moradia e suicídio após a alta[30].

A alta hospitalar depende da recuperação parcial ou completa dos sintomas que motivaram a internação, além da ausência ou do controle de riscos agudos e, quando possível, uma melhora funcional, de autogerência e de juízo crítico[31]. Durante a internação, é importante auxiliar o paciente no gerenciamento de suas expectativas, tanto em relação ao ambiente hospitalar e tratamento quanto ao iminente retorno às suas rotinas e atividades após alta[32]. O planejamento terapêutico deve considerar os custos do tratamento, a tolerabilidade de efeitos colaterais, a adesão e capacidades individuais compatíveis com a terapêutica empregada[29]. Em certos casos, o fármaco de escolha pode ser adquirido por recursos públicos por meio da solicitação de medicamento especializado via Secretaria Municipal de Saúde[33]. O encaminhamento da documentação deve ser efetuado ainda durante a internação, em virtude das dificuldades burocráticas vinculadas à liberação do fármaco.

A definição de estratégias para a reinserção social auxilia na redução das taxas de internação, pois manifesta um senso de pertencimento à sociedade e torna o paciente mais independente e capacitado para retomar suas atividades[1]. Demonstrar a ele um nível de melhora sintomática que pode ser mensurada por meio do uso de escalas psicométricas favorece o reconhecimento do progresso obtido ao longo da internação, o que resulta no fortalecimento da autoestima e do vínculo terapêutico[32]. Algumas dessas estratégias que devem ser consideradas no planejamento de alta são psicoeducação com os pacientes e familiares, intervenções cognitivo-comportamentais, treinamento de habilidades e resolução de problemas, desenvolvimento de estratégias de *coping* e autogerenciamento, apoio de pares e monitoramento da transição de cuidados e da reinserção na comunidade[12,34]. Um exemplo que pode ser empregado é, durante a internação, a realização de oficinas terapêuticas que auxiliem na construção de novas habilidades e possibilitem maior interação social. Tais estratégias são de grande importância, uma vez que o período pós-alta pode contar com algumas barreiras para uma transição de cuidados e reinserção social adequada, como situações de vulnerabilidade socioeconômica, dificuldades interpessoais e estigma, representando um período de risco para possíveis desfechos negativos[35].

Outro ponto importante é a integração de uma rede que atenda às demandas individuais do paciente. Frequentemente estes possuem condições comórbidas que necessitam de uma abordagem multidisciplinar não apenas enquanto hospitalizados, mas também em ambiente domiciliar ou instituições de apoio. Portanto, o processo de alta deve incluir orientações por parte da equipe de Enfermagem, Nutrição e Fisioterapia voltadas aos familiares e cuidadores a respeito das necessidades detectadas na internação. O Quadro 2 sugere temas a serem abordados pelos profissionais.

Quadro 2 Orientações das equipes multidisciplinares

Equipe multidisciplinar	Orientações individualizadas
Nutrição	Dieta específica para tratamento com inibidores da monoaminoxidase[36]: • Evitar alimentos ricos em tiramina: queijo maturado, embutidos, cerveja, vinho, fígado, peixe defumado. • Alimentos que podem gerar complicações: banana e abacate maduros, iogurte, molho de soja, álcool. Dieta enteral[37]: • Orientações sobre o tipo de dieta adequada conforme necessidades do paciente e solicitação de fórmulas nutricionais via Sistema Único de Saúde (SUS). • Administração: paciente sentado durante toda a infusão e 30 minutos após término, infusão por gotejamento conforme prescrição, fracionamento da dieta ao longo do dia não ultrapassando 300 mL a cada infusão, aplicação de 20 mL de água filtrada ou fervida no término da administração (limpeza de resíduos), manutenção de sonda fechada quando não estiver em uso. • Dieta enteral industrializada: verificar validade, anotar na embalagem dia e horário de abertura da dieta, caso necessite armazenar dieta após aberta – manter na geladeira por no máximo 24 horas, retirar da geladeira 1 hora antes da administração em temperatura ambiente.
Fisioterapia	Movimentação de grupos musculares específicos[38]: • Pacientes acamados ou com dificuldade de mobilização: orientar movimentação de grupos musculares específicos realizada por cuidador. • Estimular caminhadas para pacientes que apresentem mobilidade física. Exercícios respiratórios[38]: • Orientar técnicas respiratórias visando à mobilização de secreções, prevenção de doenças pulmonares e melhor aporte respiratório.
Enfermagem	Paciente acamado – lesões por pressão[6]: • Sinais de lesão por pressão: hiperemia, escoriações, bolhas. • Prevenção: mudança de decúbito a cada 2 horas, hidratação corporal, atentar-se às áreas de proeminência óssea, uso de colchões piramidais, inspeção diária da pele, controle de umidade (limpeza após cada eliminação fisiológica). Uso de dispositivos[37,38]: • Tipos de dispositivos: cateteres, sondas, drenos, máscaras faciais. • Verificar: posicionamento adequado, contato com a pele, validade, obstrução.

Em alguns casos, pode ocorrer a solicitação de alta pelo paciente ou familiares ao médico assistente, mesmo quando o tratamento ainda não foi concluído. Nessas situações, é necessária a assinatura, pelo paciente ou responsável legal, de um Termo de Consentimento e Responsabilidade que ateste a liberdade do indivíduo em desistir da continuidade do tratamento em ambiente hospitalar, conste detalhadamente os riscos possíveis decorrentes dessa interrupção voluntária do tratamento proposto e isente a responsabilidade do médico e da instituição hospitalar em casos de danos à saúde do paciente por uma alta não indicada pelo médico. A chamada "alta a pedido" é um direito do paciente ou de seu responsável legal, não podendo ser obstruída pelo médico ou hospital, salvo em casos em que há risco iminente à vida. É importante lembrar que a indicação de alta é, sobretudo, um ato médico, sendo este responsável pelo paciente em caso de riscos agudos ou incerteza quanto à segurança desse indivíduo. Nesses casos, o médico deve emitir um parecer de discordância registrando, de forma técnica e embasada na literatura, as justificativas de impedimento de uma alta prematura, levando em conta as implicações ético-legais envolvidas. Todo esse processo deve ser devidamente registrado em prontuário. O médico deve sempre respeitar os princípios básicos da bioética: autonomia, não maleficência, beneficência e justiça[39]. Em caso de dilemas éticos-legais, o comitê de ética da instituição ou o conselho profissional podem ser consultados.

TRANSIÇÃO DE CUIDADOS

A transição de cuidados é fundamental para assegurar o adequado acompanhamento do paciente tanto no âmbito da saúde mental quanto no manejo das demais comorbidades[32]. A abordagem multidisciplinar facilita o seguimento ambulatorial para monitorização dos distúrbios clínicos ocasionados pela terapêutica (por exemplo, síndrome metabólica por uso de antipsicóticos) ou para o seguimento de patologias diagnosticadas na internação através dos exames de triagem.

O tratamento psiquiátrico não apenas se refere à estabilização do quadro por meio do uso de psicofármacos, mas sim engloba uma rede de cuidados que deve compreender e gerenciar o distúrbio em questão. Nesse sentido, a psicoeducação do paciente, familiares e cuidadores é fundamental para estabelecer o engajamento e trabalho em conjunto que pode ser útil, principalmente, em situações de crise ou exacerbação de sintomas. Intervenções de treinamento fornecidas pela equipe de saúde a paciente, familiares ou cuidadores com enfoque em psicoeducação, adesão medicamentosa, estratégias para gerenciamento dos sintomas, prevenção de recaídas e aprimoramento motivacional servem como ferramentas para manejo após a alta[32]. Aprender a lidar com certas situações e compreender de forma empática o que o paciente está vivenciando costuma restaurar vínculos que muitas vezes se perderam, devido aos danos ocasionados por sintomas não controlados da patologia.

O processo de transição de cuidados deve ser elaborado ao longo da internação. Sempre que possível, devem-se contatar o psiquiatra assistente e/ou psicólogo terapeuta para dividir opiniões acerca da patologia do paciente e elaborar uma terapêutica em conjunto que será mantida após a alta. Nos casos dos pacientes que fazem uso do SUS, o encaminhamento para acompanhamento psiquiátrico deve ser direcionado a um Centro de Atenção Psicossocial (CAPS) (Quadro 3), conforme necessidades individuais[40]. Nas localidades que não possuem CAPS, a porta de entrada para atendimento na rede SUS são as Unidades Básicas de Saúde (UBS). No atendimento especializado, o paciente deve levar

Quadro 3 Serviços de atenção psicossocial disponíveis no país

CAPS I	Perfil populacional: todas as faixas etárias. Cidades ou regiões < 15 mil habitantes. Patologias: transtornos mentais graves e persistentes, inclusive por uso de substâncias.
CAPS II	Perfil populacional: todas as faixas etárias. Cidades ou regiões < 70 mil habitantes. Patologias: transtornos mentais graves e persistentes, inclusive por uso de substâncias.
CAPS i	Perfil populacional: crianças e adolescentes. Cidades ou regiões < 70 mil habitantes. Patologias: transtornos mentais graves e persistentes, inclusive por uso de substâncias.
CAPS AD III Álcool e Drogas	Perfil populacional: todas as faixas etárias. Cidades ou regiões < 70 mil habitantes. Serviço de acolhimento 24 horas com leitos com permanência de até 14 dias. Patologias: transtornos mentais devido ao uso de álcool ou outras drogas.
CAPS III	Perfil populacional: todas as faixas etárias. Cidades ou regiões com pelo menos 150 mil habitantes. Serviço de acolhimento noturno com até 5 leitos de observação. Patologias: transtornos mentais graves e persistentes, inclusive por uso de substâncias.
CAPS AD IV Álcool e Drogas	Perfil populacional: todas as faixas etárias. Cidades ou regiões com pelo menos 500 mil habitantes. Serviço de acolhimento 24 horas com 8 a 12 leitos de observação localizado em regiões de "cracolândia". Patologias: transtornos mentais graves devido à dependência por substâncias psicoativas.

Fonte: Brasil, 2017[40]; Brasil, 2019[41].

consigo a nota de alta, receitas e exames complementares fornecidos pelo serviço onde esteve internado. Sempre que possível, devem ser realizadas altas qualificadas, que envolvem contato ativo entre equipes de internação e cuidados ambulatoriais, por meio de reuniões de equipe, ligações ou videochamadas.

Conforme dados do DATASUS (Quadro 4), em junho de 2020, o país dispõe de 2.297 CAPS, localizados, principalmente, no Sudeste (1.108)[42]. O Rio Grande do Sul oferece 206 CAPS[43], dos quais 26 em Porto Alegre.

Quadro 4 Centros de Atenção Psicossocial disponíveis no país

Localidade	Quantidade existente
Região Norte	115
Região Nordeste	596
Região Sudeste	1.108
Região Sul	344
Região Centro-Oeste	134
Total	2.297

Fonte: Brasil, 2020[42].

Processos de transição de cuidados podem envolver o uso de tecnologias e integração de serviços; no entanto, isso ainda não é realidade no nosso sistema de saúde brasileiro. Um estudo do Reino Unido[30], por exemplo, propõe um modelo de transição de cuidados com um trabalho interinstituições em que, por meio de tecnologias de comunicação (videoconferências), maior facilidade no fluxo de informações (prontuários e documentos unificados no sistema de saúde) e a criação de times multiprofissionais especializados no processo de alta, o planejamento da alta se dá de acordo com as necessidades do paciente dentro de um contexto personalizado. No sistema privado de saúde, a transição de cuidados precisa garantir a comunicação entre os profissionais que assistiram o paciente durante a internação e os que cuidarão dele após a alta. Preferencialmente o psiquiatra ou serviço que atenderá o paciente após a internação deve ser ativamente contatado e informado sobre o processo de cuidados e as condições de alta. Um plano de segurança, envolvendo estratégias de manejo de contingências e orientações de retorno à emergência, deve ser sempre fornecido e esclarecido para pacientes e familiares.

NOTA DE ALTA

A nota de alta é um documento baseado em prontuário que deve conter as principais informações sobre as condições clínicas e psiquiátricas identificadas no período da internação. Dados sobre investigação diagnóstica, procedimentos complementares, fármacos prescritos, intercorrências, encaminhamentos a serviços especializados, condutas adotadas e a evolução do quadro psiquiátrico em ordem cronológica até o momento da liberação do paciente são fundamentais para nortear a manutenção do tratamento após a alta (Quadro 5). Por ser um documento legal, é de extrema importância a clareza das informações, devendo o registro ser feito com letra legível e, de preferência, digitado. Deverá ser datada e conter os dados do paciente, do médico assistente com assinatura e o número do conselho profissional e do local ou instituição onde a internação ocorreu. Deve ser feita em duas vias, uma destinada ao paciente ou responsável e a outra anexada no prontuário. Um modelo de nota de alta pode ser encontrado no Quadro 6. A divulgação da Classificação Internacional de Doenças (CID) deve ser previamente autorizado pelo paciente ou responsável legal.

Quadro 5 Informações essenciais da nota de alta hospitalar

Cabeçalho e Identificação	Data e identificação do paciente, médico assistente e instituição em que a internação ocorreu.
Informações clínicas	Sugere-se abordar as condições clínicas e os tratamentos utilizados, dando ênfase à lista de problemas identificados, comorbidades e os diagnósticos efetuados na internação. Mudanças no tratamento também devem ser registradas. Ex.: realizado diagnóstico de hipotireoidismo na internação – iniciada levotiroxina 25 mg por dia em [data].
Quadro psiquiátrico	Doença de base e sintomas que motivaram a internação. A evolução do quadro deve ser relatada de forma cronológica, destacando-se eventuais intercorrências. Dar ênfase na escolha do tratamento proposto e trocas de medicações. Explicar o que motivou a troca e quando ela ocorreu. Ex.: Paciente apresentou quadro de hiperprolactinemia laboratorial e sintomática com uso de risperidona, sendo optado pela troca de antipsicótico por olanzapina em [data]. Paciente evoluiu bem com melhora dos sintomas psicóticos após 5 dias em uso de 10 mg.
Solicitação de consultorias	Descrever as consultorias solicitadas para manejos de comorbidades específicas e pareceres. Ex.: foi realizada consultoria pela equipe de Neurologia para avaliação de possível quadro demencial em [data]. Foi sugerido retorno ambulatorial após melhora do quadro depressivo para o acompanhamento do caso após alta.
Exames complementares	Fornecer os laudos dos exames realizados durante a internação aos familiares e descrever alterações em prontuário com a data da realização dos exames.

(continua)

Quadro 5 Informações essenciais da nota de alta hospitalar (*continuação*)

Medicamentos prescritos	Detalhar medicamentos clínicos e psiquiátricos prescritos na alta, destacando as doses utilizadas, horários, forma de administração e data do início, aumento ou troca das medicações. Deve-se explicar a finalidade de cada medicação e o motivo da alteração.
Encaminhamentos	Fornecer os encaminhamentos e orientações para seguimento ambulatorial do tratamento psiquiátrico e clínico.
Orientações	Fornecer orientações sobre os efeitos colaterais das medicações e o que fazer se acontecerem, informar os próximos passos do tratamento e fornecer orientações de psicoeducação sobre o quadro do paciente.
Manejo de crise	Elaborar com o paciente e familiares um plano de manejo de crise de forma individualizada, informando os meios de acesso no sistema de saúde. Ex.: se ressurgimento ou piora dos sintomas, ideação suicida, entre outros – buscar psiquiatra assistente ou serviço de emergência psiquiátrica para avaliação.

Quadro 6 Modelo de nota de alta

Nota de alta

[Local e data da alta]
Cidade – Hospital ou Clínica Psiquiátrica

Paciente, [nome], [idade] anos, natural e procedente de [local], [ocupação], [estado civil] e [religião]. Internou [voluntariamente/involuntariamente/compulsório] na unidade psiquiátrica desta instituição no dia [data], devido a [risco de auto/heteroagressão, dificuldades de autogestão, exaustão familiar, desintoxicação, entre outros]. Apresenta diagnóstico de [diagnóstico] há [período] anos. Estava em tratamento com [medicações, doses e posologia], iniciados há [tempo de uso]. Faz acompanhamento regular com Dr(a) [médico assistente] há [tempo de acompanhamento].
Na chegada, paciente apresentava [descrever alterações no exame do estado mental e sinais e sintomas apresentados] e estava [colaborativo/pouco colaborativo] com a equipe. Realizados exames gerais – laboratoriais e eletrocardiograma no dia da internação. Solicitada consultoria [especificar tipo], devido a alteração [descrever] em exame [descrever]. Conforme orientação da equipe, iniciamos [descrever conduta] e encaminhamos paciente para acompanhamento após alta. Durante a internação, foram realizados ajuste medicamentoso e psicoterapia diária. Optamos pela troca da medicação [especificar] por [especificar], devido a [motivo da troca]. Paciente demonstrou melhora dos sintomas [descrever], porém manutenção dos sintomas [descrever]; assim, foi acrescentado [conduta], com o que obteve melhora do quadro. Não apresentou outras intercorrências durante todo o período de internação.
Foi realizada psicoeducação sobre a patologia com paciente e familiares, a fim de elucidar o quadro e combinar estratégias de manejo e enfrentamento de crise [episódios de mania, ideação suicida – elaboração de plano de resposta]. Paciente recebe alta hospitalar, com melhora das condições psiquiátricas, sem riscos no momento da alta [descrever exame do estado mental do momento da alta].

(*continua*)

Quadro 6 Modelo de nota de alta (*continuação*)

Aplicação de escalas psicométricas:
- [Data]: escala utilizada – resultado.
- [Data]: reaplicação da mesma escala – resultado.
-

Exames complementares (com datas):
- Laboratoriais [descrever principais alterações e anexar exames a nota de alta].
- Exames de imagem [descrever resultado de exames e anexar a nota de alta].
-

Tratamentos realizados:
- Ambientoterapia.
- Psicoterapia diária.
- Psicoeducação de paciente e familiares/cuidadores.
- Elucidação diagnóstica.
- Manejo farmacológico.
-

Medicações de que o paciente fazia uso:
1. [medicação, dose, forma de uso e finalidade]
2. [medicação, dose, forma de uso e finalidade]
3. [medicação, dose, forma de uso e finalidade]

Mudanças medicamentosas durante a internação:
- [Data]: iniciado [medicação], [dose] (devido a sintomas psicóticos).
- [Data]: realizado aumento da [medicação] para [dose] por melhora apenas parcial.
- [Data]: associada [medicação], [dose] devido à ausência de melhora dos sintomas psicóticos, mesmo após atingir dose plena da primeira medicação.
- [Data]: optado por suspender [medicação] devido a prolongamento de QTc em ECG do dia [data].
-

Recebe alta em uso de:

Medicações clínicas:
1. [medicação, dose, forma de uso e finalidade]
2. [medicação, dose, forma de uso e finalidade]
3. [medicação, dose, forma de uso e finalidade]

Medicações psiquiátricas:
1. [medicação, dose, forma de uso e finalidade]
2. [medicação, dose, forma de uso e finalidade]
3. [medicação, dose, forma de uso e finalidade]

Orientações e encaminhamentos
1. Encaminho paciente ao [encaminhamentos] para manutenção de tratamento iniciado na unidade de internação psiquiátrica (ex.: hipertensão).
2. Deixo solicitação de [exames] para serem realizados em [data], a fim de manter controle de [motivo]. Levar resultado a médico assistente.

(*continua*)

Quadro 6 Modelo de nota de alta (*continuação*)

3. Deixo receitas de [medicação] para [período]. Forneço processo de medicação que deve ser levado a [local] (se houver).
4. Oriento finalidade, forma de uso e principais efeitos colaterais das medicações, além de medidas gerais e de psicoeducação.
5. Entro em contato com Dr [nome], psiquiatra assistente do paciente – realizo transição de cuidados e agendo consulta para [data e horário], no [local], conforme combinado com familiar.
6. Combino com paciente e familiar plano de ação em situação de crise.
7. Caso necessite de atendimento emergencial, oriento buscar a emergência psiquiátrica mais próxima e contatar seu médico assistente.
[Nome do médico, número de inscrição no conselho e assinatura]

SITUAÇÕES ESPECIAIS

Frequentemente, os serviços de internação psiquiátrica se deparam com pacientes hospitalizados apresentando situações de vulnerabilidade social e/ou familiar. Nesses casos, a participação do Serviço Social é fundamental para organizar a reinserção desse indivíduo na comunidade, assegurar a defesa aos direitos humanos, promover atividades educacionais, reivindicar por serviços de qualidade e orientar sobre amparo social e previdenciário[44].

Após o processo de desinstitucionalização no país, surgiu a necessidade do desenvolvimento de uma rede de apoio para a reintegração social desses indivíduos[45]. Para que isso pudesse ser viabilizado, foram instituídos os SRT, que servem de moradia àqueles em situação de vulnerabilidade social – institucionalizados e pacientes acompanhados pelo CAPS com problemas de moradia[46]. Conforme a Nova Política Nacional de Saúde Mental, os SRT passaram a acolher também moradores de rua e egressos do sistema penitenciário com transtorno mental grave[41]. O acompanhamento desses pacientes é realizado por CAPS e ambulatórios pertencentes ao RAPS.

Outro tipo de serviço residencial fornecido pela rede pública de saúde são as unidades de acolhimento adulto (UAA), destinadas a dependentes químicos maiores de 18 anos, e unidades de acolhimento infantojuvenil, atribuídas a crianças e adolescentes de 12 a 18 anos incompletos, dependentes químicos ou em situação de vulnerabilidade social e/ou familiar[47]. Ao contrário dos residenciais terapêuticos, as unidades de acolhimento fornecem proteção temporária por até 6 meses. Dessa forma, medidas de reinserção social, fortalecimento de vínculos e estímulo ao estudo são essenciais para preparar esses indivíduos no retorno da vida cotidiana em comunidade.

Nos casos de pacientes que independem da rede pública e necessitam de cuidados especiais que não podem ser fornecidos pelo seu grupo familiar, o

Serviço Social pode atuar nessa transição de cuidados do indivíduo por meio do apoio emocional ao paciente e familiares, assim como no auxílio à busca ativa por locais que atendam suas demandas e se enquadrem no aporte financeiro dos responsáveis.

DIFICULDADES ENCONTRADAS NO MODELO ATUAL

As principais dificuldades evidenciadas no modelo atual de assistência em saúde estão associadas à insuficiência de processos e estrutura física e profissional para a gestão de casos de usuários da rede pública. Em consequência disso, os cuidados após a alta, por vezes, acabam sendo falhos, o que gera aumento nas taxas de reinternações e custos com a saúde.

A Nova Política de Saúde Mental[41], divulgada em 2019, é uma tentativa de aperfeiçoar essa realidade. Por meio da ampliação da Rede de Atenção Psicossocial (RAPS), o sistema de saúde objetiva atender os mais diversos tipos de demandas por meio do suporte de hospitais psiquiátricos, unidades psiquiátricas em hospital geral, hospitais-dia, unidades ambulatoriais, CAPS, serviço residencial terapêutico (SRT), unidade de acolhimento adulto e infanto-juvenil e serviços de urgência e emergência. Nesse contexto, os serviços que compõem os RAPS são diversificados, complementares e igualmente incentivados[41].

Frequentemente os pacientes se deparam com a escassez de alternativas aos cuidados hospitalares quando estes necessitam urgentemente de ajuda. Como estratégias alternativas, um estudo qualitativo apontou que a criação de equipes móveis agudas ou o acesso a um telefone de emergência podem gerenciar até 80% das situações de crise e, com isso, reduzir a busca por atendimento em serviços de emergência e hospitais, além de permitir o acesso mais fácil àqueles que realmente necessitam desses cuidados[1]. No Brasil, o Ministério da Saúde, em cooperação com o Centro de Valorização da Vida (CVV)[48], oferece apoio, através de voluntários, àqueles em sofrimento emocional ou com risco de suicídio pelo telefone 188, presencialmente ou por redes sociais (*e-mail*, Skype, *chat*). Anualmente são realizados mais de 2 milhões de atendimentos no país, sendo o estado de São Paulo a localidade que mais faz uso do serviço[49]. Apesar de essa intervenção ser realizada há 58 anos, ainda carece de estudos que avaliem a sua eficácia.

Outra questão importante de ser abordada, tanto no contexto hospitalar quanto no ambulatorial, é a ausência de um sistema de informação integrado que possibilite acesso longitudinal a dados de prontuário referentes a avaliações, diagnósticos, exames, tratamentos e condições que motivaram internações prévias[32]. Em consequência disso, o sistema é onerado, e o paciente é submetido a exames em excesso e, por vezes, desnecessários, o que pode refletir no atraso ao adequado tratamento. Para minimizar esses efeitos, é fundamental elaborar uma nota de alta completa e enfatizar para pacientes e familiares a importância de compartilhar essas informações em cada serviço em que se busque assistência.

CONSIDERAÇÕES FINAIS

O processo de alta após uma internação psiquiátrica envolve uma série de procedimentos e processos fundamentais para o bom andamento do caso em nível ambulatorial. Profissionais de saúde mental precisam conhecer e valorizar as diversas necessidades dessa etapa, a fim de propiciar uma adequada transição de cuidados, que inclui medidas formais, legais e de assistências, que vão desde o correto preenchimento da nota de alta, passando pela adequada comunicação com familiares e pacientes e envolvendo a equipe de cuidados pós-internação. É essencial que o médico da internação conheça o sistema de saúde local público e/ou privado, a fim de apropriar os usuários com informações necessárias para que o tratamento possa seguir garantindo todas as necessidades envolvidas nesse momento sensível da vida de todos os que necessitam de uma internação psiquiátrica.

REFERÊNCIAS BIBLIOGRÁFICAS

1. Brännström E, Strand J, Sand P. A patient perspective on recurrent or prolonged contact with psychiatric inpatient care for affective disorder. Int J Ment Health Syst. 2018;12:29.
2. Stern TA, Fricchione GL, Rosenbaum JF. Massachusetts General Hospital handbook of general hospital psychiatry. Elsevier Health Sciences; 2010.
3. Kim E. Countertransference and inpatient psychiatry: theoretical and clinical aspects. Jefferson J. Psychiatry. 2011.
4. Wright N, Rowley E, Chopra A, Gregoriou K, Waring J. From admission to discharge in mental health services: a qualitative analysis of service user involvement. Health Expect. 2016;19(2):367-76.
5. Owen-Smith A, Bennewith O, Donovan J, Evans J, Hawton K, Kapur N, et al. 'When you're in the hospital, you're in a sort of bubble.' Understanding the high risk of self-harm and suicide following psychiatric discharge: a qualitative study. Crisis. 2014;35(3):154-60.
6. Loch AA. Discharged from a mental health admission ward: is it safe to go home? A review on the negative outcomes of psychiatric hospitalization. Psychol Res Behav Manag. 2014;7:137-45.
7. Keogh B, Callaghan P, Higgins A. Managing preconceived expectations: mental health service users experiences of going home from hospital: a grounded theory study. J Psychiatr Ment Health Nurs. 2015;22(9):715-23.
8. Wang J, Lloyd-Evans B, Marston L, Mann F, Ma R, Johnson S. Loneliness as a predictor of outcomes in mental disorders among people who have experienced a mental health crisis: a 4-month prospective study. BMC Psychiatry. 2020.
9. Gerson LD, Rose LE. Needs of persons with serious mental illness following discharge from inpatient treatment: patient and family views. Arch Psychiatr Nurs. 2012;26(4):261-71.
10. Gabrielsson S, Sävenstedt S, Zingmark K. Person-centred care: clarifying the concept in the context of inpatient psychiatry. Scand J Caring Sci. 2015;29(3):555-62.

11. NICE. Transition between inpatient mental health settings and community or care home settings. 2019. [acesso em 14 de dezembro de 2020]. Disponível em: https://www.nice.org.uk/guidance/qs159
12. Ådnanes M, Cresswell-Smith J, Melby L, Westerlund H, Šprah L, Sfetcu R, et al. Discharge planning, self-management, and community support: Strategies to avoid psychiatric rehospitalisation from a service user perspective. Patient Educ Couns. 2020;103(5):1033-40.
13. Salum GA, Leite LS, Santos SJ, Mazzini G, Baeza FLC, Spanemberg L, et al. Prevalence and trends of mental disorders requiring inpatient care in the city of Porto Alegre: a citywide study including all inpatient admissions due to mental disorders in the public system from 2013-2017. Trends Psychiatry Psychother. 2020;42:86-91.
14. Zilber N, Hornik-Lurie T, Lerner Y. Predictors of early psychiatric rehospitalization: a national case register study. Isr J Psychiatry Relat Sci. 2011;48(1):49-53.
15. Ortiz G. Predictors of 30-day Postdischarge readmission to a multistate national sample of state psychiatric hospitals. J Healthc Qual. 2019;41(4):228-236.
16. Vigod SN, Kurdyak PA, Seitz D, Herrmann N, Fung K, Linet E, et al. READMIT: a clinical risk index to predict 30-day readmission after discharge from acute psychiatric units. J Psychiatr Res. 2015;61:205-13.
17. Parente CJS, Mendes LPF, Souza CNS, Silva DKM, Silva JC, Parente ACBV, Parente ACM, et al. O fenômeno de revolving door em hospitais psiquiátricos de uma capital do nordeste brasileiro. Rev Min Enferm. 2007(11):381-6.
18. Loch AA. Stigma and higher rates of psychiatric re-hospitalization: São Paulo public mental health system. Rev Bras Psiquiatr. 2012;34(2):185-92.
19. Zanardo GLP, Silveira LHC, Rocha CMF, Rocha KB. Internações e reinternações psiquiátricas em um hospital geral de Porto Alegre: características sociodemográficas, clínicas e do uso da Rede de Atenção Psicossocial. Rev Bras Epidemiol. 2017;20(3):460-74.
20. Edgcomb JB, Sorter M, Lorberg B, Zima BT. Psychiatric readmission of children and adolescents: a systematic review and meta-analysis. Psychiatr Serv. 2020;71(3):269-79.
21. Kastrup M. Who became revolving door patients? Findings from a nation-wide cohort of first time admitted psychiatric patients. Acta Psychiatr Scand. 1987;76(1):80-8.
22. Boyer CA, McAlpine DD, Pottick KJ, Olfson M. Identifying risk factors and key strategies in linkage to outpatient psychiatric care. Am J Psychiatry. 2000;157(10):1592-8.
23. Semahegn A, Torpey K, Manu A, Assefa N, Tesfaye G, Ankomah A. Psychotropic medication non--adherence and its associated factors among patients with major psychiatric disorders: a systematic review and meta-analysis. Syst Rev. 2020.
24. Bowersox NW, Bohnert ASB, Ganoczy D, Pfeiffer PN. Inpatient psychiatric care experience and its relationship to posthospitalization treatment participation. Psychiatr Serv. 2013;64(6):554-62.
25. Donisi V, Tedeschi F, Wahlbeck K, Haaramo P, Amaddeo F. Pre-discharge factors predicting readmissions of psychiatric patients: a systematic review of the literature. BMC Psychiatry. 2016;16(1):449.
26. Walter F, Carr MJ, Mok PLH, Antonsen S, Pedersen CB, Appleby L, et al. Multiple adverse outcomes following first discharge from inpatient psychiatric care: a national cohort study. Lancet Psychiatry. 2019;6(7):582-9.
27. Chung DT, Ryan CJ, Hadzi-Pavlovic D, Singh SP, Stanton C, Large MM. Suicide rates after discharge from psychiatric facilities: a systematic review and meta-analysis. JAMA Psychiatry. 2017;74(7):694-702.
28. Nilsson SF, Laursen TM, Hjorthøj C, Nordentoft M. Risk of homelessness after discharge from psychiatric wards in Denmark: a nationwide register-based cohort study. Acta Psychiatr Scand. 2019;140(5):477-89.
29. Singh NN, Barber JW, Sant SV. Handbook of Recovery in Inpatient Psychiatry. Springer; 2016.
30. Tyler N, Wright N, Waring J. Interventions to improve discharge from acute adult mental health inpatient care to the community: systematic review and narrative synthesis. BMC Health Serv Res. 2019;19(1):883.

31. Pacheco MA, Cataldo Neto A, Menezes F, Krieger CA, Bersano L, Gil A. Aspectos do funcionamento de uma unidade de internação psiquiátrica de um hospital geral. Rev Psiquiatr Rio Gd Sul. 2003;25:106-14.
32. Clarke A, Glick ID. The crisis in psychiatric hospital care: changing the model to continuous, integrative behavioral health care. Psychiatr Serv. 2020;71(2):165-9.
33. Rio Grande do Sul. Secretaria da Saúde. Medicamentos especiais da SES/RS. [acesso em 14 de dezembro de 2020]. Disponível em: https://saude.rs.gov.br/medicamentos-especiais-da-ses-rs
34. Hegedüs A, Kozel B, Richter D, Behrens J. Effectiveness of transitional interventions in improving patient outcomes and service use after discharge from psychiatric inpatient care: a systematic review and meta-analysis. Front Psychiatry. 2019;10:969.
35. Mutschler C, Lichtenstein S, Kidd AS, Davidson L. Transition experiences following psychiatric hospitalization: a systematic review of the literature. Community Ment Health J. 2019;55(8):1255-74.
36. Schatzberg AF, DeBattista C. Manual de psicofarmacologia clínica. Porto Alegre: Artmed; 2017.
37. Brasil. Ministério da Saúde. Hospital Alemão Oswaldo Cruz. Orientações para o cuidado com o paciente no ambiente familiar. Brasília, DF: Ministério da Saúde; 2018.
38. Brasil. Ministério da Saúde. Secretaria de Atenção à Saúde. Secretaria de Gestão do Trabalho e da Educação na Saúde. Guia prático do cuidador. Brasília, DF: Ministério da Saúde; 2008.
39. Volu LHM. Alta médica hospitalar e suas implicações éticas e legais. Âmbito jurídico. [acesso em 14 de dezembro de 2020]. Disponível em: https://ambitojuridico.com.br/cadernos/direito-civil/alta-medica-hospitalar-e-suas-implicacoes-eticas-e-legais/
40. Brasil. Centro de Atenção Psicossocial (CAPS). [internet]. [acesso em 14 de dezembro de 2020]. Disponível em: https://www.saude.gov.br/noticias/693-acoes-e-programas/41146-centro-de-atencao-psicossocial-caps
41. Brasil. Ministério da Saúde. Secretaria de Atenção à Saúde. Nota técnica nº 11/2019-CGMAD/DAPES/SAS/MS. Esclarecimentos sobre as mudanças na Política Nacional de Saúde Mental e nas Diretrizes da Política Nacional sobre Drogas. 2019.
42. Brasil. Ministério da Saúde. Cadastro Nacional de Estabelecimentos de Saúde do Brasil. Centros de Atenção Psicossocial por região no país. 2020.
43. Rio Grande do Sul. Secretaria da Saúde. Atenção Básica do RS. [acesso em 14 de dezembro de 2020]. Disponível em: https://atencaobasica.saude.rs.gov.br/saude-mental
44. Rosa LCS, Lustosa AFM. Afinal, o que faz o serviço social na saúde mental? Serviço Social e Saúde. 2012;11(1): 27-50.
45. Silva EKB, Rosa LCS. Desinstitucionalização Psiquiátrica no Brasil: riscos de desresponsabilização do Estado? Rev. Katálysis. 2014;17:252-60.
46. Brasil. Ministério da Saúde. Secretaria de Atenção à Saúde Departamento de Ações Programáticas Estratégicas. Residências Terapêuticas. Brasília: Ministério da Saúde; 2004.
47. Brasil. Ministério da Saúde. Secretaria de Atenção à Saúde. Nota técnica n. 41/2013-DAPES/SAS/MS. Esclarecimentos e Orientações a respeito da republicação da Portaria n. 121, de 25 de janeiro de 2012, republicada no Diário Oficial da União, dia 21 de maio de 2013, n. 96, seção 01, página 41. 2013.
48. Centro de Valorização da Vida. Relatório Mensal de Atividades Nacionais do CVV Abril de 2020. [acesso em 14 de dezembro de 2020]. Disponível em: https://www.cvv.org.br/wp-content/uploads/2017/05/2020_05_06_CVV_Relatorio_Mensal_Abril20.pdf
49. Centro de Valorização da Vida. O CVV. [acesso em 14 de dezembro de 2020]. Disponível em: https://www.cvv.org.br/o-cvv/

Índice remissivo

E